中医执业医师资格考试
历年真题解析

医师资格考试历年真题解析编写组　编写

中国健康传媒集团
中国医药科技出版社

内 容 提 要

本书按照中医执业医师资格考试最新大纲的要求，将历年真题考点归类整理，给出参考答案，并附医学专家精心解答与解析；在“考点透视”版块分析总结历年考试规律，标示重点内容。通过研习历年真题，有助于考生掌握历年重要考点内容，抓住考试精髓，对考前复习有重要指导意义，是参加中医执业医师考试考生的必备参考书。

图书在版编目（CIP）数据

中医执业医师资格考试历年真题解析/医师资格考试历年真题解析编写组编写．—北京：中国医药科技出版社，2022.10

ISBN 978－7－5214－3441－5

Ⅰ.①中… Ⅱ.①医… Ⅲ.①中医师－资格考试－题解 Ⅳ.①R2－44

中国版本图书馆CIP数据核字（2022）第178959号

美术编辑 陈君杞
责任编辑 刘箴言 董雪琪
版式设计 张 璐

出版 **中国健康传媒集团**｜中国医药科技出版社
地址 北京市海淀区文慧园北路甲22号
邮编 100082
电话 发行：010－62227427 邮购：010－62236938
网址 www.cmstp.com
规格 889×1194mm 1/16
印张 19
字数 696千字
版次 2022年10月第1版
印次 2022年10月第1次印刷
印刷 三河市万龙印装有限公司
经销 全国各地新华书店
书号 ISBN 978－7－5214－3441－5
定价 58.00元

编 写 说 明

国家医师资格考试依据《中华人民共和国医师法》，由国务院卫生健康行政部门制定医师资格统一考试的办法，由省级以上人民政府卫生健康行政部门组织实施。医师资格考试是评价申请医师资格者是否具备执业所必需的专业知识与技能的考试，是一项行业准入性考试。

医师资格考试分为两级：执业医师资格考试和执业助理医师资格考试。每一级分为两个部分：实践技能考试和医学综合考试。

其中医学综合考试一般于每年 8 月举行，中医类别中医专业执业医师和执业助理医师资格考试实行计算机化考试。执业医师考试分 4 个单元，总题量为 600 题；执业助理医师考试分 2 个单元，总题量为 300 题。全部采用选择题，题型分为 A1（单句型最佳选择题）、A2（病例摘要型最佳选择题）、A3/A4（病例组型/病例串型最佳选择题）、B1（配伍型最佳选择题）型题。执业助理医师考试适当减少或不采用 A3/A4 型题。每单元考试时长为 2 小时。此外，自 2020 年，中医类别的资格考试还启用了新的考试大纲，更加注重考查应试者是否能够理解并综合运用以往所学基础和临床知识做出临床决策的能力。对于中医执业医师级别，新版考试大纲还增加了对中医经典的考查内容，进一步加大了考试难度。

为使考生能顺利地通过医师资格考试，编者根据医师资格考试最新版大纲的要求，结合多年从事医师资格考试考前辅导和医学专业教学工作的实践经验，编写了《中医执业医师资格考试历年真题解析》。为节省读者的备考时间，我们认真研究，层层筛选，对存在以下情况的真题做了删减：重复率高的题目、随着医学的不断发展答案已不再唯一的题目、所用医学标准和术语已过时的题目、超出修订后大纲要求的题目等。对所有汇编的真题按照考点题型进行编排，并由具有丰富教学和考试命题经验的知名医学专家逐题做了精辟解析。

在备考过程中，建议考生采用三段式复习方式，提升复习效率，巩固复习效果。

第一阶段，系统复习阶段（建议时间控制在 3 个月）。本阶段宜全面系统地复习考试大纲要求的内容，可参考《中医执业医师资格考试应试指南》为主进行复习，多动手，多总结，以全面细致地掌握知识点内容。

第二阶段，重点复习阶段（建议时间3个月）。有了第一阶段的系统复习，考生对考试要求内容有了全面的了解。本阶段要以理论知识的重点复习为主。建议梳理各章内容，配合《中医执业医师资格考试通关必做3500题》，练习各章题目，通过解决问题加深对知识的理解和记忆，并可检验复习效果。

第三阶段，冲刺模考阶段（建议时间2个月）。本阶段以对历年考试的重点为主，可选用《中医执业医师资格考试历年真题解析》，配合《中医执业医师资格考试全真模拟试卷与解析》，继续巩固前两个阶段的复习成果。通过做真题和模拟试卷进行实战演练，可以准确把握考试重点和命题规律，感受考场氛围，查漏补缺，提高应试能力。

相信经过以上三个阶段的复习，加上考生的决心和努力，通过考试、取得证书不再是梦想。为使考前复习更加高效，本书赠送丰富增值服务，考生扫描二维码即可获得相应内容，内容实用性强，方便考生随时随地复习。

我们致力于为广大考生提供优秀的辅导图书，也欢迎读者给我们提出宝贵建议，我们将不断修订、完善。

预祝各位考生复习顺利，一举通关！

微信扫码领取

免费课程

目　录

第一篇　中医学基础

第二篇　中医经典

第三篇　中医临床

第四篇 西医综合

第五篇 医学人文

第一篇　中医学基础

第一章　中医基础理论

第一单元　中医学理论体系

【考点透视】

1. 理解整体观念的内涵。

2. 明确“证”的概念，注意病、证、症的区别。

3. 理解同病异治与异病同治的实质。

［A1 型题］

1. 中医学整体观念的内涵是

A. 人体是一个有机的整体
B. 自然界是一个整体
C. 时令、晨昏与人体阴阳相应
D. 五脏与六腑是一个有机整体
E. 人体是一个有机整体，人与自然相统一

答案：E　考点：整体观念的内容

解析：中医学整体观念的内涵包括：①人体是有机的整体；②人与自然界的统一性。故选择 E。

2. 中医学理论体系的主要特点是

A. 阴阳五行与藏象经络
B. 整体观念与辨证论治
C. 以五脏为主的整体观
D. 望闻问切与辨证论治
E. 辨证求因与审因论治

答案：B　考点：中医学理论体系的主要特点

解析：中医学理论体系的主要特点是：①整体观念，人体是有机的整体，人体的各个部分是有机联系的；人和自然相统一；②辨证论治：运用望、闻、问、切的诊断方法，收集患者的症状、体征以及病史有关情况，进行分析、综合，辨明病理变化的性质和部位，判断为何种性质的“证候”，这个过程就是“辨证”。“论治”，就是在辨证基础上，根据正邪情况而确立的治疗法则。故选择 B。

3. 证候不包括

A. 四诊检查所得　B. 内外致病因素
C. 疾病的特征　D. 疾病的性质
E. 疾病的全过程

答案：E　考点：证的概念

解析：中医证候是指疾病发生和演变过程中某阶段以及患者个体当时所处特定内、外环境本质的反映，它以相应的症、舌、脉、形、色、神表现出来，能够不同程度地揭示病因、病位、病性、邪正盛衰、病势等病机内容，为辨证论治提供依据。故选择 E。

4. 因中气下陷所致的久痢、脱肛及子宫下垂，都可采用升提中气法治疗，此属于

A. 因人制宜　B. 同病异治
C. 异病同治　D. 审因论治
E. 虚则补之

答案：C　考点：异病同治

解析：不同的疾病，在其发展过程中，出现了相同的病证和相同的病机，则可以采用相同的治疗方法，此为异病同治。题中久痢、脱肛、子宫下垂虽病不同，但都因中气下陷所致，故可均采用提升中气的方法治疗，属于异病同治。故选择 C。

5. 同病异治的实质是

A. 证同治异　B. 证异治异
C. 病同治异　D. 证异治同
E. 病同治同

答案：B　考点：同病异治

解析：同病异治，指同一病证，因时、因地、因人不同，或由于病情进展程度、病机变化，以及用药过程中正邪消长等差异，表现出不同证候治疗上应相应采取不同治法。故选择 B。

第二单元　精气学说

【考点透视】

理解精、气的概念及精气学说的基本内容。

［A1 型题］

1. 古代哲学中，构成人体的本原物质是

A. 天气　B. 清气
C. 阳气　D. 阴气

E. 精气

答案：E　　考点：精的概念

解析：精，又称精气，是构成宇宙万物的本原，是构成人类的本原。精气自身的运动变化，分为天地阴阳二气。故选 E。

2. 天气万物相互联系的中介是

A. 天气　　B. 地气
C. 精气　　D. 阴阳
E. 阳气

答案：C　　考点：精气学说的基本内容

解析：精气是天地万物生成的本原，天地万物之间充斥着无形之气，且能渗入有形实体，进行各种形式的交换，因而精气为天地万物相互联系、相互作用的中介物质。故选 C。

[B 型题]

（3～4 题共用备选答案）

A. 阴阳说　　B. 水地说
C. 五行说　　D. 元气说
E. 云气说

3. 古代哲学中，气的概念源自

答案：E

4. 古代哲学中，精的概念源自

答案：B　　考点：精、气的概念

解析：这个知识点来自于对精、气概念的阐述中，记忆即可。

第三单元　阴阳学说

【考点透视】

1. 明确事物或现象的阴阳属性。

2. 熟练掌握阴阳的各种关系，尤其是对立制约、互根互用、消长、转化概念的理解与运用。

3. 注意对涉及的经典原文的理解。

细目一　阴阳的概念

[A1 型题]

1. 事物或现象阴阳属性的征兆是

A. 寒热　　B. 上下
C. 水火　　D. 晦明
E. 动静

答案：C　　考点：事物或现象的阴阳属性

解析：《素问·阴阳应象大论》："天地者，万物之上下也；阴阳者，气血之男女也；左右者，阴阳之道路也；水火者，阴阳之征兆也；阴阳者，万物之能始也。""阳"代表着积极、进取、刚强的事物或现象；"阴"代表消极、退守、柔弱的事物或现象。故选择 C。

2. 言脏腑之阴阳，脾为

A. 阴中之阳　　B. 阴中之阴
C. 阴中之至阴　　D. 阳中之阴
E. 阳中之阳

答案：C　　考点：事物或现象的阴阳属性

解析：心、肺居高位，为阳；肝、脾、肾居低位，为阴；故排除 D 和 E；脾属太阴，太阴所占阴分有三，少阴有二，厥阴只有一，所以太阴为至阴。故选择 C。

3. 昼夜分阴阳，则上午为

A. 阴中之阳　　B. 阳中之阳
C. 阳中之阴　　D. 阴中之阴
E. 阴中之至阴

答案：B　　考点：事物或现象的阴阳属性

解析：上午为阳中之阳；下午为阳中之阴；上半夜为阴中之阴，下半夜为阴中之阳。故选择 B。

4. 以昼夜分阴阳，后半夜为

A. 阴中之阳　　B. 阳中之阴
C. 阳中之阳　　D. 阴中之阴
E. 阴中之至阴

答案：A　　考点：事物或现象的阴阳属性

解析：上半夜为阴中之阴，下半夜为阴中之阳，故选择 A。

细目二　阴阳学说的基本内容

[A1 型题]

1. 阴阳的相互转化是

A. 绝对的　　B. 有条件的
C. 必然的　　D. 偶然的
E. 量变

答案：B　　考点：阴阳的相互转化

解析：阴阳的相互转化，必须具备一定的条件，比如：重阴必阳，重阳必阴，寒极生热，热极生寒。故选择 B。

2."重阴必阳，重阳必阴"说明了阴阳之间的哪种关系

A. 相互交感　　B. 对立制约
C. 互根互用　　D. 消长平衡
E. 相互转化

答案：E　　考点：阴阳的转化

解析：阴阳转化，是指一事物的总体属性在一定条件下，可以向其相反的方向转化。阴阳双方的消长运动发展到一定阶段，事物内部的阴与阳的比例出现颠倒，该事物的属性即发生转化。“重”“极”都是阴阳发生转化的条件。故选 E。

3. “寒极生热，热极生寒”说明了阴阳之间的哪种关系

A. 相互转化　　B. 相互交感
C. 对立制约　　D. 互根互用
E. 消长平衡

答案：A　　考点：阴阳的转化

解析：“寒极生热，热极生寒”反映了阴阳之间相互转化的关系，“极”即为阴阳转化的条件，故选择 A。

4. “阴阳离决，精气乃绝”所反映的阴阳关系是

A. 对立制约　　B. 互根互用
C. 相互交感　　D. 消长平衡
E. 相互转化

答案：B　　考点：阴阳的互根互用

解析：“阴阳离决，精气乃绝”是由于阴和阳之间的互根关系遭到破坏而导致的，故选择 B。

5. 下列各项，可用阴阳消长来解释的是

A. 阳虚则寒　　B. 阳长阴消
C. 寒者热之　　D. 阴损及阳
E. 阴盛则阳病

答案：B　　考点：阴阳的消长

解析：阳虚则寒、阴盛则阳病、阴损及阳为阴阳失衡后出现的病理变化，故排除 A、D、E；寒者热之为疾病的治疗原则，故选择 B。

6. 四时阴阳的消长变化，从冬至到立春为

A. 阴消阳长　　B. 重阴必阳
C. 阴长阳消　　D. 重阳必阴
E. 由阳转阴

答案：A　　考点：阴阳的消长

解析：冬天相对于春天为阴，春天相对于冬天为阳，从冬至到立春是由寒逐渐变热的过程，也是一个“阴消阳长”的过程。故选择 A。

细目三　阴阳学说在中医学中的应用

［A1 型题］

1. 阴中求阳的适应证是

A. 阴虚　　B. 阳虚
C. 阴盛　　D. 阳盛
E. 阴阳两虚

答案：B　　考点：阴阳学说在疾病治疗方面的应用

解析：张景岳《景岳全书·新方八略引》曰：“善补阳者，必于阴中求阳，则阳得阴助而生化无穷；善补阴者，必于阳中求阴，则阴得阳升而泉源不竭。”字面上的意思是：善于扶阳的，必然懂得酌情加入滋阴的药，那么，阳气得到阴液的帮助就可以生化无穷；而善于滋阴的，必然懂得酌情加入扶阳的药，那么，阴液得到阳气的帮助就可以源源不竭。阴中求阳，实则为阳虚，故选择 B。

2. “壮水之主，以制阳光”的治法，最适于治疗的是

A. 阴盛则寒之证　　B. 阴虚则热之证
C. 阴盛伤阳之证　　D. 阴损及阳之证
E. 阳损及阴之证

答案：B　　考点：阴阳学说在疾病治疗方面的应用

解析：“壮水之主，以制阳光”是王冰对于“诸寒之而热者取之阴”的注语，后又简称为“壮水制阳”“滋水制火”“滋阴涵阳”，是用滋阴壮水之法，治疗阴虚则热之证。故选择 B。

第四单元　五行学说

【考点透视】

1. 明确五行的特性以及事物与现象的五行归类。

2. 掌握五行之间的相生相克、制化胜复、相乘相侮以及母子相及关系的应用。

细目一　五行学说的概念

［A1 型题］

1. 一年季节中，“长夏”所属的是

A. 木　　B. 火
C. 土　　D. 金
E. 水

答案：C　　考点：事物或现象的五行归类

解析：春属木，夏属火，长夏属土，秋属金，冬属水。故选择 C。

2. 按五行属性分类，五化中属土者是

A. 生　　B. 长
C. 化　　D. 收
E. 藏

答案：C　　考点：事物或现象的五行归类

解析：五行与五化相对应，生属木，长属火，化属土，收属金，藏属水。故选择 C。

3. 火的特性是

A. 曲直　　B. 稼穑
C. 从革　　D. 炎上
E. 润下

答案：D　　考点：火的特性

解析：水曰润下；火曰炎上；木曰曲直；金曰从革；

土爰稼穑。故选择 D。

细目二　五行学说的基本内容

［A1 型题］

1. 下列不按五行相生顺序排列的是

A. 呼、笑、歌、哭、呻

B. 筋、脉、肉、皮毛、骨

C. 青、赤、黄、白、黑

D. 角、徵、商、宫、羽

E. 酸、苦、甘、辛、咸

答案：D　考点：事物五行属性的归类

解析：五音按照相生的顺序排列应为：角、徵、宫、商、羽。故选择 D。

2. 根据情志相胜法，可制约大怒的情志是

A. 喜　B. 思

C. 悲　D. 恐

E. 惊

答案：C　考点：事物五行属性的归类和五行相克

解析：“怒胜思”“思胜恐”“恐胜喜”“喜胜忧”“悲胜怒”。故选择 C。

3. 五行中火的“所胜”是

A. 水　B. 木

C. 土　D. 金

E. 火

答案：D　考点：五行相生与相克

解析：“所胜”即“克”，水克火，火克金，金克木，木克土，土克水，故选择 D。

4. 下列关于五行生克规律的叙述，错误的是

A. 木为水之子　B. 火为土之母

C. 水为火之所不胜　D. 金为木之所胜

E. 木为土之所不胜

答案：D　考点：五行相生与相克

解析：生我者为母，我生者为子。克我者，为所不胜，我克者为所胜；金克木，金为木之所不胜。故选择 D。

5. 下列关于五行生克规律的表述，正确的是

A. 木为土之所胜　B. 木为水之子

C. 火为土之子　D. 水为火之所胜

E. 金为木之所胜

答案：B　考点：五行相生与相克

解析：五行相生次序：木生火，火生土，土生金，金生水，水生木。“生我”者为母，“我生”者为子。五行相克次序：木克土，土克水，水克火，火克金，金克木。“克我”者为“所不胜”，“我克”者为“所胜”。故选择 B。

6. 五行调节事物整体动态平衡的机制是

A. 生我　B. 我生

C. 克我　D. 我克

E. 制化

答案：E　考点：五行制化

解析：生我，克我，我生，我克，为五行的相生相克；制化为正常情况下的相生相克，异常情况下的相生相克为胜复；只有正常情况下的相生相克，即制化下五行才能保持整体动态平衡。故选择 E。

7. 五行相乘，下列哪种说法是正确的

A. 母气有余而乘其子

B. 子气有余而乘其母

C. 气有余而乘己所胜

D. 气有余则乘己所不胜

E. 气不及则己所胜侮而乘之

答案：C　考点：五行相乘

解析：五行相乘指五行中某一事物对其能胜一事物的过度克制。相乘两种方式是：①太过相乘。如木气过于亢盛，出现为“木乘土”。②不及相乘。如土气不足，难以承受木的正常克制，称为“土虚木乘”。选项 A、B 属于五行中的母子关系，选项 D、E 属于五行中相侮关系。选项 C 属于相乘中的太过相乘，故选 C。

细目三　五行学说在中医学中的应用

［A1 型题］

1. 下列各项中，属于相乘传变的是

A. 肺病及肾　B. 肺病及心

C. 心病及肝　D. 肝病及肾

E. 脾病及肾

答案：E　考点：五行相乘

解析：五行相乘次序是：木乘土，土乘水，水乘火，火乘金，金乘木。根据五脏的五行所属，可知选项中脾病及肾为相乘传变。故选择 E。

2. 见肝之病，知肝传脾的病机传变是

A. 木克土　B. 木乘土

C. 土侮木　D. 母病及子

E. 子病犯母

答案：B　考点：五行相乘

解析：肝属木，脾属土，属相克关系，肝木病及脾土，为木旺乘土。故选择 B。

3. 下列各项中，属于母病及子的是

A. 肺病及肾　B. 肝病及肾

C. 肺病及心　D. 心病及肝

E. 脾病及肾

答案：A　考点：五行的母子相及

解析：金生水，肺为母，肾为子，肺病及肾为母病及子。故选择A。

［B 型题］

（4～5 题共用备选答案）

A. 肝病及心　　B. 肝病及肾
C. 肝病及肺　　D. 肝病及脾
E. 脾病及心

4. 属五行相乘传变的是

答案：D

5. 属五行相侮传变的是

答案：C　　考点：五行相乘与相侮

解析：A属母病及子，B属子病及母，C属相侮传变，D属相乘传变，E属子病及母。故4题选择D，5题选择C。

（6～7 题共用备选答案）

A. 母病及子　　B. 子病及母
C. 相乘传变　　D. 相侮传变
E. 母子同病

6. 脾病及肾，体现的关系是

答案：C

7. 土壅木郁，体现的关系是

答案：D　　考点：五行相乘与相侮

解析：脾属土，肾属水，肝属木；土克水，脾病及肾为相乘传变；木克土，土病及木，为相侮传变。故6题选择C，7题选择D。

（8～9 题共用备选答案）

A. 泻南补北　　B. 扶土抑木
C. 滋水涵木　　D. 培土生金
E. 佐金平木

8. 心肾不交的治法是

答案：A

9. 肝阳上亢的治法是

答案：C　考点：五行相生、相克在疾病治疗中的应用

解析：泻南补北即泻心火补肾水，适用于肾水不足，心火偏旺的心肾不交证，在五行属火侮水，故用泻南补北法，8题选择A；肝阳上亢为肾阴不足，肝木滋养不足而发生偏亢之象，在五行属水亏影响肝木的正常疏泄，故用滋水涵木法，9题选择C。

第五单元　藏象学说

【考点透视】

本单元重点理解五脏、六腑、奇恒之腑的生理特点及临床意义，了解脏腑精气阴阳的关系。

［A1 型题］

1. 区分五脏、六腑、奇恒之腑的最主要的依据是

A. 分布部位的不同　　B. 解剖形态的不同
C. 功能特点的不同　　D. 阴阳属性的不同
E. 五行属性的不同

答案：C　考点：五脏、六腑、奇恒之腑的生理特点

解析：五脏的生理特点是化生和贮藏精气；六腑的生理特点是受盛和传化水谷；奇恒之腑形态似腑，功能似脏，因而得名。三者的区别主要在其生理特点的不同。故选择C。

2. 下列各项中，哪一项最确切地说明了脏与腑的区别

A. 实质性器官与空腔器官
B. 脏病多实，腑病多虚
C. 化生贮藏精气与受盛传化水谷
D. 与水谷直接接触与不直接接触
E. 经络属性与阴阳属性

答案：C　　考点：五脏、六腑的生理特点

解析：参见本单元第1题。故选择C。

［B 型题］

（3～4 题共用备选答案）

A. 精气充满且流通布散
B. 传化水谷但不化生精气
C. 形态中空且贮藏精气
D. 水谷充满且化生精气
E. 形态充实且传化水谷

3. 对“满而不实”理解正确的是

答案：A

4. 对“实而不满”理解正确的是

答案：B　　考点：对五脏、六腑生理特点的理解

解析：五脏的生理特点是藏精气而不泻，满而不能实；六腑的生理特点是传化物而不藏，实而不能满。故第3题选择A，第4题选择B。

第六单元　五　脏

【考点透视】

1. 熟练掌握五脏的生理功能和特性。

2. 掌握五脏之间的关系，着重心肾、脾肺、肺肾、肝脾、肝肾的内容。

3. 熟悉五脏与五体、五官九窍、五志、五液和季节的关系。

细目一　五脏的生理功能与特性

[A1 型题]

1. 下列哪项在心主血脉中起关键作用

A. 心血充盈　B. 心气充沛
C. 心神安宁　D. 心搏如常
E. 脉道通利

答案：B　考点：心的生理功能

解析：主，指主持、管理。血，指血流，脉，指经脉，为气血运行的通道。所谓心主血脉，是指心脏具有推动血液在脉道内运行的生理功能。在正常生理情况下，心气充足，推动血液运行的生理功能正常。故选择 B。

2. 与血液生成关系最密切的脏是

A. 心　B. 肺
C. 脾　D. 肝
E. 肾

答案：C　考点：脾的生理功能

解析：脾的运化水谷的功能，全赖于脾气，只有在脾气强健的情况下，水谷精微才得以正常消化吸收，为化生精、气、血、津液提供足够的养料。所以与血液生成关系最密切的脏腑为脾。故选择 C。

3. 心主神志最主要的物质基础是

A. 津液　B. 精液
C. 血液　D. 宗气
E. 营气

答案：C　考点：心的生理功能

解析：血液是神志活动的物质基础之一，心血充足则能化神、养神而使心神灵敏不惑。而心神清明，则能驱邪气并调控心血的运行，以濡养全身及心脉自身。故选择 C。

4. 心为“君主之官”的理论依据是

A. 心总统意志　B. 心主血脉
C. 心主神志　D. 心主情志
E. 心总统魂魄

答案：C　考点：心的生理功能

解析：心藏神，主神志。无论生理活动还是心理活动，都是五脏六腑尤其是五脏共同完成的。在这些生命活动中，心起着主宰作用，故历代医家又称心为人身之君主，五脏六腑之大主。故选择 C。

5. 心的主要生理功能是

A. 主藏血　B. 主神志
C. 主运化　D. 主统血
E. 主疏泄

答案：B　考点：心的生理功能

解析：肝藏血，故排除 A；脾主运化，脾主统血，故排除 C、D；肝主疏泄，故排除 E。心主血脉，心主藏神，故选择 B。

6. 心为五脏六腑之大主的理论依据是

A. 心主血　B. 心主神志
C. 心主思维　D. 心总统魂魄
E. 心总统意志

答案：B　考点：心的生理功能

解析：心藏神，肺藏魄，肝藏魂，脾藏意，肾藏志；心为君主之官，神明之府，是精神活动产生和依附的器官。《灵枢·邪客》亦说：“心者，五脏六腑之大主也，精神之所舍也。”故选择 B。

7. 肺主气的功能取决于

A. 司呼吸　B. 宗气的生成
C. 全身气机的调节　D. 朝百脉
E. 主治节

答案：A　考点：肺的生理功能

解析：肺主气，是通过肺的呼吸，呼出体内的浊气，吸入自然界的清气，肺不断地吸清呼浊，从而维持人体新陈代谢的顺利进行。故选择 A。

8. 下列各项，与肺主通调水道功能关系最密切的是

A. 气机的调节　B. 朝百脉
C. 主宣发与肃降　D. 司呼吸
E. 宗气的生成

答案：C　考点：肺的生理功能

解析：肺主通调水道，是指肺的宣发和肃降对体内津液的输布、运行和排泄有疏通和调节的作用。通过肺的宣发，水液向上、向外输布，布散全身，外达皮毛，代谢后以汗的形式由汗孔排泄；通过肺的肃降，水液向下、向内输送，而成为尿液生成之源，经肾蒸腾气化，将代谢后的水液化为尿贮存于膀胱，而后排出体外。可见肺的宣发与肃降功能与其通调水道作用密切相关。故选择 C。

9. 肺主通调水道的功能主要依赖于

A. 肺主一身之气
B. 肺司呼吸
C. 肺输精于皮毛
D. 肺朝百脉
E. 肺主宣发和肃降

答案：E　考点：肺的生理功能

解析：参见本细目第 8 题。故选择 E。

10. 肺为娇脏的主要依据是

A. 肺主一身之气
B. 肺外合皮毛
C. 肺朝百脉
D. 肺为水之上源
E. 肺气通于天，不耐寒热

答案：E　考点：肺的生理特性

解析：肺为娇脏，是指肺为清虚之脏，轻清肃静，不容纤芥，不耐邪气之侵，肺气通于天，不耐寒热，故为娇嫩之脏。故选择 E。

11. 调节腠理之开合，将代谢后的津液化为汗液，排出体外，主要是由肺的哪项功能所完成的

A. 主一身之气　　B. 主呼吸之气
C. 主宣发　　D. 主肃降
E. 朝百脉

答案：C　　考点：肺的生理功能与特性

解析：肺气的宣发作用，能向上向外布散气与津液，主要体现在以下 3 个方面：一是呼出体内浊气；二是将脾所传输来的津液和部分水谷精微上输头面诸窍，外达于全身皮毛肌腠；三是宣发卫气于皮毛肌腠，以温分肉，充皮肤，肥腠理，司开阖，将代谢后的津液化为汗液，并控制和调节其排泄。故选 C。

12. 下列哪项不是脾的生理功能

A. 水谷的受纳和腐熟
B. 水谷精微的转输
C. 水液的吸收和转输
D. 脏器位置的维系
E. 血液的统摄

答案：A　　考点：脾的生理功能

解析：脾的生理功能有：①主运化，包括运化水谷和运化水湿；②主升清，包括将水谷精微等营养物质上输于头目和维持内脏位置的相对恒定；③主统血。水谷的受纳和腐熟为胃的功能，故选择 A。

13. 脾为气血生化之源的理论基础是

A. 气能生血
B. 人以水谷为本
C. 脾主升清
D. 脾能运化水谷精微
E. 脾为后天之本

答案：D　　考点：脾的生理功能

解析：脾脏功能强健，水谷精微得以正常消化吸收，为化生精、气、血、津液提供足够的养料。故脾为气血生化之源的理论基础是脾能运化水谷精微。故选择 D。

14. 脾主升清的确切内涵是

A. 脾的阳气主升
B. 脾以升为健
C. 脾气散精，上归于肺
D. 与胃的降浊相对而言
E. 输布津液，防止水湿内生

答案：C　　考点：脾的生理功能

解析：升，是指上升；清，是指水谷精微等营养物质；脾主升清，是指脾脏具有把水谷精微上输于头目、心、肺及维持人体脏器位置恒定的生理功能。故选择 C。

15. 具有"喜燥恶湿"特性的脏腑是

A. 肝　　B. 脾
C. 胃　　D. 肾
E. 肺

答案：B　　考点：脾的生理特性

解析：脾喜燥恶湿，否则会产生湿、痰、饮等病理产物，或发为水肿。胃喜润恶燥，否则无法正常受纳、腐熟水谷。只有脾的"燥"和胃的"润"相配合，才能使水谷得以正常地腐熟、受纳和传化。故选择 B。

16. 下列各项，不属于肝主疏泄功能的是

A. 调畅气机　　B. 调畅情志
C. 促进骨骼发育　　D. 促进脾胃的运化
E. 促进血液运行

答案：C　　考点：肝的生理功能

解析：肝主疏泄的生理功能包括：①调畅气机；②通利气血水；③促进脾胃的运化；④调畅情志；⑤促进和调节生殖功能。其中，最基本的生理功能是调畅气机。故选择 C。

17. 肝主疏泄的基本生理功能是

A. 调畅情志活动　　B. 调畅全身气机
C. 促进脾胃运化　　D. 促进血行和津液代谢
E. 调节月经和精液的排泄

答案：B　　考点：肝的生理功能

解析：参见本细目第 16 题，故选择 B。

18. 肝藏血的生理功能是指肝

A. 贮藏血液　　B. 调节血量
C. 统摄血液　　D. 贮藏血液和调节血量
E. 化生血液与统摄血液

答案：D　　考点：肝的生理功能

解析：肝藏血是指肝贮藏血液和调节血量的作用。故选择 D。

19. 目的视觉功能主要取决于

A. 肾中精气的充盈　　B. 肝血的充足
C. 脾气的健运　　D. 肾阳的蒸化
E. 肾阴的滋养

答案：B　　考点：肝的生理特性

解析：肝开窍于目，肝藏血，目依赖肝血濡养才能发挥视觉功能。《素问・五脏生成篇》说："肝受血而能视。"故选择 B。

20. 五脏中，具有"刚脏"特性的是

A. 心　　B. 肺
C. 脾　　D. 肝
E. 肾

答案：D　　考点：肝的生理特性

解析：肝气主升主动，具有刚强、急躁的生理特性。肝主疏泄，喜条达而恶抑郁，且肝内寄相火，此均反映了肝为刚脏的特性。故选择 D。

21. 下列关于五脏所藏的叙述，错误的是

A. 心藏神　　B. 肝藏魂
C. 肺藏魄　　D. 脾藏意
E. 肾藏智

答案：E　考点：肾的生理功能

解析：《素问·宣明五气篇》："五脏所藏：心藏神，肺藏魄，肝藏魂，脾藏意，肾藏志。"故选择 E。

22. 肾主纳气的主要生理作用是

A. 使肺之呼吸保持一定的深度
B. 有助于元气的固摄
C. 有助于精液的固摄
D. 有助于元气的生成
E. 有助于肺气的宣发

答案：A　考点：肾的生理功能

解析：纳，即受纳、摄纳之意。肾主纳气，是指肾有摄取肺所吸入的清气的生理功能。所以具体表现为肺吸入的清气必须下达肾，由肾来摄纳之，才能保持呼吸运动的平稳和深沉。故选择 A。

23. 肾中精气的主要生理功能是

A. 促进机体的生长发育
B. 促进生殖功能的成熟
C. 主生长发育和生殖
D. 化生血液的物质基础
E. 人体生命活动的根本

答案：C　考点：肾的生理功能

解析：肾中精气包括先天之精和后天之精，先天之精来源于父母，后天之精来源于水谷精微；精气的盛衰决定着人的生长、发育与生殖。故选择 C。

24. 水火之宅是指

A. 脾　　B. 胃
C. 肾　　D. 肝
E. 肺

答案：C　考点：肾的生理特性

解析：肾脏寄藏命门之火，为元阴、元阳之脏，故有"水火之宅""阴阳之根"之称。

25. 被称为先天之本的脏是

A. 肾　　D. 脾
C. 心　　D. 肝
E. 肺

答案：A　考点：肾的生理功能

解析：脾为后天之本，肾为先天之本。故选择 A。

26. "气之根" 指的是

A. 脾　　B. 心
C. 肺　　D. 肝
E. 肾

答案：E　考点：肾的生理功能

解析：肾主纳气，具有帮助肺保持呼吸的深度、防止呼吸浅表的作用。吸气的降纳，必须得到肾的摄纳作用的帮助。也就是说，肺的吸气，一定要依靠肾的摄纳，才能维持其深度。故选择 E。

27. 下列各项，与肾中精气生理功能关系不密切的是

A. 促进机体的生长发育
B. 促进水液代谢
C. 促进生殖功能的成熟
D. 主生长发育和生殖
E. 人体生命活动的根本

答案：E　考点：肾的生理功能

解析：心藏神，具有主宰人体五脏六腑、形体官窍的一切生理活动和人体精神意识思维活动的功能，是人体生命活动的根本，与肾中精气无关。故选择 E。

28.《素问·六节藏象论》中，"封藏之本" 所指的是

A. 心　　B. 肺
C. 脾　　D. 肝
E. 肾

答案：E　考点：肾的生理特性

解析：心者，生之本；肺者，相傅之官；肝者，罢极之本；肾者，封藏之本；脾者，仓廪之官。故选择 E。

29. 有主水和纳气功能的脏是

A. 肝　　B. 心
C. 脾　　D. 肺
E. 肾

答案：E　考点：肾的生理功能

解析：肝主谋虑，排除 A；心主血脉，排除 B；脾主运化，排除 C；肺主气，排除 D；肾主水和纳气。故选择 E。

30. 最易发生阴阳互损的脏是

A. 心　　B. 肝
C. 脾　　D. 肺
E. 肾

答案：E　考点：肾的生理特性

解析：肾因开窍二阴而司大小便。又寄藏命门之火，为元阴、元阳之脏，故有"水火之脏""阴阳之宅"之称，为最易发生阴阳互损的脏腑。故选择 E。

［A2 型题］

31. 患者，女，30 岁。神志不宁，虚烦不得眠，并见五心烦热，盗汗，舌红，脉细数。其病机是

A. 心气不足　　B. 心血不足
C. 心阴不足　　D. 心血瘀阻
E. 心神不足

答案：C　　考点：心的生理功能

解析：心阴不足，表现为阴不制阳，而致心阳偏亢，即心阴虚而心火旺。由于阴的宁静作用不足，不能收敛阳气之浮动，影响心主神志，故临床可见神志不宁，虚烦不得眠；阴虚则阳盛，虚热内生，故临床上可见五心烦热等。故选择 C。

［B 型题］

（32～33 题共用备选答案）

A. 肾　　B. 脾
C. 胃　　D. 肝
E. 肺

32. "阴阳之根本" 是指

答案：A

33. "贮痰之器" 是指

答案：E　　考点：五脏的生理功能与特性

解析：肾中所藏之精，包含肾阴和肾阳，其有两个来源，一是来源于父母的生殖之精，即"先天之精"；二是来源于人出生之后，机体从饮食物摄取的营养成分和脏腑代谢所化生的精微物质，即"后天之精"。"先天之精"和"后天之精"相互补充，才能使肾阴、肾阳生化无穷。肺主一身之气，通调水道，若肺失宣肃，津液停聚，则为痰浊，所以说肺为贮痰之器。故 32 题选择 A，33 题选择 E。

（34～35 题共用备选答案）

A. 心　　B. 肺
C. 脾　　D. 肝
E. 肾

34. 与血液运行关系最密切的脏是

答案：A

35. 对津液代谢起主宰作用的脏是

答案：E　　考点：五脏的生理功能与特性

解析：心主血脉；肺通调水道；脾主运化；肝主疏泄；肾主水藏精。故 34 题选择 A，35 题选择 E。

细目二　五脏之间的关系

［A1 型题］

1. 下列各脏中，其生理特性以升为主的是

A. 肺与脾　　B. 肺与肝
C. 肝与肾　　D. 心与肾
E. 肝与脾

答案：E　　考点：肝与脾的生理特性

解析：肺主肃降，脾主升清，肝主疏泄；生理特性以升为主的脏腑是肝与脾。故选择 E。

2. 肝藏血与脾统血的共同生理功能是

A. 贮藏血液　　B. 调节血量
C. 统摄血液　　D. 防止出血
E. 化生血液

答案：D　　考点：肝与脾的关系

解析：肝藏血，是指肝脏具有贮藏血液、调节血量的生理功能。脾统血，是指脾具有统摄血液在经脉内运行防御其溢出脉外的功能，故肝藏血与脾统血的共同生理功能是防止出血。故选择 D。

3. 与气虚关系最密切的脏腑是

A. 心、肺　　B. 肺、脾
C. 肺、肾　　D. 脾、胃
E. 肝、肺

答案：B　　考点：肺与脾的关系

解析：气虚包括两方面：①先天禀赋不足，或后天饮食失养，水谷精微不充，以致气的来源不足；②由于大病或久病之后，或年老体弱，或劳倦过度，或脾肾等脏腑功能减退，生化不足所致。故与气虚关系最密切的脏腑是肺、脾。故选择 B。

4. 与血液运行关系最密切的脏腑是

A. 肝脾肾　　B. 心肝脾
C. 心肺肾　　D. 心肝肾
E. 肺脾肾

答案：B　　考点：五脏之间的关系

解析：心主血脉，心气推动和调控血液在脉管中正常运行，流注全身；肝藏血，具有贮藏血液、调节血量及防止出血的功能；脾统血，可统摄血液在脉内运行。故选择 B。

5. 与水液代谢关系最密切的脏腑是

A. 脾胃肝　　B. 肝胆肾
C. 肝肺脾　　D. 肺肾脾
E. 心肾肺

答案：D　　考点：五脏之间的关系

解析：津液输布主要依靠肺、脾、肝、肾和三焦这五个脏腑相互协调配合来完成的。肺主宣发、肃降，通调水道；脾可输布津液；肝主疏泄，调畅气机，气行则水行；肾主水，可主持和调节人体津液代谢；三焦为水液运行的通路。津液的排泄主要与肺的宣发功能、脾的运化功能以及肾中阳气的气化作用相关。综上可以看出，津液的代谢，虽与多个脏腑的生理功能有关，但是最为密切的是肺、脾、肾三脏。故选择 D。

6. 脏腑关系中，"水火既济" 指的是

A. 肝与肾　　B. 心与肾
C. 肝与脾　　D. 肺与脾
E. 肺与肝

答案：B　　考点：五脏之间的关系

解析： 肝属木，肾属水，心属火，脾属土，肺属金，水火即济指的即是心、肾两脏。故选择B。

［A2 型题］

7. 患者，女，25 岁。口舌生疮，心烦失眠，小便黄赤，尿道灼热涩痛，口渴，舌红无苔，脉数。其病位在

A. 心、脾　　B. 心、胃
C. 心、膀胱　　D. 心、小肠
E. 心、肾

答案： D　　考点：心与小肠的关系

解析： 心与小肠通过经脉相联系，在疾病上常相互影响传变，心火炽盛，可以循经下移至小肠，引起小肠泌别清浊的功能失常，出现小便短赤，灼热疼痛甚或尿血等；而口舌生疮，心烦失眠，为心经热盛的表现。故选择D。

8. 患者，男，45 岁。心烦不寐，眩晕耳鸣，健忘，腰酸梦遗，舌红少津，脉细数。其病变所在脏腑是

A. 心、脾　　B. 肺、肾
C. 肺、肝　　D. 心、肾
E. 肝、胃

答案： D　　考点：心与肾的关系

解析： 心主神志，心烦不寐，病位在心；腰为肾府，腰酸梦遗，病位在肾。故选择D。

［B 型题］

（9～10 题共用备选答案）

A. 心、肺　　B. 心、肝
C. 肺、脾　　D. 肺、肝
E. 肺、肾

9. 与气的生成关系最密切的是

答案： C

10. 与呼吸运动关系最密切的是

答案： E　　考点：五脏的生理功能

解析： 肺主自然界之气，脾主水谷之气，故与气的生成关系最密切的是肺和脾。肺主气，司呼吸；肾主纳气，故与呼吸运动关系最密切的是肺和肾。故9题选择C，10题选择E。

（11～12 题共用备选答案）

A. 肺与肾　　B. 肺与脾
C. 肺与肝　　D. 肺与心
E. 脾与肾

11. 具有先后关系的两脏是

答案： E

12. 与呼吸关系密切的两脏是

答案： A　　考点：五脏之间的关系

解析： 肾为“先天之本”，脾为“后天之本”，故11题选择E。肺司呼吸，肾主纳气，故12题选择A。

（13～14 题共用备选答案）

A. 心脾　　B. 肝肺
C. 脾肾　　D. 心肾
E. 肝肾

13. “乙癸同源”的“乙癸”所指的脏是

答案： E

14. “水火既济”的“水火”所指的脏是

答案： D　　考点：五脏之间关系

解析： 乙癸同源又称肝肾同源，是指肝藏血，肾藏精，精血同生，乙属木，癸属水，故亦可知“乙癸”所指的脏腑为肝肾两脏，故13题选择E。14题参见本细目第6题，故选择D。

细目三　五脏与五体、五官九窍、五志、五液和季节的关系

［A1 型题］

1. 下列关于五脏外合五体的叙述，错误的是

A. 心合脉　　B. 肝合爪
C. 脾合肉　　D. 肺合皮
E. 肾合骨

答案： B　　考点：五脏外合五体

解析： 心合脉；脾合肉；肺合皮；肾合骨；肝合筋。故选择B。

2. 脾之液为

A. 汗　　B. 涕
C. 泪　　D. 唾
E. 涎

答案： E　　考点：五脏主五液

解析： 心在液为汗；肺在液为涕；肝在液为泪；脾在液为涎；肾在液为唾。故选择E。

3. 五脏主五液，肾之液为

A. 汗　　B. 唾
C. 涕　　D. 泪
E. 涎

答案： B　　考点：五脏主五液

解析： 肾在液为唾；心在液为汗；肺在液为涕；肝在液为泪；脾在液为涎。故选择B。

4. 五脏主五志，则忧属

A. 心　　B. 肾
C. 肝　　D. 肺
E. 脾

答案： D　　考点：五脏主五志

解析： 心在志为喜；肾在志为恐；肝在志为怒；肺在志为悲（忧）；脾在志为思。故选择D。

5. 脾在志为

A. 怒　　B. 喜
C. 思　　D. 悲
E. 恐

答案：C　　考点：五脏主五志

解析：参见本细目第4题。故选择C。

第七单元　六　腑

【考点透视】

1. 掌握六腑的生理功能，尤其是胃、大肠以及小肠。

2. 掌握六腑和五脏之间的关系，着重脾胃之间、心和小肠之间的关系。

3. 注意六腑的别名。

细目一　六腑的生理功能

［A1型题］

1. 具有喜润恶燥特性的脏腑是

A. 肝　　B. 肺
C. 脾　　D. 胃
E. 大肠

答案：D　　考点：胃的生理特性

解析：脾胃在五行中属土，但胃为六腑之一，故为阳土，胃又为水谷之海，多气多血，故胃性喜润恶燥。故选择D。

2. 大肠的主要生理功能是

A. 受盛　　B. 传化糟粕
C. 化物　　D. 泌别清浊
E. 通行元气

答案：B　　考点：大肠的生理功能

解析：大肠主传泻糟粕，是水谷废物排泄的通路。从胃的受纳、腐熟及脾的运化，经过小肠的泌别清浊，后由大肠排泄，构成一个水谷运化、吸收、排泄的过程。所以大便下利或秘结都是大肠的传导失常。故选择B。

3. 利小便而实大便的理论依据是

A. 脾主运化　　B. 肺主通调水道
C. 小肠主受盛　　D. 小肠主化物
E. 小肠主泌别清浊

答案：E　　考点：小肠的生理功能

解析：小肠的泌别清浊功能包括泌别清浊后的糟粕，分为食物残渣及废水两部分，食物残渣下降到大肠，形成粪便而排出体外；多余的水分则可气化生成尿液排出体外。故对于小肠泌别清浊功能失调的患者，小便不能及时气化入膀胱，水谷并走大肠，可见大便稀薄，小便短少，治疗选用分利方法，即“利小便以实大便”。故选择E。

4. 小肠的主要生理功能是

A. 主运化　　B. 主通调水道
C. 主受纳　　D. 主腐熟水谷
E. 主泌别清浊

答案：E　　考点：小肠的生理功能

解析：小肠主化物而分别清浊，为受盛之官，能化物而使精华归于五脏，使糟粕从六腑排泄；并使糟粕中的水分归于膀胱，渣滓归于大肠。因此小肠如有病变，可以影响大便和小便的排泄。故选择E。

5. 津液输布的主要通道是

A. 血府　　B. 经络
C. 腠理　　D. 三焦
E. 分肉

答案：D　　考点：三焦的生理功能

解析：《素问·灵兰秘典论》说：“三焦者，决渎之官，水道出焉。”故津液输布的通道为三焦。故选择D。

6. “太仓”所指的是

A. 三焦　　B. 胃
C. 小肠　　D. 脾
E. 大肠

答案：B　　考点：胃的别名

解析：《灵枢·胀论》：“胃者，太仓也。”故选择B。

7. 下列哪项是胃的生理功能

A. 水谷精微的转输
B. 水谷的受纳和腐熟
C. 水液的吸收和转输
D. 脏器位置的维系
E. 血液的统摄

答案：B　　考点：胃的生理功能

解析：胃的生理功能是受纳、腐熟水谷；主通降，以降为和。故选择B。选项A、C、D、E均属脾的生理功能。

8. 脏腑中有“主津”作用的是

A. 脾　　B. 胃
C. 大肠　　D. 小肠
E. 三焦

答案：C　　考点：大肠的生理功能

解析：胃主受纳、腐熟水谷，排除B；小肠主受盛与化物，排除D；三焦通行元气，排除E；脾主运化，统血，排除A；大肠，主津，故选择C。

（9～10共用备选答案）

A. 胆　　B. 胃
C. 三焦　　D. 小肠
E. 膀胱

9. 被称为“决渎之官”的是

答案：C

10. 被称为“州都之官”的是

答案：E　考点：六腑的生理特性

解析：胆为“中正之官”，胃为“受纳之官”，小肠为“受盛之官”，膀胱为“州都之官”，大肠为“传导之官”，三焦为“决渎之官”。故9题选C，10题选E。

细目二　五脏与六腑之间的关系

[A1 型题]

1. 气机升降出入的枢纽是

A. 肝、肺　　B. 肺、肾
C. 脾、胃　　D. 肝、胆
E. 心、肾

答案：C　考点：脾与胃的关系

解析：胃气以下行为顺，胃气和降，则水谷得以下行。脾气以上行为顺，脾气上升，精微物质得以上输。所以气机升降出入的枢纽是胃和脾。故选择C。

2. 脏腑关系中，被称为“燥湿相济”的是

A. 肺与大肠　　B. 肾与膀胱
C. 心与肾　　D. 肺与肝
E. 脾与胃

答案：E　考点：脾与胃的关系

解析：脾喜燥恶湿，胃喜润恶燥，脏腑之中，此两脏与燥湿关系密切。故选择E。

第八单元　奇恒之腑

【考点透视】

本单元考点不多，熟悉即可。

[A1 型题]

1. 下列被称为“元神之府”的是

A. 脑　　B. 髓
C. 骨　　D. 脉
E. 胆

答案：A　考点：脑的生理功能

解析：脑为元神之府，骨为髓之府。故选择A。

2. 女子胞的主要生理功能是

A. 主持月经　　B. 主宰生命活动
C. 主决断　　D. 主血液运行
E. 主司精神活动

答案：A　考点：女子胞的生理功能

解析：女子胞的生理功能有主持月经与孕育胎儿，故选择A。

第九单元　精、气、血、津液、神

【考点透视】

1. 掌握气的功能分类，尤其是元气、宗气的功能。

2. 掌握气血、精血之间的关系，重点是气血的关系。

3. 了解精、津液、神的内容。

细目一　精

[A1 型题]

1. 精的本始含义是指

A. 脏腑之精　　B. 生殖之精
C. 水谷之精　　D. 津液
E. 血液

答案：B　考点：人体之精的概念

解析：人体之精，有狭义之精、广义之精和一般意义之精之分。狭义之精，是指具有繁衍后代作用的生殖之精，是精的本始含义。广义之精是一切构成人体和维持人体生命活动的液态精华物质，包括先天之精、水谷之精、生殖之精、脏腑之精以及血、津液。一般意义的精，只是不包含广义之精的津液、血。故答案选B。

细目二　气

[A1 型题]

1. 元气耗损和功能减退，脏腑功能低下，抗病能力下降的病机是

A. 气虚　　B. 气脱
C. 血虚　　D. 津亏
E. 气陷

答案：A　考点：气的生理功能

解析：气虚，是指气的推动、温煦、防御、固摄和气化功能的减退，从而导致机体的某些功能活动低下或衰退，抗病能力下降等衰弱的现象；气脱，是指气不能内守而外脱，不符合本题，排除B；气陷，是气的上升不及或下降太过，排除E；元气耗损和功能减退，与血和津液无关，排除C、D。故选择A。

2. 推动人体生长发育及脏腑功能活动的气是

A. 元气　　B. 宗气
C. 营气　　D. 卫气
E. 中气

答案：A　考点：气的分类

解析：元气，是人体生命活动的原动力；宗气，是积于胸中的后天宗始之气；营气，是与血共同行于脉中之气；

卫气，运行于脉外，起卫护、保卫作用之气。故选择 A。

3. 具有推动呼吸和血行功能的气是

A. 心气　　B. 肺气

C. 营气　　D. 卫气

E. 宗气

答案：E　　考点：气的生理功能

解析：心气，泛指心的功能活动，也可特指心脏推动气血运行的功能，排除 A；肺气，维持呼吸功能，故排除 B；营气，主要是营养全身和化生血液，排除 C；卫气，护卫肌表，温养脏腑、肌肉、皮毛，调节控制腠理的开闭、汗液的排泄，故排除 D；宗气，走息道以行呼吸，贯心脉以行血气，故选择 E。

[A2 型题]

4. 患者自汗，多尿，滑精，是因气的何种作用失常所致

A. 推动　　B. 温煦

C. 防御　　D. 固摄

E. 气化

答案：D　　考点：气的生理功能

解析：气的推动作用是指气对于人体的生长发育，以及脏腑经络等组织器官生理活动起推动和激发作用，排除 A；气的温煦作用是指气是人体热量的来源，排除 B；气的防御作用是指护卫全身的肌表，防御外邪的入侵，故排除 C；气的固摄作用是指对于血液、津液等液态物质具有防止其无故流失的作用；气的气化作用是指通过气的运动而产生的各种变化，故排除 E。故选择 D。

[B 型题]

(5～6 题共用备选答案)

A. 元气　　B. 宗气

C. 卫气　　D. 营气

E. 谷气

5. 具有推动和调节人体生长发育和生殖功能作用的气是

答案：A

6. 具有温养全身作用的气是

答案：C　　考点：气的生理功能

解析：元气是人体生命活动的原动力，生理功能为推动和调节人体生长发育和生殖功能；推动和调控各脏腑、经络、形体、官窍的生理活动。宗气是由谷气与自然界清气相结合而积聚于胸中的气，生理功能主要有走息道以行呼吸、贯心脉以行血气和下畜丹田以资先天三个方面。卫气是运行于脉外而具有保卫作用的气，生理功能主要有防御外邪、温养全身、调控腠理。营气是行于脉中而具有营养作用的气，生理功能有化生血液和营养全身两个方面。谷气是水谷之精化生之气。故 5 题选择 A，6 题选择 C。

(7～8 题共用备选答案)

A. 营气　　B. 卫气

C. 宗气　　D. 元气

E. 谷气

7. 注于脉中，流注全身者为

答案：A

8. 行于脉外，温分肉、充皮肤、肥腠理、司开合者为

答案：B　　考点：气的生理功能

解析：参见本细目第5～6题，故7题选择 A，8 题选择 B。

细目三　血

[A1 型题]

1. 下列各项，在血液运行中起关键作用的是

A. 心血充盈　　B. 脉道通利

C. 心气充沛　　D. 心神安宁

E. 心阳亢盛

答案：C　　考点：心与血液运行的关系

解析：心主血脉，即指心气推动和调控血液在脉管中运行，流注全身，发挥营养和滋润作用。只有心气充沛，心阴与心阳协调，血液才能在脉管中正常运行，周流不息，营养全身。故本题选择 C。

细目四　津液

[A1 型题]

1. 灌注于骨节、脏腑、脑、髓的是

A. 精　　B. 液

C. 气　　D. 津

E. 血

答案：B　　考点：津液的基本概念

解析：津，质地较清稀，流动性较大，布散于体表皮肤、肌肉和孔窍，并能渗入血脉之内，起滋润作用。液，质地较浓稠，流动性较小，灌注于骨节、脏腑、脑、髓等，起濡养作用。故答案选 B。

2. 与津液代谢关系最密切的脏腑是

A. 肝脾肾　　B. 肝肺肾

C. 心肝脾　　D. 心肺脾

E. 脾肺肾

答案：E　　考点：津液的代谢

解析：津液代谢主要通过脾气的转输布散、肺气的宣降行水、肾气的蒸腾气化协调完成，故答案选 E。

细目五　神

[A1 型题]

1. 生命活动的主宰及其总体的外在表现是

1. 精　　B. 气

C. 神　　D. 津液
E. 血

答案：C　　考点：人体之神的基本概念

解析：人体之神是指人体生命活动的主宰及其外在总体表现的统称，有狭义和广义之分，狭义之神指人的意识、思维、情感等精神活动，广义之神指人体生命活动的主宰或其总体现。故选择C。

2. 关于神、魂、魄、意、志的认识，以下说法不正确的是
A. 对人的感觉、意识等精神活动的概括
B. 心神统帅魂、魄、意、志
C. 狭义之神的五种不同表现
D. 分属五脏，以五脏的精气血为物质基础
E. 与生俱来的

答案：E　　考点：对五神的理解

解析：五神属狭义之神，即神、魂、魄、意、志，是对人的感觉、意识等精神活动的概括，分属于五脏，心神统帅诸神。故选择E。

[B 型题]

（3～4 题共用备选答案）
A. 神　　B. 魂
C. 魄　　D. 意
E. 志

3. 肺藏
答案：C
4. 脾藏
答案：D　　考点：五脏藏神

解析：《素问·宣明五气》："心藏神，肺藏魄，肝藏魂，脾藏意，肾藏志。"故第3题选择C，第4题选择D。

（5～6 题共用备选答案）
A. 意　　B. 志
C. 思　　D. 虑
E. 智

5. 通过心的忆念活动形成对事物表象的认识，称为
答案：A
6. 在反复思索的基础上，由近而远地估计未来的思维过程，称为
答案：D　　考点：对思维活动的理解

解析：思维活动即意、志、思、虑、智，是对客观事物的整个认识过程。《灵枢·本神》："所以任物者谓之心，心有所忆谓之意，意之所存谓之志，因志而存变谓之思，因思而远慕谓之虑，因虑而处物谓之智。"考生注意对本段话的理解。故第5题选择A，第6题选择D。

细目六　精、气、血、津液、神之间的关系

[A1 型题]

1. 治疗血行瘀滞，多配用补气、行气药，是由于
A. 气能生血　　B. 气能行血
C. 气能摄血　　D. 血能生气
E. 血能载气

答案：B　　考点：气与血的关系

解析：气与血的关系有：气能生血；气能行血；气能摄血，血为气母；血属阴而主静。血液不能自行，其循行有赖于气的推动，气行则血行，气滞则血瘀；故治疗血行瘀滞，多配用补气、行气药。故选择B。

2. 中医治疗血虚证时，常加入一定量的补气药，其根据是
A. 气能生血　　B. 血能生气
C. 血能载气　　D. 气能行血
E. 气能摄血

答案：A　　考点：气与血的关系

解析：从血液的组成上看，营气是血液的主要成分，即营气能化生血液。故选择A。

3. 大汗、大吐后，气也随着大量外脱，反映了气与津液的关系
A. 气能生津　　B. 气能行津
C. 津能生气　　D. 气津两亏
E. 气随津脱

答案：E　　考点：气与津液的关系

解析：津能载气，津液的丢失，必定导致气的损耗，故选择E。

[B 型题]

（4～5 题共用备选答案）
A. 气滞血瘀
B. 气不摄血
C. 气随血脱
D. 气血两虚
E. 气血失和

4. 肝病日久，两胁胀满疼痛，并见舌质瘀斑、瘀点。其病机是
答案：A
5. 产后大出血，继则冷汗淋漓，甚则晕厥。其病机是
答案：C　　考点：气血失调

解析：两胁胀满为气滞表现，舌质瘀斑、瘀点，血瘀表现，故此患者证型为气滞血瘀；产后大出血，故患者晕厥，为气随血脱。故4题选择A，5题选择C。

第十单元　经　络

【考点透视】

1. 熟练掌握十二经脉的走向、交接、分布规律及流注次序。

2. 掌握奇经八脉的基本功能以及督脉、任脉、冲脉、带脉的别称。

细目一　十二经脉

［A1 型题］

1. 在十二经脉走向中，足之三阴是

A. 从脏走手　　B. 从头走足
C. 从足走胸　　D. 从足走腹
E. 从手走头

答案：D　　考点：十二经脉走向规律

解析：手之三阴，从胸走手；手之三阳，从手走头；足之三阳，从头走足；足之三阴，从足走腹。故选择 D。

2. 手三阳经的走向为

A. 从头走足　　B. 从足走腹
C. 从胸走手　　D. 从手走头
E. 从手走足

答案：D　　考点：十二经脉走向规律

解析：参见本细目第 1 题，故选择 D。

3. 按十二经脉分布规律，太阳经行于

A. 面额　　B. 后头
C. 头侧　　D. 前额
E. 面部

答案：B　　考点：十二经脉在头面部的分布

解析：手、足阳明经行于面部、额部，排除 A、D；手、足少阳经行于头侧部，排除 C；手、足太阳经行于面颊、头顶及头后部。故选择 B。

4. 足厥阴肝经与足太阴脾经循行交叉，变换前中位置，是在

A. 外踝上 8 寸处　　B. 内踝上 2 寸处
C. 内踝上 3 寸处　　D. 内踝上 5 寸处
E. 内踝上 8 寸处

答案：E　　考点：十二经脉在四肢部的分布

解析：足厥阴肝经与足太阴脾经循行交叉，变换前中位置，是在内踝上 8 寸处。故选择 E。

5. 按十二经脉的流注次序，小肠经流注于

A. 膀胱经　　B. 胆经
C. 三焦经　　D. 心经
E. 胃经

答案：A　　考点：经脉流注

解析：十二经脉的流注次序为：从手太阴肺经开始，依次传至手阳明大肠经、足阳明胃经、足太阴脾经、手少阴心经、手太阳小肠经、足太阳膀胱经、足少阴肾经、手厥阴心包经、手少阳三焦经、足少阳胆经、足厥阴肝经，再回到手太阴肺经。故选择 A。

6. 手三阳经与足三阳经交接在

A. 四肢部　　B. 肩胛部
C. 头面部　　D. 胸部
E. 背部

答案：C　　考点：经脉交接

解析：相为表里的阴阳经在四肢部交接；同名的手、足阳经在头面部相接；手、足阴经在胸部交接。故选择 C。

7. 绕阴器的经脉是

A. 足厥阴经　　B. 手厥阴经
C. 足少阴经　　D. 手太阴经
E. 足太阴经

答案：A　　考点：足厥阴肝经的循行

解析：足厥阴肝经在内踝上 8 寸处交出足太阴脾经之后，上行过膝内侧，沿大腿内侧中线进入阴毛中，绕阴器，至小腹，挟胃两旁，属肝。故选择 A。

8. 循行于上肢内侧中线的经脉是

A. 手太阳经　　B. 手少阳经
C. 手厥阴经　　D. 手少阴经
E. 手太阴经

答案：C　　考点：十二经脉的走向规律

解析：手经循行于上肢，足经循行于下肢；阳经循行于四肢外侧，阴经循行于四肢内侧；分布于四肢内侧前缘的称太阴经；分布于四肢内侧中间的称厥阴经；分布于四肢内侧后缘的称少阴经；分布于四肢外侧前缘的称阳明经；分布于四肢外侧中间的称少阳经；分布于四肢外侧后缘的称太阳经。故选择 C。

9. 三焦经在上肢的循行部位是

A. 外侧前缘　　B. 内侧中线
C. 外侧后缘　　D. 内侧前缘
E. 外侧中线

答案：E　　考点：经脉分布规律

解析：太阴、阳明在上肢前缘；厥阴、少阳在上肢中线；少阴、太阳在上肢后缘；阴经行于上肢内侧，阳经行于上肢外侧。手少阳三焦经在上肢外侧中线。故选择 E。

10. 按十二经脉的流注次序，肝经向下流注的经脉是

A. 膀胱经　　B. 胆经
C. 三焦经　　D. 心经
E. 肺经

答案：E　　考点：经脉的流注

解析：参见本细目第 5 题。故选择 E。

［B 型题］

（11～12 题共用备选答案）

A. 下肢外侧后缘　　B. 上肢内侧中线
C. 下肢外侧前缘　　D. 上肢外侧中线

E. 上肢内侧后缘

11. 患者疼痛沿三焦经放散，其病变部位在

答案：D

12. 患者病发心绞痛，沿手少阴经放散，其病变部位在

答案：E　　考点：经脉的循行

解析：下肢外侧后缘为足太阳膀胱经；上肢内侧中线为手厥阴心包经；下肢外侧前缘为足阳明胃经；上肢外侧中线为手少阳三焦经；上肢内侧后缘为手少阴心经。故11题选择D，12题选择E。

细目二　奇经八脉

[A1 型题]

1. 在奇经八脉中，其循行多次与手、足三阳经及阳维脉交会的是

A. 冲脉　　B. 任脉
C. 督脉　　D. 阴维脉
E. 阳跷脉

答案：C　　考点：督脉的循行

解析：冲脉为十二经之海；任脉为阴脉之海；阴维脉有维系、联络全身阴经的作用；阳跷脉，有交通一身阳气和调节肢体肌肉运动的作用；督脉为阳脉之海；其循行多次与手、足三阳经及阳维脉交会的是督脉。故选择C。

2. 奇经八脉中既称血海又称经脉之海者是

A. 冲脉　　B. 任脉
C. 督脉　　D. 带脉
E. 维脉

答案：A　　考点：奇经八脉的别称

解析：冲脉为血海、十二经之海；任脉为阴脉之海；督脉为阳脉之海；带脉，约束纵行经脉，主司妇女的带下；维脉，具有维护和联络全身阴经、阳经作用。故选择A。

[B 型题]

（3～4 题共用备选答案）

A. 任脉　　B. 督脉
C. 冲脉　　D. 带脉
E. 阳维脉

3. 调节阳经气血者为

答案：B

4. 调节阴经气血者为

答案：A　　考点：奇经八脉的基本功能

解析：督脉为阳脉之海，调节阳经气血；任脉为阴脉之海，调节阴经气血；冲脉为十二经脉之海，调节十二经气血；带脉约束纵行诸经；阳维脉有维系联络全身阳经的作用。故3题选择B，4题选择A。

（5～6 题共用备选答案）

A. 督脉　　B. 任脉
C. 冲脉　　D. 带脉
E. 阴维脉

5. 被称为“十二经脉之海”的是

答案：C

6. 与女子妊娠密切相关的经脉是

答案：B　　考点：奇经八脉的基本功能

解析：冲脉上至头，下至足，贯穿全身，能调节十二经气血，故有“十二经脉之海”之称。任脉有调节月经，妊养胎儿的作用，故有“任主胞宫”之说。故5题选择C，6题选择B。

细目三　经别、别络、经筋、皮部

[A1 型题]

1. 具有加强足三阴、足三阳经脉与心脏联系的是

A. 奇经　　B. 皮部
C. 经别　　D. 别络
E. 经筋

答案：C　　考点：经别的生理功能

解析：经别的生理功能具有加强十二经脉表里两经在体内的联系，加强体表与体内、四肢与躯干的向心性联系，也具有加强足三阴、足三阳经脉与心脏的联系，故选择C。

第十一单元　体　质

【考点透视】

本单元考生重点理解体质与发病、体质与病因病机、体质与诊治的关系。

[A1 型题]

1. 体质是指人体的

A. 身体素质　　B. 身心特性
C. 心理素质　　D. 形态结构
E. 遗传特质

答案：B　　考点：体质的概念

解析：体质是指在人体生命过程中，在先天禀赋和后天获得的基础上所形成的形态结构、生理功能和心理状态方面综合的相对稳定的固有特质。本题其他选项均不能很好地表达体质的构成，B选项全面，故答案选择B。

[B 型题]

（2～3 题共用备选答案）

A. 质势　　B. 从化
C. 传变　　D. 易感性
E. 病势

2. 病情随体质而发生的转化称为

答案：B

3. 不同体质类型所具有的潜在的、相对稳定的倾向性称为

答案：A　　**考点：**体质与病因病机

解析：人体的体质是正气盛衰偏倾的反映。从化，即病情随体质而变化；质势，不同体质类型所具有的潜在的、相对稳定的倾向性；传变，是疾病的变化及发展趋势；病势，人体遭受致病因素的作用时，所发生的病理演变趋势；易感性，由于体质的不同，人体对外界刺激的反应性、亲和性、耐受性的不同。故第2题选择B，第3题选择A。这几个概念考生需要理解。

（4～5题共用备选答案）

A. 甘寒凉润　　B. 补气培元
C. 温补益火　　D. 清热利湿
E. 健脾芳化

4. 体质偏阴者治宜

答案：C

5. 体质偏阳者治宜

答案：A　　**考点：**体质与治疗

解析：临床根据体质不同，在选择用药时有宜忌：体质偏阳宜甘寒、清润，忌辛热温散；体质偏阴宜温补益火，忌苦寒泻火；素体气虚宜补气培元，忌耗散克伐；痰湿体质宜健脾芳化，忌阴柔滋补；湿热体质宜清热利湿，忌滋补厚味。故第4题选择C，第5题选择A。

第十二单元　病　因

【考点透视】

1. 熟练掌握六淫、七情内伤、痰饮、瘀血的致病特点，尤其注意寒邪、湿邪的致病特点。

2. 结合经典原文，理解五味偏嗜、劳逸失度的相关内容。

细目一　六　淫

[A1 型题]

1. 最易导致病位游走不定的外邪是

A. 暑　　B. 燥
C. 湿　　D. 风
E. 寒

答案：D　　**考点：**风邪的致病特点

解析：风邪，轻扬开泄，易袭阳位，风性善行而数变，主动，风为百病之长。故选择D。

2. 寒邪袭人，导致肢体屈伸不利，是由于

A. 其性收引，以致经络、筋脉收缩而挛急
B. 其为阴邪，伤及阳气，肢体失于温煦
C. 其性凝滞，肢体气血流行不利
D. 其与肾相应，肾精受损，不能滋养肢体
E. 其邪袭表，卫阳被遏，肢体肌肤失于温养

答案：A　　**考点：**寒邪的致病特点

解析：寒性收引，寒邪侵袭人体，可使气机收敛，腠理、经络、筋脉收缩挛急。故选择A。

3. 最易导致疼痛的外邪是

A. 风　　B. 寒
C. 暑　　D. 燥
E. 湿

答案：B　　**考点：**寒邪的致病特点

解析：寒性凝滞，即凝结阻滞不通的意思；不通则痛，故寒邪最易导致疼痛的发生。故选择B。

4. 六淫之中只有外感而无内生的邪气是

A. 风　　B. 寒
C. 暑　　D. 湿
E. 火

答案：C　　**考点：**暑邪的治病特点

解析：风、寒、暑、湿、火均可外感；其中风，可有内生肝风；寒，有内生虚寒；湿，有内生痰湿；火，有内生肝火；只有暑邪只能外感，不能内生。故选择C。

5. 可致首如裹的邪气是

A. 风　　B. 寒
C. 暑　　D. 湿
E. 火

答案：D　　**考点：**湿邪的致病特点

解析：湿为阴邪，易阻遏气机，损伤阳气，湿性重浊、黏滞，故易致首如裹。故选择D。

6. 六淫邪气中，具有“重浊”特点的是

A. 风　　B. 寒
C. 暑　　D. 湿
E. 火

答案：D　　**考点：**湿邪的致病特点

解析：参见本细目第5题，故选择D。

7. 六淫邪气中，具有“阻遏气机”特点的是

A. 风　　B. 暑
C. 湿　　D. 寒
E. 火

答案：C　　**考点：**湿邪的致病特点

解析：参见本细目第5题，故选择C。

8. 易伤人血分，可会聚于局部，腐蚀血肉，发为痈肿疮疡的邪气是

A. 风　　B. 湿
C. 寒　　D. 火

E. 燥

答案：D　考点：火邪的致病特点

解析：火邪致病特点：火为阳邪，其性炎上；火易耗气伤津；火易生风动血；火热易致肿疡。故选择 D。

9. 下列哪项是火邪、燥邪、暑邪共同的致病特点

A. 耗气　B. 上炎
C. 伤津　D. 动血
E. 生风

答案：C　考点：火邪、燥邪、暑邪的致病特点

解析：火邪、燥邪、暑邪均为阳邪，易损伤津液，故选择 C。

［A2 型题］

10. 患者湿疹，面垢多眵，大便溏泄，时发下痢脓血，小便浑浊不清，湿疹浸淫流水，舌苔白厚腻，脉濡滑。病属湿邪为患，此证反映了湿邪的哪种性质

A. 重浊　B. 黏滞
C. 趋下　D. 易阻气机
E. 湿为阴邪，易伤阳气

答案：A　考点：湿邪致病特点

解析：湿性重浊，“重”，即沉重或重着之意，“浊”，即秽浊，多指分泌物秽浊不清而言。湿邪致病可出现沉重感及多种秽浊症状，如面垢眵多、大便溏泄、下利黏液脓血、小便浑浊、妇女白带过多、湿疹浸淫流水等，都是湿性重浊的病理反映。故选择 A。

11. 患者关节疼痛重着，四肢酸困沉重，头重如裹，其病因是

A. 风邪　B. 寒邪
C. 暑邪　D. 湿邪
E. 痰饮

答案：D　考点：六淫致病特点

解析：湿性重浊、黏滞，易阻遏气机，损伤阳气，导致上述症状，故选择 D。

［B 型题］

（12～13 题共用备选答案）

A. 风　B. 寒
C. 暑　D. 燥
E. 火

12. 六淫邪气中，最易伤肺的是

答案：D

13. 具有明显季节性的邪气是

答案：C　考点：六淫邪气的特点

解析：燥邪，干涸，其气敛肃，易伤肺津。暑为夏季和长夏的邪气，具有明显的季节性。故 12 题选择 D，13 题选择 C。

细目二　疠　气

［A1 型题］

1. 疠气与六淫邪气的主要区别是

A. 体外入侵
B. 具有强烈传染性
C. 多从皮毛口鼻而入
D. 多与季节气候有关
E. 多与地理环境有关

答案：B　考点：疠气的致病特点

解析：疠气，即疫疠之气，是一类具有强烈传染性的病邪，故选择 B。

细目三　七情内伤

［A1 型题］

1. 下列七情致病影响脏腑气机的表述，不准确的是

A. 思则气结　B. 恐则气乱
C. 怒则气上　D. 喜则气缓
E. 悲则气消

答案：B　考点：七情对脏腑气机的影响

解析：怒则气上，喜则气缓，悲则气消，恐则气下，寒则气收，惊则气乱，劳则气耗，思则气结。故选择 B。

2. 七情刺激，易导致心气涣散的是

A. 喜　B. 怒
C. 悲　D. 恐
E. 惊

答案：A　考点：七情致病

解析：参见本细目第 1 题，故选择 A。

［B 型题］

（3～4 题共用备选答案）

A. 气上　B. 气下
C. 气结　D. 气消
E. 气乱

3. 过度思虑可导致的是

答案：C

4. 过度恐惧可导致的是

答案：B　考点：情志致病

解析：参见本细目第 1 题。故第 3 题选择 C，第 4 题选择 B。

（5～6 题共用备选答案）

A. 怒则气上　B. 悲则气消
C. 喜则气缓　D. 思则气结
E. 恐则气下

5. 患者因受精神刺激突发二便失禁，遗精。其病机是

答案：E

6. 患者因受精神刺激而气逆喘息，面红目赤，呕血，昏厥猝倒。其病机是

答案：A　考点：情志致病

解析：恐则气下是指大惊卒恐，则导致气机下陷，出现肾气受伤的一系列病证，如二便失禁、遗精滑泄等；怒则气上，指郁怒、暴怒可致肝气上逆或肝阳上亢，出现头痛头晕，面红目赤甚至呕血等症。故5题选择E，6题选择A。悲则气消是情志悲哀，使人神情挫折，意气消沉；思则气结，气结指脾气郁结，脾主运化，忧思过度，则脾气郁结，运化失常，出现胸脘痞满、食减纳呆、大便溏泄等症状。

细目四　饮食失宜

[A1 型题]

1. 饮食不洁所致的疾病主要是

A. 中风　B. 胸痹
C. 消渴　D. 胃肠病
E. 肥胖

答案：D　考点：饮食失宜的致病特点

解析：饮食不洁指因食用不清洁、不卫生或陈腐变质或有毒的食物而成为致病因素，所致疾病以胃肠病为主，可表现为恶心、呕吐、腹泻等。故选择D。

细目五　劳逸失度

[A1 型题]

1. 依据《素问·宣明五气》理论，久卧易伤及的是

A. 气　B. 血
C. 肉　D. 精
E. 筋

答案：A　考点：过度安逸

解析：久视伤血，久卧伤气，久坐伤肉，久立伤骨，久行伤筋，是谓五劳所伤。故选择A。

[A2 型题]

2. 患者，男，40岁。腰膝酸软，眩晕耳鸣，精神萎靡，性功能减退，并有遗精、早泄。其病因是

A. 劳力过度　B. 房劳过度
C. 劳神过度　D. 思虑过度
E. 安逸过度

答案：B　考点：过度劳累

解析：房劳过度，是指性生活不节，房事过度。肾藏精，主封藏，肾精不宜过度耗泄，若房事过频则耗伤肾精，临床常出现腰膝酸软，眩晕耳鸣，精神萎靡，性功能减退，或遗精、早泄、阳痿等肾精虚或肾气不固之症。故选择B。

细目六　痰　饮

[A1 型题]

1. 痰饮流注经络出现肢体麻木，体现的痰饮的致病特点是

A. 影响水液代谢　B. 蒙蔽心神
C. 阻滞气血运行　D. 致病变幻多端
E. 流动性大

答案：C　考点：痰饮的致病特点

解析：痰饮的致病特点为阻滞气血运行，影响水液代谢，易于蒙蔽心神，致病广泛、变幻多端。故选择C。

细目七　瘀　血

[A1 型题]

1. 以下各项，不是瘀血常见症状的是

A. 肿块　B. 胀痛
C. 出血　D. 唇甲青紫
E. 肌肤甲错

答案：B　考点：瘀血致病的特点

解析：瘀血致病的共同特点是：疼痛固定，刺痛，肿块，出血，肌肤甲错，面色紫暗，唇甲青紫等，胀痛为气滞的特点。故选择B。

2. 下列各项，属瘀血内阻临床表现的是

A. 面色紫暗　B. 面黑干焦
C. 面黑浅淡　D. 眼周发黑
E. 耳轮焦黑

答案：A　考点：瘀血致病的临床表现

解析：参见本细目第1题的解析，故选择A。

第十三单元　发　病

【考点透视】

理解发病的基本原理及几种发病类型。

[A1 型题]

1. 下列关于与疾病发生有关的外环境的叙述，错误的是

A. 气候因素　B. 地域因素
C. 生活环境　D. 工作场所
E. 外界精神刺激

答案：E　考点：与疾病发生有关的外环境

解析：外界精神刺激为情志致病，为内因致病。故选择E。

［B 型题］

（2～3 题共用备选答案）

A. 感邪即发　B. 徐发
C. 伏而后发　D. 继发
E. 合病

2. 肝胆疾病日久不愈，引发癥积或结石，其发病类型是

答案：D

3. “冬伤于寒，春必病温”，其发病类型是

答案：C　考点：发病的类型

解析：感邪即发为感邪后立即发病；徐发为感邪后缓慢发病；伏而后发，指感受邪气后，并不立即发病，病邪在机体内潜伏一段时间，或在某诱因作用下，过时而发病；继发为在原发病的基础上，发生新的疾病；合病指外感病初起时两经同时受邪而发病。故 2 题选择 D，3 题选择 C。

（4～5 题共用备选答案）

A. 邪气偏盛　B. 正气不足
C. 邪盛正衰　D. 正盛邪实
E. 正虚邪恋

4. 疾病发生的重要条件是

答案：A

5. 疾病发生的内在基础是

答案：B　考点：发病的基本原理

解析：正气不足是疾病发生的内在因素，邪气是发病的重要条件，正所谓：正气存内，邪不可干，邪之所凑，其气必虚。故 4 题选择 A，5 题选择 B。

第十四单元　病　机

【考点透视】

1. 重点掌握邪正盛衰、阴阳失调的内容，尤其是对虚实真假、阴阳格拒的理解。

2. 熟悉精气血失常、津液代谢失常与内生“五邪”的内容。

细目一　邪正盛衰

［A1 型题］

1. 下列关于实的叙述，错误的是

A. 外感邪盛
B. 肌肤经络闭塞
C. 气机升降失调
D. 脏腑功能亢进
E. 气血壅滞瘀结

答案：C　考点：实证病机

解析：实是指邪气盛；气机升降失调为气机紊乱，故选择 C。

2. 虚的病机概念，主要是指

A. 卫气不固　B. 正气虚损
C. 脏腑功能低下　D. 气血生化不足
E. 气化无力

答案：B　考点：虚证病机

解析：实，是指邪气盛；虚，是指正气虚。故选择 B。

［A2 型题］

3. 患者久病，纳食减少，疲乏无力，腹部胀满，但时有缓减，腹痛而喜按，舌胖嫩而苔润，脉细弱而无力。其病机是

A. 真实假虚　B. 真实病证
C. 真虚假实　D. 真虚病证
E. 虚中夹实证

答案：C　考点：虚实真假

解析：患者腹部胀满，为实象；纳食减少，疲乏无力，舌胖嫩而苔润，脉细弱而无力为虚象。此患者为脾虚患者，脾虚则运化无力，故患者纳食减少，腹部胀满，脉细弱而无力。故选择 C。

4. 患者胃肠热盛，大便秘结。腹满硬痛而拒按，潮热，神昏谵语，但又兼见面色苍白，四肢厥冷，精神萎顿。其病机是

A. 虚中夹实　B. 真实假虚
C. 由实转虚　D. 真虚假实
E. 实中夹虚

答案：B　考点：虚实真假

解析：患者胃肠热盛，大便秘结。腹满硬痛而拒按，潮热，神昏谵语，为阳明腑实证；面色苍白，四肢厥冷，精神萎顿，为虚证。故患者证候为真实假虚证。故选择 B。

5. 患者身患外感实热病证，兼见喘咳，气不能接续，甚则心悸气短。其病机是

A. 实中夹虚　B. 虚中夹实
C. 真虚假实　D. 真实假虚
E. 因虚致实

答案：A　考点：虚实错杂

解析：患者外感，为实热证；喘咳，气不能接续，甚则心悸气短为肾气虚，肾不纳气所致；为本虚标实，实中夹虚证。故选择 A。

细目二　阴阳失调

［A1 型题］

1. 邪热内盛，深伏于里，阳气被遏，不能外达，手足厥冷。属于

A. 阳损及阴　B. 阳盛格阴

C. 阴盛格阳　　D. 阴损及阳
E. 阴阳脱失

答案：B　　考点：阴阳格拒

解析：阳损及阴，指由于阳气虚弱而累及阴精化生不足，排除A；阳盛格阴，指热极似寒的一种反常表现，病的本质属热，因邪热内盛，深藏于里，阳气被遏，郁闭于内，不能外透，格阴于外，表现为四肢厥冷，脉象沉伏等假寒证，故选择B。阴盛格阳与阳盛格阴相反，排除C；阴损及阳，是阴阳俱虚，排除D；阴阳脱失，是机体的阴液和阳气突然大量的亡失，导致生命垂危，排除E。

2. 以阴阳失调来阐释真寒假热或真热假寒，其病机是

A. 阴阳偏盛　　B. 阳偏衰
C. 阴阳格拒　　D. 阴阳互损
E. 阴阳离决

答案：C　　考点：阴阳格拒

解析：阴阳格拒是阴阳失调病机中比较特殊的一类病机，主要包括阴盛格阳和阳盛格阴两方面。主要由于某些原因引起阴和阳的一方盛极，因而壅盛于内，将另一方排斥格拒于外，迫使阴阳之间不相维系，从而形成真寒假热或真热假寒等复杂的临床现象。故选择C。

3. 导致虚热证的病理变化是

A. 阳偏衰　　B. 阴偏衰
C. 阳偏胜　　D. 阴偏胜
E. 阳盛格阴

答案：B　　考点：阴阳偏衰

解析：阴偏衰，是指人体之阴气不足，滋润、宁静、潜降、成形和制约阳热的功能减退，阴不制阳，因而出现燥、热、升、动和化气太过等阳偏亢的病理状态。其病机特点多为制约阳热和滋润、内守、宁静功能减退，导致阳相对亢盛的虚热证。故选择B。

［A2 型题］

4. 患者久病，畏寒喜暖，形寒肢冷，面色白，蜷卧神疲，小便清长，下利清谷，偶见小腿浮肿，按之凹陷如泥，舌淡，脉迟。其病机是

A. 阳气亡失　　B. 阳盛格阴
C. 阳损及阴　　D. 阳气偏衰
E. 阳盛耗阴

答案：D　　考点：阴阳偏衰

解析：阳气亡失的临床表现为大汗淋漓，汗稀而凉，肌肤手足逆冷，精神疲惫，神情淡漠，排除A；阳盛格阴临床表现为壮热、面红、气粗、烦躁、脉数有力，病势严重的情况下可出现四肢厥冷，脉象沉等假寒之象，排除B；阳损及阴的临床表现为四肢厥冷，下利清谷，又可见阳浮于外之症，如身热反不恶寒，面颊泛红等假热之象，排除C；阳盛耗阴的临床表现为壮热、溲赤、便干、口干欲饮、脉细数等，排除E。故选择D。

5. 患者，男，40岁。素有高血压病史，现症见眩晕耳鸣，面红头胀，腰膝酸软，失眠多梦，时有遗精或性欲亢进，舌红，脉沉弦细。其病机是

A. 阴虚内热　　B. 阴损及阳
C. 阴虚阳亢　　D. 阳损及阴
E. 阴虚火旺

答案：C　　考点：阴阳偏衰

解析：素有高血压病史，现症见眩晕耳鸣，面红头胀，为肝阳上亢；面红头胀，腰膝酸软，失眠多梦，时有遗精或性欲亢进，舌红，脉沉弦细，为肾阴亏虚之证。故选择C。

6. 患者年高体衰，病属虚寒，久已卧床不起。今日晨起突然面色泛红，烦热不宁，语言增多，并觉口渴，舌淡，脉大而无根。其病机是

A. 阴盛格阳　　B. 阳虚阴盛
C. 阳损及阴　　D. 阳气亡失
E. 阴阳离决

答案：A　　考点：阴阳格拒

解析：阴盛格阳，简称格阳。指体内阴寒过胜，阳气被拒于外，出现内真寒而外假热的证候。临床常见某些寒证因阴寒过盛于内，反而外见浮热、口渴、手足躁动不安、脉洪大等假热症状。但患者身虽热，却反而喜盖衣被；口虽渴而饮水不多，喜热饮或漱水而不欲饮；手足躁动，但神态清楚；脉虽洪大，但按之无力。患者久病，病属虚寒，突然出现面色泛红、烦热不宁等阳热证，为阴盛格阳证。故选择A。

7. 患者急性发病，壮热，烦渴，面红目赤，溲黄，便干，舌苔黄。其病机是

A. 阳盛格阴　　B. 阳损及阴
C. 阳热偏盛　　D. 阳盛伤阴
E. 阴盛格阳

答案：C　　考点：阴阳偏盛

解析：急性发病，壮热，烦渴，面红目赤，溲黄，便干，舌苔黄为阳明腑实证。阳盛格阴为真热假寒，排除A；阳损及阴为阴阳两虚，排除B；阳盛伤阴为热证和阴虚证并见，排除D；阴盛格阳为真寒假热证，排除E。故选择C。

［B 型题］

（8～9 题共用备选答案）

A. 实热　　B. 实寒
C. 虚热　　D. 虚寒
E. 真寒假热

8. 阴偏衰所形成的病理变化是

答案：C

9. 阴偏盛所形成的病理变化是

答案：B　　考点：阴阳盛衰

解析：阴偏衰则阳盛，阳盛则热；实是相对邪气言，虚相对于脏腑言，外感引起的发热为实热，内伤引起的发热为虚热，故阴偏衰引起的病理变化为虚热；阴盛则寒，邪气盛为实寒。故第8题选择C，第9题选择B。

细目三　精、气、血、津液代谢失常

[A1 型题]

1. 恶心呕吐，呃逆嗳气频作，其病机是

A. 痰浊上壅　　B. 肺气上逆
C. 肝气上逆　　D. 胃气上逆
E. 奔豚气逆

答案：D　　考点：气机失调

解析：胃气以降为和，胃气上逆则胃失和降，发为恶心呕吐，呃逆嗳气。故选择D。

2. 下列关于津枯血燥形成原因的叙述，错误的是

A. 高热伤津　　B. 烧伤耗津
C. 失血脱液　　D. 痰瘀阻津
E. 阴虚劳热

答案：D　考点：津枯血燥的成因

解析：高热伤津、烧伤耗津、失血脱液、阴虚劳热均可导致津枯血燥。痰瘀阻津是津液输布排泄障碍的原因，不是津枯血燥形成的原因。故选择D。

[A2 型题]

3. 患者，男，56岁。因情急恼怒而突发头痛而胀，继则昏厥仆倒，呕血，不省人事，肢体强痉，舌红苔黄，脉弦。其病机是

A. 气滞　　B. 气逆
C. 气脱　　D. 气陷
E. 气闭

答案：B　　考点：气机失调

解析：气滞，因情志不舒，气机郁结所致，症见胸满胁痛，嗳气腹胀，排除A；气逆，指气上逆不顺而出现的病变证候，火热之气逆乱上冲之证；气脱，指机体正气虚怯，元气衰惫，气随血脱，阴阳欲离而出现的危重证候，排除C；气陷，是指在气虚的病变基础上，以气的升清功能不足和无力升举为主要特征的病理状态，排除D；气闭，指气机闭阻，失于外达，排除E。患者生气后，气不往下，反往上走，出现头胀，继而晕厥，为气逆证，故选择B。

4. 患者曾发高热，热退而见口鼻、皮肤干燥，唇舌干燥，舌紫绛边有瘀斑、瘀点。其病机是

A. 津液不足　　B. 津亏血瘀
C. 津枯血燥　　D. 津停气阻
E. 气阴两亏

答案：B　　考点：津亏血瘀

解析：患者曾发高热，热伤津液，其口鼻、皮肤干燥，唇舌干燥为津亏之象；热入营血，血液受热煎熬而黏滞，运行不畅，舌边有瘀斑、瘀点，为瘀血之象，因此患者的症状表现为津亏血瘀所致，故选B。

[B 型题]

（5～6题共用备选答案）

A. 气能生血　　B. 气能摄血
C. 气能行血　　D. 血能载气
E. 血能生气

5. 治疗血虚，常配伍补气药，其根据是

答案：A

6. 气随血脱的生理基础是

答案：D　　考点：气血关系

解析：气能生血，气能行血，气能摄血，气为血帅；治疗血虚，常配伍补气药，是根据气能生血；气随血脱的生理基础是血能载气，即西医的气体由血液运输。故第5题选择A，第6题选择D。

细目四　内生“五邪”

[A1 型题]

1. 形成寒从中生的原因，主要是

A. 心肾阳虚，温煦气化无力
B. 肺肾阳虚，温煦气化失常
C. 脾肾阳虚，温煦气化失司
D. 肝肾阳虚，温煦气化失职
E. 胃肾阳虚，温煦腐化无力

答案：C　　考点：寒从中生机制

解析：内寒的产生多与脾肾阳气不足有关系，脾为后天之本，为气血生化之源，脾阳能达于四肢肌肉起温煦作用，肾阳为阳气之根，能温煦全身脏腑组织，故内寒的主要原因是脾肾阳虚，温煦气化失司。故选择C。

2. 下列关于火热内生机制的叙述，错误的是

A. 气有余便是火
B. 邪郁化火
C. 五志过极化火
D. 精亏血少，阴虚阳亢
E. 外感暑热阳邪

答案：E　　考点：火热内生机制

解析：火热内生的机制为：①阳气过盛化火；②邪郁化火；③五志过极化火；④阴虚火旺。外感暑热阳邪为外感。故选择E。

[B 型题]

(3～4 题共用备选答案)

A. 风气内动　　B. 寒从中生
C. 湿浊内生　　D. 津伤化燥
E. 火热内生

3. 久病累及脾肾，以致脾肾阳虚，温煦气化失司，可以形成

答案：B

4. 邪热炽盛，煎灼津液，伤及营血，燔灼肝经，可以形成

答案：A　考点：内因致病

解析：脾肾阳虚，阳虚则阴盛，阴为寒，故寒从中生；邪热炽盛，燔灼肝经，热极生风，可以形成风气内动。故 3 题选择 B，4 题选择 A。

第十五单元 防治原则

【考点透视】

理解正治与反治的内容及应用。

[A1 型题]

1. 用寒远寒，用热远热，属于

A. 因病制宜　　B. 因地制宜
C. 因人制宜　　D. 因时制宜
E. 因证制宜

答案：D　考点：因时、因地、因人制宜

解析：用寒远寒，是指秋冬季节，气候由凉变寒，阴盛阳衰，人体腠理致密，阳气内敛，此时若非大热之证，就当慎用寒凉之品，以防苦寒伤阳。用热远热，亦然，炎热的季节，慎用热性的药物。故选择 D。

2. 塞因塞用不适用于

A. 脾虚腹胀　　B. 血虚便秘
C. 血枯经闭　　D. 肾虚尿闭
E. 血瘀经闭

答案：E　考点：塞因塞用适应证

解析：因塞证而用塞法。前“塞”为塞法，指补养固涩；后“塞”为塞证，指本虚标实之满胀不通的病证。脾虚腹胀，腹胀为脾虚引起，为本虚标实；血虚便秘、血枯经闭、肾虚尿闭均为本虚标实；血瘀经闭，血瘀为实证，经闭为实证，故不能用塞因塞用治法。故选择 E。

3. 用补益药物治疗具有闭塞不通症状的虚证，其治则是

A. 实者泻之　　B. 虚者补之
C. 通因通用　　D. 塞因塞用
E. 攻补兼施

答案：D　考点：塞因塞用的应用

解析：塞因塞用即以补开塞，用补益药治疗具有闭塞不通症状的病证，适用于因虚而闭阻的真虚假实证。故选择 D。

4. 少年慎补，老年慎泻，属于

A. 因人制宜　　B. 因时制宜
C. 因病制宜　　D. 因地制宜
E. 因证制宜

答案：A　考点：因人制宜的含义

解析：少年阶段，正气旺盛，体质强健，病邪一旦袭击后致病多表现为实证，可侧重于攻邪泻实，但应慎补；老年阶段，生机减退，脏腑气血已衰，生理性衰退与老年病相杂，从而呈现出多病性，易表现为虚证或虚中夹实，故要注意扶正补虚，应慎用泻法，以防伤正。故选择 A。

5. “通因通用”适用于治疗的病证是

A. 实证　　B. 虚证
C. 虚实错杂证　　D. 真虚假实证
E. 真实假虚证

答案：E　考点：通因通用的适应证

解析：通因通用是用通利的药物治疗具有实性通泻症状的病证之法，所以对应的是真实假虚证。故选择 E。

[B 型题]

(6～7 题共用备选答案)

A. 热因热用　　B. 寒因寒用
C. 通因通用　　D. 塞因塞用
E. 寒者热之

6. 适用于热结旁流的治则是

答案：C

7. 适用于真寒假热的治则是

答案：A　考点：反治

解析：热因热用即以热药治疗真寒假热之法；寒因寒用指用寒凉药治疗内真热而外假寒的方法；通因通用是以通治通，即用通利药治疗具有实性通泄症状的病证；塞因塞用指用药物治疗补养固涩本虚标实之满胀不通的病证；寒者热之指寒性的疾病，用温热的方药治疗。故 6 题选择 C，7 题选择 A。

第十六单元 养生与寿夭

【考点透视】

考生对本单元内容了解即可，注意《内经》对人体生命进程及其规律的阐释。

[A1 型题]

1. “春夏养阳，秋冬养阴”是属于哪一种养生原则

A. 顺应自然　　B. 形神兼养

C. 调养脾胃　　D. 护肾保精
E. 因人而异

答案：A　考点：养生的原则

解析：养生的原则首要顺应自然，要天人合一，春夏阳气偏盛，秋冬阴气偏盛，人体要适应自然界这种变化，故有“春夏养阳，秋冬养阴”的养生方法，答案选择A。

2.《素问·上古天真论》提到女子“肾气盛，齿更发长”的年龄是

A. 二七　　B. 七岁
C. 五七　　D. 六七
E. 三七

答案：B　考点：人体生命的变化规律

解析：《素问·上古天真论》以女子七七、男子八八之数论述了人体生长发育到衰老的过程：“女子七岁，肾气盛，齿更发长；二七而天癸至，任脉通，太冲脉盛，月事以时下，故有子；三七肾气平均，故真牙生而长极；四七筋骨坚，发长极，身体盛壮。……七七任脉虚，太冲脉衰少，天癸竭，地道不通，故形坏而无子也。丈夫八岁肾气实，发长齿更；二八肾气盛，天癸至，精气溢泻，阴阳和，故能有子。……八八，则齿发去。”故选择B。

第二章　中医诊断学

第一单元　绪　论

【考点透视】

本单元主要了解中医诊断的基本原理：司外揣内、见微知著、以常衡变，及中医诊断的基本原则：整体审察、四诊合参、病证结合。

第二单元　望　诊

【考点透视】

1. 掌握得神、失神、少神、假神的临床表现及意义。

2. 掌握五色主病的内容及小儿指纹病理变化的临床意义。

3. 对形态、头面五官、躯体、皮肤、排泄物与分泌物的望诊内容要熟悉。

细目一　望　神

[A1 型题]

1. 假神的病机是

A. 气血不足，精神亏损
B. 机体阴阳严重失调
C. 脏腑虚衰，功能低下
D. 精气衰竭，虚阳外越
E. 阴盛于内，格阳于外

答案：D　　考点：假神的临床意义

解析：假神提示脏腑精气耗竭殆尽，正气将绝，阴不敛阳，虚阳外越，阴阳即将离决，属病危。故选择 D。A 为少神的病机；B 机体阴阳严重失调描述过于笼统；C 为失神的病机；E 为阴阳格拒的病机。

2. 下列除哪项外，均提示病情严重，预后不良

A. 目暗睛迷　　B. 舌苔骤剥
C. 脉微欲绝　　D. 抽搐吐沫
E. 昏迷烦躁

答案：D　　考点：神乱的常见表现与临床意义

解析：选项 A、B、C、E 均为脏腑精气将绝，形体极度衰弱的表现，此种情况一旦出现多为病重失神之象，预后不良。D 为神乱意识障碍的主要临床表现，尚未达到病情严重预后不良的程度。故选择 D。

3. 少神的临床意义是

A. 精气充足　　B. 精气不足
C. 精亏神衰　　D. 邪盛神乱
E. 精气耗竭

答案：B　　考点：望神的临床意义

解析：得神是精气充足神旺的表现；少神是精气不足，神气不旺的表现；失神是精亏神衰、邪盛神乱的表现；假神是精气极度衰竭的表现。故选择 B。

细目二　望面色

[A1 型题]

1. 瘀血日久所致的面色特点是

A. 面色白　　B. 面色黧黑
C. 眼眶黑　　D. 面色紫黑
E. 黄如烟熏

答案：B　　考点：黑色主病

解析：黑色主肾虚、水饮、血瘀、寒证等。面色黧黑多属瘀血日久所致。故选择 B。

2. 湿热熏蒸的面色是

A. 黄而鲜明　　B. 黄如烟熏
C. 苍黄　　D. 淡黄消瘦
E. 淡黄浮肿

答案：A　　考点：黄色主病

解析：黄而鲜明为阳黄，乃湿热熏蒸为患。黄如烟熏为阴黄，为寒湿郁滞所致。苍黄多属肝郁脾虚。淡黄消瘦多属脾胃气虚，气血不足。淡黄浮肿多属脾气虚衰，湿邪内盛。故选择 A。

3. 下列各项，不属面色青主病的是

A. 寒证　　B. 惊风
C. 湿证　　D. 气滞
E. 血瘀

答案：C　　考点：青色主病

解析：青色主瘀血、肝病、寒证、痛证、惊风。湿证属黄色主病，故选择 C。

细目三　望形态

[A1 型题]

1. 肺气壅滞多表现为

A. 坐而仰首　　B. 神倦俯卧

C. 坐而喜俯　　D. 蜷卧缩足，喜加衣被
E. 但卧不得坐，坐则昏眩

答案： A　考点：姿态异常的临床意义

解析： B、C、D、E 均为虚证表现，A 为实证表现，见于肺实气逆。故选 A 。

［B 型题］

（2 ~ 3 题共用备选答案）
A. 形瘦少食　　B. 形瘦多食
C. 形盛气虚　　D. 形盛有余
E. 皮肤枯槁

2. 中焦有火的表现是

答案： B

3. 肥胖多痰是指

答案： C　考点：形体的临床意义

解析： 中焦有火，消耗较大，故形瘦多食；肥胖多痰者属形盛气虚，水湿难以周流，痰湿积聚所致。故 2 题选 B，3 题选 C 。

细目四　望头面五官

［A1 型题］

1. 痰热内闭的目态是
A. 戴眼反折　　B. 目睛微定
C. 昏睡露睛　　D. 双睑下垂
E. 横目斜视

答案： B　考点：目态的主要内容和临床意义

解析： 此题需用排除法，A、E 属肝风内动，牵引目系所致。C 多由于脾气虚弱，气血不足，胞睑失养所致。D 多为先天不足，脾肾亏虚。故选择 B。

2. 下列各项，与牙齿燥如枯骨关系最密切的是
A. 热盛伤津　　B. 阳明热盛
C. 胃阴不足　　D. 肾阴枯涸
E. 肺阴亏虚

答案： D　考点：望齿的主要内容与临床意义

解析： 齿为骨之余，骨为肾所主。正常人牙齿洁白润泽而坚固，是肾气旺盛，津液充足的表现，牙齿干燥，甚者齿如枯骨，为胃津已伤或肾阴枯竭。故选择 D。

细目五　望躯体四肢

［A1 型题］

1. 手足蠕动的临床意义是
A. 肝阳化风　　B. 热极生风
C. 血虚生风　　D. 阴虚动风
E. 寒凝筋脉

答案： D　考点：望四肢的临床意义

解析： 手足蠕动是指手足时时掣动，动作弛缓无力，如虫之蠕行，多为阴虚动风所致。故选 D。

细目六　望皮肤

［A1 型题］

1. 疹的主要特点是
A. 色深红或青紫　　B. 平铺于皮肤
C. 抚之碍手　　D. 压之不褪色
E. 点大成片

答案： C　考点：望斑疹的内容及临床意义

解析： 凡色红，点小如粟米，高出皮肤，抚之碍手，压之褪色者，为疹。故选择 C。A、B、D、E 均为斑的特点，即色深红或青紫，多点大成片，平铺于皮肤，抚之不碍手，压之不褪色。

细目七　望排出物

［A1 型题］

1. 湿痰的特征是
A. 色黄黏稠　　B. 白而清稀
C. 清稀多泡沫　　D. 白滑而量多
E. 少而黏稠

答案： D　考点：痰的临床意义

解析： 热痰色黄黏稠，因热邪内盛，煎熬、浓缩津液成痰。寒痰白而清稀，因寒邪客肺，津凝成痰，或脾虚失运，聚湿为痰。风痰清稀多泡沫。湿痰白滑而量多，因脾失健运，水湿内停，聚而成痰。燥痰少而黏稠，因燥邪犯肺，耗伤肺津，或肺阴虚，肺失润养所致。故选择 D。

［B 型题］

（2 ~ 3 题共用备选答案）
A. 黄而黏稠，坚而成块
B. 白而清稀
C. 清稀而多泡沫
D. 白滑而量多，易咳
E. 少而黏，难咳

2. 寒痰的特征是

答案： B

3. 湿痰的特征是

答案： D　考点：痰的临床意义

解析： 参见本细目第 1 题。故第 2 题选择 B，第 3 题选择 D。

细目八　望小儿食指络脉

[B 型题]

（1～2 题共用备选答案）

A. 显于风关　B. 达于气关
C. 达于命关　D. 透关射甲
E. 未超风关

1. 邪入脏腑，病情严重者，食指络脉的表现是

答案：C

2. 病情凶险者，食指络脉的表现是

答案：D　考点：小儿食指络脉病理变化的临床表现

解析：食指络脉在食指三关出现的部位反映着邪气的深浅，病情的轻重。络脉达于命关，为病邪深重；若络脉透过三关直达指端者，称为透关射甲，病多凶险，预后不佳。故 1 题选择 C，2 题选择 D。

第三单元　望　舌

【考点透视】

1. 掌握各种常见舌质、舌苔，尤其是淡白舌、绛舌、裂纹舌、腻苔的临床意义。

2. 熟悉个别病证出现的特殊舌苔。

[A1 型题]

1. 淡白舌的临床意义是

A. 阴虚　B. 气虚调和
C. 阳虚　D. 里热亢盛
E. 血行不畅

答案：C　考点：望舌的临床意义

解析：淡红舌为气血调和之象；淡白舌主气血两虚、阳虚；红舌主实热、阴虚；绛舌主里热亢盛、阴虚火旺；紫舌主血行不畅。故选择 C。

2. 阳虚湿盛的舌象是

A. 舌红苔白滑　B. 舌淡嫩苔白滑
C. 舌边红苔黑润　D. 舌红瘦苔黑
E. 舌绛苔黏腻

答案：B　考点：望舌的临床意义

解析：舌红苔白滑为湿热内盛之征。舌淡嫩苔白滑为阳虚湿盛之征。舌边红苔黑润为肝胆热盛，痰湿久郁。舌红瘦苔黑为阴虚有热，热极津枯之征。舌绛苔黏腻为热入营血，兼有痰湿之征。故选择 B。

3. 舌红绛而光者，属

A. 阴虚　B. 气虚
C. 血虚　D. 气阴两虚
E. 水涸火炎

答案：A　考点：舌色的临床意义

解析：绛舌主热入营血、阴虚火旺及瘀血，舌红绛少苔或无苔，为阴虚火旺。故选择 A。

4. 气血两虚证的舌象是

A. 舌体淡瘦　B. 舌淡齿痕
C. 舌尖芒刺　D. 舌暗瘀点
E. 舌红裂纹

答案：A　考点：望舌的临床意义

解析：舌体淡瘦多见于心脾两虚，气血不足。舌淡有齿痕多由气虚、阳虚、津液内停所致。舌尖芒刺多为心火亢盛。舌暗瘀点为气血郁滞。舌红裂纹为阴虚内热证。故选择 A。

5. 下列除哪项外，均是舌颤动的病因

A. 气血两虚　B. 亡阳伤津
C. 热极生风　D. 酒毒所伤
E. 心脾有热

答案：E　考点：颤动舌的临床意义

解析：颤动舌主肝风内动，若舌淡白而颤动，多见于气血两虚；舌红少苔而颤动，多见于肝肾阴虚；舌红绛而颤动不已，伴眩晕肢麻，为肝阳化风；舌绛紫而颤动，伴高热惊厥，为热极生风，排除 A、C。亡阳伤津一般容易引起虚风内动，引起颤动舌。酒毒所伤多为湿热内盛，耗伤阴精，日久可致肝风内动或肝肾亏虚，均可以起颤动舌。心脾有热为吐弄舌的病机。故选择 E。

6. 舌绛少苔有裂纹，多见于

A. 热邪内盛　B. 气血两虚
C. 阴虚火旺　D. 瘀血内阻
E. 脾虚湿侵

答案：C　考点：舌诊的临床意义

解析：绛舌主里热亢盛、阴虚火旺，舌绛而少苔或无苔，或有裂纹，则为阴虚火旺。故选择 C。

7. 舌淡白胖嫩，苔白滑者，常提示的是

A. 阴虚夹湿　B. 脾胃湿热
C. 气分有湿　D. 阳虚水停
E. 瘀血内阻

答案：D　考点：舌诊的临床意义

解析：淡白舌主阳虚，嫩舌多见于虚证，气血亏虚，或阳虚不化，白滑苔为湿盛的舌象。故选择 D。本题与本单元第 2 题都是在考阳虚湿盛或水停的舌象，考生要掌握此考点。

[A2 型题]

8. 患者，男，60 岁。形寒便溏，完谷不化，夜尿频多清长，下肢不温，舌质淡白，脉沉细。其舌苔应是

A. 薄白而滑苔　B. 白干苔
C. 黄苔　D. 黄腻苔
E. 灰苔

答案：A　　考点：舌苔的临床意义

解析：由题目中描述的诸症可判定患者为脾肾阳虚证。白干苔常见于风热表证，不符合题意，可排除；黄苔主热证、里证；黄腻苔主湿热内蕴、痰饮化热或食积化热，因此也要排除；灰苔主热极或寒盛，故排除。通过排除法可确定答案为 A。

9. 患儿，3 岁。形体消瘦，面色不华，舌根青筋显露，容易感冒，腹泻，食欲不佳，舌淡红，其舌苔应见

A. 白厚　　B. 薄白

C. 黄腻　　D. 花剥

E. 白腻

答案：B　　考点：舌苔的临床意义

解析：舌苔乃胃气、胃阴上蒸于舌面而生成，舌苔薄白可见于正常人，亦主表证及病情轻浅的里证、体内无明显热证者。苔白厚主邪盛入里，或内有痰、饮、水、湿、食积等，病情相对较重。苔黄腻主湿热内蕴、痰饮化热或食积化热。花剥苔是胃气、胃阴不足，或气血两虚，不能上承以续生新苔所致，病情一般较复杂。苔白腻多见于痰饮、湿阻。题目中患儿为脾胃气虚之证，病情轻浅，故选择 B。

10. 患者恶寒发热，头身疼痛，无汗，鼻塞流涕，脉浮紧。其舌苔应是

A. 白厚　　B. 薄白

C. 黄腻　　D. 花剥

E. 白腻

答案：B　　考点：舌苔的临床意义

解析：参见本单元第 9 题。题目中所描述为外感表寒证，故选择 B。

11. 患者腹部痞胀，纳呆呕恶，肢体困重，身热起伏，汗出热不解，溲黄便溏。其舌象应是

A. 舌红苔黄腻　　B. 舌红苔黄糙

C. 舌绛苔少而干　　D. 舌绛苔少而润

E. 舌红苔白而干

答案：A　　考点：舌质和舌苔的综合观察

解析：舌红苔黄腻主湿热内蕴、痰饮化热或食积化热。舌红苔黄糙为伤津之症。舌绛苔少而干为阴虚火旺，热盛伤津，津液受损。舌绛苔少而润为阴虚之症。舌红苔白而干为燥热伤津之症，强调热盛伤津。题目中所描述症状表现为湿热蕴脾之症。故选择 A。

[B 型题]

(12～13 题共用备选答案)

A. 舌色淡红　　B. 舌质淡白

C. 舌质绛红　　D. 舌质紫暗

E. 舌起粗大红刺

12. 邪入营血证的舌象是

答案：C

13. 气血瘀滞证的舌象是

答案：D　　考点：舌质的临床意义

解析：舌色淡红反映心气旺盛，胃气充足，气血运行正常，为气血调和的征象，多见于正常人，或者外感病初期，病情轻浅者。舌质淡白主阳虚证、气血两虚证。舌质绛红主热入营血，阴虚火旺及瘀血。舌质紫暗多为瘀血内阻或肝失疏泄，或肺失宣肃、气滞而血瘀，或气虚而致血流缓慢，或外伤损伤络脉，血溢致瘀。舌起粗大红刺提示脏腑阳热亢盛，或血分热盛。故 12 题选择 C，13 题选择 D。

(14～15 题共用备选答案)

A. 病邪入里　　B. 寒邪化热

C. 邪退正复　　D. 热退津复

E. 湿热留恋

14. 舌苔由黄燥转为白润，提示

答案：D

15. 舌苔由薄白转为白厚，提示

答案：A　　考点：苔色变化的临床意义

解析：舌苔黄燥主热盛伤津，舌苔白润为各种内伤杂病病情轻浅、体内无明显热象者，舌苔由黄燥转为白润即为病情转好，热退津复之象。故 14 题选择 D。舌苔薄白可见于正常人，亦主表证及病情轻浅的里证、体内无明显热证者。舌苔白厚主邪盛入里，或内有痰、饮、水、湿、食积等，病情相对较重。舌苔由薄白转为白厚提示邪气渐盛，或表邪入里，为病进。故 15 题选择 A。

第四单元　闻　诊

【考点透视】

1. 掌握谵语、郑声，独语、错语的概念及其临床意义。

2. 掌握几种常见的病室气味异常的临床意义。

3. 熟悉哮、喘、白喉、百日咳等的声音特点。

细目一　听声音

[A1 型题]

1. 下列哪项不属于听诊内容

A. 错语　　B. 呃逆

C. 嗳气　　D. 咳嗽

E. 耳鸣

答案：E　　考点：听诊的基本内容

解析：听声音是指听辨患者在疾病过程中的语声、语言、呼吸、咳嗽、呕吐、呃逆、嗳气、太息、喷嚏、呵欠、肠鸣等各种声响。耳鸣属于问诊内容，不属于听诊内容，故选择 E。

2. 言语謇涩，病因多属

A. 热扰心神　　B. 痰火扰心
C. 风痰阻络　　D. 心气不足
E. 心阴大伤

答案： C　　考点：言謇的临床意义

解析： 言语謇涩指的是神志清楚，思维正常，但言语不流利，吐词不清晰者，多因风痰阻络所致。故选择 C。

3. 独语，病因多属

A. 热扰心神　　B. 痰火扰心
C. 风痰阻络　　D. 心气不足
E. 心阴大伤

答案： D　　考点：独语的临床意义

解析： 独语是指自言自语，喃喃不休，见人则止，首尾不续者。多因心气不足，神失所养，或气郁生痰，蒙蔽心窍所致，故选择 D。

4. 咳声如犬吠样，可见于

A. 百日咳　　B. 白喉
C. 感冒　　D. 肺痨
E. 肺痿

答案： B　　考点：咳声的临床意义

解析： 百日咳是指咳声阵发，发则连声不绝，咳声终止时声如鸡啼，因其病程较长，缠绵难愈，所以称为百日咳。白喉为咳声如犬吠，伴声音嘶哑，吸气困难。感冒是以鼻塞、流涕、喷嚏、头痛、恶寒、发热、全身不适等为主要临床表现的外感疾病，虽有咳嗽，但并没有特异性。肺痨是指体质虚弱，气血不足，感染痨虫，侵蚀肺脏所致的具有传染性的慢性虚弱性疾病，临床主要以咳嗽、咯血、潮热、盗汗及身体逐渐消瘦等为其特征。肺痿是由于肺叶痿弱不用，临床以咳吐浊唾涎沫为主症。故选择 B。

5. 唐代以前所称的哕，是指

A. 呃逆　　B. 嗳气
C. 恶心　　D. 干呕
E. 噫气

答案： A　　考点：呃逆的概念及临床意义

解析： 古称的“哕”，俗称“打呃”，也就是呃逆，是指胃气上逆导致膈肌拘挛，声自咽部冲出，发出一种不由自主的呃呃声。嗳气是指胃中气体上出咽喉而发出的长而缓的声音，古称“噫”，俗称“打饱嗝”。恶心又称反胃，指胃气上逆，泛恶欲吐之证。干呕为胃失和降，胃气上逆所致，有声无物为干呕。噫气即指嗳气，是胃中气体上出咽喉所发出的声响，其声长而缓，古代称为噫气，亦属胃气失和而上逆的一种表现，与短促冲击有声的呃逆不同。故选择 A。

6. 独语、错语的共同病因是

A. 风痰阻络　　B. 热扰心神
C. 心气大伤　　D. 心气不足
E. 痰火扰心

答案： D　　考点：独语、错语的临床意义

解析： 独语为自言自语，喃喃不休，见人则止，首尾不续者。多因心气不足，神失所养，或气郁生痰，蒙蔽心窍所致。错语为语言错乱，语后自知，不能自主者。虚证多由心脾两虚，心神失养所致，实证多由痰浊、瘀血、气郁等阻遏心神而成。两者的共同病因为心气不足，气郁痰阻。故选择 D 更适合。

7. 顿咳常见于

A. 青年　　B. 老年
C. 小儿　　D. 女性
E. 男性

答案： C　　考点：顿咳的临床意义

解析： 咳声阵发，发则连声不绝，咳声终止时声如鸡啼，称为顿咳，因其病程较长，缠绵难愈，所以也称为百日咳，多见于小儿，为风邪与伏痰搏结，郁而化热，阻遏气道所致，故选择 C。

8. 咳声重浊者，多属

A. 风寒　　B. 寒湿
C. 痰饮　　D. 燥热
E. 肺热

答案： A　　考点：咳声的临床意义

解析： 咳声重浊，痰白清稀，鼻塞不通，多是外感风寒，咳声不扬，痰稠色黄而不易咳出，多属肺热。咳声沉闷，痰多易咳，多属寒痰湿浊停聚。干咳无痰，或痰少而黏，不易咳出，多属燥邪犯肺或肺阴亏虚。故选择 A。

9. 外感风寒或风热之邪，或痰湿壅肺，肺失宣肃，导致的音哑或失音，称为

A. 子喑　　B. 金破不鸣
C. 金实不鸣　　D. 少气
E. 短气

答案： C　　考点：音哑与失音的临床意义

解析： 子喑以妊娠晚期出现声音嘶哑，音浊不扬，甚至不能出声为主要表现。金破不鸣多属虚证，是肺气损伤而致。金实不鸣属实证，多见外感风寒或风热，痰浊阻滞以致肺气不宣而失音。少气为呼吸微弱短促，言语无力。短气为呼吸短促而不相接续。故选择 C。

[B 型题]

（10～11 题共用备选答案）

A. 心气大伤
B. 心气不足
C. 痰火扰心
D. 风痰阻络
E. 热扰心神

10. 郑声的病因多为

答案： A

11. 言謇的病因多为

答案：D　　考点：郑声、言语謇涩的病因

解析：郑声是指神识不清，语言重复，时断时续，声音低弱者，多属心气大伤，精神散乱之虚证。故10题选择A。言謇指的是神志清楚，思维正常，但言语不流利，吐词不清晰者，多因风痰阻络所致。故11题选择D。

细目二　嗅气味

［A1型题］

1. 肝胃蕴热的口味是

A. 口中泛酸　B. 口中酸馊
C. 口甜黏腻　D. 口中味苦
E. 口中味咸

答案：A　　考点：口气异常的临床意义

解析：口中泛酸多属肝胃蕴热。口中酸馊多属食积胃肠。口甜黏腻多属湿热蕴脾。口中味苦多属肝胆火旺。口中味咸多属肾病。故选择A。

2. 胃热患者，其口气为

A. 酸臭　B. 奇臭
C. 臭秽　D. 腥臭
E. 腐臭

答案：C　　考点：口气异常的临床意义

解析：口气酸臭多属食积胃肠。口气奇臭多为疳病。口气臭秽多属胃热。口气腥臭多属口腔不洁。口气腐臭多为疮疡溃脓。故选择C。

第五单元　问　诊

【考点透视】

本单元考点较多较散，需理解性记忆，尤其是问寒热、问汗、问疼痛、问饮食口味等内容，考题出现频率较高，考生需重点掌握。

细目一　问寒热

［A1型题］

1. 以下导致微热的病机是

A. 里热亢盛　B. 阳明腑实
C. 湿郁热蒸　D. 血虚
E. 瘀血

答案：D　　考点：微热的临床意义

解析：微热常见于某些内伤病和温热病的后期，按病机可以有气虚发热、血虚发热、阴虚发热、气郁发热、小儿夏季热。里热亢盛主要表现为壮热；阳明腑实表现为日晡潮热；湿郁热蒸表现为湿温潮热；瘀血郁而化热表现为潮热。故选择D。

［B型题］

（2～3题共用备选答案）

A. 壮热汗出
B. 身热不扬
C. 日晡潮热
D. 长期微热
E. 骨蒸发热

2. 肠道燥热内结，腑气不通的热型是

答案：C

3. 阴虚火旺的热型是

答案：E　　考点：潮热的临床意义

解析：潮热有日晡潮热、骨蒸潮热、湿温潮热、瘀血潮热，考生要抓住这几个潮热的特点，并要掌握其临床意义，日晡潮热属阳明腑实证，骨蒸潮热多属阴虚火旺所致，湿温潮热为湿郁热蒸之象，瘀血潮热属瘀血积久，郁而化热。故2题C，3题选E。

细目二　问　汗

［A1型题］

1. 外感热病中，正邪相争，提示病变发展转折点的是

A. 战汗　B. 自汗
C. 盗汗　D. 冷汗
E. 热汗

答案：A　　考点：战汗的临床表现及意义

解析：战汗指先全身恶寒，战栗，接着大汗出，若汗出热退，脉静身凉，是邪去正复之佳兆，主疾病向愈；若汗出而身热不减，仍烦躁不安，脉来疾急，为邪胜正衰之危候，主病情恶化。由于阳气亏虚，不能实卫固表，腠理疏松，津液外泄，故见自汗。盗汗是因入睡之时，卫气入里，腠理不固，加上阴虚所生之虚热蒸津外泄，故睡时汗出；醒后卫气复归于表，腠理固密，虽阴虚内热，也不能蒸津外出，故醒后汗止。冷汗为亡阳之汗，表现为大汗淋漓，汗出如珠，冷汗清稀，兼见面色苍白，四肢厥冷，脉微欲绝等。热汗，即阳汗。故选择A。

2. 自汗、盗汗并见，其病机是

A. 精血亏虚　B. 阴阳两虚
C. 阳气不足　D. 津液不足
E. 气虚

答案：B　　考点：自汗、盗汗的病机

解析：自汗多见于气虚或阳虚证，常伴有气短乏力、神疲畏寒、舌淡脉弱等症。盗汗多见于阴虚内热或气阴两虚证，常伴有颧红、潮热、咽干、舌红少苔等症。二者并见可以见于气阴两虚或者阴阳两虚。故选择B。

3. 外感病汗出热退身凉者，表示

A. 表邪入里　B. 阳气衰少
C. 汗出亡阳　D. 真热假寒

E. 邪去正安

答案：E　　考点：战汗的临床表现及意义

解析：在外感病中，正邪相争，提示病变发展转折点的是战汗，是指先全身恶寒，战栗，接着大汗出，若汗出热退，脉静身凉，是邪去正复之佳兆，主疾病向愈；若汗出而身热不减，仍烦躁不安，脉来疾急，为邪胜正衰之危候，主病情恶化。故选择 E。

[A2 型题]

4. 患儿，3 岁。自汗明显，伴盗汗，汗出以头部、肩背明显，动则益甚。面色少华，少气乏力，平时容易感冒，舌淡苔少，脉细弱。其证候是

A. 表虚不固　B. 营卫不和
C. 气阴虚弱　D. 心脾两虚
E. 肝肾阴虚

答案：C　　考点：自汗、盗汗的临床表现及意义

解析：题目中强调自汗明显，自汗多见于气虚或阳虚证，常伴有气短乏力，神疲畏寒，舌淡脉弱等症。伴见盗汗提示存在阴虚内热或气阴两虚证，面色少华，少气乏力，平时容易感冒，舌淡苔少，脉细弱等症提示气阴两虚明显。故选择 C。

细目三　问疼痛

[A1 型题]

1. 有形实邪闭阻气机所致的疼痛，其疼痛性质是

A. 胀痛　B. 灼痛
C. 冷痛　D. 绞痛
E. 隐痛

答案：D　　考点：疼痛的性质及临床意义

解析：胀痛主气滞，多属肺肝胃肠气滞之证，排除 A。灼痛属热证，多属火热之邪窜扰经络，或阴虚火旺，组织被灼所致，故排除。冷痛属寒证，因寒邪侵入脏腑、经络所致者，多属实寒证；因阳气不足，脏腑形体失于温煦所致者，多属虚寒证，C 也要排除。绞痛多因有形实邪阻闭气机，或寒邪凝滞气机所致，故答案为 D。隐痛多属虚证，由于精血亏损或阳虚生寒，脏腑、形体失于充养、温煦而致。也要排除。

2. 情志郁结不舒所致胸痛的特点是

A. 胸背彻痛　B. 胸痛喘促
C. 胸痛咯血　D. 胸痛走窜
E. 胸部刺痛

答案：D　　考点：胸痛的特点

解析：情志郁结不舒致气滞，此种胸痛特点为窜痛。胸背彻痛为真心痛，胸痛喘促、胸痛咯血为肺系症状，胸部刺痛为瘀血所致。故选择 D。

细目四　问头身胸腹

[A1 型题]

1. 下列各项，属痰湿内阻头晕临床表现的是

A. 头晕胀痛　B. 头晕昏沉
C. 头晕眼花　D. 头晕耳鸣
E. 头晕欲仆

答案：B　　考点：头晕的特点及临床意义

解析：头晕胀痛多为肝火上炎或肝阳上亢，故排除。头晕昏沉或头晕且重提示痰湿内阻，故选择 B。头晕眼花多为气血亏虚所致，故排除。头晕耳鸣多提示肝肾阴虚。头晕欲仆多提示风阳上扰。考生做题时注意题干的“痰湿”，结合湿的特点不难选择 B。

细目五　问耳目

[A1 型题]

1. 视物旋转动荡，如在舟车之上，称为

A. 目昏　B. 目痒
C. 目眩　D. 雀目
E. 内障

答案：C　　考点：目眩的概念及临床意义

解析：目昏为视物昏暗，模糊不清。目痒是指睑边、眦内、甚则痒连睛珠，痒极难忍为主症，但睛珠完好，视力也正常。临床上由于风、火、湿热、血虚均可引起目痒。目眩俗称眼花，两眼发黑，眼冒金花，或眼前如有蚊蝇飞动的自觉症状，常兼头晕，轻者闭目可止，重者如坐车船，旋转不定。雀目指白昼视力正常，每至黄昏视物不清，如雀之盲。内障中医学称之为圆翳内障，圆翳内障本病是指晶珠混浊，视力缓降，渐至失明的慢性眼病。故选择 C。

细目六　问睡眠

[A1 型题]

1. 下列各项，不属于失眠的临床意义是

A. 肝郁化火
B. 心胆气虚
C. 痰火扰心
D. 食积胃脘
E. 阴虚火旺

答案：A　　考点：失眠的临床意义

解析：失眠多由阴虚或阳盛所致，虚者多因阴血亏虚，心神失养，或心胆气虚，心神不安所致；实者多因邪气内扰心神，如心肝火盛，或痰火扰神，或食滞内停所致，故选 A 。

[A2 型题]

2. 患者多眠，身体困重，脉缓。其病因是

A. 气虚　B. 阳虚

C. 瘀血　D. 湿盛
E. 热盛

答案：D　**考点**：问睡眠的临床意义

解析：考生在解这类题时，关键抓睡眠的伴随症状特点，此患者伴见身体困重，脉缓，是湿邪的黏滞、重着的特点所致，故选 D。

细目七　问饮食与口味

[A1 型题]

1. 下列哪项不会出现口渴多饮
A. 热盛伤津　B. 汗出过多
C. 剧烈呕吐　D. 泄下过度
E. 湿热内阻

答案：E　**考点**：口渴多饮的临床意义

解析：口渴多饮指口渴而饮水较多，是体内津液损伤的基本表现之一，多见于燥证、热证。比如外感热病、里热炽盛及消渴病等。A 为热病伤津。B、C、D 均可造成津液内伤，而口渴多饮。湿热内阻并不耗津液，故口不渴。故选择 E。

2. 口淡乏味，常提示的是
A. 痰热内盛　B. 湿热蕴脾
C. 肝胃郁热　D. 脾胃虚弱
E. 食滞胃脘

答案：D　**考点**：口味的临床意义

解析：痰热内盛时的口味为黏腻而苦，故排除。湿热蕴脾时口味多为黏腻而甜，故排除。肝胃郁热时口味多为口酸，也需排除。食滞胃脘口味为口酸。脾胃虚弱时口味多为口淡，故选择 D。

细目八　问二便

[A1 型题]

1. 大便时干时稀的临床意义
A. 脾气虚　B. 脾阳虚
C. 命门火衰　D. 肝郁脾虚
E. 湿邪困脾

答案：D　**考点**：大便溏结不调的临床意义

解析：大便时干时稀，多由肝郁脾虚所致；大便先干后溏，多属脾虚。故选 D。

2. 久病小便频数，色清量多，夜间明显的临床意义
A. 肾虚水泛　B. 热盛伤津
C. 中气下陷　D. 膀胱湿热
E. 肾气不固

答案：E　**考点**：小便频数的临床意义

解析：小便频数，澄清量多，夜间明显者，是因肾阳虚或肾气不固，膀胱失约所致。故选 E 。

细目九　问经带

[A1 型题]

1. 下列各项，不能导致妇女月经先期的是
A. 肾气不足　B. 阳盛血热
C. 营血亏损　D. 阴虚火旺
E. 脾气亏虚

答案：C　**考点**：问月经先期的意义

解析：月经先期或因气的固摄作用减弱所致，或因血热（虚、实兼可）迫血妄行所致，血虚不会造成月经先期。故选择 C。

第六单元　脉　诊

【考点透视】

1. 掌握正常脉象的特点及其含义。

2. 掌握 29 种脉象的特征及所主病证，以及相类脉的差别，如结、代、促三脉，弱脉和微脉。

[A1 型题]

1. 以下属于正常脉象特点的是
A. 脾　B. 肾
C. 神　D. 精
E. 气

答案：C　**考点**：正常脉象的特点

解析：正常脉象的特点为胃、神、根，三者从不同侧面强调了正确脉象所必备的条件。故选择 C。

2. 下列除哪项外，均有脉率快的特点
A. 数　B. 促
C. 滑　D. 疾
E. 动

答案：C　**考点**：数脉类脉象特征

解析：数脉类包括数、促、疾、动脉，数脉一息脉来五至以上。促脉来急数，时而一止，止无定数。疾脉脉来急疾，一息七八至。动脉形如豆，厥厥动摇，滑数有力。滑脉往来流利，应指圆滑，如珠滚玉盘之状。故选择 C。

3. 下列除哪项外，指下均有脉气紧张之感觉
A. 弦　B. 紧
C. 长　D. 革
E. 牢

答案：C　**考点**：脉象特征

解析：弦脉端直以长，如按琴弦，弦是脉气紧张的表现。紧脉脉来绷急，状若牵绳转索。长脉首尾端长，超过本位。革脉浮而搏指，中空外坚，如按鼓皮。牢脉沉按实大弦长，坚牢不移。故选择C。

4. 邪盛病进时，常见的脉象是

A. 实　　B. 大
C. 紧　　D. 滑
E. 长

答案：B　　考点：大脉临床意义

解析：实脉三部脉举按均有力，主实证。大脉脉体宽大，但无脉来汹涌之势。大脉的出现提示病情加重。紧脉脉来绷急，状若牵绳转索。寒邪侵袭人体，与正气相搏，以致脉道紧张而拘急，故见紧脉。滑脉往来流利，如珠走盘，应指圆滑。主痰饮、食积、实热。邪气壅盛于内，正气不衰，气实血涌，故脉往来甚为流利，应指圆滑。长脉首尾端长，超过本位。主肝阳有余，火热邪毒等有余之症。故选择B。

5. 下列脉象，除哪项外，均主实证

A. 弦　　B. 濡
C. 滑　　D. 紧
E. 长

答案：B　　考点：脉象主证

解析：弦脉端直以长，如按琴弦，弦是脉气紧张的表现。主肝胆病、痰饮、痛证、疟疾。濡脉浮而细软，如帛在水中。主虚证、湿证。滑脉往来流利，如珠走盘，应指圆滑。主痰饮、食积、实热。紧脉脉来绷急，状若牵绳转索。寒邪侵袭人体，与正气相搏，以致脉道紧张而拘急，故见紧脉。长脉首尾端长，超过本位。主肝阳有余，火热邪毒等有余之症。故选择B。

6. 在脉象上濡脉与弱脉的主要区别是

A. 节律　　B. 至数
C. 脉力　　D. 脉位
E. 流利度

答案：D　　考点：相类脉鉴别

解析：濡脉指浮而细软，如帛在水中，主虚证、湿证。弱脉极软而沉细，主气血阴阳俱虚证。濡脉浮细而无力，弱脉沉细而无力，因此二者脉位相反。故选择D。

7. 下列哪种脉象主虚证

A. 滑　　B. 结
C. 促　　D. 动
E. 疾

答案：E　　考点：常见脉象主证

解析：滑脉往来流利，如珠走盘，应指圆滑。主痰饮、食积、实热。结脉脉来缓，时而一止，止无定数。主阴盛气结、寒痰血瘀、癥瘕积聚。促脉脉来数，时而一止，止无定数。主阳热亢盛、气血痰食郁滞。动脉脉形如豆，厥厥动摇，滑数有力。主痛证、惊证。疾脉脉来急疾，一息七八至。主阳极阴竭，元阳将脱。故选择E。

8. 下列哪项不属于滑脉所主病证

A. 痰饮　　B. 食滞
C. 实热　　D. 疟疾
E. 恶阻

答案：D　　考点：滑脉主证

解析：滑脉指往来流利，如珠走盘，应指圆滑。主痰饮、食积、实热。妇女妊娠见滑脉，是气血充盛而调和的表现。故选择D。

9. 寒邪中阻，宿食不化，腹痛拒按，舌苔白厚，脉象可见

A. 滑数　　B. 弦紧
C. 结代　　D. 细涩
E. 迟缓

答案：B　　考点：弦、紧脉临床意义

解析：题干论述为塞邪中阻、食滞内停。弦紧脉主寒证、痛证、宿食内停。故选B。

10. 下列各项，不属于弦脉所主的病证是

A. 肝郁　　B. 胃热
C. 诸痛　　D. 痰饮
E. 疟疾

答案：B　　考点：弦脉临床意义

解析：弦脉主肝胆病、痰饮、痛证、疟疾。故选择B。

11. 下列除哪项外，均是气血不足证的常见脉象

A. 虚　　B. 细
C. 弱　　D. 微
E. 结

答案：E　　考点：常见脉象的临床意义

解析：虚脉主虚证。细脉主气血两虚，诸虚劳损，湿证。弱脉主气血不足、阳虚。微脉主气血大虚，阳气衰微。结脉主阴盛气结，寒痰血瘀，癥瘕积聚。故选择E。

［B型题］

（12～13题共用备选答案）

A. 脉位的浮沉
B. 脉力的大小
C. 脉形的长短
D. 脉率的快慢
E. 脉律的齐否

12. 濡脉与弱脉的主要不同点，在于

答案：A

13. 结脉与促脉的主要不同点，在于

答案：D　　考点：相类脉鉴别

解析：濡脉指浮而细软，如帛在水中。弱脉极软而沉细。濡脉浮细而无力，弱脉沉细而无力，因此二者脉位相反。结脉与促脉都属于节律失常而有歇止的脉象，但结脉是迟而歇止，促脉是数而歇止，二者脉率快慢不同。故12

题选择 A，13 题选择 D。

（14～15 题共用备选答案）

A. 结脉　B. 促脉
C. 代脉　D. 微脉
E. 弱脉

14. 脉来缓而时止，止无定数者，称为

答案：A

15. 脉来数而时止，止无定数者，称为

答案：B　**考点：**常见脉象特征

解析：结脉脉来缓，时而一止，止无定数。促脉脉来数，时而一止，止无定数。代脉脉来时见一止，止有定数，良久方来。微脉极细极软，按之欲绝，似有若无。弱脉极软弱而沉细。故 14 题选择 A，15 题选择 B。

（16～17 题共用备选答案）

A. 滑　B. 促
C. 弦　D. 涩
E. 数

16. 胸痹心痛患者，脉象多见

答案：C

17. 心烦不寐患者，脉象多见

答案：E　**考点：**常见脉象的临床意义

解析：滑脉主痰饮、食积、实热。促脉主阳热亢盛，气血痰食郁滞。弦脉主肝胆病、痰饮、痛证、疟疾。涩脉主精血亏少、气滞血瘀、夹痰、夹食。数脉主热证，有力为实热，无力为虚热。胸痹心痛属痛证，心烦不寐多属虚热内扰。故 16 题选择 C，17 题选择 E。

第七单元　按　诊

【考点透视】

1. 熟悉按诊的方法，按肌肤、按腹部的要点。

2. 注意水饮、水鼓、气胀、积、聚的腹部按诊特点。

［A1 型题］

1. 触按疮疡局部，根盘平塌漫肿者，属于

A. 寒证　B. 热证
C. 虚证　D. 实证
E. 真实假虚证

答案：C　**考点：**按肌肤手足的临床意义

解析：触按疮疡局部的凉热、软硬可以判断证之阴阳寒热。肿硬不热属寒证，肿处灼手而压痛属热证，根盘平塌漫肿属虚证，根盘收束隆起属实证。故选择 C。

2. 腹内结块，痛有定处，按之有形而不移，其证为

A. 鼓胀　B. 痞满
C. 积聚　D. 水鼓
E. 结胸

答案：C　**考点：**按腹部辨积聚的要点

解析：鼓胀为腹部高度胀大，如鼓之状者。痞满是自觉心下或胃脘部痞塞不适和胀满的一种症状。积聚指腹内的结块，或胀或痛的一种病证。但积和聚不同，痛有定处，按之有形而不移的为积，病属血分；痛无定处，按之无形聚散不定的为聚，病属气分。水鼓为腹部高度胀大，如鼓之状者。结胸指邪气内结，引起胸腹胀满疼痛、手不可近的病证。故选择 C。

第八单元　八纲辨证

【考点透视】

1. 熟悉八纲证候的辨证要点。

2. 明确寒热、虚实证候真假的辨证依据。

［A1 型题］

1. 下列哪项不属于八纲辨证的内容

A. 病性寒热　B. 病变吉凶
C. 邪正盛衰　D. 病变类别
E. 病变部位

答案：B　**考点：**八纲辨证的概念

解析：八纲辨证是医生运用八纲，对四诊所获得的所有病情资料，进行分析综合，从而初步获得关于病位、病性、邪正盛衰、病证类别的总印象的辨证方法。故选择 B。

2. 辨别寒热真假时要注意，真象常出现于

A. 面色　B. 体表
C. 四肢　D. 舌、脉
E. 肌肤

答案：D　**考点：**寒证与热证的临床表现、鉴别要点

解析：假象多出现在四肢、肌肤和面色方面，而脏腑、气血、津液等内在表现才如实地反映了疾病的本质，因此，辨证时应以胸腹、二便、舌象、脉象等表现作为诊断的主要依据。故选择 D。

3. 下列哪项是虚热证与实热证的鉴别要点

A. 发热口干　B. 盗汗颧红
C. 大便干结　D. 小便短赤
E. 舌红而干

答案：B　**考点：**虚热证与实热证的鉴别要点

解析：虚热证表现为五心烦热，或骨蒸潮热，颧红盗汗，口燥咽干，心烦失眠，形体消瘦，或眩晕耳鸣，小便短黄，大便干结，舌红少苔少津，脉细数。实热证表现为身热烦躁，胸闷气粗，口干欲饮，脘腹胀痛拒按，大便秘结，小便短黄，舌红苔黄，脉滑数或洪数。区别二者，故

选择 B。

4. 危重患者，突然头额冷汗大出，四肢厥冷，属于

A. 亡阴　B. 亡阳
C. 阳虚　D. 阴虚
E. 气虚

答案：B　考点：阴证与阳证的鉴别要点

解析：亡阴表现为汗热味咸而黏，如珠如油，身体灼热、恶热，虚烦躁扰或昏谵，口渴欲饮，皮肤皱瘪，小便极少或无尿，面赤唇焦，舌红干瘦，脉细数疾等。亡阳表现为冷汗淋漓、汗质稀淡，神情淡漠或呆滞，肌肤不温，四肢厥冷，呼吸气微，面色苍白，舌淡而润，脉微欲绝。阳虚表现为经常畏冷，四肢不温，嗜睡蜷卧，面色㿠白，口淡不渴，或渴喜热饮，或口泛清涎，小便清长，大便溏薄或完谷不化，舌淡胖，苔白滑，脉沉迟或细弱等。阴虚表现为五心烦热，或骨蒸潮热，颧红盗汗，口燥咽干，心烦失眠，形体消瘦，或眩晕耳鸣，小便短黄，大便干结，舌红少苔少津，脉细数。故选择 B。

5. 下列除哪项外，均为里实热证的表现

A. 身发高热　B. 两颧娇红
C. 口渴饮冷　D. 热汗不止
E. 脉象洪数

答案：B　考点：里实热证的临床表现

解析：里实热证表现为壮热喜凉，口渴饮冷，面红目赤，烦躁或神昏谵语，腹胀满痛拒按，大便秘结，小便短赤，舌红苔黄而干，脉洪滑数实。B 为虚热的表现。故选择 B。

6. 下列各项，属实热证的是

A. 头颅过大　B. 头颅过小
C. 囟填　D. 囟陷
E. 解颅

答案：C　考点：实热证的诊断

解析：头颅过大为先天不足，肾精亏损，水液停聚于颅脑所致。头颅过小为先天肾精不足，颅骨发育不良所致。囟填属实证。囟陷多属虚证。解颅多是先天肾气不足，或后天脾胃虚弱，骨骼失养，发育不良所致。故选择 C。

7. 下列除哪项外，不是虚寒证的临床表现

A. 畏寒喜暖　B. 口淡不渴
C. 脉沉而紧　D. 小便清长
E. 大便溏薄

答案：C　考点：虚寒证的临床表现

解析：虚寒证表现为经常畏冷，四肢不温，嗜睡蜷卧，面色㿠白，口淡不渴，或渴喜热饮，或口泛清涎，小便清长，大便溏薄或完谷不化，舌淡胖，苔白滑，脉沉迟或细弱等。脉沉而紧为实证表现。故选择 C。

8. 阳虚证最主要的表现是

A. 舌质淡白苔薄白
B. 口不渴或少饮
C. 面色白而无华
D. 脉沉细无力
E. 经常畏寒肢凉

答案：E　考点：阳虚证的临床表现

解析：阳虚则机体失于温煦，寒从中生，出现畏寒的表现，阳虚证虽然可有各种表现，但失于温煦是其最主要表现。故选择 E。

9. 舌红绛而光者，属

A. 阴虚　B. 气虚
C. 血虚　D. 气阴两虚
E. 水涸火炎

答案：A　考点：阴虚证的临床表现

解析：舌绛少苔或无苔为阴虚火旺。故选择 A。

10. 下列各项，不属亡阳证表现的是

A. 脉微欲绝　B. 唇舌淡白
C. 气息微弱　D. 汗出稀冷
E. 四肢温和

答案：E　考点：亡阳证的临床表现

解析：亡阳证的表现为大汗出、汗冷、味淡微黏，身凉恶寒，四肢厥冷，蜷卧神疲，口淡不渴，或渴喜热饮，舌淡白润，脉微欲绝。故选择 E。

[A2 型题]

11. 患者身热，不恶寒反恶热，烦渴喜冷饮，神昏谵语，便秘溲赤，手足逆冷，舌红苔黄而干，脉沉数有力。其证候是

A. 表寒里热　B. 表热里寒
C. 真热假寒　D. 真寒假热
E. 上热下寒

答案：C　考点：真热假寒的临床表现

解析：手足冷、脉沉等，似属寒证，但四肢冷而身热不恶寒反恶热、脉沉数而有力，更见烦渴喜冷饮、咽干、口臭、谵语、小便短赤、大便燥结或热痢下重、舌质红苔黄而干等症，提示为真热假寒之象。故选 C。

12. 患者，男，40 岁。素有高血压病史，现眩晕耳鸣，面红头胀，腰膝酸软，失眠多梦，时有遗精或性欲亢进，舌红，脉沉弦细。其病机是

A. 阴虚内热　D. 阴损及阳
C. 阴虚阳亢　D. 阳损及阴
E. 阴虚火旺

答案：C　考点：证候相兼与错杂

解析：题目中症状眩晕耳鸣，腰膝酸软，失眠多梦，脉沉弦细为阴虚证的表现。素有高血压病史，面红头胀，时有遗精或性欲亢进，舌红则为阳热亢盛的表现。故选择 C。

13. 患者胃肠热盛，大便秘结，腹满硬痛而拒按，潮热，神昏谵语，但又兼见面色苍白，四肢厥冷，精神萎顿。其病机是

A. 虚中夹实　　B. 真实假虚
C. 由实转虚　　D. 真虚假实
E. 实中夹虚

答案：B　　考点：虚实真假

解析：虚中夹实往往见于实证深重，拖延日久，正气大伤、余邪未尽的患者；亦可见于素体大虚，复感邪气的患者。其特点是以正虚为主，实邪为次。真实假虚指疾病本身属实证，但又出现一些似乎是虚的现象。由实转虚是在疾病过程中，有些本来是实证，由于病邪久留，损伤正气，而转为虚证。真虚假实指疾病本质属虚证，但又出现一些似乎是实的现象。实中夹虚常常发生于实证过程中正气受损的患者，亦可见于原来体虚而新感外邪的患者。它的特点是以实邪为主，正虚为次。题干中，胃肠热盛、腹满硬痛提示为实证，面色苍白、四肢厥冷为虚寒之象，本证为真实假虚。故选择B。

14. 久病患者，纳食减少，疲乏无力，腹部胀满，但时有缓减，腹痛而喜按，舌胖嫩而苔润，脉细弱而无力。其病机是

A. 真实假虚　　B. 真实病证
C. 真虚假实　　D. 真虚病证
E. 虚中夹实

答案：C　　考点：虚实真假

解析：参见本细目第10题，本证素体脾虚，运化无力，因而出现腹胀而痛的实证表现，为真虚假实。故选择C。

15. 患者，男，35岁。2日来发热微恶寒，口苦，胁痛，尿短黄，大便黏臭，舌红苔薄白，脉数。其证候是

A. 表里俱热　　B. 表寒里热
C. 真寒假热　　D. 真热假寒
E. 表热里寒

答案：B　　考点：表里寒热证的辨证

解析：患者发热微恶寒提示表寒为主，口苦，胁痛，尿短黄，大便黏臭，舌红苔薄白，脉数等症提示里热较重。故选择B。

16. 患者面色苍白，时而泛红如妆，其证型是

A. 实热内炽　　B. 阴虚火旺
C. 肝胆湿热　　D. 真寒假热
E. 真热假寒

答案：D　　考点：证候真假的鉴别

解析：题目以面色来考查寒热真假的鉴别。时而泛红如妆，面虽赤，但仅颧红如妆，时隐时现，与热证的满面通红不同，患者一般情况下面色苍白，实际上因阳气衰微，阴寒内盛，逼迫虚阳浮越于外，虚阳浮越的"戴阳"或"格阳"证，即为真寒假热证。故选择D。

17. 患者风寒感冒，恶寒发热，伴有形寒肢冷，面㿠声微等阳虚之象。其病证属于

A. 虚证　　B. 实证
C. 虚实夹杂　　D. 虚实真假
E. 虚实转化

答案：C　　考点：虚实夹杂证候辨识

解析：虚实夹杂是指在疾病过程中，邪实和正虚并存的病理状态。此患者为素体阳虚，又感风寒，表现为虚实夹杂，对其治疗时，在解表的同时要注意顾护患者阳虚的一面。故选C。

第九单元　病因辨证与气血津液辨证

【考点透视】

1. 本单元考点多出现在六淫证候的临床表现、阴阳虚损及气血同病辨证中，需要掌握。

2. 气虚、气滞、血病、津液类辨证内容考试也偶有涉及，要熟悉。

[A1型题]

1. 下列哪项不是火淫的临床表现

A. 壮热口渴　　B. 面红目赤
C. 烦躁不宁　　D. 舌质红绛
E. 脉象濡数

答案：E　　考点：火淫的临床表现

解析：火淫的临床表现为壮热，口渴，面红目赤，心烦，汗出，或烦躁谵妄，衄血，吐血，斑疹，或躁扰发狂，或见痈脓，舌质红绛，脉象洪数或细数。题目中脉象的描述与火淫的临床表现不符。故选择E。

2. 暑淫证候的表现是

A. 头昏沉，嗜睡，胸脘痞闷
B. 口渴饮水，口唇鼻咽干燥
C. 发热恶热，汗出，气短神疲
D. 突发皮肤瘙痒、丘疹
E. 肠鸣腹泻，脘腹拘急冷痛

答案：C　　考点：暑淫证候的临床表现

解析：暑淫证候临床表现为发热恶热，汗多头昏，烦渴喜冷饮，神疲气短，肢倦乏力，胸闷懒言，食少呕恶，小便短黄灼热，舌红苔黄少津，脉虚数。故选择C。

3. 下列各项中，哪两脏可同有血虚的证候

A. 心、脾　　B. 肝、脾
C. 心、肺　　D. 心、肝
E. 肝、肾

答案：D　考点：血虚证所涉及的脏腑

解析：心主血脉而藏神，肝藏血而主魂，血虚则心肝失养，神魂不宁，可见心、肝可同有血虚。故选择 D。

4. 下列各项，不是血虚证临床表现的是

A. 经少经闭　B. 头晕眼花
C. 心烦失眠　D. 面色淡白
E. 肢体麻木

答案：C　考点：血虚证临床表现

解析：血虚证表现为面白无华或萎黄，唇色淡白，爪甲苍白，头晕眼花，心悸失眠，手足发麻，妇女经血量少色淡，经期错后或闭经，舌淡苔白，脉细无力。心烦一般为虚热内扰所致。故选择 C。

5. 情志郁结所致胸痛的表现是

A. 胸背彻痛　B. 胸痛咳嗽
C. 憋闷疼痛　D. 胀痛走窜
E. 刺痛不移

答案：C　考点：气滞证临床表现

解析：情志郁结可致肝失疏泄，气机不畅，而致两胁胀痛，胸闷，善叹息，或见急躁易怒。故选择 C。

6. 下列各项，属瘀血内阻临床表现的是

A. 面色黧黑　B. 面黑干焦
C. 面黑浅淡　D. 眼周发黑
E. 耳轮焦黑

答案：A　考点：血瘀证的临床表现

解析：血瘀证的临床表现为疼痛和针刺刀割，痛有定处，拒按，常在夜间加剧。肿块在体表者，色呈青紫；在腹内者，紧硬按之不移，称为癥积。出血反复不止。色泽紫暗，中夹血块，或大便色黑如柏油。面色黧黑，肌肤甲错，口唇爪甲紫暗，或皮下紫斑，或肤表丝状如缕，或腹部青筋外露，或下肢筋青胀痛等。妇女常见经闭。舌质紫暗，或见瘀斑瘀点，脉象细涩。故选择 A。

7. 下列各项，可见口干但欲漱水不欲咽症状的是

A. 湿热　B. 阴虚
C. 痰饮　D. 瘀血
E. 温病营分证

答案：D　考点：血瘀证的临床表现

解析：渴不多饮即患者虽有口干或口渴感觉，但又不想喝水或饮水不多，是津液轻度损伤或津液输布障碍的表现。可见于阴虚、湿热、痰饮、瘀血等证。阴虚为口燥咽干而不多饮。湿热证为渴不多饮。痰饮证为渴喜热饮，饮水不多。瘀血证见口干但欲漱水不欲咽症状，瘀血阻络则气化不利，津不上承而口干，津液本不缺乏，故仅漱水润口而不下咽。温病营分证热必耗津故渴，气分热势已减，故饮水不多。故选择 D。

8. 痰湿内阻所致头晕的特征，是伴有

A. 胀痛　B. 刺痛
C. 眼花　D. 耳鸣
E. 昏沉

答案：E　考点：痰证的临床表现

解析：伴有胀痛多为肝火上炎。伴有刺痛多为外伤后，属瘀血阻络。伴有眼花多为气血亏虚。伴有耳鸣多为肝阳上亢。伴有昏沉为痰湿内阻。故选择 E。此类题在不同单元有出现，请考生一定掌握。

9. 下列哪项不是阴水证的临床表现

A. 水肿先从下肢肿起
B. 下半身肿痛
C. 腰酸肢冷
D. 水肿皮薄光亮
E. 起病缓，病程长

答案：D　考点：阴水证的临床表现

解析：阴水证的临床表现为身肿，腰以下为甚，按之凹陷不易恢复，脘闷腹胀，纳呆食少，大便溏稀，面色㿠白，神疲肢倦，小便短少，舌淡，苔白滑，脉沉缓；或水肿日益加剧，小便不利，腰膝冷痛，四肢不温，畏寒神疲，面色白，舌淡胖，苔白滑，脉沉迟无力。D 为阳水的临床表现。故选 D。

10. 大肠液亏证的主症是

A. 口干咽燥　B. 口臭头晕
C. 便干难以排出　D. 舌红苔白干
E. 脉象细涩

答案：C　考点：津液亏虚证的辨证要点

解析：大便秘结干燥，难以排出，常数日一行，口干咽燥，或伴见口臭，头晕等症，舌红少津，脉细涩。本证以大便干燥难于排出为辨证要点。故选择 C。

[A2 型题]

11. 患者恶寒发热，无汗，头痛，身痛，喘咳。其证候是

A. 湿淫　B. 暑淫
C. 寒淫　D. 风淫
E. 火淫

答案：C　考点：寒淫证候的临床表现

解析：湿淫表现为头胀而痛，胸前作闷，口不作渴，身重而痛，发热体倦，小便清长，舌苔白滑，脉濡或缓。冒湿，则首如裹，遍体不舒，四肢懈怠，脉来濡弱，湿伤关节，则关节酸痛重着，屈伸不利。暑淫表现为发热，汗出，口渴，疲乏，尿黄，舌红，苔白或黄，脉象虚数。中暑，发热，猝然昏倒，汗出不止，口渴，气急，甚或昏迷惊厥，舌绛干燥，脉濡数。寒淫表现为恶寒发热，无汗，头痛，身痛，喘咳，鼻塞，苔薄白，脉浮紧；或手足拘急，四肢厥冷，脉微欲绝；或腹痛肠鸣，泄泻，呕吐等。风淫表现为发热恶寒，头痛，汗出，咳嗽，鼻塞流涕。苔薄白、脉浮缓，或肢体颜面麻木不仁，口眼㖞斜，或颈项强直，四肢抽搐，或皮肤瘙痒。火淫表现为壮热，口渴，面红目赤，心烦，汗出，或烦躁谵妄，衄血，吐血，斑疹，或躁扰发狂，或见痈脓，舌质红绛，脉象洪数或细数。故选择 C。

12. 患者头胀且痛，胸闷，口不渴，身重而痛，发热体倦，小便清长，舌苔白滑，脉濡缓。其证候是

A. 伤暑　　B. 冒湿

C. 伤湿　　D. 中暑

E. 阴水

答案：C　考点：湿淫证候的临床表现

解析：伤暑见发热，汗出，口渴，疲乏，尿黄，舌红，苔白或黄，脉象虚数。冒湿表现为首如裹，遍体不舒，四肢懈怠，脉来濡弱，湿伤关节，则关节酸痛重着，屈伸不利。伤湿表现为头胀而痛，胸前作闷，口不作渴，身重而痛，发热体倦，小便清长，舌苔白滑，脉濡或缓。中暑见发热，猝然昏倒，汗出不止，口渴，气急，甚或昏迷惊厥，舌绛干燥，脉濡数。故选择 C。

13. 患儿，22 天。面目皮肤发黄 20 天，色泽鲜明如橘皮，精神疲倦，不欲吮乳，尿黄便秘，舌红苔黄。其证候是

A. 肝失疏泄　　B. 郁积发黄

C. 寒湿阻滞　　D. 湿热熏蒸

E. 胆道不利

答案：D　考点：湿淫证候的辨证

解析：面目皮肤发黄，色泽鲜明如橘皮为湿热蕴结脾胃，熏蒸肝胆，致胆汁外溢。精神疲倦，不欲吮乳，尿黄便秘，舌红苔黄为湿热内蕴之证。故选择 D。

14. 患者神疲乏力，少气懒言，常自汗出，头晕目眩，舌淡苔白，脉虚无力。其证候是

A. 气虚　　B. 气陷

C. 气逆　　D. 气微

E. 气滞

答案：A　考点：气虚证的辨证

解析：气少懒言，神疲乏力由于元气亏虚，脏腑组织功能减退所致；头晕目眩为气虚清阳不升，不能温养头目；自汗为气虚毛窍疏松，外卫不固；舌淡苔白为气虚无力鼓动血脉，血不上营于舌；脉虚无力为气虚运血无力。故选择 A。

15. 患者头晕目花，少气倦怠，腹部有坠胀感，脱肛，舌淡苔白，脉弱。其证候是

A. 气滞　　B. 气虚

C. 气陷　　D. 气结

E. 气逆

答案：C　考点：气陷证的辨证

解析：头晕目花为清阳之气不能升举；少气倦怠为气虚功能衰退；腹部坠胀、脱肛为气陷于下，以致诸脏器失其升举之力；舌淡苔白，脉弱为气虚血不足。患者的症状表现为气虚无力升举而反下陷的证候，故选择 C。

16. 患者，男，56 岁。素患眩晕，因情急恼怒而突发头痛而胀，继则昏厥仆倒，呕血，不省人事，肢体强痉，舌红苔黄，脉弦。其病机是

A. 气郁　　B. 气逆

C. 气脱　　D. 气陷

E. 气结

答案：B　考点：气逆证的辨证

解析：头痛、眩晕、昏厥、不省人事、肢体强痉多因郁怒伤肝，肝气上逆，肝气升发太过，气火上逆而见；呕血为血随气逆而上涌。故选择 B。

17. 患者，女，53 岁。腹中可扪及积块，软而不坚，固着不移，胀痛并见，脉弦。其证候是

A. 肝气郁滞　　B. 瘀血内结

C. 气滞血阻　　D. 气滞痰阻

E. 气虚血瘀

答案：C　考点：气滞血阻的临床特点

解析：腹中可扪及积块，固着不移提示有瘀。胀痛提示气滞，故证候为气滞血瘀。故选择 C。

18. 患者，女，42 岁。眩晕昏蒙，头重如裹，胸闷恶心，纳呆多寐，舌苔白腻，脉濡滑。其病机是

A. 风湿　　B. 气虚

C. 血虚　　D. 痰浊

E. 肾虚

答案：D　考点：痰证的临床表现

解析：脘闷，纳呆呕恶，多寐为痰湿中阻，气机不畅。晕眩昏蒙为痰浊蒙蔽清窍，清阳不升。苔白腻，脉滑皆痰湿之征。故选择 D。

19. 患者，男，46 岁。腹痛腹泻 2 天，日泻 10 余次水便，经治已缓，目前口渴心烦，皮肤干瘪，眼窝凹陷，舌淡白苔薄黄，脉细无力。其证候是

A. 津亏　　B. 阴虚

C. 亡阴　　D. 外燥

E. 实热

答案：A　考点：津液亏虚证的辨证

解析：患者腹痛腹泻 2 天，日泻 10 余次水便，津液大亏。口渴心烦为津液亏虚，虚热内扰、皮肤干瘪、眼窝凹陷是由于津亏则使皮肤口唇咽失去濡润滋养，故呈干燥不荣之象；舌淡白苔薄黄，脉细数皆为津亏内热之象。故选择 A。

[B 型题]

（20～21 题共用备选答案）

A. 刺痛拒按，固定不移，舌暗，脉涩

B. 气短疲乏，脘腹坠胀，舌淡，脉弱
C. 胸胁胀闷窜痛，时轻时重，脉弦
D. 面色淡白，口唇爪甲色淡，舌淡，脉细
E. 少气懒言，疲乏无力，自汗，舌淡，脉虚

20. 血瘀证可见的症状是

答案：A

21. 气陷证可见的症状是

答案：B　考点：血瘀证、气陷证的辨证要点

解析：血瘀证的临床表现为疼痛如针刺刀割，痛有定处，拒按，常在夜间加剧。肿块在体表者，色呈青紫；在腹内者，紧硬按之不移，称为癥积。出血反复不止，色泽紫暗，中夹血块，或大便色黑如柏油。面色黧黑，肌肤甲错，口唇爪甲紫暗，或皮下紫斑，或肤表丝状如缕，或腹部青筋外露，或下肢筋青胀痛等。妇女常见经闭。舌质紫暗，或见瘀斑瘀点，脉象细涩。故20题选择A。气陷证临床表现为头晕目花，少气倦怠，久痢久泄，腹部有坠胀感，脱肛或子宫脱垂等。舌淡苔白，脉弱。故21题选择B，注意与选项E区别，E为气虚证的症状。

（22～23题共用备选答案）

A. 气滞血瘀　B. 气不摄血
C. 气随血脱　D. 气血两虚
E. 气血失和

22. 肝病日久，两胁胀满疼痛，并见舌质瘀斑、瘀点。其病机是

答案：A

23. 产后大出血，继则冷汗淋漓，甚则晕厥。其病机是

答案：C　考点：气滞血瘀、气随血脱证的临床特点

解析：肝主疏泄而藏血，具有条达气机，调节情志的功能。肝病日久，则肝气郁滞，疏泄失职，故见两胁胀满疼痛。气为血帅，气滞则血凝，故见舌质瘀点、瘀斑。故22题选择A。产后大量出血时，血失气脱，正气大伤，随即出现气脱之症，气脱阳亡，不能温煦四肢，则手足厥冷；不能温固肌表，则大汗淋漓；神随气散，神无所主，则为晕厥。故23题选择C。

（24～25题共用备选答案）

A. 气血两虚　B. 气血失和
C. 气滞血瘀　D. 气不摄血
E. 气随血脱

24. 两胁胀痛，舌紫暗及瘀斑，其病机是

答案：C

25. 气短乏力，兼见月经量多，其病机是

答案：D　考点：气滞血瘀、气不摄血的临床特点

解析：肝主疏泄而藏血，具有条达气机，调节情志的功能。肝病日久，则肝气郁滞，疏泄失职，故见两胁胀满疼痛。气为血帅，气滞则血凝，故见舌质瘀点、瘀斑。故24题选择C。气短乏力，兼见月经量多，为气虚而不能统血，气虚与失血并见的证候。故25题选择D。

第十单元　脏腑辨证

【考点透视】

1. 本单元为考试的重点，考点涉及内容较多，尤其是五脏病辨证与脏腑兼证。

2. 考生在掌握脏腑病或脏腑兼证的临床表现时要结合其生理功能理解性记忆。

[A1型题]

1. 下列哪项是燥邪犯肺证与肺阴虚证的鉴别要点

A. 有无发热恶寒　B. 有无胸痛咳血
C. 有无口干咽燥　D. 痰量的多少
E. 咳痰的难易

答案：A　考点：肺阴虚、燥邪犯肺证的鉴别要点

解析：燥邪犯肺证的临床表现为干咳无痰，或痰少而黏，不易咳出。唇、舌、咽、鼻干燥欠润，轻微发热恶寒，头身酸痛，舌尖红苔薄而干，脉浮细。肺阴虚证的临床表现为咳喘无力，气少不足以息，动则益甚，体倦懒言，声音低怯，痰多清稀，面色㿠白，或自汗畏风，易于感冒，舌淡苔白，脉虚弱。二者的区别为燥邪犯肺为燥邪袭表，肺卫失宣，而见轻微发热恶寒。肺阴虚为肺阴亏损，虚热内生，以干咳无痰或痰少而黏与阴虚见症为辨证要点。故选择A。

2. 齿燥如枯骨者，属

A. 热盛伤津　B. 阳明热盛
C. 肾阴枯涸　D. 胃阴不足
E. 肾气虚乏

答案：C　考点：肾阴虚证的临床表现

解析：牙齿干燥，甚者齿如枯骨，为胃津已伤或肾阴枯竭。故选择C。

3. 下列肝胆病中，哪项不见眩晕

A. 肝血虚　B. 肝阴虚
C. 胆郁痰扰　D. 肝阳上亢
E. 肝气郁结

答案：E　考点：肝脏证候临证鉴别

解析：肝血虚，肝阴虚，头目不得荣养，均可出现眩晕；胆郁痰扰，痰湿上蒙清窍，也可出现眩晕；肝阳上亢，上扰清窍，也可见眩晕。肝气郁结以气滞的症状为主，不会出现眩晕，故选择E。

4. 下列除哪项外，均为肾虚的症状

A. 腰膝酸软　B. 耳鸣耳聋
C. 牙齿动摇　D. 尿频急痛
E. 阳痿遗泄

答案：D　　考点：肾虚证的临床表现

解析：A、B、C、E 均为肾虚失于滋养或失于固摄封藏所表现的症状，尿频急痛为实证，故选择 D。

5. 干呕呃逆，胃脘嘈杂，口干咽燥，舌红少苔。其证候是

A. 食滞胃脘　　B. 胃阴虚
C. 肝脾不调　　D. 肝胃不和
E. 胃阳虚

答案：B　　考点：胃阴虚证的辨证

解析：干呕呃逆为阴虚热扰，胃气上逆。胃脘嘈杂为胃阴不足，则胃阳偏亢，虚热内生，热郁胃中，胃气不和。口燥咽干为胃阴亏虚，上不能滋润咽喉。舌红少苔是阴虚内热的征象。故选择 B。

6. 饥不欲食可见于

A. 胃火亢盛　　B. 胃强脾弱
C. 脾胃湿热　　D. 胃阴不足
E. 肝胃蕴热

答案：D　　考点：胃阴不足的临床表现

解析：饥不欲食是由于脾气尚健，能运化水谷，故有饥饿感，但胃阴不足，胃的受纳，腐熟功能不足，故不欲食，因此选择 D。

7. 大便中夹有不消化的食物，酸腐臭秽，其常见病因是

A. 肝脾不调　　B. 寒湿内盛
C. 大肠湿热　　D. 脾胃虚弱
E. 食滞胃肠

答案：E　　考点：食滞胃肠证的临床表现

解析：食滞胃肠主要表现为泻下稀便，夹有不消化食物，酸腐臭秽，脘腹胀满，嗳腐吞酸，苔厚脉滑。此为宿食停滞，胃肠受阻，传化失常所导致。故选择 E。

8. 脏腑湿热证的共同特点是

A. 黄疸　　B. 腹痛
C. 腹泻　　D. 舌苔黄腻
E. 头胀重

答案：D　　考点：脏腑湿热证的临床表现

解析：能反映脏腑湿热的共同特点的一定不是某个脏腑专属的表现，只有舌脉可以反映。舌苔黄腻是湿热的特征表现，也是脏腑湿热的共同特点。故选择 D。

9. 呕吐吞酸，胸胁胀满，嗳气频作，脘闷食少。其证候是

A. 食滞胃脘　　B. 胃阴虚
C. 肝脾不调　　D. 肝胃不和
E. 胃阳虚

答案：D　　考点：肝胃不和证的临床表现、辨证要点

解析：肝气犯胃者，肝郁化火，横逆犯胃，肝胃气机不畅，则见上述表现。故选择 D。

［A2 型题］

10. 患者，男，70 岁。神志痴呆，表情淡漠，举止失常，面色晦滞，胸闷泛恶，舌苔白腻，脉滑。其病机是

A. 痰迷心窍　　B. 痰火扰心
C. 心血瘀阻　　D. 肾精亏虚
E. 心脾两虚

答案：A　　考点：痰蒙心神证的临床表现

解析：表情淡漠，神志痴呆，举止失常多由肝气郁结，气郁生痰，痰浊上蒙心窍所致，属于癫证。面色晦滞为湿浊郁遏中焦，清阳不升，浊气上泛。脘闷作恶为胃失和降，胃气上逆，舌苔白腻，脉滑是痰浊内盛之象。故选择 A。考生在做此类题时，注意抓题干的主要信息，以便帮助解题，如本题的苔白腻是一个关键信息，用它可排除 B、C、D、E，只有 A 项正确。

11. 患者，男，50 岁。咳嗽喘促，呼多吸少动则益甚，声低息微，腰膝酸软，舌淡，脉沉细两尺无力。其病机是

A. 肺气虚损　　B. 肺阴虚亏
C. 肺肾气虚　　D. 肺肾阴虚
E. 肾气虚衰

答案：C　　考点：肺肾气虚的临床表现

解析：咳嗽喘促为肺气虚的表现，呼多吸少动则益甚，声低息微，腰膝酸软为肾气虚的表现。舌淡为气虚，脉沉细两尺无力为肾气虚的表现。由此可见患者肺肾两脏气虚，降纳无权，故选择 C。

12. 患者，男，54 岁。咳嗽气粗，痰多痰黄，面赤身热，口干欲饮，舌红苔黄，脉滑数。其证候是

A. 痰热郁肺　　B. 肺阴亏耗
C. 风燥伤肺　　D. 风热犯肺
E. 风寒袭肺

答案：A　　考点：痰热壅肺证的临床表现

解析：咳嗽气粗，痰多痰黄为痰热蕴结于肺，肺失清肃而气上逆；面赤身热，口干欲饮为热盛伤津。舌红苔黄腻，脉滑数为痰热内盛之象。故选择 A。

13. 患者干咳，连声作呛，咽喉干痛，唇鼻干燥，痰少而黏，口干，伴身热恶寒，舌质红干而少津，苔薄黄，脉浮数。其证候是

A. 风热犯肺　　B. 风燥伤肺
C. 痰热郁肺　　D. 肝火犯肺
E. 肺阴亏耗

答案：B　　考点：风燥犯肺证的临床表现

解析：干咳无痰，或痰少而黏，不易咳出为燥邪犯肺，

津液被伤，肺不得滋润而失清肃，唇、舌、咽、鼻都见干燥而欠润为伤津化燥，气道失其濡润；身热恶寒为肺为燥邪所袭，肺卫失宣；燥邪伤津则舌红，燥邪袭肺，苔多黄。脉浮数为风燥之象。故选择 B。

14. 患者，女，36 岁，已婚，面色萎黄，神疲乏力，气短懒言，食少便溏，月经淋沥不断，经血色淡，舌淡无苔，脉沉细无力。其病机是

A. 脾不统血　　B. 脾肾阳虚

C. 气血两虚　　D. 脾肺气虚

E. 肝血不足

答案：A　　考点：脾不统血的临床表现

解析：脾不统血证主要表现为面色萎黄或苍白无华，神疲乏力，气短懒言，或食少便溏，并见出血，或便血，或溺血，肌衄，鼻衄，或妇女月经过多、崩漏，舌淡，脉细无力等。该病例符合此证的临床表现，故应选择 A。

15. 患者身目发黄，黄色鲜明，腹部痞满，肢体困重，便溏尿黄，身热不扬，舌红苔黄腻，脉濡数。其证候是

A. 肝胆湿热　　B. 大肠湿热

C. 肝火上炎　　D. 湿热蕴脾

E. 寒湿困脾

答案：D　　考点：湿热蕴脾的临床表现

解析：题干中的舌苔黄腻提示内有湿热可排除 C、E，具体湿热在何脏何腑，可参照其他信息，题干中的腹部痞满、肢体困重、身热不扬均提示病位在脾，故此证为湿热蕴脾，故选 D。考生在做此类题时均可按照此思路推理。

16. 患者眩晕耳鸣，头目胀痛，面红目赤，急躁易怒，腰膝酸软，头重足轻，舌红，脉弦细数。其证候是

A. 肝火上炎　　B. 肝阳上亢

C. 肝阴不足　　D. 肝气郁结

E. 肝阳化风

答案：B　　考点：肝阳上亢的临床表现

解析：眩晕耳鸣，头目胀痛，面红目赤为肝肾之阴不足，肝阳亢逆无制，气血上冲；急躁易怒为肝失柔顺；腰膝酸软为肝肾阴虚，筋脉失养；阳亢于上，阴亏于下，上盛下虚，故头重脚轻；舌红、脉弦细，为肝肾阴虚，肝阳亢盛之象。故选择 B。

17. 患者，男，50 岁。眩晕欲仆，头重脚轻，筋惕肉瞤，肢麻震颤，腰膝酸软，舌红苔薄白，脉弦细。其病机是

A. 肝阳上亢　　B. 肝肾阴虚

C. 肝阳化风　　D. 阴虚风动

E. 肝血不足

答案：C　　考点：肝风内动的临床表现

解析：眩晕欲仆为肝阳化风，肝风内动，上扰头目，故头重脚轻；风动筋挛，则筋惕肉瞤；肝肾阴虚，筋脉失养，故肢麻震颤，腰膝酸软。故选择 C。

18. 患者，男，45 岁。平日急躁易怒，今日因事与人争吵时突感头晕，站立不住，面赤如醉，舌体颤动，脉弦。其证候是

A. 肝火上炎　　B. 肝阳上亢

C. 热极生风　　D. 肝阳化风

E. 肝气郁结

答案：D　　考点：肝风内动的临床表现

解析：患者平日急躁易怒说明平素具有肝阳上亢的现象，现与人争吵出现头晕，舌体颤动，有动风之象，为肝阳化风证候。故选择 D。

19. 患者，女，26 岁，已婚。胃脘痞满，不思饮食，频频泛恶，干呕，大便秘结，舌红少津，脉细弱。其病机是

A. 脾阴不足　　B. 胃阴不足

C. 胃燥津亏　　D. 胃热炽盛

E. 肝胃不和

答案：B　　考点：脾、胃证的临床表现

解析：题干中的舌红少津提示有阴津不足，排除 D、E，脾的不足主要在气、阳，没有脾阴不足一说，排除 A。结合题干的特征性症状不思饮食，提示本证为胃阴不足，故选 B。

20. 患者，男，45 岁。心烦不寐，眩晕耳鸣健忘，腰酸梦遗，舌红少津，脉细数。其病变所在脏腑为

A. 心　　B. 肾

C. 肝　　D. 心、肾

E. 肝、胃

答案：D　　考点：心、肾病证的临床表现

解析：患者心烦不寐，病变的脏腑为心，眩晕耳鸣健忘，腰酸梦遗病变的脏腑为肾。故选择 D。

21. 患者平素性急易怒，时有胁胀，近日胁胀加重，伴食欲不振，食后腹胀，便溏，舌苔薄白，脉弦。其证候是

A. 脾气虚　　B. 脾阳虚

C. 脾肾阳虚　　D. 肝脾不调

E. 肝胃不和

答案：D　　考点：肝脾不调证的临床表现

解析：患者平素性急易怒，时有胁胀提示情志不舒，肝失疏泄。伴食欲不振，食后腹胀，便溏，为肝郁乘脾，脾失健运之症。题目中未见嗳气呃逆，吞酸嘈杂善太息等肝胃不和症状。故选择 D。

22. 患者，女，56 岁。咳喘 10 年，伴见胸闷心悸，咳痰清稀，声低乏力，面白神疲，舌质淡白，脉弱。其证候是

A. 心肺气虚　　B. 肺气虚

C. 寒邪客肺　　D. 脾肺气虚

E. 肾不纳气

答案：A　　考点：心肺气虚证的临床表现

解析：患者咳喘10年必有肺气虚，胸闷心悸提示心气不足，咳痰清稀，声低乏力，面白神疲，舌质淡白，脉弱等为一派心肺气虚的表现。故选择A。

23. 患者心悸怔忡，神识蒙眬，困倦易睡，畏寒肢冷，肢面浮肿，下肢为甚，舌淡暗苔白滑，脉沉细微。其证候是

A. 痰湿困脾　　B. 脾气虚弱
C. 心肾阳衰　　D. 脾肾阳虚
E. 脾虚湿阻

答案：C　　考点：心肾阳虚的临床表现、辨证要点

解析：患者心悸怔忡，神识蒙眬提示病变及心，困倦易睡，畏寒肢冷，舌淡暗苔白滑，脉沉细微提示阳气虚衰，肢面浮肿，下肢为甚提示肾阳衰惫。故选择C。

24. 患者，男，65岁。眩晕，耳鸣如蝉，健忘失眠，胁痛，腰膝酸痛，盗汗，舌红少苔，脉细数。其证候是

A. 肾精不足　　B. 肾阴虚
C. 肝阴虚　　D. 肝肾阴虚
E. 肝阳上亢

答案：D　　考点：肝肾阴虚证的临床表现、辨证要点

解析：由患者年龄65岁及眩晕，耳鸣如蝉，健忘失眠的表现均提示肾精亏虚，胁痛提示肝络受损，腰膝酸痛，盗汗，舌红少苔，脉细数提示肾阴虚证。故选择D。

25. 患者，男，50岁。咳喘20日余，现咳嗽痰少，口燥咽干，形体消瘦，腰膝酸软，颧红盗汗，舌红少苔，脉细数。其病机是

A. 肺气虚损　　B. 肺阴虚亏
C. 肺肾阴虚　　D. 肺肾气虚
E. 肾气虚衰

答案：C　　考点：肺肾阴虚证的临床表现、辨证要点

解析：题目中患者咳喘20日余，多为肺气亏虚，久病及肾；咳嗽痰少，口燥咽干，形体消瘦，舌红少苔，脉细数提示阴虚证；腰膝酸软，颧红盗汗提示肾阴亏虚。故选择C。

26. 患儿，3岁。发育迟缓，坐、立、行走、牙齿的发育都迟于同龄小儿。颈项萎软，天柱骨倒，不能行走，舌淡苔薄。其证候是

A. 脾肾气虚　　B. 气血虚弱
C. 肝肾不足　　D. 心血不足
E. 肾阳亏虚

答案：C　　考点：肝肾不足证的临床表现、辨证要点

解析：小儿生长发育迟缓，是由于肾精不足，从题目的症状来看选项C最适合。

[B型题]

(27～28题共用备选答案)

A. 咳嗽，咳痰稀白　　B. 咳嗽，痰多泡沫
C. 咳喘，咳痰黄稠　　D. 咳嗽，痰少难咳
E. 咳喘，痰多易咳

27. 热邪壅肺证，可见

答案：C

28. 燥邪犯肺证，可见

答案：D　　考点：热邪壅肺、燥邪犯肺证的临证鉴别

解析：热邪壅肺，热伤肺津，炼液成痰，痰热互结为黄稠痰。燥邪犯肺，易伤肺津，痰少而难咳。故27题选择C，28题选择D。

(29～30题共用备选答案)

A. 脾气虚　　B. 脾阳虚
C. 寒湿困脾　　D. 食滞胃脘
E. 命门火衰

29. 患者大便稀溏，纳差，腹胀，食后尤甚，舌淡白有齿痕。其证候是

答案：A

30. 患者清晨腹痛，痛即作泻，形寒肢冷，神疲，面色白，脉迟无力。其证候是

答案：E　　考点：不同脏腑类证鉴别

解析：患者大便稀溏、纳差，腹胀，食后尤甚，是由于脾气虚致运化功能失常，从而出现一系列上述症状。患者清晨腹痛，痛即作泻，形寒肢冷，神疲面白，是由于命门火衰，不能温煦所致。故29题选A，30题选E。

(31～32题共用备选答案)

A. 尿频尿急，尿道灼痛，尿黄短少
B. 头痛目赤，急躁易怒，胁痛便秘
C. 腹部痞闷，纳呆便溏，面目发黄
D. 腹痛下痢，赤白黏冻，里急后重
E. 阴囊湿疹，瘙痒难忍，小便短赤

31. 肝胆湿热可见

答案：E

32. 湿热蕴脾可见

答案：C　　考点：肝胆湿热、湿热蕴脾证的临床表现

解析：肝胆湿热证的临床表现为胁肋胀痛，或有痞块，口苦，腹胀，纳少呕恶，大便不调，小便短赤，舌红苔黄腻，脉弦数。或寒热往来，或身目发黄，或阴囊湿疹，或睾丸肿胀热痛，或带浊阴痒等。故31题选择E。湿热蕴脾证的临床表现为脘腹痞闷，纳呆呕恶，便溏尿黄，肢体困重，或面目肌肤发黄，色泽鲜明如橘，皮肤发痒，或身热起伏，汗出热不解。舌红苔黄腻，脉濡数。故32题选择C。

（33～34 题共用备选答案）

A. 肝阳化风证　B. 阴虚动风证
C. 血虚生风证　D. 热极生风证
E. 肝阳上亢证

33. 可见步履不稳，眩晕欲仆症状的是

答案：A

34. 可见眩晕肢体震颤，面白无华症状的是

答案：C　考点：几种内风的临床表现

解析：肝阳化风证表现为眩晕欲仆，头摇肢颤语言謇涩，或舌强不语，或卒然倒地，不省人事，半身不遂。阴虚动风证表现为手足蠕动，午后潮热，五心烦热，口咽干燥，形体消瘦。血虚生风证表现为手足震颤，肌肉跳动，关节拘急不利，肢体麻木，眩晕耳鸣，面白无华，爪甲不荣，头痛项强，手足麻木，步履不正。热极生风证表现为手足抽搐，颈项强直，角弓反张，两目上视，牙关紧闭，高热神昏，躁热如狂。肝阳上亢证表现为眩晕耳鸣，头目胀痛，面红目赤，急躁易怒，心悸健忘，失眠多梦，腰膝酸软，头重脚轻，舌红少苔，脉弦有力。故 33 题选择 A，34 题选择 C。

（35～36 题共用备选答案）

A. 肺肾气虚　B. 肺气虚
C. 脾肺气虚　D. 心肺气虚
E. 肾气不固

35. 久病咳喘，乏力少气，呼多吸少，自汗耳鸣，舌淡脉弱，其证候是

答案：A

36. 久病咳喘，胸闷心悸，乏力少气，自汗声低，舌淡脉弱，其证候是

答案：D　考点：肺肾气虚、心肺气虚证的临床表现、辨证要点

解析：久病咳喘，提示病变本在肺，日久及肾，表现为乏力少气，呼多吸少，自汗耳鸣，舌淡脉弱。故 35 题选择 A。久病喘咳，肺气已虚，兼见胸闷心悸，可见此症为心肺气虚，是指心肺两脏气虚所表现的证候，多由久病咳喘，耗伤心肺之气，以心悸咳喘与气虚证共见为辨证要点。故 36 题选择 D。

第十一单元　六经、卫气营血及三焦辨证

【考点透视】

1. 熟悉六经病证的特点，注意太阳、阳明病经腑证的表现特点，少阴、厥阴病寒化、热化的临床表现。

2. 熟悉卫分、气分、营分、血分的临床表现，以及上、中、下三焦的发病机制及临床表现。

3. 明确传经、直中、合病、并病的概念。

［A1 型题］

1. 阳明经证与腑证的鉴别要点是

A. 有无发热　B. 有无汗出
C. 有无神志改变　D. 有无燥屎内结
E. 有无舌苔黄燥

答案：D　考点：阳明病提纲

解析：阳明经证，是指阳明病邪热弥漫全身，充斥阳明之经，肠中并无燥屎内结所表现出的临床证候。阳明腑证，是指阳明经邪热不解，由经入腑，或热自内发，与肠中糟粕互结，阻塞肠道所表现出的临床证候。阳明腑证较经证为重，往往是阳明经证进一步的发展。误用发汗使津液外泄，于是肠中干燥，热与糟粕充斥肠道，结而不通，则脐腹部胀满疼痛，大便秘结。故选择 D。

2. 下列除哪项外，均为阳明腑实证的临床表现

A. 脉沉迟而实　B. 日晡潮热
C. 身热不扬　D. 腹胀拒按
E. 大便秘结

答案：C　考点：阳明腑实证临床表现

解析：阳明腑实证的临床表现为日晡潮热、手足汗出，脐腹胀满疼痛，大便秘结，或腹中转矢气，甚者谵语，狂乱，不得眠，舌苔多厚黄干燥，边尖起芒刺，甚至焦黑燥裂。脉沉迟而实或滑数。故选择 C。

3. 下列各项，属于下焦病证辨证要点的是

A. 发热微恶风寒　B. 面红目赤
C. 身热颧红　D. 腹满便秘
E. 烦躁口渴

答案：C　考点：三焦病证的辨证要点

解析：下焦病证的辨证要点为身热颧红、手足蠕动或瘛疭、舌绛苔少。故选择 C。

4. 下列各项，不属气分证临床表现的是

A. 心烦懊侬　B. 便秘溲赤
C. 胁痛口苦　D. 谵语狂乱
E. 身热夜甚

答案：E　考点：气分证临床表现

解析：气分证的临床表现为发热，不恶寒反恶热，心烦，口渴，汗出，溲赤，舌红苔黄，脉数。或兼咳喘、胸痛、痰稠色黄；或兼心烦懊侬，坐卧不安；或兼日晡潮热，腹满胀痛拒按，时或谵语、狂乱，便秘或纯痢稀水；或兼胁痛，口苦，干呕，脉弦数等。身热夜甚为热入营分的表现。故选择 E。

［A2 型题］

5. 患者心烦不得卧，口燥咽干，舌尖红，脉细数。其诊断是

A. 太阴病证　B. 厥阴病证

C. 少阳病证　　D. 少阴热化证

E. 少阴寒化证

答案：D　**考点**：少阴热化证临床表现

解析：太阴病证表现为腹满欲吐，食不下，自利，口不渴，时腹自痛，舌淡苔白滑，脉沉缓而弱。厥阴病证以上热下寒为主证，表现为消渴，气上冲心，心中疼热，饥而不欲食，食则吐蛔。少阳病证是对外感病过程的后期阶段，全身性阴阳衰惫所表现证候的概括。少阴热化证表现为心烦不得眠，口燥咽干，舌尖红少津，脉象细数。少阴寒化证表现为无热恶寒，脉微细，但欲寐，四肢厥冷，下利清谷，呕不能食，或食入即吐，脉微欲绝，甚则身热反不恶寒，面赤。故选择D。

6. 感冒患者，恶寒发热轻微，但以脘腹冷痛，呕吐，腹泻为主要症状，舌苔薄，脉紧。其病机是

A. 寒邪伤及卫阳　　B. 寒邪伤及太阴

C. 寒邪直中少阴　　D. 寒邪直中脾胃

E. 寒邪伤及厥阴

答案：D　**考点**：六经病证的传变

解析：A为人体卫外功能失常，肺卫失宣所表现的证候。B为腹满欲吐，食不下，自利，口不渴，时腹自痛，舌淡苔白滑，脉沉缓而弱，以虚寒之象为辨证要点。C为心肾阳气虚衰，病邪入里从阴化寒所表现的全身性虚寒证候，以无热恶寒，肢厥，下利，脉微为辨证要点。D指病邪不经阳经传入，而直接侵袭阴经发病者，一发病就呈现三阴经的证候，题目中强调以脘腹冷痛，呕吐，腹泻为主要症状即表现了此特点。E以上热下寒为主证，消渴，气上冲心，心中疼热，饥而不欲食，食则吐蛔。故选择D。

第三章　中　药　学

第一单元　中药的性能

【考点透视】

熟悉本单元内容，重点明确辛、甘、酸、苦、咸五味的作用。

细目一　四气、五味

[A1 型题]

1. 解表药的味多是

A. 辛味　B. 酸味

C. 甘味　D. 苦味

E. 咸味

答案：A　考点：五味的作用及适应证

解析：解表药以辛温发散为主要功能，以辛味居多。故选择 A。

2. 能缓和拘急疼痛的药物大多具有的药味是

A. 苦味　B. 咸味

C. 辛味　D. 甘味

E. 酸味

答案：D　考点：五味的作用及适应证

解析：甘有补益、和中、调和药性和缓急止痛的作用。故选择 D。

[B 型题]

（3～4 题共用备选答案）

A. 苦寒　B. 甘寒

C. 辛苦温　D. 甘苦温

E. 甘辛温

3. 清热燥湿药的性味多为

答案：A

4. 理气药的性味多为

答案：C　考点：清热燥湿药和理气药的性味

解析：清热燥湿药的性味多为苦寒，理气药的性味多为辛苦温。故 3 题选择 A，4 题选择 C。

细目二　升降浮沉

[A1 型题]

1. 下列哪项属于药性升浮药物的功效

A. 止咳平喘　B. 渗湿利尿

C. 息风潜阳　D. 祛风散寒

E. 清热泻下

答案：D　考点：药物药性

解析：升、浮，指药物向上、向外的趋向性作用；沉、降，指药物向里、向下的趋向性作用。一般而言，发表、透疹、升阳、涌吐、开窍等药具有升浮作用，收敛固涩、泻下、利水、潜阳、镇惊安神、止咳平喘、止呕等药具有沉降作用。故选择 D。

细目三　归　经

[A1 型题]

1. 归经的理论基础是

A. 阴阳学说　B. 五行学说

C. 运气学说　D. 整体观念

E. 脏腑经络理论

答案：E　考点：归经的理论基础

解析：归经的理论基础是脏腑经络理论。故选择 E。

2. 蝉蜕的主要归经是

A. 肺、脾　B. 肺、肾

C. 肺、心　D. 肺、肝

E. 肺、大肠

答案：D　考点：蝉蜕的归经

解析：蝉蜕归肺、肝经。故选择 D。

[B 型题]

（3～4 题共用备选答案）

A. 肺、胃、肾经　B. 肺、脾、肾经

C. 心、脾、肾经　D. 心、肝、肾经

E. 心、肝、脾经

3. 知母的主要归经是

答案：A

4. 龟甲的主要归经是

答案：D

解析：知母苦、甘，寒。归肺、胃、肾经。故 3 题选择 A。龟甲甘，寒。归肾、肝、心经。故 4 题选择 D。

第二单元　中药的作用

【考点透视】

了解中药作用的基本原理，明确中药的对症治疗功效与对因治疗功效。

[A1 型题]

1. 中药的作用指的是

A. 中药的治疗作用与不良反应
B. 中药的治疗功效
C. 中药的不良作用
D. 中药的升降浮沉
E. 中药的药性理论

答案：A　考点：中药的作用

解析：中药的作用是指中药对机体的影响，或机体对药物的反应，包括治疗作用及不良作用（不良反应）。故选择A。

2. 具有祛风散寒的功效，所能治疗的病证是

A. 风寒湿痹，痿软无力
B. 肺痈吐脓，肺热咳嗽
C. 热淋涩痛，小便不利
D. 风湿热痹，关节红肿
E. 脘腹胀满，恶心呕吐

答案：A　考点：中药的功效与主治的关系

解析：此题是以举例说明中药的功效与其治疗的病症相对应，祛风散寒的功效，治疗的病症当以风寒证为主，故选择A。

3. 下列各项，属对症治疗功效的是

A. 止痛　B. 泻下
C. 安神　D. 理气
E. 息风

答案：A　考点：中药的功效

解析：中药的功效分类有对因治疗功效与对症治疗功效，对因治疗功效包含祛邪、扶正、调理脏腑功能、消除病理产物等方面的内容，如祛风、清热、泻下等；对症治疗功效指能缓解或消除疾病过程中出现的某些症状，如止痛、止汗、止咳平喘、涩精止遗等。故选择A。

第三单元　中药的配伍

【考点透视】

明确7种配伍关系的概念及应用举例，注意相须和相使、相畏和相杀的鉴别。

[A1 型题]

1. 干姜配伍附子，可降低附子的毒性，属于

A. 相须　B. 相使
C. 相畏　D. 相杀
E. 相反

答案：D　考点：中药配伍的意义

解析：中药“七情”配伍理论：单行、相须、相使、相畏、相杀、相恶、相反。相须，指功效相似的药物配伍协同增效；相使，指主药配合辅药，互相增强作用；相畏，指一种药物的毒性可以被另一种药物减轻或消除；相杀，指一种药物能减轻或消除另一种药物的毒性；相反，指两药合用，产生毒性反应或副作用。干姜杀附子之毒，故选择D。

2. 使用化痰药治疗癫痫惊厥者，最常配伍的是

A. 清热、消食药　B. 平肝息风、安神药
C. 安神、理气药　D. 安神、泻下药
E. 补虚、消食药

答案：B　考点：药物的配伍

解析：使用化痰药治疗癫痫、惊厥、眩晕、昏迷者，最常配伍平肝息风、开窍、安神药。故选择B。

3. 人参配莱菔子在药物七情配伍关系中属

A. 相使　B. 相畏
C. 相杀　D. 相反
E. 相恶

答案：E　考点：中药“七情”配伍理论

解析：中药“七情”配伍理论：单行、相须、相使、相畏、相杀、相恶、相反。相使，指主药配合辅药，互相增强作用；相畏，指一种药物的毒性可以被另一种药物减轻或消除；相杀，指一种药物能减轻或消除另一种药物的毒性；相反，指两药合用，产生毒性反应或副作用；相恶，一种药物破坏另一种药物的功效。莱菔子能削弱人参的补气作用。故选择E。

[B 型题]

（4～5题共用备选答案）

A. 相使　B. 相杀
C. 相畏　D. 相反
E. 相恶

4. 两药合用，以一种药为主，另一种药为辅，辅药能提高主药疗效的配伍关系，称为

答案：A

5. 两药合用，一种药物的毒副作用能被另一种药物所抑制的配伍关系，称为

答案：C　考点：药物的七情配伍关系

解析：理解记忆药物的七情配伍关系，注意相杀、相畏表达方式上的不同。

第四单元　中药的用药禁忌

【考点透视】

1. 牢记“十八反”“十九畏”的内容。
2. 注意区别妊娠的慎用药与禁用药。

细目一　配伍禁忌

［A1 型题］

1. 下列各组药物中，不属于配伍禁忌的是

A. 川贝母与川乌　　B. 藜芦与赤芍
C. 肉桂与赤石脂　　D. 水银与砒霜
E. 硫黄与厚朴

答案：E　　考点：配伍禁忌"十八反""十九畏"的内容

解析："十八反"：本草明言十八反，半蒌贝蔹及攻乌，藻戟遂芫俱战草，诸参辛芍叛藜芦。A、B 选项属于"十八反"的禁忌。"十九畏"：硫黄原是火中精，一见朴硝便相争。水银莫与砒霜见，狼毒最怕密陀僧。巴豆性烈最为上，偏与牵牛不顺情。丁香莫与郁金见，牙硝难合京三棱，川乌草乌不顺犀，人参最怕五灵脂，官桂善能调冷气，若逢石脂便相欺。C、D 选项属于"十九畏"禁忌。硫黄与矿物药朴硝禁忌，而不是与厚朴禁忌，故选择 E。

2. 下列各组药物中，属于配伍禁忌的是

A. 巴豆与牵牛　　B. 丁香与三棱
C. 牙硝与郁金　　D. 官桂与五灵脂
E. 人参与石脂

答案：A　　考点：十九畏的内容

解析：参见本细目第 1 题。故选择 A。

3. 下列药物中，不宜与藜芦配伍的是

A. 黄芩　　B. 黄连
C. 黄柏　　D. 龙胆草
E. 苦参

答案：E　　考点：十八反的内容

解析：参见本细目第 1 题。故选择 E。

4. "十九畏"中，人参"畏"的是

A. 三棱　　B. 朴硝
C. 硫黄　　D. 五灵脂
E. 密陀僧

答案：D　　考点：十九畏的内容

解析：参见本细目第 1 题。故选择 D。

细目二　妊娠用药禁忌

［A1 型题］

1. 孕妇应慎用的药物是

A. 金银花　　B. 连翘
C. 牛黄　　D. 鱼腥草
E. 蒲公英

答案：C　　考点：药物的禁忌

解析：C 牛黄为息风止痉药，孕妇慎用，其他选项为清热药，无孕妇的禁忌。故选择 C。

第五单元　中药的剂量与用法

【考点透视】

重点关注先煎、后下、包煎、另煎、冲服等煎煮方法的典型药物。

［A1 型题］

1. 龟甲入汤剂应当

A. 包煎　　B. 先煎
C. 后下　　D. 另煎
E. 烊化

答案：B　　考点：龟甲的使用方法

解析：煎煮方法需要特殊处理的有：①矿石类、贝壳类、动物甲壳类、某些有毒中药需先煎；②含挥发性成分、气芳香、久煎有效成分易破坏的应后下；③含黏液质、绒毛、花粉等饮片宜包煎；④某些贵重药材应另煎；⑤一些用量少的贵重药材研末冲服；⑥胶类、蜜膏类宜加热烊化服用。龟甲属于动物甲壳类，质地坚硬，有效成分不易煎出，入汤剂宜先煎。故选择 B。

2. 钩藤入汤剂宜

A. 先煎　　B. 后下
C. 包煎　　D. 另煎
E. 烊化

答案：B　　考点：钩藤的使用方法

解析：钩藤含挥发性成分，若久煎，其有效成分会被破坏，因此，钩藤入汤剂宜后下。故选择 B。

3. 辛夷入汤剂宜

A. 烊化　　B. 冲服
C. 后下　　D. 包煎
E. 先煎

答案：D　　考点：辛夷的使用方法

解析：辛夷有毛，易刺激咽喉，入汤剂宜用纱布包煎。故选择 D。

4. 入汤剂宜另煎的药物是

A. 人参　　B. 当归
C. 黄芪　　D. 杜仲
E. 石斛

答案：A　　考点：人参的用法

解析：人参为贵重药材，为了更好地煎出有效成分，还应单独另煎，即另炖 2～3 小时。煎液可以另服，也可与其他煎液混合服用。故选择 A。

5. 下列药物入汤剂宜包煎的是

A. 茯苓　B. 滑石
C. 地肤子　D. 泽泻
E. 茵陈蒿

答案：B　考点：滑石的用法

解析：滑石为粉末状矿物质药材，故应用时当用布包。故选择 B。

6. 下列各药中，入汤剂宜包煎的药物是

A. 砂仁　B. 沉香
C. 磁石　D. 五灵脂
E. 天南星

答案：D　考点：五灵脂的用法

解析：砂仁、沉香入汤剂宜后下。磁石宜打碎先煎。五灵脂宜包煎。天南星多制用。故选择 D。

[B 型题]

(7～8 题共用备选答案)

A. 驱虫药　B. 泻下药
C. 滋补药　D. 安神药
E. 健胃药

7. 宜在睡前服的药物是

答案：D

8. 宜在饭后服的药物是

答案：E　考点：特殊类别药物的服用时间

解析：A、B、C 宜空腹服，D 宜睡前服，E 宜饭后服。故 7 题选择 D，8 题选择 E。

第六单元　解表药

【考点透视】

1. 本单元内容较为重要，需要了解每一味中药的功效、主治。
2. 注意某些药物的特别功效。
3. 注意某些药物的特殊用法。

细目一　发散风寒药

[A1 型题]

1. 麻黄具有的功效是

A. 解鱼蟹毒　B. 平喘利水
C. 祛风胜湿　D. 行气宽中
E. 温经通阳

答案：B　考点：麻黄的功效

解析：麻黄发汗解表，宣肺平喘，利水消肿。故选择 B。

2. 既治风寒表实无汗，又治风寒表虚有汗的药物是

A. 麻黄　B. 紫苏
C. 桂枝　D. 香薷
E. 荆芥

答案：C　考点：桂枝的功效

解析：桂枝具有发汗解肌之功，倘若配伍得当，则既可以治疗风寒表实无汗，又治风寒表虚无汗。其余药物则多用于治疗风寒表实无汗。故选择 C。

3. 具有散风寒，通鼻窍功效的药物是

A. 桂枝　B. 生姜
C. 防风　D. 辛夷
E. 紫苏

答案：D　考点：辛夷的功效

解析：桂枝发汗解肌、温通经脉、助阳化气；生姜解表散寒、温中止呕、温肺止咳；防风祛风解表，胜湿止痛，止痉；辛夷发散风寒、通鼻窍；紫苏解表散寒、行气宽中、解鱼蟹毒、安胎。故选择 D。

4. 细辛具有的功效是

A. 回阳救逆　B. 温肝暖肾
C. 温中降逆　D. 宣通鼻窍
E. 理气和胃

答案：D　考点：细辛的功效

解析：细辛解表散寒，祛风止痛，通窍，温肺化饮。故选择 D。

5. 下列解表药中兼有化湿和中功效的是

A. 紫苏　B. 香薷
C. 生姜　D. 白芷
E. 防风

答案：B　考点：香薷的功效

解析：紫苏解表散寒，行气宽中，解鱼蟹毒。香薷发汗解表，化湿和中，利水消肿。生姜解表散寒，温中止呕，温肺止咳，解毒。白芷解表散寒，祛风止痛，通鼻窍，燥湿止带，消肿排脓。防风祛风解表，胜湿止痛，止痉。故本题选择 B。

6. 下列药物中，能燥湿止带的是

A. 防风　B. 白芷
C. 羌活　D. 苍耳子
E. 藁本

答案：B　考点：白芷的功效

解析：防风祛风解表，胜湿止痛，止痉。白芷解表散寒，祛风止痛，通鼻窍，燥湿止带，消肿排脓。羌活解表散寒，祛风胜湿，止痛。苍耳子发散风寒，通鼻窍，祛风湿，止痛。藁本祛风散寒，除湿止痛。故选择 B。

7. 功能祛风散寒止痛，善治颠顶头痛的药物是

A. 白芷　B. 藁本
C. 细辛　D. 吴茱萸

E. 苍耳子

答案：B　考点：蒿本的功效

解析：五种药物均有祛风散寒之功，白芷治疗阳明头痛，藁本则擅长治疗颠顶头痛，苍耳子善治鼻渊头痛，细辛善治少阴头痛，吴茱萸善治厥阴头痛。故选择B。

8. 既可用治外感风寒，又可用于外感风热的药物是

A. 麻黄　B. 防风
C. 桂枝　D. 紫苏
E. 羌活

答案：B　考点：防风的功效

解析：防风祛风解表，胜湿止痛，止痉。配伍得当，既可用治外感风寒，又可用于外感风热。其余药物能够发汗解表，常用于风寒感冒。故选择B。

［A2 型题］

9. 患者外感风寒，恶寒发热，头身疼痛，无汗，喘咳。治疗宜选用

A. 麻黄　B. 桂枝
C. 细辛　D. 杏仁
E. 白前

答案：A　考点：麻黄的主治病证

解析：本题所述为外感风寒，治疗宜选用辛温解表药，可排除D、E选项，麻黄发汗力较桂枝强，风寒表实无汗宜用，兼可宣肺平喘。故选择A。

10. 患者外感风寒，恶寒发热，无汗，腹痛，吐泻，舌苔白腻。治疗宜选用

A. 麻黄　B. 桂枝
C. 香薷　D. 防风
E. 白芷

答案：C　考点：香薷的主治病证

解析：麻黄发汗解表、宣肺平喘、利水消肿、散寒通滞；桂枝发汗解肌、温通筋脉、助阳化气；香薷发汗解表、化湿和中、利水消肿；防风祛风解表、胜湿止痛、止痉；白芷解表散寒、祛风止痛、通鼻窍、燥湿止带、消肿排脓、祛风止痒。本题所述病证中有"吐泻"，提示脾胃失调，选取有化湿和中功效的香薷较好，故选择C。

细目二　发散风热药

［A1 型题］

1. 下列药物中，长于清利头目的是

A. 葛根　B. 柴胡
C. 升麻　D. 蔓荆子
E. 淡豆豉

答案：D　考点：蔓荆子的功效

解析：葛根能透疹、升阳止泻；柴胡能升阳举陷、退热截疟；升麻长于发散风热；蔓荆子长于清利头目；淡豆豉利水渗湿。故选择D。

2. 蜜炙桑叶多用于

A. 清肺热　B. 疏风热
C. 清肝热　D. 清血热
E. 润肺燥

答案：E　考点：桑叶的应用

解析：桑叶疏散风热、清肺润燥、平肝明目、凉血止血。蜜炙能增强润肺止咳作用，可润肺燥。看到"蜜炙"就想到"润燥"，故选择E。

3. 治疗外感发热，邪郁肌腠，项背强痛者，应首选

A. 荆芥　B. 白芷
C. 薄荷　D. 葛根
E. 柴胡

答案：D　考点：葛根的应用

解析：患者"外感发热，邪郁肌腠，项背强痛"，治宜解肌退热。葛根解肌退热，透发麻疹，生津止渴，升阳止泻。故选择D。而荆芥祛风解表，透疹消疮，止血。白芷解表散寒，祛风止痛，通鼻窍，燥湿止带，消肿排脓。薄荷疏散风热，清利头目，利咽透疹，疏肝行气。柴胡疏散退热，疏肝解郁，升阳举陷。

4. 下列各项，不属薄荷功效的是

A. 疏散风热　B. 疏肝行气
C. 清热凉血　D. 透疹利咽
E. 清利头目

答案：C　考点：薄荷的功效

解析：薄荷属辛凉解表药，功能疏散风热，清利头目，利咽透疹，疏肝行气。故选择C。

5. 薄荷、牛蒡子除均可疏散风热外，还具有的功效是

A. 利咽透疹　B. 宣肺祛痰
C. 明目退翳　D. 息风止痉
E. 疏肝理气

答案：A　考点：薄荷、牛蒡子的功效

解析：薄荷疏散风热，清利头目，利咽透疹，疏肝行气。牛蒡子疏散风热，宣肺祛痰，利咽透疹，解毒散肿。故选择A。

6. 治疗风热郁闭，咽喉肿痛，大便秘结者，应首选

A. 薄荷　B. 蝉蜕
C. 菊花　D. 蔓荆子
E. 牛蒡子

答案：E　考点：牛蒡子的应用

解析："风热郁闭"治宜疏风清热，"咽喉肿痛"治宜利咽消肿，"大便秘结"治宜通便。综合判断应选择具有滑肠和利咽之功的疏散风热药。而牛蒡子疏散风热，宣肺祛痰，利咽透疹，解毒散肿。故选择E。薄荷疏散风热，清利头目，利咽透疹，疏肝行气。蝉蜕疏散风热，利咽开音，透疹，明目退翳，息风止痉。二者都不具有滑肠之功。菊花疏散风热，平抑肝阳，清肝明目，清热解毒。蔓荆子疏

散风热，清利头目。

7. 治疗外感风热，发热，微恶寒，头痛，咽喉肿痛，兼胸闷胁肋胀痛，应首选

A. 升麻　　B. 薄荷
C. 葛根　　D. 蝉蜕
E. 牛蒡子

答案：B　　考点：薄荷的功效

解析：患者“外感风热，发热，微恶寒”，治宜疏散风热，“头痛”治宜清利头目，“咽喉肿痛”治宜清热利咽，“胸闷胁肋胀痛”治宜疏肝行气，薄荷疏散风热，清利头目，利咽透疹，疏肝行气。故选择B。升麻升阳举陷。葛根解肌退热，透发麻疹，生津止渴，升阳止泻。蝉蜕疏散风热，利咽开音，透疹，明目退翳，息风止痉。牛蒡子疏散风热，宣肺祛痰，利咽透疹，解毒散肿。

［A2 型题］

8. 患者，男，50 岁。自觉两目模糊，视物不清，伴有头痛，眩晕，舌红少苔，脉细弦。治疗应首选

A. 升麻　　B. 葛根
C. 薄荷　　D. 柴胡
E. 菊花

答案：E　　考点：菊花的应用

解析：患者“两目模糊，视物不清，伴有头痛，眩晕”，是因肝阳上亢，上扰头目。治宜平肝潜阳，清肝明目。而选项E菊花疏散风热，平抑肝阳，清肝明目，清热解毒。常用于：①风热感冒，温病初起；②肝阳眩晕，肝风实证；③目赤昏花；④疮痈肿毒。而升麻发表透疹，清热解毒，升举阳气；葛根解肌退热，透发麻疹，生津止渴，升阳止泻；薄荷疏散风热，清利头目，利咽透疹，疏肝行气；柴胡疏散退热，疏肝解郁，升阳举陷。故选择E。

第七单元　清热药

【考点透视】

1. 本单元涉及考题较多，对清热泻火、清热解毒药要重点掌握。

2. 熟悉清热燥湿以及清热凉血、清虚热的药物。

3. 留意一些药物的特别主治，如黄芩可安胎、贯众可治虫疾。

细目一　清热泻火药

［A1 型题］

1. 石膏的性味是

A. 辛苦大寒　　B. 辛咸大寒
C. 辛酸大寒　　D. 辛甘大寒
E. 甘淡大寒

答案：D　　考点：石膏的性味归经

解析：石膏“辛甘大寒，归肺胃”。故选择D。

2. 芦根、淡竹叶的共同功效，除清热除烦外，还有

A. 利尿　　B. 止呕
C. 生津　　D. 排脓
E. 凉血

答案：A　　考点：芦根和淡竹叶功效的共性

解析：芦根和淡竹叶均有清热泻火、除烦利尿之功，芦根还具有生津止渴的功效。故选择A。

3. 具有凉血功效的药物是

A. 石膏　　B. 知母
C. 芦根　　D. 天花粉
E. 栀子

答案：E　　考点：栀子的功效

解析：石膏生用清热泻火、除烦止渴；知母清热泻火、生津润燥；芦根清热泻火、生津止渴、除烦止呕、利尿；天花粉清热泻火、生津止渴、消肿排脓；栀子泻火除烦、清热利湿、凉血解毒。故选择E。

4. 治疗热病伤津，烦热口渴，呕逆时作，舌燥少津者，应首选

A. 石膏　　B. 知母
C. 天花粉　　D. 芦根
E. 栀子

答案：D　　考点：芦根的主治病证

解析：针对本题所述症状，应选择兼具清热泻火、生津止渴、除烦止呕功效的药物，石膏生用清热泻火、除烦止渴；知母清热泻火、生津润燥；芦根清热泻火、生津止渴、除烦止呕、利尿；天花粉清热泻火、生津止渴、消肿排脓；栀子泻火除烦、清热利湿、凉血解毒。故选择D。

5. 肺热壅盛，喘促气急，治疗宜与平喘药配伍的是

A. 栀子　　B. 芦根
C. 石膏　　D. 夏枯草
E. 淡竹叶

答案：C　　考点：石膏的应用

解析：石膏常与麻黄、杏仁配伍，清肺经实热，其余4项无此功效。故选择C。

6. 治疗脾虚便溏尤应慎用的药物是

A. 石膏　　B. 芦根
C. 知母　　D. 天花粉
E. 淡竹叶

答案：C　　考点：知母的使用注意事项

解析：石膏甘、辛，大寒之品，寒凉药物容易损伤脾胃，且具有滑肠之效。故脾虚便溏者尤应忌用。而知母性寒质润，有滑肠作用，故脾虚便溏者应慎用。故选择 C。

7. 功能泻火除烦，善于清泻三焦火邪的药物是

A. 栀子　B. 决明子
C. 金银花　D. 夏枯草
E. 芦根

答案：A　考点：栀子的功效

解析：栀子泻火除烦，清热利湿，凉血解毒；焦栀子凉血止血；决明子清热明目，润肠通便；金银花清热解毒，疏散风热；夏枯草清热泻火，明目，散结消肿；芦根清热泻火，生津止渴，除烦，止呕，利尿。故选择 A。

8. 下列具有清热生津，止呕，除烦功效的药物是

A. 大青叶　B. 鱼腥草
C. 夏枯草　D. 蒲公英
E. 芦根

答案：E　考点：芦根的功效

解析：大青叶清热解毒，凉血消斑；鱼腥草清热解毒，消痈排脓，利尿通淋；夏枯草清热泻火，明目，散结消肿；蒲公英清热解毒，消肿散结，利湿通淋；芦根清热泻火，生津止渴，除烦，止呕，利尿。故选择 E。芦根的功效在多道考题中出现，考生务必掌握。

［B 型题］

（9～10 题共用备选答案）

A. 石膏　B. 知母
C. 栀子　D. 天花粉
E. 夏枯草

9. 治疗肝火上炎，目珠疼痛，应选用

答案：E

10. 治疗痰火郁结，瘰疬痰核，应选用

答案：E　考点：夏枯草的应用

解析：石膏生用清热泻火、除烦止渴；知母清热泻火、生津润燥；栀子泻火除烦、清热利湿、凉血解毒；天花粉清热泻火、生津止渴、消肿排脓；夏枯草清热泻火明目、散结消肿，可治疗头痛眩晕，目珠夜痛，瘰疬瘿瘤，乳痈肿痛。针对 9、10 题所述症状，应选用夏枯草。故 9 题选择 E，10 题选择 E。

（11～12 题共用备选答案）

A. 石膏　B. 知母
C. 芦根　D. 天花粉
E. 夏枯草

11. 治疗胃热呕逆，宜选用

答案：C

12. 治疗痈肿疮疡，宜选用

答案：D　考点：芦根的应用

解析：石膏用于外感热病，高热烦渴，肺热咳喘，胃火亢盛；知母用于外感热病，高热烦渴，肺热咳喘，阴虚消渴，肠燥便秘；芦根用于热病烦渴，胃热呕逆，肺热咳嗽，肺痈吐脓，热淋涩痛；天花粉用于热病烦渴，肺热燥咳，疮疡肿毒；夏枯草用于目赤肿痛，瘰疬瘿瘤，乳痈肿痛。故 11 题选择 C，12 题选择 D。

细目二　清热燥湿药

［A1 型题］

1. 胃火炽盛，消谷善饥，烦渴多饮者，治疗宜选用

A. 黄柏　B. 栀子
C. 黄连　D. 黄芩
E. 苦参

答案：C　考点：黄连的应用

解析：B 选项为清热泻火药，归心、肺、三焦经，不作用于胃，A、C、D、E 均为清热燥湿药，其中黄柏长于清下焦湿热，黄连长于清中焦湿热，尤善清胃火，可治胃火炽盛，消谷善饥之消渴证，黄芩善清中上焦湿热。故选择 C。

2. 黄芩具有而黄柏不具有的功效是

A. 燥湿　B. 泻火
C. 解毒　D. 清肺热
E. 退虚热

答案：D　考点：黄芩、黄柏的功效

解析：黄芩和黄柏均可以清热燥湿、泻火解毒。黄芩还可以止血、安胎，作用偏于中、上二焦；黄柏作用偏于下焦，还可以除蒸，解毒疗疮。故选择 D。

3. 可以用于盗汗、遗精的清热燥湿药物是

A. 黄芩　B. 黄连
C. 黄柏　D. 苦参
E. 龙胆

答案：C　考点：黄柏的应用

解析：黄柏性苦，寒，归肾、膀胱经，具有清热燥湿，泻火，除蒸，解毒疗疮的功效，可以用于湿热带下，热淋涩痛；湿热泻痢，黄疸；湿热脚气；骨蒸劳热，盗汗，遗精；湿疹瘙痒等，故选择 C。考生在掌握药物的功效、应用时，要注意其共性与个性特点。

细目三　清热解毒药

［A1 型题］

1. 下列清热解毒药中，兼有止血功效的是

A. 穿心莲　B. 秦皮
C. 白鲜皮　D. 熊胆
E. 马齿苋

答案： E　　考点：马齿苋的功效

解析： 穿心莲清热解毒、凉血、消肿、燥湿；秦皮清热解毒；白鲜皮可清热燥湿、祛风解毒；熊胆清热解毒、息风止痉、清肝明目；马齿苋可清热解毒、凉血止血、止痢。故选择E。

2. 具有燥湿功效的药物是

A. 蒲公英　　B. 紫花地丁
C. 鱼腥草　　D. 穿心莲
E. 青黛

答案： D　　考点：穿心莲的功效

解析： 蒲公英兼能利湿通淋，清肝明目；紫花地丁兼能凉血消肿；鱼腥草兼能利尿通淋；穿心莲兼有凉血、消肿、燥湿之功效；青黛清肝泻火、定惊。故选择D。

3. 贯众具有的功效是

A. 止血　　B. 止泻
C. 止呕　　D. 止咳
E. 止痒

答案： A　　考点：贯众的功效

解析： 贯众清热解毒，凉血止血，杀虫。故选择A。

4. 治疗大头瘟毒，头面红肿，咽喉不利，宜首选

A. 穿心莲　　B. 板蓝根
C. 金银花　　D. 山豆根
E. 蒲公英

答案： B　　考点：板蓝根的功效

解析： 板蓝根具有清热解毒，凉血利咽的功效，多用于温热病发热、头痛、喉痛，或温毒发斑、痄腮、痈肿疮毒、丹毒、大头瘟等多种热毒炽盛之证。故选择B。

5. 治疗咽喉红肿疼痛，兼有肺热咳嗽痰多者，应首选

A. 射干　　B. 鱼腥草
C. 马勃　　D. 板蓝根
E. 山豆根

答案： A　　考点：射干的应用

解析："咽喉红肿疼痛"治宜利咽，"肺热咳嗽痰多"治宜清肺热止咳化痰。射干清热解毒，消痰，利咽。故A为正确选项。鱼腥草清热解毒，消痈排脓，利尿通淋；马勃清热解毒，利咽，止血；板蓝根清热解毒，凉血，利咽；山豆根清热解毒，利咽消肿。

［A2 型题］

6. 患者，女，30 岁。产后 5 天，右侧乳房红肿胀痛，触摸到硬块，大便如常，小便色黄。治疗应首选

A. 大青叶　　B. 蒲公英
C. 淡竹叶　　D. 栀子
E. 知母

答案： B　　考点：蒲公英的应用

解析： 患者"右侧乳房红肿胀痛，触摸到硬块"可诊断为乳痈，"小便色黄"可知有热存在。治宜清热解毒，消痈散结。而蒲公英清热解毒，消肿散结，利湿通淋。故B为正确选项。而大青叶清热解毒，凉血消斑；淡竹叶清热泻火，除烦，利尿；栀子泻火除烦，清热利湿，凉血解毒；焦栀子凉血止血；知母清热泻火，生津润燥。

［B 型题］

（7～8 题共用备选答案）

A. 连翘　　B. 白头翁
C. 土茯苓　　D. 蒲公英
E. 板蓝根

7. 被誉为"治痢要药"的药物是

答案： B

8. 被誉为"疮家圣药"的药物是

答案： A　　考点：白头翁、连翘的功效

解析： 白头翁清热解毒，凉血止痢，被誉为"治痢要药"；连翘清热解毒，消肿散结，疏散风热，常用于痈肿疮毒，瘰疬痰核，故有"疮家圣药"之称。故7题选择B，8题选择A。

细目四　清热凉血药

［A1 型题］

1. 生地黄、玄参的共同功效，除清热凉血外，还有

A. 止血　　B. 解毒
C. 养阴　　D. 利尿
E. 化瘀

答案： C　　考点：生地黄和玄参的共同功效

解析： 生地黄、玄参均能清热凉血、养阴，玄参又能泻火解毒。A、B、D、E 均不是两者的共同功效，故选择C。

2. 具有养阴生津功效的药物是

A. 生地黄　　B. 牡丹皮
C. 赤芍　　D. 紫草
E. 金银花

答案： A　　考点：生地黄的功效

解析： 生地黄清热凉血，养阴生津；牡丹皮清热凉血，活血祛瘀；赤芍清热凉血，散瘀止痛；紫草清热凉血，活血，解毒透疹；金银花清热解毒，疏散风热。故选择A。

3. 治疗血热妄行，应首选

A. 生地黄　　B. 玄参
C. 牡丹皮　　D. 赤芍
E. 羚羊角

答案： A　　考点：生地黄的功效

解析： 生地黄清热凉血，养阴生津，且兼具凉血止血的功效，为治疗热入营血，血热妄行的常用药。故选择A。

玄参清热凉血，泻火解毒，滋阴。牡丹皮清热凉血，活血祛瘀。赤芍清热凉血，散瘀止痛。羚羊角平肝息风，清肝明目，清热解毒。故选择A。

4. 具有清热，解毒，养阴功效的药物是

A. 玄参　　B. 赤芍
C. 紫草　　D. 生地黄
E. 牡丹皮

答案：A　考点：玄参的功效

解析：玄参清热凉血，泻火解毒，滋阴。赤芍清热凉血，散瘀止痛。紫草清热凉血，活血，解毒透疹。生地黄清热凉血，养阴生津。牡丹皮清热凉血，活血祛瘀。故选择A。

细目五　清虚热药

[A1 型题]

1. 具有凉血除蒸，清肺降火功效的药物是

A. 白薇　　B. 青蒿
C. 地骨皮　　D. 桑白皮
E. 银柴胡

答案：C　考点：地骨皮的功效

解析：白薇清热凉血，利尿通淋；青蒿清透虚热，凉血除蒸，解暑，截疟；地骨皮凉血除蒸，清肺降火；桑白皮泄肺平喘，利水消肿；银柴胡清虚热、除疳热。故选择C。

第八单元　泻下药

【考点透视】

1. 掌握攻下药、峻下逐水药的功效、主治以及使用注意。

2. 注意有特殊用法用量的药物。

细目一　攻下药

[A1 型题]

1. 具有凉血解毒功效的药物是

A. 大黄　　B. 芒硝
C. 芦荟　　D. 火麻仁
E. 桃仁

答案：A　考点：大黄的功效

解析：大黄、芒硝、芦荟、火麻仁、桃仁均有泻下或润下的功效，大黄兼能清热凉血，芒硝兼能清热消肿，芦荟兼能清肝杀虫，火麻仁兼能滋养补虚，桃仁活血祛瘀。故选择A。

2. 既可逐瘀痛经，又可除湿退黄的药物是

A. 番泻叶　　B. 大黄
C. 芒硝　　D. 甘遂
E. 桃仁

答案：B　考点：大黄的功效

解析：番泻叶泻热行滞，通便，利水；大黄泻下攻积，清热泻火，凉血解毒，逐瘀通经，除湿退黄；芒硝泻下攻积，润燥软坚，清火消肿；甘遂泻水逐饮，消肿散结；桃仁活血化瘀。故选择B。

[B 型题]

（3～4 题共用备选答案）

A. 大黄　　B. 芦荟
C. 番泻叶　　D. 甘遂
E. 大戟

3. 治疗烧烫伤，应选用

答案：A

4. 治疗热淋涩痛，应选用

答案：A　考点：大黄的应用

解析：除泻下作用外，大黄可治疗血热吐衄、目赤咽痛、热毒疮疡、烧烫伤、瘀血诸证、湿热痢疾、黄疸、淋证；芦荟可治小儿疳积、癣疮；番泻叶可治腹水肿胀；甘遂可治水肿、胸胁停饮、风痰癫痫、疮痈肿毒；大戟可治疗水肿、胸胁停饮、瘰疬痰核、疮痈肿毒。故3题选择A，4题选择A。对大黄的功效、主治历年考题有出现，考生一定要掌握。

细目二　润下药

[A1 型题]

1. 郁李仁具有的功效是

A. 活血祛瘀　　B. 清肝泻火
C. 利水消肿　　D. 软坚散结
E. 凉血解毒

答案：C　考点：郁李仁的功效

解析：郁李仁的功效是:利水消肿、润肠通便。故选择C。

2. 既能润肠通便，又能利水消肿的药物是

A. 知母　　B. 杏仁
C. 决明子　　D. 郁李仁
E. 火麻仁

答案：D　考点：郁李仁的功效

解析：知母清热泻火、生津润燥；杏仁止咳平喘、润肠通便；决明子清热明目、润肠通便；郁李仁润肠通便、利水消肿；火麻仁润肠通便、滋养补虚。故选择D。

细目三　峻下逐水药

[A1 型题]

1. 具有消肿散结功效的药物是

A. 芫花　　B. 巴豆

C. 甘遂　　D. 牵牛子
E. 芦荟

答案：C　　考点：甘遂的功效

解析：芫花泻水逐饮，祛痰止咳，杀虫疗疮。巴豆峻下冷积，逐水退肿，祛痰利咽，外用蚀疮。甘遂泻水逐饮，消肿散结。牵牛子泻下逐水，去积杀虫。芦荟泻下通便，清肝，杀虫。故选择C。

2. 既能泻下逐水，又能去积杀虫的药物是
A. 槟榔　　B. 甘遂
C. 使君子　　D. 牵牛子
E. 京大戟

答案：D　　考点：牵牛子的功效

解析：槟榔杀虫消积，行气，利水，截疟。甘遂泻水逐饮，消肿散结。使君子杀虫消积。牵牛子泻下逐水，去积杀虫。京大戟泻水逐饮，消肿散结。故选择D。

第九单元　祛风湿药

【考点透视】
熟悉药物的功效，注意同类药物功效的比较。

细目一　祛风寒湿药

[A1 型题]

1. 独活具有的功效是
A. 活血　　B. 行气
C. 化痰　　D. 泻下
E. 解表

答案：E　　考点：独活的功效

解析：独活能够祛风湿、止痛、解表。故选择E。

2. 乌梢蛇的功效是
A. 祛风，解表，止痛
B. 祛风，通络，利尿
C. 祛风，通络，止痉
D. 祛风湿，强筋骨
E. 祛风湿，治骨鲠

答案：C　　考点：乌梢蛇的功效

解析：乌梢蛇功能祛风，通络，止痉。故选择C。

[B 型题]

（3～4 题共用备选答案）
A. 威灵仙　　B. 防己
C. 川乌　　D. 独活
E. 木瓜

3. 既能祛风湿，又能消骨鲠的药物是
答案：A

4. 既能祛风湿，又能温经止痛的药物是
答案：C　　考点：威灵仙、川乌的功效

解析：威灵仙祛风湿，通经络，消骨鲠。防己祛风湿，止痛，利水消肿。川乌祛风除湿，温经止痛。独活祛风湿，痛痹止痛。木瓜舒筋活络，和胃化湿。故3题选择A，4题选择C。

细目二　祛风湿热药

[B 型题]

（1～2 题共用备选答案）
A. 化湿和胃　　B. 凉血消肿
C. 活血止痛　　D. 清热解毒
E. 清退虚热

1. 豨莶草具有的功效是
答案：D
2. 络石藤具有的功效是
答案：B　　考点：豨莶草、络石藤的功效

解析：豨莶草祛风湿，利关节，解毒。络石藤祛风通络，凉血消肿。故1题选择D，2题选择B。

（3～4 题共用备选答案）
A. 独活　　B. 秦艽
C. 防己　　D. 狗脊
E. 川乌

3. 既能祛风湿，又能利水消肿的药物是
答案：C
4. 既能祛风湿，又能退虚热的药物是
答案：B　　考点：防己、秦艽的功效

解析：独活祛风湿，通痹止痛。秦艽祛风湿，通络止痛，退虚热，清湿热。防己祛风湿，止痛，利水消肿。狗脊祛风湿，补肝肾，强腰膝。川乌祛风湿，温经止痛。故3题选择C，4题选择B。

细目三　祛风湿强筋骨药

[A1 型题]

1. 五加皮具有的功效是
A. 通便　　B. 利水
C. 凉血　　D. 安胎
E. 和胃

答案：B　　考点：五加皮的功效

解析：五加皮祛风湿、补肝肾、强筋骨、利水。故选择B。

2. 治疗风湿痹证，腰膝酸痛，下肢痿软无力，遇劳更甚者，应首选
A. 防己　　B. 秦艽
C. 五加皮　　D. 豨莶草
E. 白花蛇

答案：C 考点：五加皮的功效

解析：患者“风湿痹证”治宜祛风湿，止痹痛。肝主筋，腰为肾之府，肝肾亏虚，故见“腰膝酸痛，下肢痿软无力”。防己祛风湿，止痛，利水消肿。秦艽祛风湿，通络止痛，退虚热，清湿热。五加皮祛风湿，补肝肾，强筋骨，利水。豨莶草祛风湿，利关节，解毒。故选择C。

3. 桑寄生、五加皮除均可祛风湿外，还具有的功效是

A. 清热安胎
B. 利尿消肿
C. 定惊止痉
D. 温通经络
E. 补肝肾，强筋骨

答案：E 考点：桑寄生、五加皮的功效

解析：桑寄生祛风湿，补肝肾，强筋骨，安胎。五加皮祛风湿，补肝肾，强筋骨，利水。二者均具有祛风湿，补肝肾，强筋骨作用，用于风湿痹证，筋骨痿软。故选择E。

第十单元 化湿药

【考点透视】

掌握药物的功效与主治，特别对苍术与厚朴、砂仁与豆蔻要注意对比记忆。

［A1 型题］

1. 具有燥湿健脾，祛风湿，发汗，明目功效的药物是

A. 苍术 B. 厚朴
C. 藿香 D. 佩兰
E. 砂仁

答案：A 考点：苍术的功效

解析：苍术燥湿健脾，祛风湿，发汗，明目；厚朴燥湿消痰，下气除满；藿香化湿解暑，发表止呕；佩兰化湿解暑；砂仁化湿行气，温中止泻，安胎。故选择A。

2. 砂仁具有的功效是

A. 温肝 B. 暖肾
C. 温肺 D. 温中
E. 回阳

答案：D 考点：砂仁的功效

解析：砂仁化湿行气，温中止泻，安胎。故本题的正确答案为D。

3. 除可用于湿阻中焦，还可用治痰饮咳喘的药物是

A. 苍术 B. 厚朴
C. 砂仁 D. 豆蔻
E. 藿香

答案：B 考点：厚朴的应用

解析：该题重点考查考生对苍术、厚朴的鉴别用药，二者均可燥湿，用于湿阻中焦，苍术还可治风湿痹证、风寒表证及夜盲；厚朴可燥湿消痰，下气除满，用治食积气滞、痰饮咳喘等证。故选择B。

4. 苍术具有的功效是

A. 消积平喘 B. 利水消肿
C. 行气止呕 D. 燥湿健脾
E. 温中截疟

答案：D 考点：苍术的功效

解析：苍术能够燥湿健脾，祛风散寒。故选择D。

［A2 型题］

5. 患者，女，58 岁。因暑天乘凉饮冷，出现恶寒发热，头痛脘痞，恶心，呕吐频作，食少泄泻，舌苔腻，脉濡。治疗应首选

A. 黄连 B. 藿香
C. 生姜 D. 竹茹
E. 紫苏

答案：B 考点：藿香的应用

解析：患者“暑天乘凉饮冷”为感受寒湿、暑湿之邪。其后出现“恶心，呕吐”可知寒湿、暑湿之邪侵犯中焦脾胃。治宜化湿、止呕、解暑。故藿香为最佳选项。黄连清热燥湿，泻火解毒。生姜解表散寒，温中止呕，温肺止咳，解毒。竹茹清热化痰，除烦止呕，凉血止血。紫苏降气化痰，止咳平喘，润肠通便。故选择B。

［B 型题］

（6～7 题共用备选答案）

A. 砂仁 B. 佩兰
C. 厚朴 D. 白豆蔻
E. 草果

6. 化湿行气之力偏于中上焦者的药物是

答案：D

7. 化湿行气之力偏于中下焦者的药物是

答案：A 考点：白豆蔻与砂仁的鉴别

解析：白豆蔻与砂仁均能化湿行气，温中止呕，止泻，常用治湿阻中焦及脾胃气滞证，但白豆蔻化湿行气之力偏于中上焦，临床可用于湿温痞闷，偏在胃而善止呕；砂仁长于治中下二焦的寒湿气滞之证，并有行气安胎作用。故题6选D，题7选A。

第十一单元 利水渗湿药

【考点透视】

熟悉各药物的功效主治，重点掌握茯苓、泽泻、滑石、虎杖、金钱草等药物，尤其是虎杖，要注意与大黄对比记忆。

细目一　利水消肿药

［A1 型题］

1. 泽泻具有的功效是

A. 泄热　　B. 清肝
C. 健脾　　D. 清肺
E. 解暑

答案：A　考点：泽泻的功效

解析：泽泻是利水消肿药，除具有利水消肿功效外，还能渗湿、泄热。故选择 A。

2. 利水渗湿作用较强，治疗水湿停滞所致小便不利，水肿，泄泻，带下，宜首选

A. 石韦　　B. 滑石
C. 萆薢　　D. 木通
E. 猪苓

答案：E　考点：猪苓的应用

解析：上述 5 个选项中的药物均为治疗水湿的常用药物，但几种药物比较来看，尤以猪苓的利水渗湿作用最强，兼具利水消肿之功，且无补益的作用，故本题答案选择 E。

细目二　利尿通淋药

［A1 型题］

1. 治疗湿热淋证，宜选用

A. 石韦　　B. 大青叶
C. 板蓝根　　D. 青黛
E. 山豆根

答案：A　考点：石韦的应用

解析：石韦宜用于湿热淋证；大青叶、板蓝根长于清热解毒凉血；青黛长于清肝泻火、定惊；山豆根长于利咽消肿。故选择 A。

2. 滑石具有的功效是

A. 清热除痹　　B. 清肝明目
C. 清肺化痰　　D. 清热凉血
E. 清解暑热

答案：E　考点：滑石的功效

解析：滑石的功效为利水通淋、清热解暑、祛湿敛疮。故选择 E。

3. 治疗夏伤暑湿，身热烦渴，小便不利，泄泻者，应首选

A. 茯苓　　B. 猪苓
C. 金钱草　　D. 滑石
E. 泽泻

答案：D　考点：滑石的应用

解析：针对本题所述症状，应选用兼具清热解暑功效的药物。茯苓利水渗湿、健脾宁心；猪苓利水消肿、渗湿；金钱草利湿退黄、利尿通淋、解毒消肿；滑石利水通淋、清热解暑、祛湿敛疮；泽泻利水消肿、渗湿泄热。故选择 D。

［B 型题］

（4～5 题共用备选答案）

A. 泽泻　　B. 滑石
C. 车前子　　D. 萆薢
E. 地肤子

4. 具有利湿去浊，祛风除痹功效的药物是

答案：D

5. 具有利尿通淋，明目祛痰功效的药物是

答案：C　考点：萆薢、车前子的功效

解析：泽泻利水渗湿，泄热。滑石利水通淋，清解暑热，收湿敛疮。车前子清热利尿通淋，渗湿止泻，明目，祛痰。萆薢利湿去浊，祛风除痹。地肤子清热利湿，祛风止痒。故 4 题选择 D，5 题选择 C。

细目三　利湿退黄药

［A1 型题］

1. 具有清热利湿功效的药物是

A. 丹参　　B. 牛膝
C. 苏木　　D. 姜黄
E. 虎杖

答案：E　考点：虎杖的功效

解析：丹参、牛膝为活血调经药；苏木活血疗伤；姜黄为活血止痛药；虎杖为利水渗湿药。故选择 E。

2. 以下各项中，不属于茵陈适应证的是

A. 黄疸　　B. 湿温
C. 暑湿　　D. 痰热咳嗽
E. 湿疮瘙痒

答案：D　考点：茵陈的应用

解析：茵陈具有清利湿热，利胆退黄的功效，可用于黄疸，湿温、暑湿，湿疮瘙痒等病证的治疗。故选择 D。

3. 金钱草具有的功效是

A. 清肺润燥
B. 清肺化痰
C. 泄热通便
D. 解毒消肿
E. 清热解暑

答案：D　考点：金钱草的功效

解析：金钱草利湿退黄、利水通淋、解毒消肿。故选择 D。

［B 型题］

（4～5 题共用备选答案）

A. 茵陈　　B. 萆薢
C. 虎杖　　D. 地肤子
E. 金钱草

4. 具有利湿退黄，解毒消肿功效的药物是

答案：E

5. 具有利湿退黄，散瘀止痛功效的药物是

答案：C　　考点：金钱草、虎杖的功效

解析：茵陈利湿退黄，解毒疗疮。萆薢利湿去浊，祛风除痹。虎杖利湿退黄，清热解毒，散瘀止痛，化痰止咳，泻热通便。地肤子利尿通淋，清热利湿，止痒。金钱草利湿退黄，利尿通淋，解毒消肿。故 4 题选择 E，5 题选择 C。

第十二单元　温里药

【考点透视】

1. 重点掌握附子、肉桂、吴茱萸的功效、主治、用法。

2. 注意药物的特殊的使用事项。

3. 注意功效相近的药物的鉴别，如附子与肉桂。

［A1 型题］

1. 治疗脾胃虚寒，脘腹冷痛，兼寒饮伏肺，咳嗽气喘，痰多清稀者，应首选

A. 附子　　B. 肉桂
C. 干姜　　D. 细辛
E. 高良姜

答案：C　　考点：干姜的应用

解析：附子温里作用最强，可补火助阳、回阳救逆，干姜善于温肺散寒化饮，肉桂、细辛、高良姜温里作用较弱，可温中散寒。本题所述病证为寒饮咳喘，用干姜温肺化饮比较合适。故选择 C。

2. 具有补火助阳功效的药物是

A. 附子　　B. 干姜
C. 细辛　　D. 花椒
E. 高良姜

答案：A　　考点：附子的功效

解析：附子温里作用最强，可补火助阳，干姜、细辛、花椒、高良姜温里作用较弱，可温中散寒。看到“补火助阳”应首选附子，故选择 A。

3. 具有散寒止痛，疏肝下气，燥湿，助阳止泻功效的药物是

A. 附子　　B. 肉桂
C. 干姜　　D. 吴茱萸
E. 高良姜

答案：D　　考点：吴茱萸的功效

解析：附子回阳救逆、补火助阳、散寒止痛；肉桂补火助阳、散寒止痛、温通经脉、引火归源；干姜温中散寒、回阳通脉、温肺化饮；吴茱萸散寒止痛，疏肝下气，燥湿，助阳止泻；高良姜散寒止痛、温中止呕。故选择 D。

4. 肉桂具有的功效是

A. 温通经脉　　B. 回阳救逆
C. 温肺化饮　　D. 疏肝下气
E. 温中降逆

答案：A　　考点：肉桂的功效

解析：肉桂的功效为补火助阳、散寒止痛、温通经脉、引火归源。故选择 A。

5. 丁香主治的病证是

A. 蛔虫腹痛　　B. 脚气肿痛
C. 阳虚外感　　D. 胃寒呃逆
E. 寒湿痹痛

答案：D　　考点：丁香的主治证候

解析：丁香能够温中降逆，散寒止痛，温肾助阳。常用于治疗胃寒呕吐，呃逆；脘腹冷痛；阳痿，宫冷。故选择 D。

6. 小茴香善于治疗的是

A. 亡阳厥逆　　B. 厥阴头痛
C. 寒饮咳喘　　D. 虚阳上浮
E. 寒疝腹痛

答案：E　　考点：小茴香的主治

解析：小茴香散寒止痛，理气和胃。用于寒疝腹痛，睾丸偏坠疼痛，少腹冷痛，痛经；中焦虚寒气滞证。故选择 E。

7. 治疗气血虚寒，痈肿脓成不溃，或溃后久不收口，肾阳不足，畏寒肢冷，阳痿，尿频，应首选

A. 吴茱萸　　B. 小茴香
C. 干姜　　D. 肉桂
E. 丁香

答案：D　　考点：肉桂的应用

解析：患者“气血虚寒，痈肿脓成不溃，或溃后久不收口”，主要是因为气血不足，而“肾阳不足，畏寒肢冷，阳痿、尿频”则是因为肾阳虚衰，治宜生气养血，补火助阳，而肉桂能够补火助阳，加入补气药中能够鼓舞正气生长，故为最适宜的选项，余项虽然都具有温里之功，但不能鼓舞正气生长。故选择 D。

［A2 型题］

8. 患者呕吐吞酸，嗳气频繁，胸胁闷痛，脉弦。治疗应选用

A. 干姜　B. 高良姜
C. 吴茱萸　D. 丁香
E. 小茴香

答案：C　考点：吴茱萸的功效

解析：患者呕吐，病位在胃，胁肋为肝经所过，故肝郁气滞可见“嗳气频繁，胸胁闷痛，脉弦”。综合判断，该患者为肝郁犯胃，治宜疏肝解郁，降逆止呕。吴茱萸不但可散寒止痛，同时可以疏肝解郁，降逆止呕，兼能制酸止痛，治肝郁犯胃的胁痛口苦，与黄连配伍，如左金丸。干姜温中散寒，回阳通脉，温肺化饮。高良姜温中止痛，温中止呕。丁香温中降逆，散寒止痛，温肾助阳。小茴香散寒止痛，理气和胃。故选择C。

[B 型题]

（9～10 题共用备选答案）
A. 丁香　B. 肉桂
C. 吴茱萸　D. 干姜
E. 花椒

9. 治疗中焦虚寒，肝气上逆之颠顶头痛，宜选用

答案：C

10. 治疗蛔虫引起的腹痛，呕吐，宜选用

答案：E　考点：吴茱萸、花椒的应用

解析：丁香治疗胃寒呕吐、呃逆、脘腹冷痛、阳痿宫冷；肉桂治疗阳痿宫冷、腹痛寒疝、腰痛胸痹、阴疽、痛经闭经、虚阳上浮诸证；吴茱萸治疗肝寒气滞诸痛、中焦虚寒、肝气上逆之颠顶头痛、胃寒呕吐、虚寒泄泻；干姜治疗腹痛、呕吐、泄泻、亡阳证、寒饮咳喘；花椒治疗蛔虫引起的腹痛、呕吐。故9题选择C，10题选择E。

（11～12 题共用备选答案）
A. 丁香　B. 细辛
C. 花椒　D. 小茴香
E. 高良姜

11. 治疗睾丸偏坠胀痛，应选用

答案：D

12. 治疗阳痿肾阳不足证，应选用

答案：A　考点：小茴香、丁香的应用

解析：小茴香散寒止痛，理气和胃。尤其适用于睾丸偏坠胀痛，故11题选择D。丁香温中降逆，散寒止痛，温肾助阳。阳痿肾阳不足可以选用，故12题选择A。细辛解表散寒，祛风止痛，通窍，温肺化饮。花椒温中止痛，杀虫止痒。高良姜温中止痛，温中止呕。

（13～14 题共用备选答案）
A. 寒湿痹痛　B. 胸痹心痛
C. 热毒血痢　D. 寒饮咳喘
E. 寒疝腹痛

13. 吴茱萸的主治病证是

答案：A

14. 薤白的主治病证是

答案：B　考点：吴茱萸、薤白的功效

解析：吴茱萸散寒止痛，降逆止呕，助阳止泻，常用于寒凝疼痛，胃寒呕吐，虚寒泄泻。薤白通阳散结，行气导滞，常用于胸痹心痛，脘腹痞满胀痛，泻痢里急后重。故13题选择A，14题选择B。

（15～16 题共用备选答案）
A. 干姜　B. 附子
C. 肉桂　D. 吴茱萸
E. 小茴香

15. 能回阳救逆，长于温补脾肾的药物是

答案：B

16. 能引火归源，长于温补命门的药物是

答案：C　考点：附子与肉桂的鉴别

解析：附子与肉桂二药均能补火助阳，散寒止痛，常用治里寒实证、虚寒证以及寒湿痹痛。但附子能回阳救逆，长于温补脾肾；肉桂能引火归源，长于温补命门。故题15选B，题16选C。

第十三单元　理气药

【考点透视】

1. 重点掌握陈皮、枳实、木香、香附的功效、主治。

2. 对功效相近的药物注意鉴别，如陈皮与青皮，木香、乌药与香附。

[A1 型题]

1. 既能疏肝破气，又能散结消滞的药物是
A. 陈皮　B. 青皮
C. 枳实　D. 木香
E. 香附

答案：B　考点：青皮的功效

解析：理气药中具有破气之功的有青皮、枳实，故排除A、D、E，青皮消积化滞，枳实化痰消积。故选择B。

2. 性微寒的行气药是
A. 木香　B. 香附
C. 沉香　D. 薤白
E. 枳实

答案：E　考点：枳实的性味

解析：行气药性多温，木香、沉香、薤白性温，香附甘平，枳实性微寒。故选择E。

3. 具有理气、调中、燥湿、化痰功效的药物是
A. 陈皮　B. 青皮
C. 枳实　D. 木香
E. 香附

答案：A　　考点：陈皮的功效

解析：陈皮理气健脾、燥湿化痰；青皮疏肝破气、消积化滞；枳实破气除痞、化痰消积；木香行气止痛、健脾消食；香附疏肝解郁、调经止痛、理气调中。故选择A。

4. 下列各项，不属青皮主治病证的是

A. 胸胁胀痛　　B. 乳房胀痛
C. 食积腹痛　　D. 疝气疼痛
E. 呕吐呃逆

答案：E　　考点：青皮的主治证候

解析：青皮疏肝破气，消积化滞。主要用于肝郁气滞证；气滞脘腹疼痛；食积腹痛；癥瘕积聚，久疟癖块。故选择E。

5. 具有行气调中止痛功效的药物是

A. 柿蒂　　B. 木香
C. 香附　　D. 乌药
E. 薤白

答案：B　　考点：木香的功效

解析：柿蒂降气止呃。木香行气止痛，健脾消食。香附疏肝解郁，调经止痛，理气调中。乌药行气止痛，温肾散寒。薤白通阳散结，行气导滞。故选择B。

6. 具有行气止痛，温肾纳气功效的药物是

A. 香附　　B. 青皮
C. 沉香　　D. 木香
E. 佛手

答案：C　　考点：沉香的功效

解析：香附疏肝解郁，调经止痛，理气调中。青皮疏肝破气，消积化滞。沉香行气止痛，温中止呕，纳气平喘。木香行气止痛，健脾消食。佛手疏肝解郁，理气和中，燥湿化痰。故选择C。

［A2 型题］

7. 患者胁肋胀痛，常因情志变动而痛有增减，胸闷不舒，嗳气吞酸，饮食减少，舌红苔薄黄，脉弦数。治疗应选用

A. 川楝子　　B. 陈皮
C. 木香　　D. 佛手
E. 枳实

答案：D　　考点：佛手的应用

解析：患者肝郁不疏，则会出现“胁肋胀痛，常因情志变动而痛有增减，胸闷不舒”，木克脾土，则会出现“嗳气吞酸”，治宜疏肝与和胃同用。佛手疏肝解郁，理气和中，燥湿化痰，故选择D。川楝子行气止痛，杀虫，更适用于肝郁化火。陈皮理气健脾，燥湿化痰。木香行气止痛，健脾消食。枳实破气除痞，化痰消积。

8. 患者，男，50 岁，素体肥胖，胸闷憋气，时感胸痛，甚则胸痛彻背，舌质紫暗，苔薄腻，脉弦滑。治疗应首选

A. 青皮　　B. 乌药
C. 薤白　　D. 木香
E. 香附

答案：C　　考点：薤白的应用

解析：患者“素体肥胖，胸闷憋气，时感胸痛，甚则胸痛彻背”，可诊断为胸痹，其主要的病机是痰浊阻滞胸部气机。故治宜通阳散结，行气导滞。C为治疗胸痹的要药。青皮疏肝破气，消积化滞；乌药行气止痛，温肾散寒；木香行气止痛，健脾消食；香附疏肝解郁，调经止痛，理气调中。故选择C。

第十四单元　消食药

【考点透视】

掌握各味药除消食外的其他功效特点。

［A1 型题］

1. 既能消食化积，又能降气化痰的药物是

A. 山楂　　B. 神曲
C. 莱菔子　　D. 麦芽
E. 谷芽

答案：C　　考点：莱菔子的功效

解析：本题5个选项均具有消食化积之功效，山楂兼能行气散瘀；神曲可和胃；莱菔子降气化痰；麦芽回乳消胀；谷芽健脾开胃。故选择C。

2. 具有消食化积，活血散瘀功效的药物是

A. 山楂　　B. 莱菔子
C. 鸡内金　　D. 麦芽
E. 谷芽

答案：A　　考点：山楂的功效

解析：本题5个选项均具有消食化积之功效，山楂兼能行气散瘀；莱菔子降气化痰；鸡内金涩精止遗、化坚消石；麦芽回乳消胀；谷芽健脾开胃。故选择A。

3. 具有消食和中，健脾开胃功效的药物是

A. 莱菔子　　B. 谷芽
C. 白术　　D. 苍术
E. 木瓜

答案：B　　考点：谷芽的功效

解析：莱菔子消食除胀，降气化痰。谷芽消食和中，健脾开胃。白术健脾益气，燥湿利尿，止汗，安胎。苍术燥湿健脾，祛风散寒。木瓜舒筋活络，和胃化湿。故选择B。

4. 治疗外感表证兼有食积者，宜选用的药物是

A. 神曲　　B. 麦芽
C. 青皮　　D. 莪术
E. 山楂

答案：A　　考点：神曲的功效

解析：神曲消食和胃。治疗饮食积滞，尤宜外感表证兼食积。麦芽消食健胃，回乳消胀，疏肝解郁。青皮疏肝破气，消积化滞。莪术破血行气，消积止痛。山楂消食化积，行气散瘀。故选择A。

[A2 型题]

5. 患者痰壅气逆，咳嗽喘逆，痰多胸闷，食少难消，舌苔白腻，脉滑。治疗宜选用

A. 山楂　　B. 莱菔子
C. 神曲　　D. 鸡内金
E. 麦芽

答案：B　　考点：莱菔子的应用

解析：本题5个选项均具有消食化积之功效，山楂兼能行气散瘀；莱菔子降气化痰；神曲可和胃；鸡内金涩精止遗、化坚消石；麦芽回乳消胀。本题所述症状中有痰壅气逆、痰多胸闷，可用莱菔子降气化痰，故选择B。

第十五单元　驱虫药

【考点透视】

掌握槟榔、使君子的功效，熟悉苦楝皮的疗癣功效，以及榧子的功效、雷丸的用法。

[A1 型题]

1. 驱虫药的服用时间是

A. 饭前服　　B. 空腹服
C. 饭后服　　D. 定时服
E. 睡前服

答案：B　　考点：驱虫药的服用时间

解析：驱虫药一般应在空腹时服用，使药物充分作用于虫体而保证疗效。故选择B。

2. 既能杀虫，又能润肺止咳的药物是

A. 贯众　　B. 槟榔
C. 花椒　　D. 雷丸
E. 榧子

答案：E　　考点：榧子的功效

解析：贯众清热解毒，凉血止血，杀虫。槟榔杀虫消积，行气，利水，截疟。花椒温中止痛，杀虫止痒。雷丸杀虫消积。榧子杀虫消积，润肠通便，润肺止咳。故选择E。

3. 具有行气消积功效的药物是

A. 使君子　　B. 苦楝皮
C. 槟榔　　D. 贯众
E. 雷丸

答案：C　　考点：槟榔的功效

解析：使君子杀虫消积。苦楝皮杀虫，疗癣。槟榔杀虫消积，行气，利水，截疟。贯众功专清热解毒，凉血止血，杀虫。雷丸杀虫消积。故选择C。

第十六单元　止血药

【考点透视】

1. 熟悉各药物的功效特点，重点掌握大小蓟、白茅根、三七的功效、主治。

2. 注意相似药物的特点比较，如大蓟与小蓟、槐花与地榆、茜草与蒲黄。

细目一　凉血止血药

[A1 型题]

1. 白茅根具有的功效是

A. 解毒敛疮　　B. 消肿生肌
C. 清热利尿　　D. 祛痰止咳
E. 活血祛瘀

答案：C　　考点：白茅根的功效

解析：白茅根的功效：凉血止血、清热利尿、清肺胃热。故选择C。

2. 小蓟具有的功效是

A. 解毒消痈　　B. 收湿敛疮
C. 消肿排脓　　D. 化腐生肌
E. 燥湿止痒

答案：A　　考点：小蓟的功效

解析：小蓟的功效：凉血止血、散瘀解毒消痈。故选择A。

3. 具有散瘀消痈功效的药物是

A. 大蓟　　B. 地榆
C. 槐花　　D. 白茅根
E. 侧柏叶

答案：A　　考点：大蓟的功效

解析：5个选项均为凉血止血药，各药除具有凉血止血的功能外，其中大蓟还能散瘀解毒消痈；地榆解毒敛疮，为治烫伤之要药；槐花清肝泻火；白茅根功专清热利尿，清肺胃热；侧柏叶可化痰止咳，生发乌发。故选择 A。

4. 既能解毒消痈，又能凉血止血的药物是

A. 侧柏叶、茜草　　B. 艾叶、炮姜
C. 三七、蒲黄　　D. 紫草、赤芍
E. 大蓟、小蓟

答案：E　　考点：大蓟、小蓟的功效

解析：侧柏叶凉血止血，化痰止咳，生发乌发。茜草凉血化瘀止血，通经。艾叶温经止血，散寒调经，安胎。炮姜温经止血，温中止痛。三七化瘀止血，活血定痛。蒲黄止血，化瘀，利尿。紫草清热凉血，活血，解毒透疹。赤芍清热凉血，散瘀止痛。大蓟凉血止血，散瘀解毒消痈。小蓟凉血止血，散瘀解毒消痈。故选择 E。

5. 善治血热便血、痔血及肝热目赤头痛的药物是

A. 虎杖　　B. 槐花
C. 小蓟　　D. 地榆
E. 大蓟

答案：B　　考点：槐花的功效

解析：5 种药物除虎杖外均具有凉血止血之功，其中虎杖散瘀止痛，擅长治疗水火烫伤，跌打损伤；槐花凉血止血，清肝泻火，擅长治疗血热便血、痔血及肝热目赤头痛；大蓟、小蓟凉血止血，散瘀解毒消痈，常用于血热出血证，热毒痈肿；地榆凉血止血，解毒敛疮，擅长治疗水火烫伤。故选择 B。

［A2 型题］

6. 患者小便短数，灼热刺痛，尿色黄赤，舌苔黄腻，脉数。治疗应选用

A. 大蓟　　B. 地榆
C. 槐花　　D. 白茅根
E. 侧柏叶

答案：D　　考点：白茅根的功效

解析：患者“小便短数，灼热刺痛，尿色黄赤”，治宜清热利尿。白茅根凉血止血，清热利尿，清肺胃热。故选择 D。大蓟凉血止血，散瘀解毒消痈。地榆凉血止血，解毒敛疮。槐花凉血止血，清肝泻火。侧柏叶凉血止血，化痰止咳，生发乌发。

7. 患者，女，28 岁。经来淋沥不净，经色鲜红，诊为崩漏，近日颜面长有痤疮，色红肿痛，舌红苔略黄，脉细数。治疗应首选

A. 白茅根、芦根　　B. 大蓟、小蓟
C. 地榆、白及　　D. 艾叶、地榆
E. 三七、茜草

答案：B　　考点：大蓟、小蓟的应用

解析：患者“经来淋沥不净，经色鲜红”，因其血色及脉象，可诊断其主要病因是热迫血妄行。治宜凉血止血。“颜面痤疮，色红肿痛”治宜散瘀解毒消痈。而大蓟、小蓟能够凉血止血，散瘀解毒消痈。故选择 B。

细目二　化瘀止血药

［A1 型题］

1. 既能散瘀止血，又能消肿定痛的药物是

A. 三七　　B. 茜草
C. 红花　　D. 血竭
E. 桃仁

答案：A　　考点：三七的功效

解析：三七化瘀止血，消肿定痛。茜草凉血，化瘀，止血，通经。红花活血通经，祛瘀止痛。血竭活血定痛，化瘀止血，敛疮生肌。桃仁活血祛瘀，润肠通便，止咳平喘。故选择 A。

［A2 型题］

2. 患者胸部刺痛，固定不移，入夜更甚，时或心悸不宁，舌质紫暗，脉沉涩。治疗宜选用

A. 艾叶　　B. 白及
C. 三七　　D. 槐花
E. 小蓟

答案：C　　考点：三七的应用

解析：艾叶温经止血、散寒调经、安胎；白及收敛止血、消肿生肌；三七化瘀止血、活血定痛；槐花凉血止血、清肝泻火；小蓟凉血止血、散瘀解毒消痈。本题所述症状“舌质紫暗，脉沉涩”提示有血瘀证，宜用活血止血药三七。故选择 C。

细目三　收敛止血药

［B 型题］

（1～2 题共用备选答案）

A. 止痢杀虫　　B. 清热解毒
C. 固精缩尿　　D. 涩肠止泻
E. 化瘀利尿

1. 血余炭除收敛止血外，具有的功效是

答案：E

2. 仙鹤草除止血外，具有的功效是

答案：A　　考点：血余炭、仙鹤草的功效

解析：考生在记忆中药的主要功效时，要注意药物的其他功效。血余炭与仙鹤草均为收敛止血药，血余炭兼可化瘀利尿，仙鹤草兼可止痢、截疟、补虚。故 1 题选 E，2 题选 A。

（3～4 题共用备选答案）

A. 白及　　B. 仙鹤草
C. 棕榈炭　　D. 血余炭
E. 炮姜

3. 具有止痢功效的药物是

答案：B

4. 具有杀虫功效的药物是

答案：B　　考点：仙鹤草的功效

解析：白及收敛止血，消肿生肌。仙鹤草收敛止血，止痢，截疟，补虚，解毒杀虫。棕榈炭收敛止血，止泻止带。血余炭收敛止血，化瘀利尿。炮姜温经止血，温中止痛。故3、4题均选择B。

细目四　温经止血药

[B型题]

(1~2题共用备选答案)

A. 侧柏叶　　B. 仙鹤草
C. 白及　　D. 三七
E. 炮姜

1. 具有温经止血功效的药物是

答案：E

2. 只有凉血止血功效的药物是

答案：A　　考点：侧柏叶、炮姜的功效

解析：侧柏叶凉血止血，化痰止咳，生发乌发。仙鹤草收敛止血，止痢，截疟，补虚，解毒杀虫。白及收敛止血，消肿生肌。三七化瘀止血，活血定痛。炮姜温经止血，温中止痛。故1题选择E，2题选择A。

第十七单元　活血化瘀药

【考点透视】

1. 熟悉各药物的功效，重点掌握川芎、郁金、丹参、益母草、牛膝的功效、主治。

2. 注意相似药物的特点比较，如桃仁与红花、川芎与丹参、郁金与姜黄。

3. 注意个别药物的使用注意与用法用量，如五灵脂、马钱子、血竭。

细目一　活血止痛药

[A1型题]

1. 具有活血止痛，行气解郁，凉血清心功效的药物是

A. 川芎　　B. 丹参
C. 延胡索　　D. 姜黄
E. 郁金

答案：E　　考点：郁金的功效

解析：川芎活血行气、祛风止痛；丹参活血调经、祛瘀止痛、凉血消痈、除烦安神；延胡索活血行气止痛；姜黄活血止痛；郁金活血止痛、行气解郁、清心凉血、利胆退黄。故选择E。

2. 治疗血瘀气滞，经行腹痛，兼风湿肩臂疼痛者，应选用

A. 桃仁　　B. 丹参
C. 红花　　D. 姜黄
E. 益母草

答案：D　　考点：姜黄的应用

解析：患者“血瘀气滞”，治宜活血行气，“风湿肩臂疼痛”治宜通经络，祛风湿除痹痛。姜黄活血行气，通经止痛，故选择D。桃仁活血祛瘀，润肠通便，止咳平喘；丹参活血调经，祛瘀止痛，凉血消痈，除烦安神；红花活血通经，祛瘀止痛；益母草活血调经，利尿消肿，清热解毒。

[A2型题]

3. 患者经期小腹胀痛拒按，胸胁乳房胀痛，经行不畅，月经色紫暗、有块，舌质紫暗，脉弦。治疗应选用

A. 肉桂　　B. 艾叶
C. 牡丹皮　　D. 川芎
E. 青皮

答案：D　　考点：川芎的功效

解析：本题所述病证为血瘀所致经行不畅，此5个选项中，川芎为妇科要药，善治血瘀气滞痛证，活血调经，其余选项均无调经之功效。故选择D。

4. 患者外感风邪，头痛较甚，伴恶寒发热，目眩鼻塞，舌苔薄白，脉浮。治疗宜选用

A. 川芎　　B. 丹参
C. 郁金　　D. 牛膝
E. 益母草

答案：A　　考点：川芎的功效

解析：川芎、郁金为活血止痛药，丹参、益母草、牛膝为活血调经药，本题所述为外感风邪所致头痛，故可排除调经药B、D、E，川芎可祛风止痛，上行头目，为治头痛要药，郁金则偏重于清热凉血、利胆退黄，故排除C。故选择A。

细目二　活血调经药

[A1型题]

1. 具有利尿通淋功效的药物是

A. 川芎　　B. 丹参
C. 郁金　　D. 桃仁
E. 牛膝

答案：E　　考点：牛膝的功效

解析：除了活血之外，川芎兼能祛风止痛；丹参兼能凉血消痈、除烦安神；郁金兼能行气解郁、清心凉血、利胆退黄；桃仁兼能润肠通便、止咳平喘；牛膝兼能补肝肾、强筋骨、利水通淋、引火下行。故选择E。

2. 下列药物中，不具有行气，止痛功效的药物是

A. 川芎　　B. 郁金
C. 丹参　　D. 三棱
E. 姜黄

答案：C　　考点：丹参的功效

解析：川芎、郁金、三棱、姜黄都具有行气、止痛之功。丹参活血调经，祛瘀止痛，凉血消痈，除烦安神，重在活血，不具有行气之功。故选择C。

3. 桃仁与红花共同的功效是

A. 活血祛瘀　　B. 化瘀止血
C. 利尿消肿　　D. 润肠通便
E. 止咳平喘

答案：A　　考点：桃仁、红花的功效

解析：桃仁活血祛瘀，润肠通便，止咳平喘。红花活血通经，祛瘀止痛。故它们的共同功效是活血化瘀，故选择A。

[A2 型题]

4. 患者腰痛以酸软为主，喜按喜揉，腿膝无力，遇劳更甚，卧则减轻。治疗应选用

A. 牛膝　　B. 桃仁
C. 红花　　D. 郁金
E. 鸡血藤

答案：A　　考点：牛膝的功效

解析：牛膝兼能补肝肾强筋骨；桃仁兼能润肠通便；红花兼能祛瘀止痛；郁金兼能利胆退黄；鸡血藤兼能祛风通络。本题所述病证腰膝酸软，遇劳则甚，为肾虚所致筋骨无力，故选择A。

细目三　活血疗伤与破血消癥药

[A1 型题]

1. 三棱与莪术具有的共同功效是

A. 破血行气，消积止痛
B. 破血行气，利水消肿
C. 活血消痈，通络止痛
D. 活血调经，凉血安神
E. 活血祛瘀，生肌敛疮

答案：A　　考点：三棱、莪术的功效

解析：三棱、莪术均为破血消癥药，其还有消积止痛的功效，故选A。

第十八单元　化痰止咳平喘药

【考点透视】

1. 熟悉各药的功效特点，重点掌握半夏、白芥子、旋覆花、贝母、杏仁等命题率较多的药物。

2. 注意功效相似药物的鉴别，如川贝母与浙贝母、杏仁与桃仁、杏仁与紫苏子等。

细目一　温化寒痰药

[A1 型题]

1. 半夏、天南星均具有的功效是

A. 祛风止痉　　B. 消痞散结
C. 降逆止呕　　D. 燥湿化痰
E. 利气通络

答案：D　　考点：半夏与天南星的功效

解析：半夏与天南星内服均能燥湿化痰，半夏兼有降逆止呕、消痞散结之功，天南星兼有息风解痉之功，本题考查的是两者共性，故选择D。

2. 具有降逆止呕功效的药物是

A. 白前　　B. 旋覆花
C. 桔梗　　D. 前胡
E. 白芥子

答案：B　　考点：旋覆花的功效

解析：“诸花皆升，旋覆独降”，旋覆花可降胃气止呕。白前降气化痰。桔梗宣肺，祛痰，利咽，排脓。前胡降气祛痰，疏散风热。白芥子温肺化痰，利气，散结消肿。故选择B。

3. 长于治疗寒痰咳喘，胸满胁痛的药物是

A. 白芥子　　B. 紫苏子
C. 杏仁　　D. 葶苈子
E. 桔梗

答案：A　　考点：白芥子的功效

解析：患者“寒痰咳喘”治宜温肺化痰，止咳平喘。白芥子温肺化痰，利气，散结消肿。故本题答案选择A。紫苏子降气化痰，止咳平喘，润肠通便。杏仁止咳平喘，润肠通便。葶苈子泻肺平喘，利水消肿。桔梗宣肺，祛痰，利咽，排脓。

细目二　清化热痰药

[A1 型题]

1. 治疗外感风热，咳嗽痰多，咽痛音哑，胸闷不舒者，应首选

A. 百部　　B. 川贝母
C. 桔梗　　D. 杏仁
E. 旋覆花

答案：C　　考点：桔梗的应用

解析：百部润肺止咳；川贝母清热化痰、润肺止咳；桔梗清热化痰、利咽排脓，治疗咳嗽痰多，胸闷不畅；杏

仁止咳平喘；旋覆花降气化痰。故选择C。

2. 桔梗具有的功效是

A. 温肺祛痰　　B. 降气止呕
C. 开宣肺气　　D. 燥湿化痰
E. 利气宽胸

答案：C　　考点：桔梗的功效

解析：桔梗宣肺，祛痰，利咽，排脓。故选择C。

3. 具有清热化痰，润肠通便功效的药物是

A. 海藻　　B. 竹沥
C. 贝母　　D. 昆布
E. 瓜蒌

答案：E　　考点：瓜蒌的功效

解析：海藻消痰软坚，利水消肿。竹沥清热降火，豁痰利窍。贝母清热化痰，润肺止咳，散结消肿。昆布消痰软坚，利水消肿。瓜蒌清热化痰，宽胸散结，润肠通便。故选择E。

细目三　止咳平喘药

［A1 型题］

1. 能止咳平喘，润肠通便，且无毒性的药物是

A. 葶苈子　　B. 杏仁
C. 白芥子　　D. 黄药子
E. 苏子

答案：E　　考点：苏子的功效

解析：葶苈子泻肺平喘、利水消肿；杏仁止咳平喘、润肠通便，有小毒；白芥子无润肠通便作用；黄药子有毒；苏子降气化痰、止咳平喘、润肠通便。故选择E。此题易混答案是B，但杏仁有小毒，因此考生复习时对某些药物的细节要留意。

2. 百部的主要功效是

A. 化痰　　B. 止咳
C. 平喘　　D. 清肺
E. 泻肺

答案：B　　考点：百部的功效

解析：百部功效润肺止咳，杀虫灭虱。故选择B。

3. 既能润肺止咳，又能润肠通便的药物是

A. 郁李仁　　B. 薏苡仁
C. 杏仁　　D. 火麻仁
E. 酸枣仁

答案：C　　考点：杏仁的功效

解析：郁李仁润肠通便，利水消肿。薏苡仁利水消肿，渗湿，健脾，除痹，清热排脓。杏仁止咳平喘，润肠通便。火麻仁润肠通便。酸枣仁养心益肝，安神，敛汗。故选择C。

［B 型题］

（4～5 题共用备选答案）

A. 旋覆花　　B. 款冬花
C. 紫菀　　D. 白芥子
E. 杏仁

4. 有小毒，婴幼儿应慎用的药物是

答案：E

5. 性温燥，阴虚燥咳者不宜的药物是

答案：D　　考点：白芥子、杏仁的使用注意

解析：旋覆花性微温，阴虚燥咳者忌用，入汤剂包煎；款冬花与紫菀无论寒热虚实皆可随证配伍；白芥子性温燥，耗气伤阴，阴虚者慎用；苦杏仁有小毒，婴儿慎用。故4题选择E，5题选择D。

（6～7 题共用备选答案）

A. 葶苈子　　B. 杏仁
C. 白芥子　　D. 黄药子
E. 苏子

6. 能止咳平喘，润肠通便，且无毒性的药物是

答案：E

7. 能止咳平喘，润肠通便，但有小毒的药物是

答案：B　　考点：苏子、杏仁的功效

解析：葶苈子泻肺平喘，利水消肿。杏仁止咳平喘，润肠通便，有小毒。白芥子温肺化痰，利气散结。黄药子化痰散结消瘿，清热解毒。苏子降气化痰，止咳平喘，润肠通便。故6题选择E，7题选择B。

第十九单元　安神药

【考点透视】

1. 熟悉药物的功效特点，尤其注意朱砂、磁石、酸枣仁、远志的功效。

2. 注意功效相似的药物的鉴别，如朱砂与磁石、酸枣仁与柏子仁。

［A2 型题］

1. 患者失眠，健忘，心悸，自汗出。治疗应选用

A. 朱砂　　B. 酸枣仁
C. 合欢皮　　D. 远志
E. 磁石

答案：B　　考点：酸枣仁的应用

解析：患者“失眠、健忘”是因血不养神，治宜养血，“自汗”治宜敛汗。酸枣仁养心益肝，安神，敛汗。朱砂清心镇惊，安神解毒。合欢皮解郁安神，活血消肿。远志宁心安神，祛痰开窍，消散痈肿。磁石镇惊安神，平肝潜阳，聪耳明目，纳气定喘。故选择B。

2. 患者，女，36 岁。面色萎黄，头晕眼花，心悸失眠，舌淡少苔，脉细弱。治疗应首选

A. 酸枣仁　　B. 合欢皮
C. 磁石　　D. 远志
E. 朱砂

答案：A　　考点：酸枣仁的应用

解析：患者"面色萎黄，头晕眼花，心悸失眠"，此为血虚不能养神，治宜养血柔肝，安神。而酸枣仁养心益肝，安神，敛汗。故为正确选项。合欢皮解郁安神，活血消肿。磁石镇惊安神，平肝潜阳，聪耳明目，纳气定喘。远志宁心安神，祛痰开窍，消散痈肿。朱砂清心镇惊，安神解毒。4 种药物虽然都能安神，但不具有养血之功。故选择 A。

3. 患者自幼患有痫证，近期发作较频，并见心神不安，心悸，失眠，健忘，舌淡白，脉滑。治疗应选用

A. 竹茹　　B. 茯苓
C. 琥珀　　D. 党参
E. 远志

答案：E　　考点：远志的应用

解析：远志能开心气而宁心安神，通肾气而强志不忘，祛痰开窍，用于癫痫、惊狂。本题所述症状较适宜。竹茹清热化痰，茯苓清热，琥珀重镇安神，党参补气。故选择 E。

[B 型题]

（4～5 题共用备选答案）

A. 合欢皮　　B. 酸枣仁
C. 远志　　D. 琥珀
E. 磁石

4. 既能活血消肿，又能解郁安神的药物是

答案：A

5. 既能活血散瘀，又能镇惊安神的药物是

答案：D　　考点：合欢皮、琥珀的功效

解析：合欢皮解郁安神，活血消肿。酸枣仁养心益肝，安神，敛汗。远志宁心安神，祛痰开窍，消散痈肿。琥珀镇惊安神，活血散瘀，利尿通淋。磁石镇惊安神，平肝潜阳，聪耳明目，纳气定喘。故 4 题选择 A，5 题选择 D。

第二十单元　平肝息风药

【考点透视】

本单元药物的功效特点可通过相似药物的比较进行掌握，如石决明与决明子、龙骨与牡蛎、羚羊角与牛黄、钩藤与天麻、全蝎与蜈蚣。

细目一　平抑肝阳药

[A1 型题]

1. 治疗阴虚阳亢所致的烦躁不安，心悸失眠，头晕目眩，耳鸣者，应首选

A. 决明子　　B. 地龙
C. 钩藤　　D. 牡蛎
E. 酸枣仁

答案：D　　考点：牡蛎的应用

解析：决明子清热明目，润肠通便。地龙清热定惊，通络，平喘，利尿。钩藤清热平肝，息风定惊。牡蛎重镇安神，潜阳补阴，软坚散结。酸枣仁养心益肝，安神，敛汗。患者主因是"阴虚阳亢"，治宜滋阴潜阳，故选择 D。

[B 型题]

（2～3 题共用备选答案）

A. 补阳　　B. 通阳
C. 升阳　　D. 潜阳
E. 同阳

2. 石决明具有的功效是

答案：D

3. 桂枝具有的功效是

答案：B　　考点：石决明、桂枝的功效

解析：石决明平肝潜阳，清肝明目。桂枝发汗解肌，温经通脉，助阳化气。桂枝可用于治疗胸痹，主要是应用通阳之功。故 2 题选择 D，3 题选择 B。

细目二　息风止痉药

[A1 型题]

1. 既能息风止痉，又能祛风湿，止痹痛的药物是

A. 羚羊角　　B. 石决明
C. 决明子　　D. 天麻
E. 珍珠

答案：D　　考点：天麻的功效

解析：羚羊角兼能散血解毒、解热镇痛；石决明平肝潜阳，兼能清肝明目；决明子平抑肝阳，兼能明目、润肠通便；天麻兼能祛风通络、止痹痛；珍珠兼能明目消翳、解毒生肌、润肤养颜。故选择 D。

2. 羚羊角具有的功效是

A. 平肝潜阳，软坚散结
B. 息风止痉，降逆止血
C. 平肝潜阳，清热解毒
D. 平肝潜阳，祛风止痛
E. 息风止痉，通络散结

答案：C　　考点：羚羊角的功效

解析：羚羊角平肝潜阳、清肝明目、清热解毒。故选择 C。

3. 下列除哪项外，均是治疗慢惊风的药物

A. 羚羊角　　B. 白僵蚕
C. 全蝎　　D. 蜈蚣
E. 天麻

答案： A　　考点：羚羊角的应用

解析： 白僵蚕祛风定惊，化痰散结。全蝎、蜈蚣息风止痉，攻毒散结，通络止痛。天麻息风止痉，平抑肝阳，祛风通络。4种药物均具有息风止痉之功，故可以用于慢惊风的治疗。而羚羊角平肝息风，清肝明目，清热解毒，不用于治疗慢惊风。故本题答案选择A。

4. 白僵蚕具有的功效是

A. 收敛生肌　　B. 明目去翳
C. 解毒散结　　D. 燥湿化痰
E. 消痰行水

答案： C　　考点：白僵蚕的功效

解析： 僵蚕祛风定惊，化痰散结。故选择C。

第二十一单元　开窍药

【考点透视】

熟悉麝香与石菖蒲的功效。

［A1 型题］

1. 治疗湿浊蒙蔽清窍所致的神志昏乱，健忘，耳鸣者，应首选

A. 磁石　　B. 竹茹
C. 冰片　　D. 牛黄
E. 石菖蒲

答案： E　　考点：石菖蒲的功效

解析： 本题所述为湿浊蒙蔽清窍所致病证，故选用开窍药，排除A、B、D，冰片兼有清热止痛作用，石菖蒲可宁神益智，正可治疗题中所述神志昏乱、健忘，故选择E。

2. 具有开窍宁神，化湿和胃功效的药物是

A. 石菖蒲　　B. 苏合香
C. 麝香　　D. 冰片
E. 牛黄

答案： A　　考点：石菖蒲的功效

解析： 石菖蒲开窍醒神，化湿和胃，宁神益智。苏合香开窍醒神，辟秽，止痛。麝香开窍醒神，活血通经，消肿止痛，催生下胎。冰片开窍醒神，清热止痛。牛黄化痰开窍，凉肝息风，清热解毒。故选择A。

3. 下列不具有开窍功效的药物是

A. 苏合香　　B. 冰片
C. 琥珀　　D. 牛黄
E. 远志

答案： C　　考点：琥珀的功效

解析： 苏合香、冰片、牛黄、远志均具有开窍醒神的作用，而琥珀镇惊安神，活血散瘀，利尿通淋。不具有开窍的功效，故选择C。

4. 热闭、寒闭神昏，均常选用的药物是

A. 石菖蒲　　B. 麝香
C. 牛黄　　D. 羚羊角
E. 苏合香

答案： B　　考点：麝香的功效

解析： 麝香开窍醒神，活血通经，消肿止痛，催生下胎。寒闭、热闭皆能治疗。故选择B。

第二十二单元　补虚药

【考点透视】

1. 本单元涉及的考题较多，需要熟记四大类补虚药中涉及的各个药物的功效特点，尤其是人参、黄芪、白术、山药、补骨脂、熟地黄、白芍、沙参、麦冬等。

2. 注意鉴别相似药物的功效特点，如生晒参与红参、人参与党参、人参与黄芪、黄芪与白术、苍术与白术、杜仲与续断、当归与熟地黄、生地黄与熟地黄、白芍与赤芍、北沙参与南沙参、龟甲与鳖甲、麦冬与天冬等。

细目一　补气药

［A1 型题］

1. 中阳衰微，胃有寒湿者忌用的药物是

A. 太子参　　B. 西洋参
C. 益智仁　　D. 菟丝子
E. 山药

答案： B　　考点：补虚药的禁忌

解析： A太子参与E山药可气阴双补、补气健脾、养胃，C益智仁温脾开胃摄唾，D菟丝子平补阴阳治疗脾虚便溏，中阳衰微，胃有寒湿者均可使用，B西洋参偏于苦寒，养阴作用较强，易助寒湿，中阳衰微，胃有寒湿者忌用。故选择B。

2. 治疗大失血、大吐泻所致体虚欲脱、脉微欲绝之证，宜首选

A. 西洋参　　B. 太子参
C. 人参　　D. 党参
E. 黄芪

答案：C　　考点：人参的应用

解析：人参大补元气、补脾益肺、生津、安神，为拯危救脱的要药。适用于因大汗、大泻、大失血，或大病、久病所致元气虚极欲脱，脉微欲绝的危重证候。故选择C。

3. 山药具有的功效是

A. 补肾固精　　B. 养血安神
C. 补气升阳　　D. 益卫固表
E. 补脾祛湿

答案：A　　考点：山药的功效

解析：山药补脾养胃、生津益肺、补肾涩精。故选择A。

4. 甘草具有的功效是

A. 补气燥湿　　B. 益气养阴
C. 生津养血　　D. 托毒生肌
E. 润肺止咳

答案：E　　考点：甘草的功效

解析：甘草补脾益气，祛痰止咳，缓急止痛，清热解毒，调和诸药。故选择E。

5. 生用燥湿利水，炒用健脾止泻的药物是

A. 西洋参　　B. 白术
C. 黄芪　　D. 人参
E. 甘草

答案：B　　考点：白术的功效

解析：白术健脾益气，燥湿利尿，止汗，安胎。故选择B。西洋参补气养阴，清热生津。黄芪健脾补中，升阳举陷，益卫固表，利尿，托毒生肌。人参大补元气，补脾益肺，生津，安神。甘草补脾益气，祛痰止咳，缓急止痛，清热解毒，调和诸药。

［A2 型题］

6. 患者咳嗽痰白清稀，食少便溏，下肢轻度浮肿，舌淡苔白，脉弱。治疗应选用

A. 党参　　B. 甘草
C. 山药　　D. 白术
E. 黄柏

答案：D　　考点：白术的应用

解析：患者脾失健运，不能运化水湿，则湿聚成痰，故见“咳嗽痰白清稀，下肢轻度浮肿”，脾失健运，则水谷不化，故见“食少便溏”。治宜健脾益气，燥湿利尿。白术健脾益气，燥湿利尿，止汗，安胎。故选择D。

细目二　补阳药

［A1 型题］

1. 在使用注意方面，宜从小量开始，缓缓增加，以免阳升风动，头晕目赤的药物是

A. 冬虫夏草　　B. 石斛
C. 鳖甲　　D. 白术
E. 鹿茸

答案：E　　考点：鹿茸的使用注意事项

解析：服用鹿茸宜从小量开始，缓缓增加，不可骤用大量，以免阳升风动、头晕目赤，或伤阴动血。凡发热者均当忌服。故选择E。

2. 杜仲具有的功效是

A. 补肝肾，强筋骨，安胎
B. 补阳益阴，固精安胎
C. 补肾壮阳，温脾止泻
D. 补肝肾，行血脉，强筋骨
E. 祛风湿，强筋骨，明目

答案：A　　考点：杜仲的功效

解析：杜仲的功效为补肝肾，强筋骨，安胎。故选择A。

3. 补骨脂具有的功效是

A. 补气健脾　　B. 温脾止泻
C. 祛风除湿　　D. 固表止汗
E. 益气生津

答案：B　　考点：补骨脂的功效

解析：补骨脂的功效为补肾壮阳、固精缩尿、温脾止泻、纳气平喘。故选择B。

4. 具有补肾壮阳，祛风除湿功效的药物是

A. 肉苁蓉　　B. 淫羊藿
C. 续断　　D. 鹿茸
E. 杜仲

答案：B　　考点：淫羊藿的功效

解析：肉苁蓉补肾助阳，润肠通便。淫羊藿补肾壮阳，祛风除湿。续断补益肝肾，强筋健骨，止血安胎，疗伤续折。鹿茸补肾阳，益精血，强筋骨，调冲任，托疮毒。杜仲补肝肾，强筋骨，安胎。故选择B。

5. 杜仲与续断均具有的功效是

A. 行血脉　　B. 止呕吐
C. 逐寒湿　　D. 补肝肾
E. 定喘咳

答案：D　　考点：杜仲与续断的功效

解析：杜仲与续断，二药均归肝肾经，药性偏温，均能补肝肾、强筋骨、安胎，治肾虚腰痛脚弱、筋骨无力、胎动不安常相须为用。故选择D。

6. 具有固精缩尿，温脾摄唾功效的药物是

A. 肉苁蓉　　B. 沙苑子
C. 补骨脂　　D. 山茱萸
E. 益智仁

答案：E　　考点：益智仁的功效

解析： 肉苁蓉补肾助阳，润肠通便。沙苑子补肾固精，养肝明目。补骨脂补肾助阳，固精缩尿，温脾止泻，纳气平喘。山茱萸补益肝肾，收敛固涩。益智仁暖肾固精缩尿，温脾开胃摄唾。故选择 E。

7. 具有补肾益精，养血益气功效的药物是

A. 沉香　　B. 磁石
C. 蛤蚧　　D. 益智仁
E. 紫河车

答案： E　　考点：紫河车的功效

解析： 沉香行气止痛，温中止呕，纳气平喘。磁石镇惊安神，平肝潜阳，聪耳明目，纳气定喘。蛤蚧补肺益肾，纳气平喘，助阳益精。益智仁暖肾固精缩尿，温脾开胃摄唾。紫河车补肾益精，养血益气。故选择 E。

［A2 型题］

8. 患儿，男，2 岁。面色萎黄，发育不良，形体明显瘦小，行迟，骨软无力，囟门不合。治疗应首选

A. 白芍　　B. 玉竹
C. 杜仲　　D. 当归
E. 鹿茸

答案： E　　考点：鹿茸的应用

解析： 白芍养血敛阴，柔肝止痛，平抑肝阳，常用于肝血亏虚，月经不调；肝脾不和，胸胁脘腹疼痛，四肢挛急疼痛；肝阳上亢，头痛眩晕。玉竹养阴润燥，生津止渴，常用于肺阴虚证；胃阴虚证；热伤心阴，烦热多汗，惊悸。杜仲补肝肾，强筋骨，安胎，为治疗肝肾不足之腰膝酸痛，筋骨痿软的要药；当归补血调经，活血止痛，润肠通便，常用于血虚、血瘀诸证。鹿茸补肾阳，益精血，强筋骨，调冲任，托疮毒，常用于肾阳虚衰，精血不足诸证。患者表现为肝肾不足，治疗应补益肝肾，强健筋骨。故选 E。

［B 型题］

（9～10 题共用备选答案）

A. 祛寒除湿　　B. 祛风止痒
C. 益肝明目　　D. 活血止痛
E. 温脾止泻

9. 补骨脂具有的功效是

答案： E

10. 仙茅具有的功效是

答案： A　　考点：补骨脂和仙茅的功效

解析： 补骨脂具有的功效是补肾壮阳、固精缩尿、温脾止泻、纳气平喘；仙茅具有的功效是温肾壮阳、祛寒除湿、培补肝肾。故 9 题选择 E，10 题选择 A。

细目三　补血药

［A1 型题］

1. 白芍具有的功效是

A. 补益精血，润肠通便
B. 补血养阴，润肺止咳
C. 平抑肝阳，柔肝止痛
D. 养阴润肺，益胃生津
E. 滋阴潜阳，清心除烦

答案： C　　考点：白芍的功效

解析： 白芍的功效是：养血敛阴、柔肝止痛、平抑肝阳、止汗。故选择 C。

2. 何首乌具有的功效是

A. 补血，润肺止咳　　B. 滋阴，补益心脾
C. 解毒，润肠通便　　D. 养血，益胃生津
E. 敛阴，补血益精

答案： C　　考点：何首乌的功效

解析： 制首乌补益精血，固肾乌须；生首乌解毒，截疟，润肠通便。故选择 C。

细目四　补阴药

［A1 型题］

1. 具有清心安神功效的药物是

A. 玉竹　　B. 龙眼肉
C. 人参　　D. 莲子
E. 百合

答案： E　　考点：百合的功效

解析： 玉竹养阴润燥，生津止渴。龙眼肉补益心脾，养血安神。人参大补元气，补脾益肺，生津，安神增智。莲子固精止带，补脾止泻，益肾养心。百合养阴润肺，清心安神。故选择 E。

2. 龟甲、鳖甲共同具有的功效是

A. 养血补心　　B. 软坚散结
C. 益肾健骨　　D. 滋阴潜阳
E. 清肺化痰

答案： D　　考点：龟甲、鳖甲的功效

解析： 龟甲与鳖甲，二药均能滋阴清热，潜阳息风，常相须为用，治疗阴虚发热、阴虚阳亢、阴虚风动等证。故选择 D。

［A2 型题］

3. 患者腰膝酸软乏力，失眠多梦，心悸健忘。治疗宜选用

A. 麦冬　　B. 百合
C. 龟甲　　D. 续断
E. 巴戟天

答案： C　　考点：龟甲的应用

解析： 续断、巴戟天补阳，麦冬、百合、龟甲补阴。

本题所述症状腰膝酸软，属肾阴虚，故排除补阳药 D、E，麦冬兼能润肺清心；百合兼能清心安神、养胃阴、清胃热；龟甲兼能养血补心，正好治疗题中所述失眠多梦、心悸健忘的心阴血虚的症状，故选择 C。

第二十三单元 收涩药

【考点透视】

1. 重点掌握五味子、乌梅、肉豆蔻、山茱萸、莲子的功效。

2. 注意鉴别五味子与乌梅、肉豆蔻与豆蔻、莲子与芡实的功效特点。

细目一 固表止汗药

[A1 型题]

1. 浮小麦具有的功效是

A. 收敛止血　　B. 益气止汗
C. 涩精止带　　D. 涩肠敛汗
E. 止血止汗

答案：B　考点：浮小麦的功效

解析：浮小麦的功效是:固表止汗、益气除热，故选择 B。

2. 具有固表止汗，益气除热功效的药物是

A. 麻黄根　　B. 浮小麦
C. 麻黄　　D. 五味子
E. 山茱萸

答案：B　考点：浮小麦的功效

解析：麻黄根固表止汗。浮小麦固表止汗，益气，除热。麻黄发汗解表，宣肺平喘，利水消肿。五味子收敛固涩，益气生津，补肾宁心。山茱萸补益肝肾，收敛固涩。故选择 B。

细目二 敛肺涩肠药

[A1 型题]

1. 治疗蛔虫引起蛔厥腹痛呕吐，肺虚久咳，宜首选

A. 槟榔　　B. 花椒
C. 乌梅　　D. 使君子
E. 苦楝皮

答案：C　考点：乌梅的应用

解析：槟榔杀虫消积、行气、利水、截疟，适用于肠道寄生虫病。花椒温中止痛、杀虫止痒，适用于虫积腹痛，有杀虫驱蛔之功。乌梅敛肺止咳，涩肠止泻，安蛔止痛，生津止渴。使君子杀虫消积，用于蛔虫病，蛲虫病，小儿疳积。苦楝皮杀虫、疗癣，适用于蛔虫病，钩虫病，蛲虫病，疥癣，湿疮。故选择 C。

2. 具有敛肺涩肠，下气利咽功效的药物是

A. 芡实　　B. 椿皮
C. 诃子　　D. 乌梅
E. 莲子

答案：C　考点：诃子的功效

解析：芡实益肾固精，健脾止泻，除湿止带。椿皮清热燥湿，收敛止带，止泻，止血。诃子涩肠止泻，敛肺止咳，利咽开音。乌梅敛肺止咳，涩肠止泻，安蛔止痛，生津止渴。莲子固精止带，补脾止泻，益肾养心。故选择 C。

细目三 固精缩尿止带药

[A1 型题]

1. 山茱萸具有的功效是

A. 补益肝肾，敛疮
B. 收敛固涩，止咳
C. 收敛固涩，止血
D. 补益肝肾，润肺
E. 补肾涩精，止泻

答案：E　考点：山茱萸的功效

解析：山茱萸的功效：补肾涩精，止泻。故选择 E。

2. 具有止泻、止血、止带功效的药物是

A. 椿皮　　B. 苦楝皮
C. 贯众　　D. 榧子
E. 肉豆蔻

答案：A　考点：椿皮的功效

解析：椿皮功效清热燥湿，收涩止带，止泻，止血；苦楝皮、榧子为驱虫药；贯众为清热解毒药；肉豆蔻功效行气温中，涩肠止泻。故选择 A。

[B 型题]

（3～4 题共用备选答案）

A. 山茱萸　　B. 五倍子
C. 莲子　　D. 诃子
E. 金樱子

3. 具有补脾止泻，养心安神功效的药物是

答案：C

4. 具有益肾固精，养心安神功效的药物是

答案：C　考点：莲子的功效

解析：山茱萸补益肝肾，收敛固涩。五倍子敛肺降火，止咳止汗，涩肠止泻，固精止遗，收敛止血，收湿敛疮。莲子固精止带，补脾止泻，益肾养心。诃子涩肠止泻，敛肺止咳，利咽开音。金樱子固精缩尿止带，涩肠止泻。故此二题答案均为 C。

第二十四单元 攻毒杀虫止痒药与拔毒化腐生肌药

【考点透视】

这两部分内容考试很少涉及，了解雄黄、硫黄、升药、硼砂的功效即可。

［A1 型题］

1. 既有杀虫止痒，又有温肾壮阳功效的药物是

A. 蟾酥　B. 蜂房
C. 炉甘石　D. 蛇床子
E. 雄黄

答案：D　考点：蛇床子的功效

解析：蛇床子具有燥湿祛风，杀虫止痒，温肾壮阳的功效，故选择 D。

2. 硼砂外用的功效是

A. 清肺化痰　B. 清热解毒
C. 攻毒杀虫　D. 解毒止痒
E. 蚀疮去腐

答案：B　考点：硼砂的功效

解析：硼砂外用清热解毒，内服清肺化痰。故本题选择 B。

第四章　方　剂　学

本章考试重点单元是清热剂、温里剂、补益剂，在掌握方剂组成时，要注意相似方剂的共同药物和不同药物。重点掌握有配伍意义和临床运用的方剂。

第一单元　总　论

【考点透视】

1. 掌握君臣佐使的作用，尤其是佐药的3种作用。

2. 理解方剂变化形式在常用方剂中的体现。

3. 熟悉常用剂型及其特点。

细目一　方剂与治法

［A1 型题］

1. 通过行气活血、化瘀利水等方法，使气、血、痰、水等有形之邪渐消缓散的一类治法是

A. 补法　　B. 清法

C. 消法　　D. 和法

E. 化法

答案：C　　考点：常用治法

解析：常用治法是清代医家程钟龄在《医学心悟·医学八法》中概括总结的汗、吐、下、和、温、清、消、补，分别适用于表里、寒热、虚实等不同证候。消法是通过消食导滞、行气活血、化瘀利水、驱虫等方法，使气、血、痰、食、水、虫等有形之邪渐消缓散的一类治法。故选择C。

细目二　方剂的组成与变化

［A1 型题］

1. 由逍遥散变化为黑逍遥散，属于

A. 药物加减的变化

B. 药量增减的变化

C. 剂型更换的变化

D. 药物加减和药量增减变化的联合运用

E. 药量增加和剂型更换变化的联合运用

答案：A　　考点：方剂变化形式

解析：黑逍遥散是在逍遥散的基础上加生地黄或者熟地黄，治疗血虚较甚者。原方药量无变化，只是随症加减药味，剂型也都是散剂。故选择A。

［B 型题］

（2～3题共用备选答案）

A. 针对主病或主证起主要治疗作用

B. 针对重要的兼病或兼证起主要治疗作用

C. 针对次要兼证起直接治疗作用

D. 消减或制约君、臣药的毒性和峻烈之性

E. 防止病重邪甚时药病格拒

2. 上述佐助药涵义的表述，正确的是

答案：C

3. 上述反佐药涵义的表述，正确的是

答案：E　　考点：佐药的作用

解析：A为君药作用，B为臣药作用，C为佐药的佐助作用，D为佐药的佐制作用，E为佐药的反佐作用。故2题选择C，3题选择E。

细目三　剂　型

［A1 型题］

1. 散剂的特点中不包括的是

A. 节省药材　　B. 吸收缓慢

C. 不易变质　　D. 制作简便

E. 便于携带

答案：B　　考点：常用剂型及其特点

解析：散剂是将药物粉碎，混合均匀，制成粉末状制剂，分为内服和外用两类。散剂的特点是制作简便，吸收较快，节省药材，便于服用及携带。故选择B。

第二单元　解表剂

【考点透视】

在熟悉各方剂组成及功效的基础上，重点掌握小青龙汤、九味羌活汤、止嗽散、银翘散、桑菊饮、败毒散的组成及功用、主治。

细目一　辛温解表

［A1 型题］

1. 止嗽散的组成药物中含有

A. 青皮　　B. 木香

C. 香附　　D. 厚朴

E. 陈皮

答案：E　　考点：止嗽散的组成药物

解析：止嗽散的组成：桔梗、荆芥、紫菀、百部、白

前、甘草、陈皮。故选择 E。

2. 九味羌活汤的组成药物中含有

A. 白芍药　　B. 山茱萸

C. 生地黄　　D. 麦门冬

E. 枸杞子

答案：C　　考点：九味羌活汤的组成药物

解析：九味羌活汤的组成：羌活、防风、苍术、细辛、川芎、香白芷、生地黄、黄芩、甘草。故选择 C。

3. 羌活胜湿汤与九味羌活汤的组成药物中均含有的是

A. 防风、川芎　　B. 黄芩、川芎

C. 羌活、藁本　　D. 羌活、独活

E. 羌活、蔓荆子

答案：A　　考点：九味羌活汤的组成药物

解析：羌活胜湿汤的组成：羌活、独活、藁本、防风、甘草、川芎、蔓荆子。九味羌活汤的组成：羌活、防风、苍术、细辛、川芎、香白芷、生地黄、黄芩、甘草。故选择 A。

［B 型题］

（4～5 题共用备选答案）

A. 黄连　　B. 杏仁

C. 细辛　　D. 熟地黄

E. 石膏

4. 小青龙汤的组成药物中含有

答案：C

5. 九味羌活汤的组成药物中含有

答案：C　　考点：小青龙汤、九味羌活汤的组成药物

解析：小青龙汤的组成：麻黄、芍药、细辛、干姜、炙甘草、桂枝、五味子、半夏。故 4 题选择 C。九味羌活汤的组成：羌活、防风、苍术、细辛、川芎、香白芷、生地黄、黄芩、甘草。故 5 题选择 C。

细目二　辛凉解表

［A1 型题］

1. 太阳病，发汗未愈，风寒入里化热，身热不解，汗出而喘，舌苔薄白，脉滑数者，治疗应选用

A. 泻白散

B. 葛根黄芩黄连汤

C. 麻黄杏仁甘草石膏汤

D. 桂枝加厚朴杏子汤

E. 小青龙加石膏汤

答案：C　　考点：麻黄杏仁甘草石膏汤的主治证候

解析：麻黄杏仁甘草石膏汤主治风寒入里化热，身热不解，汗出而喘，舌苔薄白，脉滑数者。故选择 C。

细目三　扶正解表

［A1 型题］

1. 败毒散的组成药物中不包括

A. 柴胡、前胡　　B. 羌活、独活

C. 桔梗、枳壳　　D. 人参、甘草

E. 当归、芍药

答案：E　　考点：败毒散的组成药物

解析：败毒散的组成药物有柴胡、前胡、川芎、枳壳、羌活、独活、茯苓、桔梗 、人参、甘草。故选择 E。

2. 败毒散中具有宣降肺气、畅通气机、宽胸利膈作用的药物组合是

A. 羌活、独活　　B. 桔梗、枳壳

C. 柴胡、枳壳　　D. 桔梗、牛膝

E. 生姜、薄荷

答案：B　考点：败毒散的配伍意义

解析：本题考核对败毒散配伍意义的理解，佐药桔梗宣肺利膈，枳壳理气宽中，二药相配，一升一降，是宣降肺气、畅通气机、宽胸利膈的常用组合。故选择 B。

第三单元　泻下剂

【考点透视】

掌握每节主要方药的组成、功效与主治，尤其是大承气汤、麻子仁丸、济川煎、温脾汤，另外注意十枣汤的调服用意。

细目一　寒　下

［A1 型题］

1. 热结旁流，脐腹疼痛，按之坚硬有块，口干舌燥，脉滑实者。治宜选用

A. 黄龙汤　　B. 大承气汤

C. 调胃承气汤　　D. 小承气汤

E. 济川煎

答案：B　　考点：大承气汤的主治

解析：大承气汤可用于阳明腑实证，热结旁流证以及里热实证之热厥、痉病或发狂等，故选 B。

2. 大承气汤的煎服方法正确的是

A. 大黄久煎

B. 大黄、厚朴、枳实同煎

C. 大黄后下

D. 枳实、厚朴、芒硝先煎

E. 先溶芒硝

答案：C　考点：大承气汤的煎服方法

解析：大承气汤的煎服方法为先煎枳实、厚朴，后下大黄，再溶服芒硝。故选择C。

细目二 温 下

[A1型题]

1. 温脾汤的君药是

A. 大黄与附子　B. 大黄与干姜
C. 附子与干姜　D. 大黄与芒硝
E. 大黄与人参

答案：A　考点：温脾汤的配伍意义

解析：温脾汤的组成为大黄、当归、干姜、附子、人参、芒硝、甘草。方中以附子配大黄为君药，用附子大辛大热之性，温壮脾阳，解散寒凝；以大黄泻下已成之冷积。故选择A。

细目三 润 下

[A1型题]

1. 不属于济川煎组成药物的是

A. 芍药　B. 牛膝
C. 泽泻　D. 升麻
E. 枳壳

答案：A　考点：济川煎的药物组成

解析：济川煎的组成：当归、牛膝、肉苁蓉、泽泻、升麻、枳壳。故选择A。

2. 不属于麻子仁丸组成药物的是

A. 芍药　B. 杏仁
C. 大黄　D. 厚朴
E. 甘草

答案：E　考点：麻子仁丸的药物组成

解析：麻子仁丸的组成：麻子仁、芍药、枳实、大黄、厚朴、杏仁。故选择E。

细目四 逐 水

[A1型题]

1. 以下各项，不属于十枣汤用法要点的是

A. 清晨空腹服用
B. 以大枣10枚煎汤送服
C. 年老体弱者慎用
D. 泻后虽精神疲乏，但水饮未尽，可再投本方
E. 只可暂用，不可久服

答案：D　考点：十枣汤的用法要点

解析：十枣汤作用峻猛，用药需要注意：三味等分为散末，或装入胶囊，以大枣10枚煎汤送服；清晨空腹服用，从小量开始；服药得快下利后，宜食米粥以保养脾胃；若泻后精神疲乏，食欲减退，宜暂停攻逐；若泻后精神、胃纳俱好，而水饮未尽者，可再投本方；年老体弱者慎用，孕妇忌服；只可暂用，不可久服。故选择D。

第四单元 和解剂

【考点透视】

1. 重点掌握大小柴胡汤、逍遥散、半夏泻心汤的组成、功效、主治。

2. 理解某些药物在方剂中的配伍意义，如痛泻要方中的防风、大柴胡汤中的芍药等。

细目一 和解少阳

[A1型题]

1. 柴葛解肌汤与大柴胡汤的组成药物中均含有的是

A. 枳实、芍药　B. 桔梗、芍药
C. 黄芩、半夏　D. 黄芩、桔梗
E. 黄芩、芍药

答案：E　考点：大柴胡汤的组成药物

解析：大柴胡汤的组成：柴胡、黄芩、芍药、半夏、生姜、枳实、大枣、大黄。柴葛解肌汤的组成：柴胡、葛根、黄芩、羌活、白芷、芍药、桔梗、生姜、甘草、大枣、石膏。故选择E。

2. 小柴胡汤的组成药物中不含有的是

A. 柴胡　B. 黄芩
C. 干姜　D. 人参
E. 大枣

答案：C　考点：小柴胡汤的组成药物

解析：小柴胡汤的组成：柴胡、黄芩、人参、半夏、甘草、生姜、大枣。故选择C。

[B型题]

（3～4题共用备选答案）

A. 内泻热结　B. 活血祛瘀
C. 和解清热　D. 泻火除湿
E. 缓急止痛

3. 大柴胡汤中配伍大黄的主要意义是

答案：A

4. 大柴胡汤中配伍芍药的主要意义是

答案：E　考点：大柴胡汤的配伍意义

解析：大柴胡汤中轻用大黄配枳实以内泻阳明热结，行气消痞，亦为臣药。芍药柔肝缓急止痛，与大黄相配可治腹中实痛，与枳实相伍可以理气和血，以除心下满痛。故3题选择A，4题选择E。

细目二　调和肝脾

［A1 型题］

1. 痛泻要方中配伍防风的主要用意是

A. 祛风止痉　　B. 散寒除湿
C. 散肝疏脾　　D. 疏风宽肠
E. 疏风止痛

答案：C　　考点：痛泻要方中防风的配伍意义

解析：痛泻要方中配伍少量防风，具有升散之性，能散肝郁、疏脾气。故选择 C。

细目三　调和肠胃

［A1 型题］

1. 体现寒热并用、辛开苦降、消补兼施配伍特点的方剂是

A. 半夏泻心汤　　B. 生姜泻心汤
C. 甘草泻心汤　　D. 健脾丸
E. 枳实消痞丸

答案：A　　考点：半夏泻心汤配伍特点

解析：本方即小柴胡汤去柴胡、生姜，加黄连、干姜而成。因无半表证，故去解表之柴胡、生姜，痞因寒热错杂而成，故加寒热平调之黄连、干姜，变和解少阳之剂，而为调和肠胃之方。半夏泻心汤配伍特点寒热互用以和其阴阳，苦辛并进以调其升降，补泻兼施以顾其虚实。故本题选择 A。

2. 半夏泻心汤与小柴胡汤两方组成中均含有的药物是

A. 人参、黄芩、半夏、干姜、甘草
B. 人参、生姜、半夏、甘草、大枣
C. 柴胡、黄芩、人参、甘草、生姜
D. 半夏、黄芩、人参、甘草、大枣
E. 半夏、黄连、黄芩、甘草、大枣

答案：D　　考点：半夏泻心汤与小柴胡汤两方的药物组成

解析：半夏泻心汤的组成：半夏、黄芩、干姜、人参、黄连、大枣、甘草。小柴胡汤的组成：柴胡、黄芩、人参、甘草、半夏、生姜、大枣。故本题选择 D。

第五单元　清热剂

【考点透视】

1. 本单元为考试重点，熟悉各节主要方剂内容，重点掌握竹叶石膏汤、清营汤、凉膈散、龙胆泻肝汤、芍药汤、白头翁汤等方剂的组成、功效。

2. 理解某些方剂中药物的配伍意义，如普济消毒饮中的升麻、柴胡等。

细目一　清气分热

［A1 型题］

1. 下列各项中，不属于竹叶石膏汤组成的药物是

A. 石膏、麦冬　　B. 甘草、半夏
C. 人参、粳米　　D. 知母、生地
E. 竹叶、麦冬

答案：D　　考点：竹叶石膏汤的药物组成

解析：竹叶石膏汤的药物组成：竹叶、石膏、半夏、麦冬、人参、甘草、粳米。故选 D。

细目二　清营凉血

［A1 型题］

1. 清营汤的功用是

A. 泻火养阴，凉血散瘀
B. 益气养阴，宁心安神
C. 清热凉血，养阴生津
D. 清营透热，养阴活血
E. 泻火解毒，凉血止血

答案：D　　考点：清营汤的功用

解析：清营汤清营透热，养阴活血。故本题选择 D。

细目三　清热解毒

［A1 型题］

1. 下列具有疏风散邪，清热解毒功用的方剂是

A. 黄连解毒汤　　B. 普济消毒饮
C. 清瘟败毒饮　　D. 青蒿鳖甲汤
E. 龙胆泻肝汤

答案：B　　考点：普济消毒饮的功用

解析：黄连解毒汤泻火解毒。普济消毒饮清热解毒，疏风散邪。清瘟败毒饮清热解毒，凉血泻火。青蒿鳖甲汤养阴透热。龙胆泻肝汤泻肝胆实火，清下焦湿热。故本题选择 B。

2. 组成药物中含有连翘的方剂是

A. 温胆汤　　B. 凉膈散
C. 清骨散　　D. 温脾汤
E. 清胃散

答案：B　　考点：凉膈散的药物组成

解析：温胆汤的组成：半夏、竹茹、枳实、陈皮、甘草、茯苓、生姜、大枣。凉膈散的组成：川大黄、朴硝、甘草、山栀子仁、薄荷叶、黄芩、连翘。清骨散的组成：银柴胡、胡黄连、秦艽、鳖甲、地骨皮、青蒿、知母、甘草。温脾汤的组成：大黄、当归、干姜、附子、人参、芒硝、甘草。清胃散的组成：升麻、生地黄、当归、川黄连、牡丹皮、石膏。故本题选择 B。

3. 清热解毒与疏散风热并用，寓“火郁发之”之义的方剂是

A. 黄连解毒汤　　B. 普济消毒饮

C. 清瘟败毒饮　　D. 青蒿鳖甲汤

E. 龙胆泻肝汤

答案：B　　考点：普济消毒饮的配伍特点

解析：黄连解毒汤四药合用，苦寒直折，三焦之火邪去而热毒解。普济消毒饮升麻、柴胡疏散风热，并引诸药上达头面，且寓“火郁发之”之意，功兼佐使之用。诸药配伍，共收清热解毒，疏散风热之功。清瘟败毒饮诸药合用，既清气分之火，又凉血分之热，是治疗气血两燔的主要方剂。青蒿鳖甲汤滋清兼备、标本兼顾、清中有透，使养阴而不恋邪，祛邪而不伤正，阴复邪去而热退。龙胆泻肝汤泻中有补，利中有滋，降中寓升，祛邪而不伤正，泻火而不伐胃，使火降热清，湿浊得利，循经所发诸症皆可相应而愈。故选择B。

细目四　清脏腑热

[A1 型题]

1. 左金丸中黄连与吴茱萸的用量比例为

A. 6∶1　　B. 1∶6

C. 4∶1　　D. 2∶1

E. 1∶5

答案：A　　考点：左金丸的配伍特点

解析：左金丸主治肝火犯胃证，重用黄连，一清泻肝火，二清泻胃热，三泻心火，然气郁化火之证，纯用大苦大寒既恐郁结不开，又虑折伤中阳，故少佐辛热之吴茱萸，一者疏肝解郁，二者反佐以制黄连之寒，三者取其下气之用，四者引黄连入肝经。用量比例为6∶1。故选择A。

2. 泻白散与清骨散的组成中，均含有的药物是

A. 地骨皮　　B. 桑白皮

C. 牡丹皮　　D. 五加皮

E. 茯苓皮

答案：A　　考点：泻白散与清骨散的药物组成

解析：泻白散组成：地骨皮、桑白皮、甘草、粳米。清骨散组成：银柴胡、黄连、秦艽、鳖甲、地骨皮、青蒿、知母、甘草。故选择A。

3. 芍药汤与白头翁汤的组成中，均含有的药物是

A. 大黄　　B. 秦皮

C. 黄连　　D. 黄芩

E. 黄柏

答案：C　　考点：芍药汤、白头翁汤的药物组成

解析：芍药汤组成：芍药、当归、黄连、槟榔、木香、甘草、大黄、黄芩、官桂。白头翁汤组成：白头翁、黄柏、黄连、秦皮，故选择C。

[B 型题]

（4～5 题共用备选答案）

A. 枳实导滞丸　　B. 普济消毒饮

C. 龙胆泻肝汤　　D. 芍药汤

E. 白头翁汤

4. 组成药物中不含黄连的方剂是

答案：C

5. 组成药物中不含黄芩的方剂是

答案：E　　考点：龙胆泻肝汤、白头翁汤的药物组成

解析：龙胆泻肝汤组成：龙胆草、黄芩、栀子、泽泻、木通、当归、生地黄、柴胡、生甘草、车前子。故4题选择C。白头翁汤组成：白头翁、黄柏、黄连、秦皮。故5题选择E。

（6～7 题共用备选答案）

A. 玉女煎

B. 导赤散

C. 六一散

D. 黄连解毒汤

E. 竹叶石膏汤

6. 治疗心经火热证应选用

答案：B

7. 治疗胃热阴虚证应选用

答案：A　　考点：导赤散与玉女煎的主治

解析：导赤散主治心经火热证。症见心胸烦热，口渴面赤，意欲饮冷，以及口舌生疮；或心热移于小肠，小便赤涩刺痛，舌红，脉数。玉女煎主治胃热阴虚证。症见头痛、牙痛，烦热干渴，舌红，苔黄而干。故6题选B，7题选A。

细目五　清虚热

[A1 型题]

1. 青蒿鳖甲汤主治证的热型是

A. 骨蒸潮热　　B. 夜热早凉

C. 日晡潮热　　D. 身热夜甚

E. 皮肤蒸热

答案：B　　考点：青蒿鳖甲汤主治

解析：青蒿鳖甲汤适用于温热病后期，余热未尽而阴液不足之虚热证。临床应用以夜热早凉，热退无汗，舌红少苔，脉细数为辨证要点。故选择B。

第六单元　祛暑剂

【考点透视】

熟悉方剂的功效，注意香薷散与清暑益气汤的功效区别。

［A1 型题］

1. 患者感受暑湿，症见身热烦渴，小便不利。治疗应首选

A. 六一散　　B. 猪苓汤
C. 泻白散　　D. 五苓散
E. 二妙散

答案：A　　考点：六一散的主治

解析：六一散功能清暑利湿，用于治疗暑湿证，主症为身热烦渴，小便不利，泄泻。

［B 型题］

（2～3 题共用备选答案）

A. 祛暑解表，化湿和中
B. 祛暑解表，清热化湿
C. 清暑解表，化气利湿
D. 清暑益气，养阴生津
E. 祛暑化湿，健脾和中

2. 香薷散的功用是

答案：A

3. 清暑益气汤的功用是

答案：B　考点：香薷散与清暑益气汤的功用

解析：香薷散祛暑解表，化湿和中，用于阴暑，方剂偏温；清暑益气汤清暑益气，养阴生津，主暑热气津两伤证。故 2 题选 A，3 题选择 B。

第七单元　温里剂

【考点透视】

1. 重点掌握理中丸、大小建中汤、吴茱萸汤、四逆汤的组成、功效、主治。

2. 熟悉当归四逆汤、暖肝煎的药物组成。

3. 注意某些方剂除了温里作用之外的其他功效。

细目一　温中祛寒

［A1 型题］

1. 理中丸除温中祛寒外，还具有的功用是

A. 和中缓急　　B. 和胃止呕
C. 降逆止痛　　D. 养血通脉
E. 补气健脾

答案：E　　考点：理中丸的功用

解析：理中丸温中祛寒、补气健脾。故选择 E。

2. 小建中汤中配伍芍药的意义是

A. 益阴养血，柔肝缓急
B. 养阴复脉，柔肝缓急
C. 益气养阴，缓急止痛
D. 益气养血，复脉定悸
E. 养阴补血，活血通脉

答案：C　　考点：小建中汤的配伍意义

解析：本方重用饴糖为君，温补中焦，缓急止痛。臣以桂枝温阳气，祛寒邪；白芍养营阴，缓肝急，止腹痛。佐以生姜温胃散寒，大枣补脾益气。炙甘草益气和中，调和诸药，是为佐使之用。故选择 C。

3. 大建中汤的组成药物是

A. 生附子、干姜、肉桂、炙甘草
B. 蜀椒、人参、干姜、胶饴
C. 蜀椒、人参、干姜、炙甘草
D. 蜀椒、生附子、肉桂、胶饴
E. 干姜、人参、桂枝、胶饴

答案：B　　考点：大建中汤的药物组成

解析：大建中汤组成：蜀椒、人参、干姜、胶饴。故本题选择 B。

4. 吴茱萸汤除温中补虚外，还具有的功用是

A. 缓急止痛　　B. 散寒止痛
C. 降逆止呕　　D. 降逆止痛
E. 降逆止呃

答案：C　　考点：吴茱萸汤的功用

解析：吴茱萸汤的功用温中补虚、降逆止呕。故本题选择 C。

5. 下列各项，不属理中丸主治范围的是

A. 阳虚失血
B. 脾胃虚寒之腹痛
C. 中焦虚寒之小儿慢惊风
D. 肝胃虚寒之胃脘痛
E. 脾胃虚寒之胸痹

答案：D　　考点：理中丸主治

解析：理中丸主治：①脾胃虚寒证：脘腹绵绵作痛，喜温喜按，呕吐，大便稀溏，脘痞食少，畏寒肢冷，口不渴，舌淡苔白润，脉沉细或沉迟无力；②阳虚失血证：便血、吐血、衄血或崩漏等，血色暗淡，质清稀；③脾胃虚寒所致的胸痹，或病后多涎唾，或小儿慢惊等。故本题选择 D。

［A2 型题］

6. 患者，男，58 岁。胸满而痛，遇冷易诱发，伴下利，口不渴，不欲饮食，舌淡苔白，脉沉细而弦。治疗应选用

A. 大建中汤　　B. 小建中汤
C. 厚朴温中汤　　D. 吴茱萸汤
E. 理中丸

答案：E　　考点：理中丸的应用

解析：本患者为脾胃虚寒证，参考本细目第5题，故选择E。

［B 型题］

（7～8 题共用备选答案）

A. 温中补虚，理气健脾
B. 温中补虚，和里缓急
C. 温中补虚，降逆止痛
D. 温中补虚，降逆止呕
E. 温中补虚，散寒止痛

7. 大建中汤的功用是

答案：C

8. 吴茱萸汤的功用是

答案：D　　考点：大建中汤、吴茱萸汤的功用

解析：大建中汤温中补虚，降逆止痛。吴茱萸汤温中补虚，降逆止呕。故7题选择C，8题选择D。

细目二　回阳救逆

［A1 型题］

1. 下列各项中，属于四逆汤主治病证临床表现的是

A. 神衰欲寐　　B. 脐腹痛
C. 心下满痛　　D. 泄痢下重
E. 烦躁欲死

答案：A　　考点：四逆汤主治病证

解析：四逆汤主治病证为伤寒太阳病误汗伤阳，症见四肢厥逆，恶寒蜷卧，呕吐不渴，腹痛下利，神衰欲寐，舌苔白滑，脉微欲绝者，以及瘟疫、疟疾、厥证、脱证、痛证见有上述症状，属阴证者。故本题选择A。

［B 型题］

（2～3 题共用备选答案）

A. 茯苓　　B. 附子
C. 白术　　D. 甘草
E. 人参

2. 生脉散与四君子汤的组成中均含有药物是

答案：E

3. 四逆散与四逆汤的组成中均含有药物是

答案：D　　考点：生脉散、四君子汤、四逆散、四逆汤药物的组成

解析：生脉散的组成：人参、麦门冬、五味子。四君子汤的组成：人参、白术、茯苓、炙甘草。四逆散的组成：柴胡、芍药、枳实、甘草。四逆汤的组成：人参、甘草、干姜、附子。故2题选择E，3题选择D。

（4～5 题为共用备选答案）

A. 四逆汤　　B. 当归四逆汤
C. 四逆散　　D. 右归丸
E. 大建中汤

4. 治疗中阳衰弱，阴寒内盛之脘腹剧痛应首选

答案：E

5. 治疗心肾阳虚寒厥证应首选

答案：A　考点：大建中汤与四逆汤的主症特点

解析：大建中汤主治中阳虚弱，阴寒内盛证，其腹痛特点为腹痛连及胸脘，痛势剧烈，其痛上下走窜无定处，或腹部时见块状物上下攻撑作痛。四逆汤主治寒厥，症见四肢厥逆，恶寒蜷卧，腹痛下利，神衰欲寐等，故4题选择E，5题选择A。

细目三　温经散寒

［A1 型题］

1. 当归四逆汤与暖肝煎组成中均含有的药物是

A. 芍药　　B. 当归
C. 小茴香　　D. 附子
E. 细辛

答案：B　　考点：当归四逆汤与暖肝煎的组成

解析：当归四逆汤组成：当归、桂枝、芍药、细辛、炙甘草、通草、大枣；暖肝煎组成：当归、枸杞子、小茴香、肉桂、乌药、沉香、茯苓、生姜。故选择B。

［B 型题］

（2～3 题共用备选答案）

A. 当归、桂枝　　B. 当归、肉桂
C. 肉桂、小茴香　　D. 肉桂、乌药
E. 桂枝、枸杞子

2. 当归四逆汤的君药是

答案：A

3. 暖肝煎的君药是

答案：C　　考点：当归四逆汤与暖肝煎的配伍意义

解析：当归四逆汤功用温经散寒，养血通脉，方中以当归甘温，养血和血；桂枝辛温，温经散寒，温通血脉，共为君药。暖肝煎功用温补肝肾，行气止痛，方中肉桂辛甘性热，温肾暖肝，祛寒止痛；小茴香味辛性温，暖肝散寒，理气止痛。故2题选择A，3题选择C。

第八单元　表里双解剂

【考点透视】

熟悉方剂功效，掌握葛根黄芩黄连汤、大柴胡汤的方药组成及配伍意义。

［A1 型题］

1. 葛根芩连汤的适应病症是

A. 脾虚泄泻

B. 湿热血痢
C. 暑湿吐泻
D. 热毒血痢
E. 协热下利

答案：E　考点：葛根芩连汤的主治

解析：葛根芩连汤为解表清里剂，主治协热下利，症见身热下利，胸脘烦热，口干作渴，喘而汗出，舌红苔黄，脉数。故选择E。

2. 大柴胡汤与葛根芩连汤的药物组成中均有

A. 黄芩　B. 黄连
C. 生姜　D. 甘草
E. 葛根

答案：A　考点：大柴胡汤与葛根芩连汤的组成

解析：大柴胡汤由小柴胡汤去人参、甘草，加大黄、枳实、芍药而成：柴胡、黄芩、半夏、生姜、大枣、大黄、枳实、芍药。葛根芩连汤的组成：葛根、黄芩、黄连、甘草。故选择A。

[B 型题]

（3～4 题共用备选答案）

A. 清泄肺热
B. 清热泻火
C. 和解清热，以除少阳之邪
D. 清热燥湿，厚肠止利
E. 清泄胆热

3. 大柴胡汤中配伍黄芩的意义

答案：C

4. 葛根芩连汤中配伍黄芩的意义

答案：D　考点：大柴胡汤与葛根芩连汤的配伍意义

解析：大柴胡汤主治少阳阳明合病，治当和解少阳，内泻热结，方中配伍黄芩，和解清热，以除少阳之邪；葛根芩连汤主治协热下利，治当解表清里，方中配伍黄芩，清热燥湿，厚肠止利。故第3题选择C，第4题选择D。

（5～6 题共用备选答案）

A. 身热下利，胸脘灼热，舌红苔黄，脉数
B. 寒热如疟，胸胁胀痛，舌红苔白腻，脉数右滑左弦
C. 往来寒热，胸胁苦满，舌苔薄白，脉弦
D. 憎寒壮热，胸膈痞闷，舌苔黄腻，脉数有力
E. 往来寒热，胸胁苦满，苔黄，脉弦数有力

5. 防风通圣散的主治病证是

答案：D

6. 大柴胡汤中的主治病证是

答案：E　考点：大柴胡汤与防风通圣散的主治

解析：防风通圣散主治风热壅盛，表里俱实证，临床表现因正邪交争激烈出现憎寒壮热之象，故第5题选择D。大柴胡汤主治少阳阳明合病，临床表现有少阳的往来寒热，与阳明胃家实象，故第6题选择E。

第九单元　补益剂

【考点透视】

1. 本单元考试内容较多，需要重点复习，熟悉各方剂的组成、功效。

2. 对以下方剂需要重点掌握其组成、功效、主治，并能理解其配伍意义：四君子汤、参苓白术散、补中益气汤、四物汤、归脾汤、炙甘草汤、六味地黄丸、肾气丸等。

细目一　补　气

[A1 型题]

1. 下列除哪项外，均是补中益气汤主治病证的临床表现

A. 胸脘闷胀　B. 发热汗出
C. 渴喜热饮　D. 体倦肢软
E. 脉洪而虚

答案：A　考点：补中益气汤的主治证候

解析：补中益气汤主治：①治烦劳内伤，身热心烦，头痛恶寒，懒言恶食，脉洪大而虚；②或喘或渴，或阳虚自汗，或气虚不能摄血；③或疟痢脾虚，久不能愈；④一切清阳下陷，中气不足之证。故本题选择A。

2. 参苓白术散中具有芳香醒脾之功的药物是

A. 桔梗　B. 砂仁
C. 藿香　D. 佩兰
E. 厚朴

答案：B　考点：参苓白术散的配伍意义

解析：参苓白术散的配伍意义：方中人参、白术、茯苓益气健脾渗湿为君。配伍山药、莲子肉助君药以健脾益气，兼能止泻；并用白扁豆、薏苡仁助白术、茯苓以健脾渗湿，均为臣药。更用砂仁醒脾和胃，行气化滞，是为佐药。桔梗宣肺利气，通调水道，又能载药上行，培土生金；炒甘草健脾和中，调和诸药，共为佐使。综观全方，补中气，渗湿浊，行气滞，使脾气健运，湿邪得去，则诸症自除。故本题选择B。

3. 玉屏风散的功用有

A. 固表　B. 涩肠
C. 止遗　D. 固冲
E. 补肾

答案：A　考点：玉屏风散的功用

解析：玉屏风散益气固表止汗。故本题选择A。

4. 甘温除热的代表方是

A. 四君子汤　　B. 参苓白术散
C. 补中益气汤　　D. 生脉散
E. 八珍汤

答案：C　　考点：补中益气汤的配伍特点

解析：补中益气汤功用补中益气，升阳举陷。全方配伍特点：主以甘温，补中寓升，少佐以行，共成虚则补之、陷者升之、甘温除热之剂。为甘温除热的代表方。故选择C。

细目二　补　血

[A1 型题]

1. 四物汤的主治证是

A. 气衰血少　　B. 劳倦内伤
C. 冲任虚损　　D. 郁怒伤肝
E. 阴精亏虚

答案：C　　考点：四物汤的主治

解析：四物汤主治冲任虚损。症见月水不调，脐腹疼痛，崩中漏下。血瘕块硬，时发疼痛。妊娠胎动不安，血下不止，及产后恶露不下，结生瘕聚，少腹坚痛，时作寒热。故选择C。

2. 归脾汤除益气补血外，还具有的功用是

A. 健脾养心　　B. 补血调血
C. 敛阴止汗　　D. 滋阴复脉
E. 益阴降火

答案：A　　考点：归脾汤的功用

解析：归脾汤的功用益气补血，健脾养心。故选择A。

3. 当归补血汤重用黄芪为君，意在

A. 补气行血　　B. 补气固表
C. 补气生血　　D. 补气行水
E. 补气托毒

答案：C　　考点：当归补血汤的配伍意义

解析：当归补血汤黄芪用量5倍于当归，其意重在有形之血不能速生，无行之气所当急固，有形之血生于无形之气，气旺血生。故选C。

细目三　气血双补

[A1 型题]

1. 炙甘草汤中配伍桂枝、生姜的主要用意是

A. 温阳化气　　B. 温经散寒
C. 温经通脉　　D. 通阳复脉
E. 通阳化气

答案：D　　考点：炙甘草汤中的配伍意义

解析：炙甘草汤中炙甘草、人参、大枣益心气，补脾气，以资气血生化之源；阿胶、麦冬、麻仁滋心阴，养心血，充血脉，共为臣药。佐以桂枝、生姜辛行温通，温心阳，通血脉，诸厚味滋腻之品得姜、桂则滋而不腻。用法中加清酒煎服，以清酒辛热，可温通血脉，以行药力，是为使药。诸药合用，滋而不腻，温而不燥，使气血充足，阴阳调和，则心动悸、脉结代，皆得其平。故本题选择D。

[B 型题]

（2～3题共用备选答案）

A. 四物汤　　B. 归脾汤
C. 当归补血汤　　D. 四君子汤
E. 八珍汤

2. 治疗营血虚滞证应首选

答案：A

3. 治疗气血两虚证应首选

答案：E　　考点：四物汤、八珍汤的应用

解析：四物汤主治营血虚滞证。症见头晕目眩，心悸失眠，面色无华，妇人月经不调，量少或经闭不行，脐腹作痛，甚或瘕块硬结，舌淡，口唇、爪甲色淡，脉细弦或细涩。归脾汤主治心脾气血两虚证。症见心悸怔忡，健忘失眠盗汗，体倦食少，面色萎黄，舌淡，苔薄白，脉细弱。当归补血汤主治血虚阳浮发热证。症见肌热面赤，烦渴欲饮，脉洪大而虚，重按无力。亦治妇人经期、产后血虚发热头痛；或疮疡溃后，久不愈合者。四君子汤主治脾胃气虚证。症见面色萎白，语声低微，气短乏力，食少便溏，舌淡苔白，脉虚弱。八珍汤主治气血两虚证。症见面色苍白或萎黄，头晕眼花，四肢倦怠，气短懒言，心悸怔忡，食欲减退，舌质淡，苔薄白，脉细虚。故2题选项A，3题选择E。

细目四　补　阴

[A1 型题]

1. 下列各项，不属六味地黄丸主治证临床表现的是

A. 腰膝酸软，盗汗遗精
B. 耳鸣耳聋，头晕目眩
C. 骨蒸潮热，手足心热
D. 小便不利或反多
E. 舌红少苔，脉沉细数

答案：D　　考点：六味地黄丸主治

解析：六味地黄丸主治肝肾阴虚证。症见腰膝酸软，头晕目眩，耳鸣耳聋，盗汗，遗精，消渴，骨蒸潮热，手足心热，口燥咽干，牙齿动摇，足跟作痛，小便淋沥，以及小儿囟门不合，舌红少苔，脉沉细数。故本题选择D。

2. 大补阴丸的组成药物中含有

A. 黄精　　B. 黄芩
C. 黄连　　D. 黄柏
E. 黄芪

答案：D　　考点：大补阴丸的组成药物

解析：大补阴丸的组成药物有熟地黄、知母、黄柏、龟板、猪脊髓。故本题选择D。

3. 左归丸与一贯煎相同的功用是

A. 滋阴　　B. 疏肝
C. 补脾　　D. 降火
E. 益气

答案：A　　考点：左归丸与一贯煎的功用

解析：左归丸的功用滋阴补肾，填精益髓。一贯煎的功用滋阴疏肝。故本题选择A。

4. 大补阴丸中既能填精补阴，又能制约黄柏苦燥的药物是

A. 熟地黄　　B. 龟板
C. 知母　　D. 猪脊髓
E. 山茱萸

答案：D　　考点：大补阴丸的配伍意义

解析：大补阴丸方中重用熟地黄、龟板滋阴潜阳，壮水制火，即所谓培其本，共为君药。继以黄柏苦寒泻相火以坚阴；知母苦寒而润，上能清润肺金，下能滋清肾水，与黄柏相须为用，苦寒降火，保存阴液，平抑亢阳，即所谓清其源，均为臣药。应用猪脊髓、蜂蜜为丸，此乃血肉甘润之品，填精益髓，既能助熟地黄、龟板以滋阴，又能制黄柏之苦燥，俱为佐使。本证若仅滋阴则虚火难清，单清热则犹恐复萌，故须培本清源，使阴复阳潜，虚火降而诸症悉除。故本题选择D。

5. 逍遥散与一贯煎相同的功用是

A. 和营　　B. 益气
C. 滋阴　　D. 疏肝
E. 补脾

答案：D　　考点：逍遥散与一贯煎相同的功用

解析：逍遥散的功用疏肝解郁，健脾和营。一贯煎的功用滋阴疏肝。故本题选择D。

［A2 型题］

6. 患者，男，34岁，遗精半年，腰脊酸痛，头晕耳鸣，骨蒸潮热，虚烦盗汗，口燥咽干，舌红少苔，脉细数。治疗应选用六味地黄丸加

A. 枸杞子、菊花　　B. 知母、黄柏
C. 龙骨、牡蛎　　D. 麦冬、五味子
E. 黄连、麦冬

答案：B　　考点：六味地黄丸的加减

解析：本证候虚火上炎的表现较重，知柏地黄丸滋阴降火，主治肝肾阴虚，虚火上炎证。故选择B。

细目五　补　阳

［A1 型题］

1. 右归丸除温补肾阳外，还具有的功用是

A. 填精补血　　B. 补益脾胃
C. 理气健脾　　D. 散寒止痛
E. 纳气平喘

答案：A　　考点：右归丸的功用

解析：右归丸温补肾阳，填精补血。故本题选择A。

2. 肾气丸中配伍少量桂枝、附子的主要用意是

A. 温肾暖脾，以助阳气
B. 温肾助阳，散寒通脉
C. 温补肾阳，少火生气
D. 温补脾阳，化气行水
E. 补阳益精，温肾纳气

答案：C　　考点：肾气丸的配伍意义

解析：肾气丸的配伍意义如柯琴所云“此肾气丸纳桂、附于滋阴剂中十倍之一，意不在补火，而在微微生火，即生肾气也”。故本题选择C。

细目六　阴阳双补

［A1 型题］

1. 组成药物中含有熟地黄、肉桂的方剂是

A. 一贯煎　　B. 暖肝煎
C. 肾气丸　　D. 炙甘草汤
E. 地黄饮子

答案：E　　考点：地黄饮子的药物组成

解析：地黄饮子的药物组成：熟地黄、巴戟天、山茱萸、石斛、肉苁蓉、附子、五味子、肉桂、白茯苓、麦冬、石菖蒲、远志。故选择E。

第十单元　固涩剂

【考点透视】

掌握真人养脏汤、四神丸、固冲汤的组成、功效与主治。

细目一　固表止汗

［A1 型题］

1. 牡蛎散中，“能引诸药外至卫分而固腠理”的药物是

A. 黄芪　　B. 麻黄根
C. 煅牡蛎　　D. 小麦
E. 防风

答案：B　　考点：牡蛎散的配伍意义

解析：牡蛎散的组成为煅牡蛎、生黄芪、麻黄根、小麦。方中煅牡蛎与生黄芪君臣相配，是益气固表、敛阴潜阳的常用组合；麻黄根甘平，功专收敛止汗，“能引诸药外至卫分而固腠理”，为佐药；小麦专入心经，益心气，养心阴，清心除烦，为佐使药。故选择 B。

细目二　涩肠固脱

[A1 型题]

1. 真人养脏汤主治之久泻久痢的主要病机是

A. 肾阳衰微　　B. 脾胃虚寒

C. 肠胃寒积　　D. 脾肾虚寒

E. 肝肾虚寒

答案： D　　考点：真人养脏汤的应用

解析： 真人养脏汤主治久泻久痢，积滞虽去，但脾肾虚寒、肠失固摄，以致大便滑脱不禁，甚至中气下陷，脱肛坠下。故本题选择 D。

2. 四神丸的组成药物中含有

A. 草豆蔻　　B. 白豆蔻

C. 肉豆蔻　　D. 砂仁

E. 厚朴

答案： C　　考点：四神丸的药物组成

解析： 四神丸的组成：肉豆蔻、补骨脂、五味子、吴茱萸。故本题选择 C。

3. 下列各项，属四神丸功用的是

A. 固表止汗　　B. 固经止血

C. 健脾止带　　D. 涩肠止泻

E. 涩精止遗

答案： D　　考点：四神丸的功用

解析： 四神丸温肾暖脾，固肠止泻。故本题选择 D。

4. 主治久泻、久痢属寒热错杂、正气虚弱的方剂是

A. 乌梅丸　　B. 四神丸

C. 枳实消痞丸　　D. 真人养脏汤

E. 半夏泻心汤

答案： D　　考点：真人养脏汤的主治

解析： 真人养脏汤主治久泻久痢，脾肾虚寒证。泻痢无度，滑脱不禁，甚至脱肛坠下，脐腹疼痛，喜温喜按，倦怠食少，舌淡苔白，脉迟细。故本题选择 D。

细目三　固崩止带

[A1 型题]

1. 固冲汤除固冲摄血外，还具有的功用是

A. 补肾涩精　　B. 补气健脾

C. 补气生血　　D. 温补脾肾

E. 温经止痛

答案： B　　考点：固冲汤的功用

解析： 固冲汤的功用固冲摄血、补气健脾。故选择 B。

2. 固冲汤的组成药物中不含有的是

A. 白术　　B. 生黄芪

C. 五味子　　D. 海螵蛸

E. 山萸肉

答案： C　　考点：固冲汤的药物组成

解析： 固冲汤的药物组成：白术、生黄芪、龙骨、牡蛎、山萸肉、生杭芍、海螵蛸、茜草、棕榈炭、五倍子。故选择 C。

第十一单元　安神剂

【考点透视】

掌握朱砂安神丸、酸枣仁汤、天王补心丹的组成、功效、主治，理解其配伍意义，尤其注意在方剂中有特殊使用的药物。

细目一　重镇安神

[A1 型题]

1. 朱砂安神丸组成中含有的药物是

A. 栀子　　B. 黄连

C. 石膏　　D. 竹叶

E. 知母

答案： B　　考点：朱砂安神丸药物组成

解析： 朱砂安神丸药物组成：朱砂、黄连、当归、生地黄、炙甘草。故本题选择 B。

2. 朱砂安神丸中泻火除烦的药物是

A. 栀子　　B. 黄连

C. 石膏　　D. 竹叶

E. 知母

答案： B　　考点：朱砂安神丸的配伍意义

解析： 方中黄连苦寒，入心经，清心泻火，以除烦热为臣。故选择 B。

细目二　滋养安神

[A1 型题]

1. 酸枣仁汤中养肝血，安心神的药物是

A. 知母　　B. 川芎

C. 茯苓　　D. 甘草

E. 酸枣仁

答案： E　　考点：酸枣仁汤的配伍意义

解析： 酸枣仁汤的药物组成为炒酸枣仁、甘草、知母、茯苓、川芎。配伍意义：方中重用酸枣仁为君，以其甘酸质润，入心、肝之经，养血补肝，宁心安神。茯苓宁心安神；知母苦寒质润，滋阴润燥，清热除烦，共为臣药。与君药相伍，以助安神除烦之功。佐以川芎之辛散，调肝血而疏肝气，与大量酸枣仁相伍，辛散与酸收并用，补血与行血结合，具有养血调肝之妙。甘草和中缓急，调和诸药为使。故选择 E。

2. 天王补心丹中敛心气而安神的药物是

A. 丹参、五味子

B. 茯苓、五味子

C. 远志、五味子

D. 人参、五味子

E. 酸枣仁、五味子

答案：E　　考点：天王补心丹的配伍意义

解析：天王补心丹的配伍意义：方中重用甘寒之生地黄，入心能养血，入肾能滋阴，故能滋阴养血，壮水以制虚火，为君药。天冬、麦冬滋阴清热，酸枣仁、柏子仁养心安神，当归补血润燥，共助生地黄滋阴补血，并养心安神，俱为臣药。玄参滋阴降火；茯苓、远志养心安神；人参补气以生血，并能安神益智；五味子之酸以敛心气，安心神；丹参清心活血，合补血药使补而不滞，则心血易生；朱砂镇心安神，以治其标，以上共为佐药。桔梗为舟楫，载药上行以使药力缓留于上部心经，为使药。故选择 E。

3. 下列各项，属天王补心丹组成药物的是

A. 西洋参　　B. 丹参

C. 沙参　　D. 党参

E. 苦参

答案：B　　考点：天王补心丹的药物组成

解析：天王补心丹的药物组成：酸枣仁、柏子仁、当归、天冬、麦冬、生地、人参、丹参、玄参、茯苓、五味子、远志、桔梗。故选择 B。

4. 天王补心丹与朱砂安神丸组成中均含有的药物有

A. 酸枣仁　　B. 炙甘草

C. 玄参　　D. 黄柏

E. 生地黄

答案：E　　考点：天王补心丹、朱砂安神丸的药物组成

解析：天王补心丹的药物组成：酸枣仁、柏子仁、当归、天冬、麦冬、生地、人参、丹参、玄参、茯苓、五味子、远志肉、桔梗。朱砂安神丸的药物组成：朱砂、黄连、当归、生地黄、炙甘草。故本题选择 E。

第十二单元　开窍剂

【考点透视】

1. 明确凉开与温开的方剂名。
2. 掌握凉开三宝的功效特点。

[A1 型题]

1. 下列除哪项外，均是至宝丹的功用

A. 清热　　B. 开窍

C. 通便　　D. 化浊

E. 解毒

答案：C　　考点：至宝丹的功用

解析：至宝丹的功用清热开窍、化浊解毒。故本题选择 C。

2. 至宝丹的功用是

A. 开窍定惊，清热化痰

B. 清热解毒，开窍醒神

C. 清热解毒，开窍安神

D. 化浊开窍，清热解毒

E. 清热开窍，息风止痉

答案：D　　考点：至宝丹的功用

解析：参见本细目第 1 题，故本题选择 D。

第十三单元　理气剂

【考点透视】

1. 重点掌握越鞠丸、苏子降气汤、定喘汤、旋覆代赭汤的方剂组成、功效、主治，理解某些药物在方中的配伍意义，如定喘汤中的白果，旋覆代赭汤中的旋覆花、代赭石的配伍意义。

2. 熟悉其他方剂的功效，注意天台乌药散的组成。

细目一　行　气

[A1 型题]

1. 越鞠丸中以行气为主的药物是

A. 木香　　B. 沉香

C. 香附　　D. 枳壳

E. 厚朴

答案：C　　考点：越鞠丸的配伍意义

解析：越鞠丸行气解郁。方中香附辛香入肝，行气开郁为君药。故选择 C。

2. 属于天台乌药散组成药物的是

A. 川楝子　　B. 陈皮

C. 草豆蔻　　D. 肉桂

E. 厚朴

答案：A　　考点：天台乌药散的药物组成

解析：天台乌药散的组成：乌药、木香、小茴香、青皮、高良姜、槟榔、川楝子、巴豆。故选择 A。

细目二　降　气

[A1 型题]

1. 苏子降气汤中配伍当归和肉桂的意义是

A. 温肾纳气　　B. 养血补肝

C. 温补下虚　　D. 祛痰止咳
E. 温肾祛寒

答案： C　　**考点：苏子降气汤的配伍意义**

解析： 苏子降气汤中肉桂温肾纳气治疗下虚，为辅药；当归养血润燥，制约大队燥药伤阴的副作用，为佐药；故选择 C。

2. 旋覆代赭汤的功用不包括
A. 益气　　B. 降逆
C. 和胃　　D. 止咳
E. 化痰

答案： D　　**考点：旋覆代赭汤的功用**

解析： 旋覆代赭汤益气和胃、化痰降逆。故选择 D。

3. 苏子降气汤组成中不包含的药物是
A. 当归　　B. 肉桂
C. 前胡　　D. 厚朴
E. 葶苈子

答案： E　　**考点：苏子降气汤的药物组成**

解析： 苏子降气汤的组成：紫苏子、半夏、当归、甘草、前胡、厚朴、姜汁、肉桂。故选择 E。

4. 定喘汤的组成药物中含有
A. 半夏、当归
B. 麻黄、杏仁
C. 桑白皮、地骨皮
D. 黄芩、陈皮
E. 苏子、化橘红

答案： B　　**考点：定喘汤的组成药物**

解析： 定喘汤的组成药物：白果、麻黄、苏子、甘草、款冬花、杏仁、桑白皮、黄芩、法半夏。故选择 B。

5. 旋覆花、代赭石在旋覆代赭汤中的配伍意义是
A. 温胃化痰止呕　　B. 平冲降逆止呕
C. 祛痰降逆和胃　　D. 镇冲逆除噫气
E. 化痰消食和胃

答案： D　　**考点：旋覆代赭汤的配伍意义**

解析： 旋覆代赭汤中旋覆花性温而能下气消痰，降逆止嗳，是为君药。代赭石质重而沉降，善镇冲逆，但味苦气寒，故用量稍小为臣药；两药相配镇冲逆除噫气。故选择 D。

第十四单元　理血剂

【考点透视】

1. 重点掌握血府逐瘀汤、补阳还五汤、温经汤、生化汤、桂枝茯苓丸、咳血方、小蓟饮子的组成、功效、主治，理解某些药物在方剂配伍中的特殊使用。

2. 熟悉桃核承气汤、复元活血汤、失笑散、槐花散、黄土汤等的功效、主治。

细目一　活血祛瘀

［A1 型题］

1. 温经汤（《金匮要略》）主治证候的病因病机是
A. 五劳虚极　　B. 产后血虚受寒
C. 冲任虚损　　D. 下焦蓄血
E. 冲任虚寒，瘀血阻滞

答案： E　　**考点：温经汤主治证的病因病机**

解析： 温经汤主治证候皆因冲任虚寒，瘀血阻滞。故本题选择 E。

2. 生化汤除活血化瘀，止痛外，还具有的功用是
A. 祛风　　B. 温经
C. 行气　　D. 疏肝
E. 除湿

答案： B　　**考点：生化汤的功用**

解析： 生化汤活血化瘀，止痛温经。主治产后瘀血腹痛，恶露不行，小腹冷痛。故本题选择 B。

3. 血府逐瘀汤除活血祛瘀外，还具有的功用是
A. 散结消痞　　B. 温经散寒
C. 补气通络　　D. 行气止痛
E. 疏肝解郁

答案： D　　**考点：血府逐瘀汤的功用**

解析： 血府逐瘀汤活血祛瘀，行气止痛。主治上焦瘀血，头痛胸痛，胸闷呃逆，失眠不寐，心悸怔忡，瘀血发热，舌质暗红，边有瘀斑或瘀点，唇暗或两目暗黑，脉涩或弦紧等症。故本题选择 D。

4. 组成药物中含有炮姜、川芎的方剂是
A. 生化汤　　B. 温经汤
C. 血府逐瘀汤　　D. 通窍活血汤
E. 身痛逐瘀汤

答案： A　　**考点：生化汤的药物组成**

解析： 生化汤：当归、川芎、桃仁、干姜、甘草。温经汤：吴茱萸、当归、芍药、川芎、人参、桂枝、阿胶、牡丹皮、生姜、甘草、半夏、麦冬。血府逐瘀汤：桃仁、红花、当归、生地黄、川芎、赤芍、牛膝、桔梗、柴胡、枳壳、甘草。通窍活血汤：赤芍、川芎、桃仁、大枣、红花、老葱、鲜姜、麝香。身痛逐瘀汤：秦艽、川芎、桃仁、红花、甘草、羌活、没药、当归、五灵脂、香附、牛膝、地龙。故本题选择 A。

5. 温经汤的君药是
A. 当归、川芎　　B. 当归、肉桂

C. 当归、吴茱萸　　D. 吴茱萸、桂枝
E. 当归、桂枝

答案：D　　考点：温经汤的配伍意义

解析：方中吴茱萸、桂枝温经散寒，通利血脉，其中吴茱萸功擅散寒止痛，桂枝长于温通血脉，共为君药。故本题选择D。

细目二　止　血

[A1 型题]

1. 咳血方与小蓟饮子中均含有的药物是
A. 山栀子　　B. 青黛
C. 炙甘草　　D. 生地黄
E. 滑石

答案：A　　考点：咳血方与小蓟饮子的药物组成

解析：咳血方的组成：青黛、瓜蒌仁、海浮石粉、山栀子、煨诃子。小蓟饮子的组成：生地黄、小蓟、滑石、木通、蒲黄、藕节、淡竹叶、当归、山栀子、炙甘草。故本题选择A。

2. 槐花散的功用有
A. 祛湿排脓　　B. 清热解毒
C. 行气解郁　　D. 疏风行气
E. 解表散邪

答案：D　　考点：槐花散的功用

解析：槐花散清肠止血，疏风行气。主治湿浊内阻，肠胃不调，脘腹胀满，大便下血。故本题选择D。

3. 咳血方主治证的病机是
A. 肝火犯肺，灼伤肺络
B. 脾阳不足，统血失常
C. 阴虚火旺，损伤肺络
D. 血热妄行，损伤肺络
E. 心脾两虚，气不摄血

答案：A　　考点：咳血方主治证的病机

解析：本方证系肝火犯肺，灼伤肺络所致。故本题选择A。

第十五单元　治风剂

【考点透视】

重点掌握川芎茶调散、消风散、羚角钩藤汤、镇肝熄风汤、天麻钩藤饮、大定风珠的组成、功效、主治。

细目一　疏散外风

[A1 型题]

1. 下列方剂组成药物中含有石膏与知母的是
A. 大定风珠　　B. 消风散
C. 川芎茶调散　　D. 地黄饮子
E. 羚角钩藤汤

答案：B　　考点：消风散的药物组成

解析：大定风珠：鸡子黄、阿胶、生白芍、干地黄、麦冬、生龟板、生牡蛎、鳖甲、麻仁、五味子、炙甘草。加减复脉汤：炙甘草、干地黄、生白芍、麦冬、阿胶、麻仁。消风散：当归、生地、防风、蝉蜕、知母、苦参、胡麻仁、荆芥、苍术、牛蒡子、石膏、甘草、木通。川芎茶调散：薄荷、川芎、荆芥、羌活、白芷、防风、细辛、炙甘草、细茶末。地黄饮子：熟地黄、巴戟天、山茱萸、石斛、肉苁蓉、附子、五味子、官桂、白茯苓、麦门冬、石菖蒲、远志、生姜、大枣、薄荷。羚角钩藤汤：羚羊角、钩藤、桑叶、菊花、茯神、地黄、贝母、甘草、竹茹、芍药。故本题选择B。

2. 大秦艽汤的功用是
A. 祛风清热，养血活血
B. 疏风养血，清热除湿
C. 疏风止血
D. 祛风化痰止痉
E. 祛风除湿，化痰通络

答案：A　　考点：大秦艽汤的功用

解析：大秦艽汤祛风清热，养血活血。主治手足不能运动，舌强不能言语。故本题选择A。

细目二　平息内风

[A1 型题]

1. 大定风珠的组成药物中含有
A. 柏子仁　　B. 桃仁
C. 郁李仁　　D. 杏仁
E. 麻子仁

答案：E　　考点：大定风珠的组成药物

解析：大定风珠的组成：白芍、阿胶、生龟板、干地黄、麻仁、五味子、生牡蛎、麦冬、炙甘草、鸡子黄、鳖甲。故本题选择E。

2. 主治肝肾阴亏，肝阳上亢，气血逆乱所致类中风证的方剂是
A. 羚角钩藤汤　　B. 地黄饮子
C. 大定风珠　　D. 天麻钩藤饮
E. 镇肝熄风汤

答案：E　　考点：镇肝熄风汤的主治

解析：镇肝熄风汤主治肝肾阴亏，肝阳上亢，气血逆乱所致类中风。头目眩晕，目胀耳鸣，脑部热痛，面色如醉，心中烦热，或时常噫气，或肢体渐觉不利，口眼㖞斜；甚或眩晕颠仆，昏不知人，移时始醒，或醒后不能复原，脉弦长有力。故本题选择E。

第十六单元 治燥剂

【考点透视】

1. 掌握杏苏散、麦门冬汤、百合固金汤、清燥救肺汤的组成、功效、主治以及配伍意义，个别药物在方剂中的作用。

2. 熟悉其他方剂的组成、功效。

细目一 轻宣外燥

[A1 型题]

1. 桑菊饮与桑杏汤中均含有的药物是

A. 杏仁　　B. 桔梗
C. 象贝　　D. 连翘
E. 苇根

答案：A　考点：桑菊饮与桑杏汤的药物组成

解析：桑菊饮的药物组成：桑叶、菊花、杏仁、连翘、薄荷、苦桔梗、生甘草、苇根。桑杏汤的药物组成：桑叶、杏仁、沙参、象贝、香豉、栀皮、梨皮。故本题选择A。

[A2 型题]

2. 患者头微痛，恶寒无汗，咳嗽痰稀，鼻塞咽干，舌苔白，脉弦。治疗应选用

A. 杏苏散　　B. 麻黄汤
C. 止嗽散　　D. 小青龙汤
E. 百合固金汤

答案：A　考点：杏苏散的主治

解析：此为外感凉燥证，治疗当以轻宣凉燥、理肺化痰为主，方用杏苏散。故选择A。

细目二 滋阴润燥

[A1 型题]

1. 百合固金汤所治阴虚证的主要脏腑是

A. 肺、肾　　B. 肝、胃
C. 心、肝　　D. 脾、胃
E. 肺、胃

答案：A　考点：百合固金汤的主治特点

解析：百合固金汤主治肺肾阴亏，虚火上炎证。治法以养阴润肺、化痰止咳为主。故本题选择A。

2. 麦门冬汤中配伍粳米、大枣、甘草的意义有

A. 佐金平木　　B. 培土生金
C. 扶土抑木　　D. 滋水涵木
E. 益火补土

答案：B　考点：麦门冬汤的配伍意义

解析：方中重用麦冬为君，甘寒清润，既养肺胃之阴，又清肺胃虚热。人参益气生津为臣。佐以甘草、粳米、大枣益气养胃，合人参益胃生津，胃津充足，自能上归于肺，此正“培土生金”之法。肺胃阴虚，虚火上炎，不仅气机逆上，而且进一步灼津为涎，故又佐以半夏降逆下气，化其痰涎，虽属温燥之品，但用量很轻，与大剂麦门冬配伍，则其燥性减而降逆之用存，且能开胃行津以润肺，又使麦门冬滋而不腻，相反相成。甘草并能润肺利咽，调和诸药，兼作使药。故本题选择B。

3. 玉液汤的功用是

A. 滋阴清热　　B. 滋阴养胃
C. 养阴润肺　　D. 养阴清肺
E. 益气养阴

答案：E　考点：玉液汤的功用

解析：玉液汤的功用为益气养阴，固肾止渴。主治气阴两虚之消渴。津液不布，胃燥耗津，故口渴引饮；脾气亏虚，肾失封藏，水精下流，故小便频数量多；脾虚肾亏，故困倦气短；气津不足，虚火灼津，故舌嫩红而干，脉虚细无力。故本题选择E。

4. 增液汤的组成药物中含有

A. 党参　　B. 白参
C. 玄参　　D. 沙参
E. 丹参

答案：C　考点：增液汤的组成药物

解析：增液汤的组成：玄参、麦冬、细生地。故本题选择C。

5. 百合固金汤的主治证候中常见

A. 咳痰带血　　B. 干咳无痰
C. 咳痰黄稠　　D. 咳痰不爽
E. 咳喘

答案：A　考点：百合固金汤的主治证候

解析：百合固金汤主治肺肾阴亏，虚火上炎证。症见咳嗽气喘，痰中带血，咽喉燥痛，头晕目眩，午后潮热，舌红少苔，脉细数。故本题选择A。

[B 型题]

（6～7 题共用备选答案）

A. 杏苏散　　B. 清燥救肺汤
C. 桑杏汤　　D. 麦门冬汤
E. 增液汤

6. 含有半夏、麦冬、人参的方剂是

答案：D

7. 含有生地、麦冬、玄参的方剂是

答案：E　考点：麦门冬汤与增液汤的药物组成

解析：杏苏散的组成：半夏、茯苓、前胡、苦桔梗、枳壳、甘草、生姜、大枣、杏仁、橘皮。清燥救肺汤的组成：桑叶、石膏（煅）、甘草、人参、胡麻仁、阿胶、麦冬、杏仁、枇杷叶。桑杏汤：桑叶、杏仁、沙参、象贝、香豉、栀皮、梨皮。麦门冬汤：麦冬、半夏、人参、甘草、粳米、大枣。增液汤：生地、麦冬、玄参。故6题选择D，7题选择E。

第十七单元　祛湿剂

【考点透视】

1. 掌握平胃散、藿香正气散、茵陈蒿汤、三仁汤、二妙散、五苓散、猪苓汤、真武汤、实脾散、完带汤、羌活胜湿汤、独活寄生汤的组成、功效、主治，注意同类方剂在药物组成上的区别。

2. 熟悉其他方剂的功效。

细目一　燥湿和胃

［A1型题］

1. 平胃散与藿香正气散组成中均含有的药物是

A. 陈皮、白术　　B. 陈皮、厚朴
C. 陈皮、苍术　　D. 厚朴、苍术
E. 白术、厚朴

答案：B　　考点：平胃散与藿香正气散的药物组成

解析：平胃散：苍术、厚朴、陈皮、甘草。藿香正气散：藿香、白芷、紫苏、茯苓、半夏曲、陈皮、白术、厚朴、姜汁、苦桔梗、炙甘草。故本题选择B。

细目二　清热祛湿

［A1型题］

1. 三仁汤除清利湿热外，还具有的功用是

A. 理气和中　　B. 行气和胃
C. 升清降浊　　D. 通阳化气
E. 宣畅气机

答案：E　　考点：三仁汤的功用

解析：三仁汤的功用清利湿热、宣畅气机。主治湿温初起，头痛恶寒，面色淡黄，身重疼痛，午后身热，胸闷不饥等症。用于治疗急性肾小球肾炎，肾盂肾炎，急性卡他性中耳炎，妊娠呕吐，伤寒百日咳等症。故本题选择E。

2. 三仁汤中具有“宣上”“畅中”“渗下”作用的药物分别是

A. 杏仁、草蔻仁、薏苡仁
B. 杏仁、白蔻仁、冬瓜仁
C. 杏仁、白蔻仁、薏苡仁
D. 杏仁、桃仁、薏苡仁
E. 桃仁、白蔻仁、薏苡仁

答案：C　　考点：三仁汤的药物配伍作用

解析：方中杏仁宣利上焦肺气，气行则湿化；白蔻仁芳香化湿，行气宽中，畅中焦之脾气；薏苡仁甘淡性寒，渗湿利水而健脾，使湿热从下焦而去。三仁合用，三焦分消，是为君药。故本题选择C。

3. 二妙散的功用是

A. 清热利水　　B. 清热燥湿
C. 清热养阴　　D. 利湿消肿
E. 解毒化湿

答案：B　　考点：二妙散的功用

解析：二妙散的功用为清热燥湿止痒，主治湿热下注证，筋骨疼痛，下肢痿软无力，足膝红肿疼痛，或湿热带下或下部湿疮等，小便短赤，舌苔黄腻者。故本题选择B。

细目三　利水渗湿

［A1型题］

1. 组成药物中不含有甘草的方剂是

A. 蒿芩清胆汤　　B. 小蓟饮子
C. 猪苓汤　　D. 桂苓甘露散
E. 八正散

答案：C　　考点：猪苓汤的药物组成

解析：蒿芩清胆汤：青蒿、淡竹茹、仙半夏、赤茯苓、青子芩、生枳壳、陈广皮、碧玉散。小蓟饮子：生地黄、小蓟、滑石、木通、蒲黄、藕节、淡竹叶。桂苓甘露散：茯苓、甘草、白术、泽泻、官桂、石膏、寒水石、滑石、猪苓。猪苓汤：猪苓、茯苓、泽泻、阿胶、滑石。八正散：车前子、瞿麦、扁蓄、滑石、山栀子仁、甘草、木通。故本题选择C。

细目四　温化寒湿与祛湿化浊

［A1型题］

1. 实脾散的功用是

A. 健脾和胃，消食止泻
B. 益气健脾，渗湿止泻
C. 健脾和胃，消痞除满
D. 温阳健脾，行气利水
E. 燥湿运脾，行气和胃

答案：D　　考点：实脾散的功用

解析：实脾散温阳健脾，行气利水。主治脾肾阳虚，水气内停之阴水，身半以下肿甚，手足不温，口中不渴，胸腹胀满，大便溏薄，舌苔白腻，脉沉弦而迟者。故本题选择D。

2. 真武汤与实脾散的组成中，均含有的药物是

A. 茯苓、干姜、附子
B. 白术、干姜、附子
C. 白术、茯苓、附子

D. 甘草、茯苓、干姜
E. 甘草、茯苓、附子

答案：C　　考点：真武汤、实脾散的药物组成

解析：真武汤：茯苓、芍药、白术、生姜、附子。实脾散：厚朴、白术、木瓜、木香、草果仁、槟榔、附子、白茯苓、干姜、甘草。故本题选择C。

3. 白术与苍术并用的方剂是

A. 健脾丸　　B. 完带汤
C. 参苓白术散　　D. 藿香正气散
E. 九味羌活汤

答案：B　　考点：完带汤的药物配伍特点

解析：完带汤：白术、山药、人参、白芍、车前子、苍术、甘草、陈皮、黑芥穗、柴胡。方中重用白术、山药补脾祛湿，使脾能健运，湿浊自消，苍术燥湿，以资君药祛湿。故本题选择B。

细目五　祛风胜湿

[A1 型题]

1. 下列各项中，不属于独活寄生汤组成的药物是

A. 人参、芍药、甘草
B. 杜仲、当归、生地
C. 杜仲、牛膝、肉桂
D. 细辛、防风、秦艽
E. 白术、羌活、川断

答案：E　　考点：独活寄生汤的药物组成

解析：独活寄生汤的药物组成是：独活、桑寄生、杜仲、牛膝、细辛、秦艽、茯苓、肉桂、防风、川芎、人参、甘草、当归、芍药、地黄。故选E。

第十八单元　祛痰剂

【考点透视】

1. 重点掌握二陈汤、温胆汤、半夏白术天麻汤的组成与功效。

2. 熟悉其他方剂的功效，注意相似方剂在主治症状表现上的关键不同点。

细目一　燥湿化痰

[A1 型题]

1. 二陈汤主治之咳嗽属于

A. 湿痰　　B. 寒痰
C. 热痰　　D. 风痰
E. 燥痰

答案：A　　考点：二陈汤主治特点

解析：二陈汤主治湿痰证，咳嗽痰多，色白易咳，恶心呕吐，胸膈痞闷，肢体困重，或头眩心悸，舌苔白滑或腻，脉滑。故本题选择A。

2. 下列方剂，用法中有乌梅的是

A. 平胃散　　B. 止嗽散
C. 清燥救肺汤　　D. 玉液汤
E. 二陈汤

答案：E　　考点：二陈汤中乌梅的应用

解析：乌梅敛肺，涩肠，生津，安蛔。用于肺虚久咳，久痢滑肠，虚热消渴，蛔厥呕吐腹痛；胆道蛔虫症。二陈汤组成：半夏、陈皮、茯苓、甘草、干姜、乌梅。方用少许乌梅，起收敛肺气之效。故本题选择E。

细目二　清热化痰

[A1 型题]

1. 小陷胸汤主治证候中有

A. 痰白而稀　　B. 干咳无痰
C. 咳痰黄稠　　D. 痰中带血
E. 咳嗽痰多

答案：C　　考点：小陷胸汤主治证候

解析：小陷胸汤主治痰热互结证。胸脘痞闷，按之则痛，或心胸闷痛，或咳痰黄稠，舌红苔黄腻，脉滑数。故本题选择C。

2. 清气化痰丸的主治证候中，不包括的是

A. 胸膈痞满　　B. 舌苔白腻
C. 脉象滑数　　D. 咳嗽痰黄
E. 小便短赤

答案：B　　考点：清气化痰丸的主治证候

解析：清气化痰丸主治痰热咳嗽。咳嗽气喘，咳痰黄稠，胸膈痞闷，甚则气急呕恶，烦躁不宁，舌质红，苔黄腻，脉滑数。故本题选择B。

细目三　温化寒痰

[A1 型题]

1. 苓甘五味姜辛汤的功效是

A. 润肺化痰　　B. 利水消痰
C. 化痰息风　　D. 温肺化饮
E. 燥湿化痰

答案：D　　考点：苓甘五味姜辛汤的功效

解析：苓甘五味姜辛汤属于温化寒痰的代表方剂，功效温肺化饮，故选D。

细目四　化痰息风

[A1 型题]

1. 眩晕头痛，胸膈痞闷，恶心呕吐，舌苔白腻，脉弦滑者，治宜选用

A. 温胆汤　　B. 镇肝熄风汤
C. 羚角钩藤汤　　D. 天麻钩藤饮
E. 半夏白术天麻汤

答案：E　　考点：半夏白术天麻汤的主治

解析：半夏白术天麻汤主治风痰上扰证。眩晕，头痛，胸膈痞闷，恶心呕吐，舌苔白腻，脉弦滑。故本题选择 E。

[B 型题]

（2～3 题共用备选答案）

A. 消风散　　B. 二陈汤
C. 川芎茶调散　　D. 天麻钩藤饮
E. 半夏白术天麻汤

2. 外感风邪头痛、头风，治宜选用

答案：C

3. 风痰上扰头痛、眩晕，治宜选用

答案：E　　考点：川芎茶调散、半夏白术天麻汤的应用

解析：消风散主治风疹、湿疹。二陈汤主治湿痰证。川芎茶调散主治外感风邪头痛，偏正头痛，或颠顶作痛。天麻钩藤饮主治肝阳偏亢，肝风上扰证。半夏白术天麻汤主治风痰上扰证眩晕，头痛。故 2 题选择 C，3 题选择 E。

第十九单元　消食剂

【考点透视】

1. 重点掌握保和丸、健脾丸的组成、功效、主治，理解其中的配伍意义。

2. 熟悉其他方剂的功效。

细目一　消食化滞

[A1 型题]

1. 保和丸的组成药物中含有

A. 陈皮、甘草　　B. 茯苓、白术
C. 半夏、生姜　　D. 神曲、银花
E. 山楂、连翘

答案：E　　考点：保和丸的组成药物

解析：保和丸的组成：山楂、神曲、半夏、茯苓、陈皮、连翘、莱菔子。故本题选择 E。

[B 型题]

（2～3 题共用备选答案）

A. 健脾丸　　B. 保和丸
C. 半夏厚朴汤　　D. 厚朴温中汤
E. 枳实导滞丸

2. 具有消食导滞，清热祛湿功用的方剂是

答案：E

3. 具有消食化滞，理气和胃功用的方剂是

答案：B　　考点：枳实导滞丸、保和丸的功用

解析：健脾丸健脾和胃，消食止泻。保和丸消食化滞，理气和胃。半夏厚朴汤行气散结，降逆化痰。厚朴温中汤行气除满，温中燥湿。枳实导滞丸消食导滞，清热祛湿。故 2 题选择 E，3 题选择 B。

细目二　健脾消食

[A1 型题]

1. 健脾丸的组成药物中含有

A. 薏苡仁　　B. 莱菔子
C. 鸡内金　　D. 黄芪
E. 黄连

答案：E　　考点：健脾丸的组成药物

解析：健脾丸组成：白术、木香、黄连、甘草、白茯苓、人参、神曲、陈皮、砂仁、麦芽、山楂、山药、肉豆蔻。故本题选择 E。

[A2 型题]

2. 患儿，男，6 岁。脘腹痞闷，食少难消，倦怠乏力，大便溏薄，苔腻微黄，脉虚弱。其治疗应首选的方剂是

A. 枳实导滞丸　　B. 健脾丸
C. 保和丸　　D. 实脾散
E. 四神丸

答案：B　　考点：健脾丸的应用

解析：健脾丸功用健脾和胃，消食止泻，是治疗脾虚食积的常用方。临床以脘腹痞闷，食少难消，大便溏薄，苔腻微黄，脉虚弱为辨证要点。故选择 B。

第二十单元　驱虫剂

【考点透视】

掌握乌梅丸的组成、功效、主治及其配伍意义。

[A1 型题]

1. 组成药物中含有桂枝的方剂是

A. 乌梅丸　　B. 芍药汤
C. 暖肝煎　　D. 阳和汤
E. 地黄饮子

答案：A　**考点：乌梅丸的药物组成**

解析：乌梅丸的药物组成：乌梅、细辛、干姜、黄连、当归、附子、蜀椒、桂枝、人参、黄柏。故选择 A。

第二十一单元　治痈疡剂

【考点透视】

掌握大黄牡丹汤、仙方活命饮、阳和汤的组成、功效、主治及配伍意义。

[A1 型题]

1. 大黄牡丹汤的组成药物除大黄、牡丹皮外，其余的是

A. 桃仁、红花、赤芍
B. 桃仁、芒硝、冬瓜子
C. 连翘、甘草、金银花
D. 连翘、贝母、炙甘草
E. 连翘、赤芍、金银花

答案：B　**考点：大黄牡丹汤的药物组成**

解析：大黄牡丹汤组成：大黄、牡丹皮、桃仁、芒硝、冬瓜子，故选 B。

2. 下列方剂组成药物中不含有栀子的是

A. 茵陈蒿汤　　B. 八正散
C. 凉膈散　　D. 龙胆泻肝汤
E. 仙方活命饮

答案：E　**考点：仙方活命饮的药物组成**

解析：仙方活命饮组成：白芷、贝母、防风、赤芍、当归、甘草、皂角刺、穿山甲、天花粉、乳香、没药、金银花、陈皮。故本题选择 E。

3. 以下方剂中，被称为“疮家之圣药，外科之首方”的是

A. 阳和汤　　B. 仙方活命饮
C. 大黄牡丹汤　　D. 普济消毒饮
E. 黄连解毒汤

答案：B　**考点：仙方活命饮的应用**

解析：仙方活命饮功用清热解毒，消肿溃坚，活血止痛，适用于阳证而体实的各类疮疡肿毒，用之得当，则“脓未成者即消，已成者即溃”，前人称本方为“疮家之圣药，外科之首方”。故选择 B。

[B 型题]

（4～5 题共用备选答案）

A. 大黄牡丹汤　　B. 仙方活命饮
C. 阳和汤　　D. 芍药汤
E. 黄连解毒汤

4. 治疗痈疡肿毒初起的常用方为

答案：B

5. 治疗阴疽的常用方为

答案：C　**考点：仙方活命饮与阳和汤的应用**

解析：仙方活命饮功用清热解毒，消肿溃坚，活血止痛，主治痈疡肿毒初起之证；阳和汤温阳补血，散寒通滞，是治疗阴疽的常用方。故 4 题选 B，5 题选 C 。

第二篇　中医经典

本篇内容为大纲新增内容，可供参考的考题有限，笔者结合大纲要求对题目进行了编写，希望对考生了解命题思路有帮助。

第五章　中医四大经典

第一单元　内　经

【考点透视】

本单元共有19个细目31段原文，考生注意熟悉原文，并理解其中含义。

［A1型题］

1. 以下各项，对“是故圣人不治已病治未病”理解错误的是

A. 未病先防

B. 强调养生，以预防疾病的发生

C. 已病防变

D. 强调天人合一

E. 强调早期诊断和早期治疗

答案：D　考点：对“治未病”的理解

解析：“是故圣人不治已病治未病”体现了《内经》“治未病”的养生防病原则。“治未病”意义有二：一是未病先防，强调养生，以预防疾病的发生。二是已病防变，强调早期诊断和早期治疗，及时控制疾病的发展传变。故选择D。

2.“阴者，藏精而起亟也；阳者，卫外而为固也。”体现阴阳的关系是

A. 阴阳的消长　B. 阴阳的转化

C. 阴阳的对立　D. 阴阳互根互制

E. 阴阳的平衡

答案：D　考点：对《内经》阴阳互根互制相关论述的理解

解析：此段论述了阴阳互根互制的关系。阴精和阳气的作用分别是“藏精”和“卫外”。阴藏精于内，不断地为阳气的功能活动提供物质基础；阳主卫外，固护并推动阴精的气化，阴阳互用才能保持阴阳协调，维持正常生命活动。故选择D。

3. 以下对“开鬼门，洁净府”的理解不正确的是

A. 发汗、利小便

B. 是水肿的治法

C. 治水当知表里上下分消

D. 邪在表者散之，在里者化之

E. 体现了急则治标，缓则治本的治疗原则

答案：E　考点：对“开鬼门，洁净府”的理解

解析：前4个选项均为对“开鬼门，洁净府”的正确理解。体现“急则治标，缓则治本”治疗原则的原文是：“小大不利治其标；小大利治其本。”故选择E。

4. 下列各项，属于精脱者证候特点的是

A. 目不明　B. 汗大泄

C. 耳聋　D. 耳数鸣

E. 色白

答案：C　考点：六气耗脱的证候特点

解析：原文：精脱者，耳聋；气脱者，目不明；津脱者，腠理开，汗大泄；液脱者，骨属屈伸不利，色夭，脑髓消，胫酸，耳数鸣；血脱者，色白，夭然不泽，其脉空虚。指出了六气耗脱的证候特点。考生需理解记忆。故选择C。

5. 因思而远慕谓之

A. 智　B. 意

C. 志　D. 虑

E. 心

答案：D　考点：人的认知思维形成过程

解析：对由心“任物”到智“处物”的思维过程。考生需要理解记忆：所以任物者谓之心，心有所忆谓之意，意之所存谓之志，因志而存变谓之思，因思而远慕谓之虑，因虑而处物谓之智。故选择D。

6. 以下不属于反治法的是

A. 寒者热之　B. 热因热用

C. 寒因寒用　D. 塞因塞用

E. 通因通用

答案：A　考点：反治法的理解

解析：反治法又称从治法，指顺从疾病假象而治，所用药物的药性与疾病假象相一致，与疾病的病机本质是相反的，因此仍然是针对疾病本质而治的治法。如原文中的热因热用、寒因寒用、塞因塞用、通因通用等均属于反治法。寒者热之属于正治法，正治法又称逆治法，是指逆疾病征象而治的方法。故选择A。

[B型题]

（7～8题共用备选答案）

A. 其高者，因而越之
B. 中满者，泻之于内
C. 其下者，引而竭之
D. 其在皮者，汗而发之
E. 形不足者，温之以气

7. 后世医家对消法提出的理论基础是

答案：B

8. 后世医家对汗法提出的理论基础是

答案：D　考点：《内经》对“因势利导”治疗原则的论述

解析：此题重点考核考生对《内经》提出的“因势利导”治疗原则相关论述的理解，此段论述基于“因势利导”的治疗思路，提出了补虚、泻实等治疗原则，以及发汗、涌吐、攻下、逐瘀、消导等相应治法，为后世汗、吐、下、和、温、清、消、补八法的形成奠定了基础，考生需要掌握。故7题选择B，8题选择D。

（9～10题共用备选答案）

A. 肝　B. 脾
C. 心　D. 肺
E. 肾

9. 诸风掉眩，皆属于

答案：A

10. 诸痛痒疮，皆属于

答案：C　考点：《内经》对病机十九条的论述

解析：原文：诸风掉眩，皆属于肝。诸寒收引，皆属于肾。诸气膹郁，皆属于肺。诸湿肿满，皆属于脾。诸热瞀瘛，皆属于火。诸痛痒疮，皆属于心……《内经》关于病机十九条的论述，是辨证论治的基石，也是确立治则治法的依据，考生当理解并掌握。故9题选择A，10题选择C。

（11～12题共用备选答案）

A. 精　B. 气
C. 津　D. 液
E. 脉

11. 腠理发泄，汗出溱溱，是谓

答案：C

12. 谷入气满，淖泽注于骨，骨属屈伸，泄泽补益脑髓，皮肤润泽，是谓

答案：D　考点：津、液的生成与作用

解析：考生要掌握六气的概念、生成与作用。原文：何谓津？岐伯曰：腠理发泄，汗出溱溱，是谓津。何谓液？岐伯曰：谷入气满，淖泽注于骨，骨属屈伸，泄泽补益脑髓，皮肤润泽，是谓液。故11题选C，12题选D。

第二单元　伤寒论

【考点透视】

本单元共有6个细目涉及29条原文，考生需重点理解原文，尤其是辨太阳病脉证并治相关内容。

[A1型题]

1. 小青龙汤证的审证要点是

A. 咳吐清稀白色痰涎
B. 小便不利
C. 口渴
D. 身疼痛
E. 烦躁

答案：A　考点：小青龙汤证的审证要点

解析：小青龙汤证的审证要点：咳吐清稀白色痰涎。小青龙汤证病机是表寒里饮，因风寒外束，内有水饮停蓄心下胃脘所致。临床以咳吐清稀白色痰涎量多为审证要点，治以发汗解表，温化水饮。故选择A。

2. 下列各项，不属于小柴胡汤证的四个主症的是

A. 往来寒热　B. 心烦喜呕
C. 嘿嘿不欲饮食　D. 小便不利
E. 胸胁苦满

答案：D　考点：柴胡四症

解析：柴胡汤证的四个主症简称柴胡四症，即往来寒热，胸胁苦满，嘿嘿不欲饮食，心烦喜呕。因邪入少阳，枢机不利，胆火上炎，正邪分争于半表半里，影响脾胃功能而致。小便不利为或然症，非主症，故选择D。

3. 小建中汤治疗外感病所体现的治疗原则是

A. 滋水涵木　B. 金水相生
C. 培土生金　D. 水火既济
E. 扶土抑木

答案：C　考点：对小建中汤治疗里虚伤寒的理解

解析：此题重点考核考生对“伤寒二三日，心中悸而烦者，小建中汤主之”的理解，“伤寒二三日”，病程短且未经误治，起病即出现“心中悸而烦者”，说明素体虚弱外感风寒。此时，若不急于扶正，就会有表邪内陷致变的趋势，故采用小建中汤既能健脾以补气血，又能调和营卫以抗邪，体现了培土生金的治疗原则。故选择C。

4. 炙甘草汤中具有益气血，通经络，利血脉作用的药

物是

A. 炙甘草　　B. 阿胶
C. 桂枝　　D. 清酒
E. 人参

答案：D　考点：炙甘草汤用清酒的机制

解析：炙甘草汤要求清酒煎煮，清酒益气血，通经络，利血脉，有促进血液运行，推动阴药发挥补益作用之功能，使心脏气血恢复，而脉搏正常。故选择D。

5. 以下不属于阳明热证治疗禁忌的是

A. 禁发汗　　B. 禁攻下
C. 禁温针　　D. 禁用辛寒清热
E. 禁利小便

答案：D　考点：阳明热证的治疗禁忌

解析：阳明热证的治疗禁忌：①禁发汗：如果误用则津液被劫，里热愈炽，可导致烦躁，心愦愦和谵语等变证。②禁温针：如用温针，是以火助热，津血耗伤，会导致火逆变证。③禁攻下：误攻会损伤胃气，使邪热内陷胸膈可导致虚烦证。④禁利小便：利小便会导致津液更加耗竭，有亡脱的危险。治疗宜使用辛寒清热之剂白虎汤。故选择D。

［B型题］

（6～7题共用备选答案）

A. 旋覆代赭汤
B. 小陷胸汤
C. 生姜泻心汤
D. 炙甘草汤
E. 小青龙汤

6. 治疗胃虚痰聚，虚气上逆所致之噫气宜选用

答案：A

7. 治疗胃虚食滞，水气不利所致之干噫宜选用

答案：C　考点：旋覆代赭汤证与生姜泻心汤证的鉴别

解析：旋覆代赭汤证与生姜泻心汤证的鉴别：两者均有心下痞硬、噫气，但病机，证治均不相同。旋覆代赭汤证噫气不带食臭，无下利证候，是胃虚痰聚，虚气上逆所致，治疗重在降逆化痰，和胃镇肝；生姜泻心汤证以干噫食臭，肠鸣下利为主症，是胃虚食滞，水气不利所致，治疗重在和胃消痞，辛散水气。故6题选择A，7题选择C。

（8～9题共用备选答案）

A. 四逆散
B. 麻黄附子细辛汤
C. 黄连阿胶汤
D. 真武汤
E. 大承气汤

8. 少阴寒化证的代表方为

答案：B

9. 少阴热化证的代表方为

答案：C　考点：少阴寒化证与热化证

解析：少阴病寒化或热化，与素体关系密切，若素体阳虚，感受外邪后形成少阴寒化证，出现麻黄附子细辛汤证表现；若素体阴虚，感受外邪后形成少阴热化证，出现黄连阿胶汤证表现。故8题选B，9题选C。

（10～11题共用备选答案）

A. 四逆汤　　B. 生姜泻心汤
C. 真武汤　　D. 四逆散
E. 麻黄附子细辛汤

10. 阳气衰微导致的手足冷宜选用

答案：A

11. 阳气郁滞导致的手足冷宜选用

答案：D　考点：四逆汤证与四逆散证的鉴别

解析：四逆汤证与四逆散证均可见四逆，四逆汤证以阳衰阴盛为主，阳气衰微不温四末，可见脉微细，但欲寐，下利清谷，手足厥逆的症状；四逆散证因阳气郁遏于里，不能透达四肢导致手足冷，临床表现为手足厥冷程度轻，脘腹胸胁胀闷疼痛，泄利下重等。故10题选A，11题选D。

（12～13题共用备选答案）

A. 热厥　　B. 血厥
C. 蛔厥　　D. 气厥
E. 寒厥

12. 当归四逆汤可用于治疗

答案：B

13. 乌梅丸可用于治疗

答案：C　考点：《伤寒论》中对厥证的治疗

解析：热厥，以四肢虽厥，胸腹灼热为特点，治疗用白虎汤或承气汤；血厥，以手足厥寒，脉细欲绝为特点，治疗用当归四逆汤；蛔厥，以时烦时静，有吐蛔史为特点，治疗用乌梅丸；气厥，以头寒，下利后重为特点，治疗用四逆散；寒厥，以下利清谷，厥逆，脉微欲绝为特点，治疗用四逆汤。故12题选B，13题选C。

第三单元　金匮要略

【考点透视】

本单元共有17个细目涉及30段原文，考生需重点理解原文。

［A1型题］

1. 治疗“风湿，脉浮，身重，汗出，恶风者”，宜选用的方剂是

A. 黄芪桂枝五物汤
B. 防己黄芪汤
C. 桂枝芍药知母汤
D. 越婢汤

E. 甘姜苓术汤

答案：B　考点：防己黄芪汤主症

解析：原文“风湿，脉浮，身重，汗出，恶风者，防己黄芪汤主之。”论述了素体体虚，外感风湿的证治，考生需对原文的一些经典条目进行理解性记忆。

2. 黄芪桂枝五物汤治疗血痹的辨证要点是

A. 肢节疼痛　B. 身体不仁
C. 身体魁羸　D. 脚肿如脱
E. 身重汗出

答案：B　考点：黄芪桂枝五物汤治疗血痹的辨证要点

解析：原文：“血痹阴阳俱微，寸口关上微，尺中小紧，外证身体不仁，如风痹状，黄芪桂枝五物汤主之。”血痹是由于素体气血不足，血行涩滞致使身体肌肤失于濡养，而出现肢体局部肌肤麻木不仁。“寸口关上微，尺中小紧”提示了阳气不足，阴血涩滞之象。方用黄芪桂枝五物汤以益气通经，和营行痹。黄芪桂枝五物汤治疗血痹的辨证要点表现在肢体肌肤上主要是麻木不仁，而非疼痛或关节肿大或变形。故选择 B。

3.“大逆上气，咽喉不利，止逆下气者，麦门冬汤主之。”其麦门冬汤中麦冬与半夏的用药比例是

A. 6∶1　B. 1∶7
C. 7∶1　D. 1∶6
E. 1∶2

答案：C　考点：麦门冬汤的配伍特点

解析：本条论述了虚热肺痿的证治。病机为肺胃阴虚。原文中麦门冬汤药物组成为麦门冬七升，半夏一升，人参二两，甘草二两，粳米三合，大枣十二枚。方中重用麦冬为君，滋养肺胃，使阴复而火降，辅以少量半夏降逆下气、化痰开结，同时两药相配，使半夏不致温燥伤阴，麦冬不致滋腻碍胃。麦冬与半夏用药比例为 7∶1，这是仲景的配伍特点和临床用药经验，考生应予以重视。故选择 C。

4. 治疗“呕而肠鸣，心下痞者，”宜选用的方剂是

A. 半夏厚朴汤　B. 厚朴七物汤
C. 生姜泻心汤　D. 半夏泻心汤
E. 麦门冬汤

答案：D　考点：半夏泻心汤主症

解析：原文：“呕而肠鸣，心下痞者，半夏泻心汤主之。”本条为寒热错杂致呕的证治，以心下痞为主症，故其病位主在中焦，邪气内陷，寒热错杂于中焦，中焦气机失常，胃气不降，脾气不升而致心下痞满，呕而肠鸣。半夏泻心汤可辛开苦降，散结除痞，和胃降逆。故选择 D 。

5. 对“新产妇人有三病”描述正确的是

A. 痉病、郁冒、大便难
B. 痉病、郁冒、小便不利
C. 发热、出血、大便难
D. 发热、郁冒、大便难
E. 痉病、发热、小便不利

答案：A　考点：新产妇人三大病证

解析：新产妇人耗血伤津，气血不足，复感风邪，化燥伤阴，筋脉失于濡养，好发痉病；而产后血虚多汗，腠理开泄，自体阳气虚故感寒，寒邪闭表，阳郁上冲，胃失和降则郁冒，临床表现为：郁闷不舒，但头汗出，呕而不能食，脉微弱；血虚津亏，肠道失于濡养则大便干燥，难以排出。因此新产妇人好发三大病：痉病、郁冒、大便难。故选择 A。

［B 型题］

（6～7 题共用备选答案）

A. 肌肤不仁　B. 即不识人
C. 即重不胜　D. 吐涎
E. 舌即难言

6. 邪在于络，则

答案：A

7. 邪入于腑，则

答案：B　考点：邪气停留不同部位的中风表现

解析：原文：邪在于络，肌肤不仁；邪在于经，即重不胜；邪入于腑，即不识人；邪入于脏，舌即难言，口吐涎。根据邪气停留部位不同，将中风分为四类：中络、中经、中腑、中脏。邪中于络脉，表现为肌肤麻木不仁；邪中于经脉，表现为肢体沉重不易举动；邪中于腑，表现为昏不识人；邪中于脏，蒙蔽心窍，可见言语不利、口角流涎。故 6 题选择 A，7 题选择 B。

（8～9 题共用备选答案）

A. 痰饮　B. 悬饮
C. 溢饮　D. 支饮
E. 风水

8. 饮后水流在胁下，咳唾引痛，谓之

答案：B

9. 咳逆倚息，短气不得卧，其形如肿，谓之

答案：D　考点：四饮的主症特点

解析：此段原文考生当理解记忆。原文：素盛今瘦，水走肠间，沥沥有声，谓之痰饮；饮后水流在胁下，咳唾引痛，谓之悬饮；饮水流行，归于四肢，当汗出而不汗出，身体疼重，谓之溢饮；咳逆倚息，短气不得卧，其形如肿，谓之支饮。论述了痰饮、悬饮、溢饮、支饮的主症特点：痰饮是水饮停留于胃肠间，症见身体消瘦、肠间常发出声响；悬饮是水饮停于两胁下，症见咳嗽，并牵引两胁作痛；溢饮是水饮停于四肢肌表，症见当汗出而不汗出，身体疼重；支饮是水饮停于胸膈之间，症见咳嗽、短气不得卧，身体水肿。故 8 题选择 B，9 题选择 D。

（10～11 题共用备选答案）

A. 风水　B. 皮水
C. 正水　D. 石水
E. 黄汗

10. 其脉自浮，外证骨节疼痛，恶风者为

答案： A

11. 其脉自沉，外证腹满不喘者为

答案： D　　考点：四水及黄汗的临证表现

解析： 考生要掌握四水及黄汗的临证表现。原文：风水，其脉自浮，外证骨节疼痛，恶风……石水，其脉自沉，外证腹满不喘。故 10 题选 A，11 题选 D。

第四单元　温病学

【考点透视】

本单元共有温热论、湿热病篇、温病条辨 3 个细目涉及 30 段原文，考生需重点理解原文。

［A1 型题］

1. 战汗后非正气外脱的表现是

A. 脉急疾　　B. 脉虚软和缓
C. 烦躁不安　　D. 神志不清
E. 不得安卧

答案： B　　考点：战汗的转归

解析： 原文："……但诊其脉，若虚软和缓，虽倦卧不语，汗出肤冷，却非脱证；若脉急疾，躁扰不卧，肤冷汗出，便为气脱之证矣。"此段描述了战汗的转归。温邪流连于气分，可以通过战汗使气分邪热外透而解。战汗是邪正交争的表现，大汗之后常因胃气亏乏，阳气外泄，而出现肌肤失温的短暂现象，一般待正气恢复后肌肤可复温。战汗后出现肤冷，需留意患者脉象和神志的表现。若脉虚软和缓，倦卧不语，为邪去正气尚虚的表现，并非脱证；若脉象急疾，烦躁不能安卧，甚则神志不清，则是正气外脱的表现。故选择 B。

2. 以下对卫气营血不同阶段相应的治疗法则描述错误的是

A. 在卫汗之可也
B. 到气才可清气
C. 入营则需滋阴清热
D. 入营犹可透热转气
E. 入血直须凉血散血

答案： C　　考点：卫气营血不同阶段的治疗法则

解析： 原文："……在卫汗之可也，到气才可清气，入营犹可透热转气，如犀角、玄参、羚羊角等物，入血就恐耗血动血，直须凉血散血，如生地、丹皮、阿胶、赤芍等物"。此段阐述了温病邪气在卫气营血不同阶段相应的治疗法则和方药。"在卫汗之可也"是指温邪侵犯卫分而出现表证，宜用辛凉透汗之法，使邪热随汗外透而解。"到气才可清气"是指邪热真正到了气分才可清气泄热，不宜过早使用清气之药，否则不利于透邪外出。"入营犹可透热转气"是指温邪入营，但未见动血耗血之象，此时可清营热、滋营阴，同时佐以清气分热之药，引营分邪热透出气分而解。"入血就恐耗血动血，直须凉血散血"是指温邪已深入血分，宜用"凉血散血"之法直清血分之热。故选择 C。

3. 下列各项，不属于湿热病初起症状的是

A. 始恶寒　　B. 后但热不寒
C. 汗出　　D. 胸痞
E. 口渴欲饮

答案： E　　考点：湿热病的症状

解析： 原文：湿热证，始恶寒，后但热不寒，汗出胸痞，舌白，口渴不引饮。在理解本段原文时关键要抓住湿热的特点，从原文看，只有 E 项与原文不同，水湿停于内，虽口渴但不欲饮，故选择 E。

［B 型题］

（4～5 题共用备选答案）

A. 薄荷　　B. 滑石
C. 荆芥　　D. 藿香
E. 白芷

4. 治疗温邪在表夹风，在辛凉剂中可加

答案： A

5. 治疗温邪在表夹湿，在辛凉剂中可加

答案： B　　考点：温邪在表夹风、夹湿的不同用药特点

解析： 原文："温邪……在表初用辛凉轻剂。挟风则加入薄荷、牛蒡子之属，挟湿加芦根、滑石之流。或透风于热外，或渗湿于热下，不与热相搏，势必孤矣。"这段提出了温邪在表的治法，宜用辛凉轻剂治疗，及其夹风、夹湿的不同用药特点：温邪在表夹有风邪，可在辛凉轻剂中加薄荷、牛蒡等辛凉散风之药，使风从外解，即所谓"透风于热外"，风不与热相搏，则热易解；如温邪在表夹有湿邪，可在辛凉轻剂中加芦根、滑石等淡渗利湿之药，使湿从下泄，即所谓"渗湿于热下"，湿不与热相搏，则热易清。故 4 题选 A，5 题选 B 。

（6～7 题共用备选答案）

A. 藿香、香薷
B. 厚朴、槟榔
C. 滑石、大豆黄卷
D. 芦尖、冬瓜仁
E. 草果、半夏

6. 湿热证，湿在表分，宜选用的药物

答案： A

7. 湿热证，湿在肌肉，宜选用的药物

答案： C　　考点：湿在表分与在肌肉的不同用药特点

解析： 原文："湿热证，恶寒无汗，身重头痛，湿在表分。宜藿香、香薷、羌活、苍术皮、薄荷、牛蒡子等味。头不痛者，去羌活。"此段阐述湿在表分，治宜芳香辛散，宣化湿邪。原文："湿热证，恶寒发热，身重，关节疼痛，湿在肌肉，不为汗解。宜滑石、大豆黄卷、茯苓皮、苍术皮、藿香叶、鲜荷叶、白通草、桔梗等味，不恶寒者，去

苍术皮。”此段阐述湿在肌肉，治宜宣化湿邪的同时，配以泄热之药。故6题选A，7题选C。考生关键需理解原文中列举的药物特点。

（8～9题共用备选答案）

A. 新加黄龙汤　　B. 宣白承气汤

C. 导赤承气汤　　D. 牛黄承气汤

E. 增液承气汤

8. 阳明温病腑实兼正虚者，宜选用的方剂是

答案：A

9. 阳明温病腑实兼肺热者，宜选用的方剂是

答案：B　　考点：阳明温病腑实兼证的证治

解析：《温病条辨》中焦17条中阐述了阳明腑实兼证的证治。腑实兼有正虚，当予扶正祛邪，方用新加黄龙汤；腑实兼有肺热，治疗上予以宣白承气汤表里合治；腑实兼有小肠热盛，治疗上既要泻大肠热结，又要清利小肠火热，以导赤承气汤治疗；腑实兼有闭窍，治疗上除了泻下阳明腑实外，亦要清心开窍，方予牛黄承气汤；阳明热盛伤津，无水舟停，治疗可先用增液汤以滋养阴液，增水行舟，再不下者，用增液承气汤。故8题选A，9题选B。

（10～11题共用备选答案）

A. 如将　　B. 如相

C. 如羽　　D. 如衡

E. 如权

10. 治外感

答案：A

11. 治内伤

答案：B　　考点：外感与内伤治则的区别

解析：考生要掌握外感与内伤治则的区别，以及三焦的治疗大法：治外感如将，治内伤如相，治上焦如羽，非轻不举，治中焦如衡，非平不安，治下焦如权，非重不沉。故10题选A，11题选B。

第三篇　中医临床

第六章　中医内科学

考生对本章的复习要以理解为主，复习重点包括各个疾病的：①诊断要点；②病因病机；③各证型的主症、治法、方药。由于考题在各个疾病的侧重点及出现频率的差异，考生在对各个疾病的复习中，有些内容熟悉、了解即可，有些内容需要掌握。另外，注意同一证型在不同疾病中使用方药的同、异，学会对疾病的纵向、横向掌握。

第一单元　肺系病证

细目一　感　冒

【考点透视】

1. 熟悉感冒的诊断及各证型的鉴别要点。
2. 掌握各证型的主症、治法、方药。

[A1 型题]

1. 导致感冒的主因是

A. 寒邪　　B. 热邪
C. 风邪　　D. 湿邪
E. 暑邪

答案： C　　考点：感冒的病因

解析： 感冒之病因，主要为感受风邪，导致肺卫失和，又名伤风。由于感受四时之邪的特点及禀赋体质的差异，可以表现为风寒、风热、夹暑、夹湿的不同，但总离不开风邪，风为百病之长。故选择C。

2. 下列哪项不是时行感冒的特征

A. 传染性强　　B. 证候相似
C. 集中发病　　D. 老幼易感
E. 流行性强

答案： D　　考点：时行感冒的特征

解析： 时行感冒可见于任何年龄，虚人易感，特点有流行性强、传染性强、证候相似、集中发病。没有老幼易感的特点。故选择D。

3. 时行感冒与感冒风热证的区别点，关键在于

A. 恶寒的轻与重　　B. 发热的轻与重
C. 咽喉肿痛与否　　D. 有无流行性
E. 脉数与否

答案： D　　考点：感冒与时行感冒的鉴别

解析： 时行感冒是指在一个时期内广泛流行，证候相类似者，称为时行感冒；其与感冒风热证的区别点在于有无流行性。故选择D。

4. 风寒感冒兼胸脘痞闷，食少纳呆，脉濡者，治疗应首选

A. 荆防败毒散　　B. 香苏散
C. 杏苏散　　D. 羌活胜湿汤
E. 三仁汤

答案： D　　考点：风寒感冒夹湿的治疗

解析： 风寒感冒治宜辛温解表，宣肺散寒，夹湿者应配以疏风祛湿，方用羌活胜湿汤。故选择D。荆防败毒散不能祛湿。香苏散理气，不能化湿。杏苏散清宣凉燥，用于外感凉燥证。三仁汤清热化湿，用于湿热证。

5. 治疗气虚感冒，应首选

A. 玉屏风散　　B. 再造散
C. 参苏饮　　D. 加减葳蕤汤
E. 杏苏散

答案： C　　考点：气虚感冒的治疗

解析： 感冒气虚宜益气解表，用参苏饮，故选择C。玉屏风散用于气虚自汗。再造散用于阳虚感冒。加减葳蕤汤用于阴虚感冒。杏苏散疏风散寒、润肺止咳，用于凉燥。

6. 感冒属表寒里热者，其治法是

A. 清热生津，散寒解表
B. 解表清里，宣肺泄热
C. 辛温解表，宣肺泄热
D. 解表清里，宣肺止咳
E. 解表宣肺，泄热止咳

答案： B　　考点：感冒常见证候治疗加减变化

解析： 感冒属表寒里热者，应用麻黄和石膏解表清里，宣肺泄热。故选择 B。

[A2 型题]

7. 患者，女，67 岁。平素体弱消瘦，近日外感，出现身热，微恶风，少汗，头晕，心烦，口干咽痛，舌红少苔，脉细数。其证候是

A. 风寒感冒　　B. 风热感冒
C. 阴虚感冒　　D. 暑湿感冒
E. 气虚感冒

答案：C　　考点：阴虚感冒的特点

解析：阴虚感冒的特征是形瘦，口干，阴虚火旺，故身热心烦，舌脉俱是阴虚之象。故选择 C。

8. 患者身热，微恶风，汗少，肢体酸重，头昏重胀痛，咳嗽痰黏，鼻流浊涕，心烦，口渴，舌苔薄黄而腻，脉濡数。治疗应首选

A. 银翘散　　B. 桑菊饮
C. 新加香薷饮　　D. 桑白皮汤
E. 藿香正气散

答案：C　　考点：暑湿感冒的证治

解析：暑湿伤表，表卫不和，故身热，微恶风，汗少；阻滞气机则肢体酸重，头昏重胀痛，犯肺则咳嗽痰黏，鼻流浊涕；暑热内扰则心烦，口渴，舌苔薄黄而腻，脉濡数。治疗应首选清暑祛湿解表的新加香薷饮。故选择 C。

9. 患者恶寒重，发热轻，无汗，头痛，肢体疼痛，鼻塞声重，时流清涕，喉痒，舌苔薄白而润，脉浮。其治法是

A. 散寒解肌　　B. 辛温解表
C. 调和营卫　　D. 散寒止痛
E. 发汗解肌

答案：B　　考点：风寒感冒的治法

解析：风寒束表，卫阳被郁，则恶寒重，发热轻，无汗；清阳不展络脉失和，则头痛，肢体疼痛；肺气失宣则鼻塞声重，时流清涕，喉痒，证属风寒束表，治宜辛温解表。故选择 B。

10. 患者项背强直，头痛，恶寒发热，肢体酸重，舌苔白腻，脉浮紧。其治法是

A. 疏散风寒，调和气血
B. 散寒祛风，解肌发汗
C. 祛风散寒，和营燥湿
D. 辛温解表，散寒止痛
E. 疏风散寒，化痰通络

答案：C　　考点：感冒风寒湿在表的治疗

解析：风寒束表，故头痛，恶寒发热；湿阻经络，故肢体酸重，舌苔白腻；脉浮紧，为寒湿在表之象。此证为营卫不和，风寒束表，治宜祛风散寒，和营燥湿。故选择 C。

11. 患者恶寒较甚，发热，无汗，身楚倦怠，咳嗽，咳痰无力，舌淡苔薄白，脉浮无力。治疗应首选

A. 杏苏散　　B. 参苏饮
C. 荆防败毒散　　D. 葛根汤
E. 桂枝汤

答案：B　　考点：气虚感冒的治疗

解析：患者恶寒较甚，身楚倦怠，咳嗽，咳痰无力，为气虚表现，应用参苏饮益气解表，故选择 B。杏苏散治外感风寒、恶寒发热、头痛无汗；荆防败毒散治疗风寒束表证；葛根汤治太阳病，项背强几几，无汗恶风；桂枝汤治疗外感风寒，头痛发热，汗出恶风。

12. 患者，男，23 岁。恶寒，发热，鼻塞声重，流清涕，头痛，咳嗽，口不渴，舌苔薄白，脉浮紧。其治法是

A. 清暑解表　　B. 益气解表
C. 滋阴解表　　D. 辛温解表
E. 辛凉解表

答案：D　　考点：风寒感冒的治法

解析：参见本细目第 9 题，故选择 D。

细目二　咳　嗽

【考点透视】

1. 熟悉咳嗽的病因病机及辨证要点。
2. 掌握各证的主症、治法、方药。

[A1 型题]

1. 下列各项，除哪项外，均是内伤咳嗽的常见病因

A. 情志刺激　　B. 饮食不节
C. 过劳努伤　　D. 肺脏虚弱
E. 久病伤阴

答案：C　　考点：内伤咳嗽的病因

解析：咳嗽有外感、内伤两类。外感为六淫外邪犯肺，内伤为脏腑功能失调，内邪干肺，如肺脏虚弱，情志刺激肝火犯肺，饮食不节痰湿蕴肺，久病伤阴肺肾阴虚。但是过劳努伤不属于内伤咳嗽，应当是外伤咳嗽，故选择 C。

2. 外感咳嗽的病位主要在

A. 脾　　B. 心
C. 肺　　D. 肾
E. 肝

答案：C　　考点：外感咳嗽的病位

解析：外感咳嗽为六淫外邪犯肺。内伤咳嗽为脏腑失调，内邪干肺，五脏六腑皆令人咳，但主要与肝脾肾关系最密切。故选择 C。

3. 治疗咳嗽，应以治肺为主，还应注意治

A. 肝、脾、肾　　B. 心、肝、肾
C. 心、脾、肾　　D. 心、肝、脾

E. 肝、胃、肾

答案：A　　考点：咳嗽的治疗原则

解析：咳嗽病变主脏在肺，与肝脾有关，久则及肾。故选择 A。

4. 下列哪项不是外感咳嗽的主要特征

A. 起病较急　　B. 病程较短
C. 实证多见　　D. 常伴卫表证
E. 易反复发作

答案：E　　考点：外感咳嗽的特点

解析：外感咳嗽多起病急，病程短，常伴恶寒发热等表证，实证多见。内伤咳嗽多为久病，常反复发作，病程较长，常伴有其他脏腑失调的症状，虚证为多。故选择 E。

［A2 型题］

5. 患者，女，31 岁。咳嗽痰少，痰中带血或反复咯血，血色鲜红，口干咽燥，颧红，潮热盗汗，舌质红，脉细数。治疗应首选

A. 桑杏汤　　B. 杏苏散
C. 沙参麦冬汤　　D. 麦门冬汤
E. 百合固金汤

答案：C　　考点：咳嗽肺阴亏耗的治疗

解析：肺阴亏虚，虚热内灼，肺气上逆，故咳嗽，火伤肺络，故痰中带血或反复咯血，血色鲜红。口干咽燥，颧红，潮热盗汗，舌质红，脉细数，俱是阴虚内热的表现。故宜养阴清热，润肺止咳，方用沙参麦冬汤。故选择 C。桑杏汤用于风燥伤肺，杏苏散用于凉燥，麦门冬汤用于肺胃阴伤气逆，百合固金汤用于肺肾阴虚的咯血。

6. 患者，女，25 岁。咳嗽喉痒，痰中带血，口干鼻燥，或身热，舌红少津苔薄黄，脉数。治疗应首选

A. 桑杏汤　　B. 杏苏散
C. 沙参麦冬汤　　D. 麦门冬汤
E. 百合固金汤

答案：A　　考点：咳嗽风燥伤肺的治疗

解析：风燥伤肺，肺失清润，故咳嗽喉痒，燥热伤络故痰中带血，灼津故口干鼻燥，或身热，舌红少津苔薄黄，脉数。治宜疏风清肺，润燥止咳，用桑杏汤。故选择 A。

7. 患者，男，40 岁。咳嗽气促，咳痰量多，痰质黏稠而黄，咯吐不爽，胸胁胀满，面赤身热，口干，舌红苔黄腻，脉滑数。治疗应首选

A. 止嗽散　　B. 桑菊饮
C. 二陈汤　　D. 清金化痰汤
E. 加减泻白散

答案：D　　考点：咳嗽痰热郁肺的证治

解析：痰热壅阻肺气，肺失清肃，故见咳嗽气促，咳痰量多，痰质黏稠而黄，咳吐不爽，胸胁胀满，面赤身热，口干，舌红苔黄腻，脉滑数，俱是痰热郁肺的表现，治宜清热化痰，肃肺止咳。故选择 D。止嗽散用于风寒袭肺。桑菊饮用于风热犯肺。二陈汤用于痰湿蕴肺。加减泻白散用于肝火犯肺。

8. 患者，女，20 岁。每逢生气时即咳逆阵作，口苦咽干，胸胁胀痛，咳时面赤，舌红苔薄黄，脉弦数。治疗应首选

A. 黄芩泻白散合黛蛤散
B. 龙胆泻肝汤合黛蛤散
C. 清金化痰汤合桔梗汤
D. 二陈汤合柴胡疏肝散
E. 桑白皮汤合柴胡疏肝散

答案：A　　考点：咳嗽肝火犯肺的治疗

解析：肝失条达，气郁化火，上逆侮肺，肺失肃降，故咳逆阵作，且与情绪有关。口苦咽干，胸胁胀痛，咳时面赤，舌红苔薄黄，脉弦数都是肝火的表现。治宜清肺泻肝，化痰止咳，用黄芩泻白散合黛蛤散。故选择 A。

9. 患者，男，54 岁。咳嗽气粗，痰多痰黄，面赤身热，口干欲饮，舌红苔黄，脉滑数。其证候是

A. 痰热郁肺　　B. 肺阴亏耗
C. 风燥伤肺　　D. 风热犯肺
E. 风寒袭肺

答案：A　　考点：咳嗽痰热郁肺的辨证

解析：参见本细目第 7 题，故选择 A。

10. 患者干咳，连声作呛，咽喉干痛，唇鼻干燥，痰少而黏，口干，伴身热微寒，舌质红干而少津，苔薄黄，脉浮数。其证候是

A. 风热犯肺　　B. 风燥伤肺
C. 痰热郁肺　　D. 肝火犯肺
E. 肺阴亏耗

答案：B　　考点：咳嗽风燥伤肺的辨证

解析：参见本细目第 6 题，故选择 B。

11. 患者，女，20 岁。每遇生气后即咳逆阵作，口苦咽干，胸胁胀痛，咳时面赤，舌红苔薄黄，脉弦数。其证候是

A. 痰热郁肺　　B. 肝肺气逆
C. 肝火犯肺　　D. 阴虚火旺
E. 肺热津伤

答案：C　　考点：咳嗽肝火犯肺的辨证

解析：每遇生气后即咳逆阵作，口苦咽干，胸胁胀痛，咳时面赤，舌红苔薄黄，脉弦数，为咳嗽之肝火犯肺证，故选择 C。

［B 型题］

（12～13 题共用备选答案）

A. 桑杏汤　　B. 杏苏散

C. 沙参麦冬汤　　D. 麦门冬汤
E. 百合固金汤

12. 治疗风燥伤肺型咳嗽应首选

答案：A

13. 治疗肺阴亏耗型咳嗽应首选

答案：C　　考点：咳嗽风燥伤肺和肺阴亏耗的治疗鉴别

解析：参见本细目第5、6题，故12题选择A，13题选择C。

（14～15题共用备选答案）

A. 痰中带血、质浊、有腥臭味
B. 痰多、色黄、质稠
C. 痰白、质稀
D. 脓血相兼浊痰、有腥臭味
E. 痰少、质黏、夹有血丝

14. 咳嗽肺阴亏耗证，其痰的特点是

答案：E

15. 咳嗽痰热郁肺证，其痰的特点是

答案：B　　考点：咳嗽的辨证要点

解析：咳嗽肺阴亏耗证可见痰少、质黏、夹有血丝；咳嗽痰热郁肺证可见痰多、色黄、质稠。故14题选择E，15题选择B。

细目三　哮　病

【考点透视】

1. 熟悉哮病的特点与病因病机。

2. 掌握各证的主症、治法、方药，尤其是冷哮证与热哮证。

[A1 型题]

1. 哮病发作期的主要病机是

A. 外邪侵袭，肺失宣降
B. 肺失宣肃，肺气上逆
C. 痰气搏结，气道被阻
D. 邪袭于肺，肺气不利
E. 肺脏虚弱，气失所主

答案：C　　考点：哮病发作期的病机

解析：哮病的病理因素以"痰"为根本，发作期"伏痰"遇诱因引触，痰随气升，气因痰阻，痰气搏结，壅塞气道，故痰鸣如吼，气息喘促。故发作期的病机主要是痰气搏结，气道被阻。故选择C。

2. 治疗热哮发作期，应首选

A. 桑白皮汤　　B. 麻杏石甘汤
C. 苏子降气汤　　D. 定喘汤
E. 泻白散

答案：D　　考点：热哮发作期的治疗

解析：热哮发作期宿有伏痰，遇诱因引触，痰随气升，热痰上逆壅肺，治宜清热宣肺，化痰定喘，用定喘汤。故选择D。

3. 治疗哮病缓解期肺脾气虚证，应首选

A. 理中汤　　B. 六君子汤
C. 黄芪建中汤　　D. 苏子降气汤
E. 补中益气汤

答案：B　　考点：哮病缓解期的治疗

解析：哮病在脏腑责之肺脾肾，缓解期多为虚证。肺脾气虚证用六君子汤加减，肺肾两虚证用生脉地黄汤合金水六君煎加减。故选择B。

4. 治疗哮病之虚哮证，应首选

A. 三子养亲汤　　B. 六君子汤
C. 平喘固本汤　　D. 金水六君煎
E. 金匮肾气丸

答案：C　　考点：哮证虚哮的治疗

解析：虚哮为哮病久发，痰气瘀阻，肺肾两虚，摄纳失常。治疗应以补肺纳肾，降气化痰为主，故选用平喘固本汤。故选C。

[A2 型题]

5. 哮喘患者，气短息弱，自汗畏风，面色白，咳嗽痰稀，舌淡苔白，脉弱。其诊断是

A. 哮证缓解期，肺虚
B. 哮证缓解期，脾虚
C. 哮证缓解期，肾虚
D. 虚喘，肺虚
E. 虚喘，肾虚

答案：A　　考点：哮病缓解期的辨证

解析：哮病日久，肺虚不能主气，气不化津，痰饮郁肺，肺气上逆，故见气短息弱，自汗畏风，面色白，咳嗽痰稀，舌淡苔白，脉弱，故选择A。

6. 患者呼吸急促，喉中哮鸣有声，胸膈满闷，咳嗽痰少，形寒畏冷，舌苔白滑，脉弦紧。其治法是

A. 温肺化痰，纳气平喘
B. 温肺散寒，化痰平喘
C. 温肺散寒，止咳化痰
D. 温肺化痰，散寒解表
E. 散寒温脾，化痰平喘

答案：B　　考点：哮病发作期寒哮的证治

解析：寒痰伏肺，遇感触发，痰升气阻，以致呼吸急促，喉中哮鸣有声；寒痰郁闭，故胸膈满闷，咳嗽痰少，形寒畏冷，舌苔白滑，脉弦紧。证属寒哮，治宜温肺散寒，化痰平喘，故选择B。

7. 患者，男，50岁。喉中痰鸣如吼，胸高胁胀，痰黄黏稠，咳吐不利，烦闷不安，面赤汗出，舌红苔黄，

脉弦滑。治疗应首选

A. 定喘汤　　B. 射干麻黄汤
C. 三子养亲汤　　D. 苏子降气汤
E. 葶苈大枣泻肺汤

答案：A　　考点：热哮的证治

解析：痰热壅肺，故见此证，治宜清热宣肺，化痰定喘，方用定喘汤。故选择A。

8. 患者，男，42岁。呼吸气促，喉中哮鸣有声，胸闷如窒，口不渴，形寒怕冷，面色晦暗，舌苔白滑，脉弦紧。治疗应首选

A. 二陈汤　　B. 麻黄汤
C. 定喘汤　　D. 射干麻黄汤
E. 平喘固本汤

答案：D　　考点：冷哮的辨证用药

解析：喉中哮鸣有声是哮病发作期，见“形寒怕冷，面色晦暗，舌苔白滑，脉弦紧”为冷哮证，应宣肺散寒，化痰平喘，用“射干麻黄汤”，故选择D。定喘汤治疗热哮证；平喘固本汤治疗虚哮证；二陈汤、麻黄汤一为化痰，一为解表，可排除。

[B型题]

(9～10题共用备选答案)

A. 桑白皮汤　　B. 麻杏石甘汤
C. 苏子降气汤　　D. 定喘汤
E. 泻白散

9. 治疗热哮发作期，应首选

答案：D

10. 治疗喘证痰热郁肺证，应首选

答案：A　　考点：哮病、喘证的治疗

解析：热哮发作期选方参见本细目第2题解析。喘证痰热郁肺，应用清泄痰热的桑白皮汤。故9题选择D，10题选择A。

(11～12题共用备选答案)

A. 射干麻黄汤　　B. 三子养亲汤
C. 定喘汤　　D. 厚朴麻黄汤
E. 麻杏石甘汤

11. 治疗哮病寒包热哮证，应首选

答案：D

12. 治疗哮病风痰哮证，应首选

答案：B　　考点：哮病的分证治疗

解析：寒包热哮，治以解表清里，方用厚朴麻黄汤，风痰哮，治以祛风化痰，方用三子养亲汤。射干麻黄汤主治寒哮，定喘汤主治热哮。故11题选D，12题选B。

细目四　喘　证

【考点透视】

1. 熟悉喘证的诊断与病因病机。

2. 掌握各证的主症、治法、方药。重点记忆各个证型对应的方药。

[A1型题]

1. 下列除哪项外，均为喘证的病因

A. 外邪侵袭　　B. 饮食不当
C. 情志所伤　　D. 痰热素盛
E. 劳欲久病

答案：D　　考点：喘证的病因

解析：喘证的病因有外邪侵袭、饮食不当、情志所伤、劳欲久病。痰热素盛属于病理因素，可由多种因素产生，不是最根本的病因。故选择D。

2. 喘证的病变部位在

A. 心、肺　　B. 肺、肾
C. 心、肾　　D. 脾、肾
E. 肺、脾

答案：B　　考点：喘证的病变部位

解析：喘证的病位主要在肺和肾，涉及肝脾。故选择B。

3. 下列各项，除哪项外，均是虚喘的特有症状

A. 呼吸浅短难续　　B. 呼出为快
C. 气怯声低　　D. 深吸为快
E. 遇劳加重

答案：B　　考点：实喘和虚喘的鉴别要点

解析：喘证有虚实之分，实喘病程短、急，症见呼吸深长有余，呼出为快，气粗声高。虚喘病程长，易反复，症见呼吸浅快难续，深吸为快，气怯声低，遇劳加重。故选择B。

4. 虚喘的治疗要点是

A. 补肺　　B. 健脾
C. 纳肾　　D. 益气
E. 养阴

答案：C　　考点：虚喘的治疗要点

解析：虚喘乃精气不足、气阴亏耗而致肺肾出纳失常而致，病机主要是肾不纳气，故治在肺肾，以肾为主，法以培补摄纳，补肾纳气为要，故选择C。

5. 治疗喘证痰热郁肺证，应首选

A. 桑白皮汤　　B. 麻杏石甘汤
C. 苏子降气汤　　D. 定喘汤
E. 泻白散

答案：A　　考点：喘证痰热郁肺的治疗

解析：痰热郁肺宜清热化痰，喘证宜降气平喘，桑白皮汤既可清泻肺热，又可降气化痰。麻杏石甘汤只能宣泄肺热，不能化痰。苏子降气汤除化痰降气，还温肾纳气。定喘汤用于风寒束肺、痰热内蕴。泻白散用于肺中郁热伏

火且有气阴两虚者。故选择 A。

6. 下列各项，哪项不属实喘的特点

A. 深吸为快　B. 呼出为快
C. 伴有表证　D. 痰鸣咳嗽
E. 脉实有力

答案：A　考点：实喘和虚喘的鉴别

解析：参见本细目第 3 题，故选择 A。

［A2 型题］

7. 患者，男，70 岁。喘促气短，声低气怯，咳声低弱，咳痰稀白，自汗畏风，舌淡红苔薄白，脉弱无力。其治疗应首选

A. 三子养亲汤合二陈汤
B. 生脉散合补肺汤
C. 七味都气丸合生脉散
D. 参蛤散合金匮肾气丸
E. 苏子降气汤合二陈汤

答案：B　考点：喘证肺气虚耗证的证治

解析：肺虚气失所主，故喘促气短，声低气怯，咳声低弱，气不化津故咳痰稀白，肺虚卫外不固，自汗畏风，舌淡红苔薄白，脉弱无力。治宜益气补肺，用生脉散合补肺汤。故选择 B。痰浊阻肺证用三子养亲汤合二陈汤。肾阴虚证用七味都气丸合生脉散。肾气虚证用参蛤散合金匮肾气丸。上实下虚用苏子降气汤合二陈汤。

8. 患者，男，56 岁。喘咳气急，胸部胀闷，不得卧，痰稀白量多，恶寒发热，无汗，舌苔薄白，脉浮紧。其治疗应首选

A. 麻黄汤合华盖散　B. 木防己汤
C. 苓桂术甘汤　D. 越婢加半夏汤
E. 葶苈大枣泻肺汤

答案：A　考点：喘证风寒壅肺证的证治

解析：外感风寒壅肺，肺郁不宣上逆，故喘咳气急，胸部胀闷，不得卧；风寒束表故恶寒发热，无汗。治宜宣肺散寒，方用麻黄汤合华盖散。故选择 A。

9. 患者，男，42 岁。喘逆上气，咳痰不爽，痰质稠、色黄，恶寒身热，无汗，舌红苔黄，脉浮滑而数。其治疗应首选

A. 麻杏石甘汤　B. 黄连解毒汤
C. 清金化痰汤　D. 银翘散
E. 桑白皮汤

答案：A　考点：喘证的辨证施治

解析：患者喘逆上气，见恶寒身热，无汗，痰质稠、色黄，属于表寒肺热证，宜解表清里，化痰定喘；桑白皮汤治疗喘证之痰热郁肺证；清金化痰汤治疗咳嗽之痰热郁肺证；银翘散治疗感冒之风热犯表证；黄连解毒汤清热解毒，不治疗表寒证。故选择 A。

［A3 型题］

（10～12 题共用题干）

患者喘促日久，动则喘甚，呼多吸少，气不得续，汗出肢冷，跗肿，面唇青紫，舌淡苔白，脉沉弱。

10. 其辨证是

A. 肺虚证　B. 肾虚证
C. 脾虚证　D. 肺阴不足证
E. 喘脱证

答案：B

11. 其治法是

A. 益气补肺　B. 养阴补肺
C. 益气健脾　D. 补肾纳气
E. 滋肾养阴

答案：D

12. 其治疗应首选的方剂是

A. 平喘固本汤合补肺汤
B. 金匮肾气丸合参蛤散
C. 参附汤合黑锡丹
D. 生脉散合补肺汤
E. 生脉地黄汤合金水六君煎

答案：B　考点：喘证肾虚证的辨证施治

解析：由题干知患者属肾虚型喘证，治疗以补肾纳气为主，方用金匮肾气丸合参蛤散。故题 10 选择 B，题 11 选择 D，题 12 选择 B。

细目五　肺　痈

【考点透视】

在了解病因病机的基础上熟悉分型论治，重点是成痈期与溃脓期的主症、治法、方药。

［A1 型题］

1. 肺痈溃脓期的治法是

A. 清肺化瘀消痈　B. 养阴补肺消痈
C. 清肺解表　D. 排脓解毒
E. 清热解毒

答案：D　考点：肺痈溃脓期治法

解析：肺痈初期宜疏散风热，清肺散邪，用银翘散。成痈期宜清肺解毒，化瘀消痈，用千金苇茎汤合如金解毒散。溃脓期应排脓解毒，用加味桔梗汤。恢复期应养阴益气清肺，用沙参清肺汤或桔梗杏仁煎。故选择 D。

［A2 型题］

2. 肺痈患者，咳吐大量脓血痰，气味腥臭异常，舌红苔黄腻，脉滑数。其病期是

A. 初期　B. 成痈期
C. 溃脓期　D. 恢复期
E. 慢性期

答案：C　考点：肺痈的分期

解析：肺痈分初期、成脓期、溃脓期、恢复期。溃脓期的特点是咳吐大量脓血痰，气味腥臭异常，故选择C。

3. 患者，男，32岁。素日嗜酒，外出着凉后，始见时时振寒，发热，继而壮热汗出，烦躁不宁，咳嗽气急，咳吐腥臭浊痰，胸满作痛，口干苦，便秘，舌红苔黄腻，脉滑数。治疗应首选

A. 清金化痰汤　B. 千金苇茎汤
C. 桑白皮汤　D. 黛蛤散
E. 加味桔梗汤

答案：B　考点：肺痈成痈期的治疗

解析：咳吐腥臭浊痰，可诊为肺痈，此为成痈期表现，应用千金苇茎汤清肺解毒，化瘀消痈，故选择B。清金化痰汤治疗咳嗽之痰热郁肺证；桑白皮汤治疗喘证之痰热郁肺证；黛蛤散治疗咳嗽之肝火犯肺证；加味桔梗汤治疗肺痈之溃脓期。

[B型题]

（4～5题共用备选答案）

A. 肝　B. 心
C. 脾　D. 肺
E. 肾

4. 实喘病位主要在

答案：D

5. 肺痈病位主要在

答案：D　考点：实喘和肺痈的病位

解析：实喘和肺痈都是肺脏的病变，主要在肺。故4、5题均选择D。

细目六　肺　痨

【考点透视】

1. 熟悉肺痨的病因与诊断。

2. 熟悉各证型的主症、治法、方药，重点是肺阴亏损、气阴耗伤证。

[A1型题]

1. 肺痨的外在致病因素是

A. 燥邪　B. 痨虫
E. 痰浊　D. 瘀血
E. 水饮

答案：B　考点：肺痨的常见病因

解析：肺痨的外在致病因素是感染"痨虫"，故选择B。

[A2型题]

2. 患者干咳少痰，痰中带血，潮热盗汗，胸闷隐痛，身体逐渐消瘦，口燥咽干，舌红少苔，脉细数。其诊断是

A. 肺痨　B. 肺痿
C. 咳血　D. 虚劳
E. 肺胀

答案：A　考点：肺痨的诊断

解析：肺痨是由于体质虚弱，气血不足，感染痨虫，侵蚀肺脏所致的具有传染性的慢性虚弱性疾患。临床以咳嗽、咯血、潮热、盗汗及身体逐渐消瘦等为主要特征。故选择A。肺胀以喘息气促、胸满憋塞为特征。咳血可以出现在各种肺系疾病中。虚劳指五脏六腑中多脏劳伤，气血阴阳中多种因素虚损。

3. 患者，女，32岁。咳嗽3个月，咳声无力，气短声低，痰中带血，血色淡红，潮热，热度不高，盗汗，面色白，舌质嫩红，边有齿痕，脉细弱。其诊断是

A. 虚劳肺阴虚证　B. 喘证肺阴虚证
C. 喘证肾阴虚证　D. 肺痨气阴耗伤证
E. 咳嗽肺阴亏耗证

答案：D　考点：肺痨气阴耗伤证的辨证

解析：本证除了肺阴虚的潮热，盗汗，舌质嫩红，边有齿痕，脉细弱外，还有气虚的咳声无力，气短声低，面色白，故为气阴两虚。咳嗽3个月，痰中带血，热度不高，为肺痨特点。故选择D。

4. 患者，男，27岁。干咳少痰，咳声短促，痰中带血，五心烦热，时有盗汗，形体消瘦，胸部闷痛隐隐，舌红少苔，脉细数。其诊断是

A. 内伤咳嗽，肺阴亏耗
B. 肺痨，肺阴亏损
C. 哮证，肺虚
D. 喘证，肺虚
E. 虚劳，肺阴虚

答案：B　考点：肺痨肺阴亏虚证的辨证

解析：参见本细目第3题，都是阴虚的特征，病位在肺，故为肺阴亏损。故选择B。

5. 患者咳嗽痰少，痰中带血且反复咯血，血色鲜红，口干咽燥，颧红，潮热盗汗，舌质红，脉细数。治疗应首选

A. 桑杏汤　B. 杏苏散
C. 麦门冬汤　D. 沙参麦门冬汤
E. 百合固金汤合秦艽鳖甲散

答案：E　考点：肺痨虚火灼肺证的治疗

解析：患者咳嗽痰少，痰中带血，且口干咽燥，颧红，潮热盗汗，为肺阴亏损，肺热叶焦所致肺痨，舌质红，脉细数也为阴虚内热之象。治宜补益肺肾，滋阴降火，方用百合固金汤合秦艽鳖甲散，故选E。

细目七　肺　胀

【考点透视】

1. 熟悉肺胀的诊断、病因和病机特点。

2. 熟悉各证型的主症、治法、方药，重点是痰蒙神窍、肺肾气虚证。

[A1 型题]

1. 肺胀发病的主要病理因素是

A. 气滞、血瘀、水饮
B. 气滞、水饮、痰浊
C. 痰浊、水饮、血瘀
D. 痰浊、寒邪、血瘀
E. 风邪、痰浊、水饮

答案：C　　考点：肺胀发病的病理因素

解析：肺胀的病理因素主要为痰浊、水饮与血瘀互为影响，兼见同病。痰浊水饮的产生，病初由肺气郁滞，脾失健运，津液不归正化而成；渐因肺虚不能化津，脾虚不能转输，肾虚不能蒸化，痰浊潴留益甚。瘀血的产生，主要因痰浊内阻，气滞血瘀，心阳虚损，血失推动，脉失温煦所致。病理因素间互相影响，错杂并见，故选择 C。但气滞、寒邪、风邪只是可能在病理过程中出现，不是主要的，故不选择 A、B、D、E。

2. 肺胀痰浊壅肺证的治法是

A. 化痰降气，健脾益肺
B. 宣肺化痰，止咳定喘
C. 宣肺定喘，健脾益气
D. 健脾化痰，宣肺定喘
E. 健脾化痰，补土生金

答案：A　　考点：肺胀痰浊壅肺证的治法

解析：肺胀痰浊壅肺证的治法是“化痰降气，健脾益肺”，故选择 A。

[A2 型题]

3. 肺胀患者，神志恍惚，烦躁不宁，咳逆喘促，咳痰不爽，舌暗苔淡黄而腻，脉滑数。治疗应首选

A. 涤痰汤合苏合香丸
B. 涤痰汤合至宝丹
C. 玉枢丹
D. 菖蒲郁金汤
E. 通窍活血汤

答案：B　　考点：肺胀痰蒙神窍证的治疗

解析：痰蒙神窍，故神志异常；痰热阻肺故咳逆喘促，咳痰不爽；舌暗苔淡黄而腻，脉滑数都是痰热之象。治宜涤痰开窍息风。用涤痰汤涤痰，至宝丹开窍息风清热。故选择 B。涤痰汤合苏合香丸用于寒闭，玉枢丹化痰力量不够，菖蒲郁金汤不能开窍醒神，通窍活血汤用于血瘀证。

4. 患者，男，62 岁。咳喘病史 20 年。近 1 个月来咳逆喘促，时有神志恍惚，谵妄，烦躁不安，或有嗜睡，下肢浮肿，舌淡胖，苔白腻，脉沉细。诊断为肺胀。其证候是

A. 肺肾气虚　　B. 阳虚水泛
C. 痰浊壅肺　　D. 痰热郁肺
E. 痰蒙神窍

答案：E　　考点：肺胀痰蒙神窍证的辨证

解析：本患者有神志恍惚，谵妄，烦躁不安，或有嗜睡的表现，为神志异常，属于痰蒙神窍。故选择 E。

5. 患者，女，70 岁。久患肺病，反复发作，本次旧疾又发，呼吸浅短难续，咳声低怯，胸满短气，张口抬肩，倚息不能平卧，咳嗽，痰白如沫，咳吐不利，舌淡暗，脉沉细无力。诊断为肺胀。其证候是

A. 痰瘀阻肺　　B. 肺肾气虚
C. 外寒内饮　　D. 脾肾阳衰
E. 心肾阳衰

答案：B　　考点：肺胀肺肾气虚证的辨证

解析：肺肾气虚的特点是久病反复，呼吸浅短难续，张口抬肩，倚息不能平卧，咳声低怯，咳吐不利。需与阳虚鉴别，本证无明显的阳虚水盛浮肿、畏寒肢冷之象。故选择 B。

6. 患者，女，57 岁。有 15 年肺胀病史。1 周前，劳累后出现面浮肿，呼吸喘促难续，心悸，胸脘痞闷，尿少，怕冷，纳呆，舌苔白滑，脉沉细。治疗应首选

A. 济生肾气丸　　B. 真武汤
C. 实脾饮　　D. 参附汤
E. 金匮肾气丸

答案：B　　考点：肺胀阳虚水泛证的用药

解析：患者病程较长，劳累后出现面浮肿，呼吸喘促难续，心悸，胸脘痞闷，尿少，怕冷，此为阳虚水泛证，应用真武汤温肾健脾，化饮利水，故选择 B。

细目八　肺　痿

【考点透视】

1. 熟悉肺痿的病因病机。
2. 熟悉肺痿各证型的证候、治法及代表方。

[A1 型题]

1. 肺痿的基本病机是

A. 肺气上逆，宣降失职
B. 虚体虫侵，阴虚火旺
C. 肺虚，津气失于濡养，肺叶枯萎
D. 痰饮瘀血，结于肺间
E. 气无所主，肾失摄纳

答案：C　　考点：肺痿的病机

解析：肺痿的基本病机是肺虚，津气大伤，失于濡养，以致肺叶枯萎。A、E 为喘证的基本病机，B 为肺痨的病机，D 为肺胀的病机，故选 C。

[A2 型题]

2. 王某，男，78 岁，反复咳嗽 3 年，现症：咳吐浊唾

涎沫，其质较黏稠，痰中带血，咳声不扬，口渴咽燥，午后潮热，形体消瘦，舌红而干，脉虚数。治疗宜首选的方剂是

A. 桑白皮汤
B. 甘草干姜汤
C. 麦门冬汤合清燥救肺汤
D. 七味都气丸
E. 生姜甘草汤

答案：C　考点：肺痿虚热证的治疗

解析：从题干的咳吐浊唾涎沫、痰中带血可知该患者为肺痿，午后潮热，形体消瘦，舌红而干，脉虚数为虚热之象，治以滋阴清热，润肺生津，故选择C。

第二单元　心系病证

细目一　心　悸

【考点透视】

在熟悉病因病机的基础上，重点掌握各证型的主症、治法、方药，尤其是心血不足、阴虚火旺、心阳不振等证候。

［A1 型题］

1. 治疗心悸心阳不振证，应首选

A. 温胆汤　B. 二陈汤
C. 苓桂术甘汤　D. 金匮肾气丸
E. 桂枝甘草龙骨牡蛎汤

答案：E　考点：心悸心阳不振证的治疗

解析：心悸有多种类型。心阳不振证宜温补心阳，用桂枝甘草龙骨牡蛎汤，故选择E。

2. 治疗心悸心血不足证，应首选

A. 天王补心丹
B. 安神定志丸
C. 桂枝甘草龙骨牡蛎汤
D. 归脾汤
E. 朱砂安神丸

答案：D　考点：心悸心血不足证的治疗

解析：心悸心虚胆怯证用安神定志丸。心血不足证用归脾汤，补血养心，益气安神。肝肾阴虚火不旺者用天王补心丹，热象较著者用朱砂安神丸。心阳不足证用桂枝甘草龙骨牡蛎汤。故选择D。

［A2 型题］

3. 患者，男，35 岁。心悸不宁，头晕目眩，手足心热，耳鸣腰酸，舌红少苔，脉细数。其证候是

A. 心血不足　B. 心虚胆怯
C. 心阴亏虚　D. 阴虚火旺
E. 心火内盛

答案：D　考点：心悸阴虚火旺证的辨证

解析：肝肾阴虚，水不济火，心火偏亢，心神不宁，故心悸眩晕。手足心热，耳鸣腰酸，舌红少苔，脉细数，都是肝肾阴虚心火旺之证。故选择D。

4. 患者，女，40 岁。平素善惊易恐，因受惊而心悸 1 个月余，坐卧不安，少寐多梦，舌苔薄白，脉虚弦。治疗应首选

A. 归脾汤　B. 炙甘草汤
C. 朱砂安神丸　D. 天王补心丹
E. 安神定志丸

答案：E　考点：心悸心虚胆怯证的证治

解析：心为神舍，心气不足则神浮不敛，心悸不安，少寐多梦；胆气虚则善惊易恐。心虚胆怯治宜镇惊定志、养心安神，用安神定志丸。故选择E。心脾两虚用归脾丸。气血阴阳俱虚用炙甘草汤。心火偏亢，阴血不足用朱砂安神丸。阴亏内热，滋阴清热用天王补心丹。

5. 患者，男，60 岁。心悸气短，头晕目眩，健忘失眠，多梦，面色不华，舌质淡，脉细。其治法是

A. 滋阴养心　B. 滋补肝肾
C. 益气养阴　D. 养心安神
E. 清胃泻火

答案：D　考点：心悸心血不足证的证治

解析：从题干可知本患者为心血不足证，治宜补血养心，益气安神，方用归脾汤。故选择D。

6. 患者，男，45 岁。近 1 年来心悸头晕，倦怠无力，面色无华，舌淡红，脉细弱。其治法是

A. 镇惊定志，养心安神
B. 补血养心，益气安神
C. 滋阴降火，养心安神
D. 温补心阳，安神定志
E. 振奋心阳，化气行水

答案：B　考点：心悸心血不足证的治疗

解析：参见本细目第 5 题，故选择B。

［B 型题］

（7～8 题共用备选答案）

A. 热证　B. 表证
C. 实证　D. 虚证
E. 寒证

7. 惊悸，临床上多见于

答案：C

8. 怔忡，临床上多见于

答案：D　考点：惊悸、怔忡的病证鉴别

解析：惊悸多与情绪有关，骤然惊恐，忧思恼怒，悲

衰紧张过极引发，阵发性，实证居多。怔忡多由久病体虚、心脏受损所致，无精神因素也发生，常持续心悸，不能控制，较惊悸为重。故7题选择C，8题选择D。

细目二　胸　痹

【考点透视】

1. 熟悉胸痹的病因病机、诊断与鉴别。
2. 掌握各证型的主症、治法与方药。

［A1 型题］

1. 胸痹的病机，总属

A. 气血失和　B. 寒热错杂
C. 气血两虚　D. 本虚标实
E. 上盛下虚

答案：D　考点：胸痹的病机

解析：胸痹主要表现为胸闷心痛，病性为本虚标实，其本在气、血、阴、阳虚，其标为痰浊、血瘀、气滞、火热、寒凝等，可以二者或三者并存，或交互为患，但总属本虚标实，故选择D。

2. 胸痹的主要病机为

A. 气滞血瘀　B. 寒凝气滞
C. 痰瘀交阻　D. 阳气虚衰
E. 心脉痹阻

答案：E　考点：胸痹的病机

解析：前4个选项是导致心脉痹阻的原因。胸痹的表现都是心脉不通引起的，故选择E。

3. 治疗胸痹心血瘀阻证的代表方剂是

A. 生脉饮　B. 瓜蒌薤白白酒汤
C. 血府逐瘀汤　D. 瓜蒌薤白半夏汤
E. 苏合香丸

答案：C　考点：胸痹心血瘀阻证的治疗

解析：胸痹心血瘀阻治宜活血化瘀，通脉止痛，用血府逐瘀汤，故选择C。痰浊内阻用瓜蒌薤白半夏汤通阳泄浊，豁痰开结。阴寒凝滞用瓜蒌薤白白酒汤辛温通阳，开痹散寒。气阴两虚用生脉饮益气养阴，活血通络。苏合香丸用于胸痹急救时。

4. 胸痹重证，阴寒极盛者，其治法是

A. 散寒化痰通络　B. 理气通阳化瘀
C. 芳香温通止痛　D. 益气温阳散寒
E. 回阳救逆固脱

答案：C　考点：胸痹寒凝心脉证的治法

解析：胸痹重证，阴寒极盛者，其治法是“芳香温通止痛”，予乌头赤石脂丸，故选择C。

［A2 型题］

5. 患者，男，42岁。胸闷且痛，心悸盗汗，头晕目眩，心烦不寐，腰酸膝软，舌红少津，脉细数。其治法是

A. 益气养血，宁心和络
B. 补气活血，通络止痛
C. 益气温阳，活血通络
D. 滋阴益肾，养心安神
E. 行气活血，温经止痛

答案：D　考点：胸痹心肾阴虚证的证治

解析：心肾阴虚，血瘀凝滞痹阻心脉，故见胸闷且痛，其余症状俱为阴虚火旺之象，治宜滋阴益肾，养心安神，方用左归饮。故选择D。

6. 患者胸闷气短，甚则胸痛彻背，心悸汗出，腰酸乏力，畏寒肢冷，唇甲淡白，舌淡白，脉沉微欲绝。治疗应首选

A. 参附汤合右归饮
B. 人参养营汤合左归饮
C. 炙甘草汤合生脉散
D. 苓桂术甘汤合左归丸
E. 苏合香丸合左归饮

答案：A　考点：胸痹心肾阳虚证的证治

解析：胸痹共同特点为胸闷心痛，其中心肾阳虚，阴寒内盛证可见胸痛彻背，心悸汗出，腰酸乏力，畏寒肢冷，唇甲淡白，舌淡白，脉沉微欲绝。治宜益气壮阳，温络止痛，用参附汤合右归饮。故选择A。人参养营汤合左归饮、炙甘草汤合生脉散用于气阴两虚证。苓桂术甘汤合左归丸适用于阴虚寒湿证。苏合香丸合左归饮适用于心肾阴虚心痛急性发作期。

7. 患者，男，55岁。胸痛如窒，痛引肩背，气短喘促，四肢沉重，形体肥胖，舌苔浊腻，脉滑。其证候是

A. 心血瘀阻　B. 阴寒凝滞
C. 痰浊壅塞　D. 阳气虚衰
E. 气阴两虚

答案：C　考点：胸痹痰浊闭阻证的辨证

解析：痰浊壅塞的特点是重浊黏滞，故胸痛如窒，四肢沉重；形体肥胖，舌苔浊腻，脉滑，俱是痰浊之象。血瘀多为刺痛。寒凝为绞痛加寒象。阳虚有虚寒象。故选择C。

8. 患者，男，50岁。胸痛剧烈，痛无休止，伴身寒肢冷，气短喘促，脉沉微。治疗应选用的方剂是

A. 乌头赤石脂丸　B. 炙甘草汤
C. 瓜蒌桂枝汤　D. 当归四逆汤
E. 参附汤

答案：E　考点：胸痹心肾阳虚急重症的治疗

解析：本证胸痛不休属于胸痹急重症，辨证属心肾阳虚，治宜急速益气壮阳，方用参附汤回阳救逆。乌头赤石脂丸用于阴寒凝滞，炙甘草汤用于心肾阴虚，瓜蒌桂枝汤用于阳虚痰湿，当归四逆汤用于血虚寒厥。故选择E。

9. 胸痹患者，女，45 岁。胸闷如窒而痛，气短喘促，肢体沉重，体胖痰多，舌苔浊腻，脉滑。其治疗应选的方剂是

A. 柴胡舒肝散　B. 瓜蒌薤白半夏汤
C. 枳实薤白桂枝汤　D. 血府逐瘀汤
E. 当归四逆汤

答案：B　考点：胸痹痰浊闭阻证的治疗

解析：胸闷如窒而痛，气短喘促，肢体沉重，体胖痰多，舌苔浊腻，脉滑，为胸痹痰浊闭阻证，应通阳泄浊，豁痰宣痹，用瓜蒌薤白半夏汤。故选择 B。

［A3 型题］

（10～12 题共用题干）

患者，男，60 岁。胸闷疼痛，痰多气短，肢体沉重，形体肥胖，倦怠乏力，纳呆便溏，苔浊腻，脉滑。

10. 其辨证是

A. 心肾阳虚证　B. 心肾阴虚证
C. 痰浊内阻证　D. 阴寒凝滞证
E. 心血瘀阻证

答案：C

11. 其治法是

A. 补益心肾，益气壮阳
B. 通阳泄浊，豁痰开结
C. 滋阴益肾，养心安神
D. 芳香温通，散寒止痛
E. 活血化瘀，通脉止痛

答案：B

12. 其治疗应首选的方剂是

A. 血府逐瘀汤
B. 枳实薤白桂枝汤
C. 柴胡疏肝散
D. 瓜蒌薤白半夏汤合涤痰汤
E. 瓜蒌薤白白酒汤

答案：D　考点：胸痹痰浊内阻证的辨证论治

解析：由题干知患者证属痰浊内阻，治宜通阳泄浊、豁痰开结，用瓜蒌薤白半夏汤辛温通阳散结，合涤痰汤化痰。故 10 题选 C，11 题选 B，12 题选 D。

［B 型题］

（13～14 题共用备选答案）

A. 胸部刺痛，入夜尤甚　B. 胸闷隐痛，时作时止
C. 胸闷如窒，气短喘促　D. 胸闷气短，畏寒肢冷
E. 胸痛彻背，感寒痛甚

13. 胸痹气阴两虚证，其临床特点是

答案：B

14. 胸痹阴寒凝滞证，其临床特点是

答案：E　考点：胸痹的辨证要点

解析：胸痹气阴两虚证，可见胸闷隐痛，时作时止；胸痹阴寒凝滞证，可见胸痛彻背，感寒痛甚。故 13 题选择 B，14 题选择 E。

细目三　心　衰

【考点透视】

此细目为新增内容，熟悉心衰的病因病机、治疗原则及证治分类。

［A1 型题］

1. 慢性心衰的病机可概括为

A. 虚、瘀、气　B. 虚、瘀、血
C. 虚、瘀、水　D. 气、瘀、血
E. 瘀、血、水

答案：C　考点：慢性心衰的病机

解析：慢性心衰的病机可用虚、瘀、水三者概括，心气、心阳亏虚是病理基础，血瘀是中心病理环节，痰浊和水饮是主要病理产物。故选择 C 。

［A3 型题］

（2～4 题共用题干）

患者，男，55 岁，冠心病 10 年，反复发作，近日因劳累症状加重。刻下症：心悸，喘息不得卧，面浮肢肿，尿少，畏寒肢冷，腹胀，便溏，口唇发绀，胸部刺痛，舌淡胖有齿痕，有瘀点、瘀斑，脉结代。

2. 其证候是

A. 气阴两虚证　B. 阳虚水泛证
C. 气虚血瘀证　D. 气滞心胸证
E. 喘脱危证

答案：B

3. 其治法是

A. 益气温阳，化瘀利水
B. 益气养阴，活血化瘀
C. 回阳固脱
D. 补益心肺，活血化瘀
E. 疏肝理气，活血通络

答案：A

4. 其治疗宜选用的方剂是

A. 生脉散合血府逐瘀汤
B. 保元汤合血府逐瘀汤
C. 柴胡疏肝散合血府逐瘀汤
D. 真武汤合葶苈大枣泻肺汤
E. 参附龙骨牡蛎汤

答案：D　考点：心衰的辨证论治

解析：根据患者的慢性心脏病史、诱发因素，以及刻下症状表现喘息不得卧，面浮肢肿，口唇发绀，胸部刺痛，

舌淡胖有齿痕，有瘀点、瘀斑，脉结代，表现出了心衰的心肾阳虚，无力化气行水的阳虚水泛证候，治以益气温阳，化瘀利水，代表方真武汤合葶苈大枣泻肺汤。故2题选B，3题选A，4题选D。

细目四　不　寐

【考点透视】

1. 熟悉不寐的病因病机、治疗原则和方法。

2. 重点注意痰热扰心、心脾两虚、心肾不交证的治法、方药。

[A1 型题]

1. 不寐的病位主要在

A. 心　　B. 脑
C. 肝　　D. 脾
E. 肾

答案：A　　考点：不寐的病位

解析：心主神明，神安则寐，神不安则不寐，故不论虚证实证，病因为何脏，总因火邪扰心，心神不安而致不寐。病位在心。故选择A。

2. 治疗不寐痰热扰心证，应首选

A. 温胆汤　　B. 朱砂安神丸
C. 安神定志丸　　D. 黄连阿胶汤
E. 甘麦大枣汤

答案：A　　考点：不寐痰热扰心证的治疗

解析：痰热扰心引起的不寐，治疗应以清化痰热，和中安神为要。方用温胆汤最宜，化痰最好。故选择A。

[A2 型题]

3. 患者心烦不寐，心悸不安，头晕，耳鸣健忘，腰酸梦遗，五心烦热，口干津少，舌红，脉细数。其治法是

A. 清心宁神，养阴除烦
B. 养阴生津，除烦宁神
C. 清火除烦，宁心安神
D. 滋阴降火，交通心肾
E. 滋阴宁心，镇惊安神

答案：D　　考点：不寐心肾不交的证治

解析：肾阴不足，心肾不交，心火上炎，故见心烦不寐，心悸不安，头晕，耳鸣健忘，腰酸梦遗，五心烦热，口干津少，舌红，脉细数。治宜滋阴降火，交通心肾。故选择D。

4. 患者多梦易醒，心悸健忘，眩晕，肢倦神疲，纳呆，面色少华，舌淡，苔薄，脉细弱。其证候是

A. 肝火扰心证　　B. 心脾两虚证
C. 心胆气虚证　　D. 痰火扰心证
E. 心肾不交证

答案：B　　考点：不寐心脾两虚证的辨证

解析：从患者肢倦神疲，纳呆，面色少华的表现可知，患者有脾失健运、心血不足之象。血不养心，神不守舍，故多梦易醒，心悸健忘。血虚不能上奉于脑，则眩晕。故选择B。

5. 患者不易入睡，多梦易醒，心悸健忘，神疲食少，伴头晕目眩，四肢倦怠，舌淡苔薄，脉细无力。治疗应首选

A. 酸枣仁汤　　B. 归脾汤
C. 交泰丸　　D. 天王补心丹
E. 安神定志丸

答案：B　　考点：不寐心脾两虚证的治疗

解析：心脾两虚的证候分析参见本细目第5题。治宜补养心脾，以气生血，用归脾汤。故选择B。

第三单元　脑系病证

细目一　头　痛

【考点透视】

1. 掌握头痛的部位、性质所代表的临床意义。

2. 熟悉各证型的治法、方药。

3. 了解不同部位头痛的引经药的选用。

[A1 型题]

1. 下列各项，属于外感头痛治疗原则的是

A. 疏风祛湿　　B. 平肝潜阳
C. 滋阴养血　　D. 健脾化痰
E. 益肾填精

答案：A　　考点：头痛的治疗原则

解析：外感头痛属实证，以风邪为主，故治疗主以疏风，兼以散寒、清热、祛湿。内伤头痛多属虚证或虚实夹杂证。虚者以滋阴养血，益肾填精为主；实证当平肝、化痰、行瘀；虚实夹杂者，兼顾并治。故选择A。

2. 阳明头痛的“引经药”应首选

A. 葛根、白芷、知母
B. 羌活、川芎、蔓荆子
C. 柴胡、黄芩、川芎
D. 藁本、吴茱萸、钩藤
E. 细辛、白芷、羌活

答案：A　　**考点：**阳明头痛的引经药

解析：根据头痛部位的不同，参照经络循行部位选用适当的引经药，可提高疗效。太阳经常用羌活、蔓荆子、川芎。阳明经常用葛根、白芷、知母。少阳经常用柴胡、黄芩、川芎。太阴经常用苍术。少阴经常用杜仲、桑寄生、续断。厥阴经常用吴茱萸、藁本。故选择A。

［A2 型题］

3. 患者头痛以前额为甚，面红，牙痛，便干，舌红苔黄，脉弦。处方用药加用白芷，除治疗效应外，其引经报使作用在

A. 少阳经　　B. 太阳经
C. 阳明经　　D. 少阴经
E. 厥阴经

答案：C　　**考点：**头痛引经药的使用

解析：前额痛为阳明经循行部位，白芷入阳明经。故选择C。

4. 患者，女，50 岁。头痛昏蒙，胸脘满闷，呕吐痰涎，舌苔白腻，脉弦滑。治疗应首选

A. 羌活胜湿汤　　B. 半夏白术天麻汤
C. 川芎茶调散　　D. 半夏厚朴汤
E. 苓桂术甘汤

答案：B　　**考点：**头痛痰浊中阻证的治疗

解析：由题干可知患者为痰湿中阻所致头痛。羌活胜湿汤适用于风湿头痛，川芎茶调散适用于风寒头痛，故不选择A、C；半夏厚朴汤有行气散结、降逆化痰的功效但不适宜治疗头痛，可排除；苓桂术甘汤温阳化饮，健脾利湿主治中阳不足之痰饮，可排除；半夏白术天麻汤健脾燥湿，化痰降逆，治疗脾虚生痰，风痰上扰清空所导致的头痛，所以本题选择B。

5. 患者头痛而晕，心悸不宁，神疲乏力，面色无华，舌淡苔薄白，脉细弱。治疗应首选

A. 半夏白术天麻汤　　B. 加味四物汤
C. 大定风珠　　D. 大补元煎
E. 六君子汤

答案：B　　**考点：**头痛血虚证的治疗

解析：由题干可知本证属血虚此致的头痛。半夏白术天麻汤健脾燥湿，化痰降逆，治疗脾虚生痰，风痰上扰清空所导致的头痛；大补元煎治疗头痛且空的肾精亏虚头痛；大定风珠、六君子汤不适宜治疗头痛，是迷惑项，可排除；加味四物汤养血滋阴，和络止痛，治疗头痛而晕，心悸不宁，神疲乏力，面色无华的血虚头痛，故选择B。

6. 患者，男，35 岁。头痛连及项背，恶风畏寒，口不渴，舌苔薄白，脉浮紧。治疗应首选

A. 瓜蒌桂枝汤　　B. 川芎茶调散
C. 葛根汤　　D. 防风汤
E. 增液汤

答案：B　　**考点：**外感风寒头痛的治疗

解析：风寒外袭，故恶风畏寒；阻遏太阳经气，故头痛连及项背。口不渴，舌苔薄白，脉浮紧，都是外感风寒的表现。治宜疏风散寒，用川芎茶调散。故选择B。

7. 头痛患者，疼痛日久，其痛如锥刺，固定不移，舌质紫，脉细涩。其证候是

A. 肝阳　　B. 痰浊
C. 血虚　　D. 肾虚
E. 瘀血

答案：E　　**考点：**瘀血头痛的辨证

解析：头痛日久，痛久入络，致瘀血内阻脑脉，故痛如锥刺，固定不移，舌质紫，脉细涩。证属瘀血头痛。故选择E。

8. 患者，男，45 岁。头痛经久不愈，痛处固定不移，刺痛，舌质紫暗，脉涩。治疗应首选

A. 川芎茶调散　　B. 芎芷石膏汤
C. 龙胆泻肝汤　　D. 通窍活血汤
E. 天麻钩藤饮

答案：D　　**考点：**瘀血头痛的治疗

解析：瘀血头痛的特点是痛处固定不移，刺痛，舌质紫暗，脉涩。治宜活血化瘀，行气止痛。用通窍活血汤。故选择D。

［B 型题］

（9～10 题共用备选答案）

A. 头后部　　B. 前额部
C. 眉棱骨　　D. 颠顶部
E. 头之两侧

9. 太阳头痛的部位在

答案：A

10. 厥阴头痛的部位在

答案：D　　**考点：**头痛经络走行部位

解析：头痛太阳经在头后部，阳明经在前额连眉棱骨，厥阴经在颠顶部，少阳经在头之两侧。故9题选择A，10题选择D。

（11～12 题共用备选答案）

A. 柴胡、黄芩、川芎
B. 杜仲、桑寄生、续断
C. 羌活、蔓荆子、川芎
D. 葛根、白芷、知母
E. 吴茱萸、藁本

11. 治疗太阳头痛的引经药是

答案：C

12. 治疗阳明头痛的引经药是

答案：D　　**考点：**头痛太阳经、阳明经的引经药

解析：参见本细目第2题，故11题选择C，12题选择D。

细目二　眩　晕

【考点透视】

熟悉眩晕的病机特点与各证型的治法、方药。

［A1 型题］

1. 与眩晕关系密切的脏腑是

A. 肝、脾、心　　B. 肝、肾、心
C. 肝、心、脑　　D. 肝、脾、肾
E. 肝、肾、脑

答案：D　考点：眩晕病辨脏腑

解析：眩晕病在清窍，临证首先应辨明相关脏腑，眩晕与肝、脾、肾三脏功能失调密切相关。故选择D。

［A2 型题］

2. 患者眩晕，头重如蒙，胸闷恶心，食少寐多，舌苔白腻，脉滑。治疗应首选

A. 苓桂术甘汤　　B. 半夏白术天麻汤
C. 黄连温胆汤　　D. 半夏厚朴汤
E. 半夏秫米汤

答案：B　考点：眩晕痰浊上蒙证的治疗

解析：痰浊中阻，清阳不升，可致眩晕，头重如蒙，气机不利，故胸闷恶心，食少寐多，舌苔白腻，脉滑，均为痰湿壅盛之证。治宜燥湿祛痰，健脾和胃，用半夏白术天麻汤。故选择B。苓桂术甘汤用于阳虚水盛。黄连温胆汤用于痰热壅盛。半夏厚朴汤用于痰气交阻。

3. 患者，女，42岁。眩晕昏蒙，头重如裹；胸闷恶心，纳呆多寐，舌苔白腻，脉濡滑。其病机是

A. 风湿　　B. 气虚
C. 血虚　　D. 痰浊
E. 肾虚

答案：D　考点：眩晕痰浊上蒙证的病机

解析：痰浊上蒙神窍，故见眩晕昏蒙，头重如裹；痰浊中阻，故胸闷恶心，纳呆多寐。故选择D。

4. 患者眩晕，动则加剧，劳则即发，面色白，唇甲不华，心悸少寐，神疲懒言，饮食减少，舌质淡，脉细弱。其治法是

A. 健脾益气，益肾温中　B. 温补脾肾，通络宁心
C. 健脾益肾，活血化瘀　D. 补益肝肾，化瘀通络
E. 补养气血，健运脾胃

答案：E　考点：眩晕气血亏虚证的治法

解析：眩晕，动则加剧，劳则即发，见面色白，唇甲不华，心悸少寐，神疲懒言，饮食减少，舌质淡，脉细弱，此为气血亏虚的表现，应补养气血，健运脾胃。故选择E。

5. 患者眩晕，精神萎靡，健忘多梦，腰膝酸软，四肢不温，形寒怯冷，舌质淡，脉沉细无力。治疗应首选

A. 左归丸　　B. 右归丸
C. 大定风珠　　D. 大补元煎
E. 附子理中丸

答案：B　考点：眩晕肾阳虚证的治疗

解析：患者眩晕，见“四肢不温，形寒怯冷，舌质淡，脉沉细无力”属肾阳虚，治疗应选右归丸。故选择B。

［A3 型题］

（6~8题共用题干）

患者，男，35岁。眩晕时作，头痛如刺，伴健忘，失眠，面唇紫暗，舌暗有瘀斑，脉涩。

6. 其辨证是

A. 肝阳上亢　　B. 气血亏虚
C. 肾精不足　　D. 瘀血阻窍
E. 痰浊上蒙

答案：D

7. 其治法是

A. 补益气血，调养心脾
B. 化痰祛湿，健脾和胃
C. 滋养肝肾，益精填髓
D. 平肝潜阳，清火息风
E. 活血化瘀，通窍活络

答案：E

8. 其治疗应首选的方剂是

A. 天麻钩藤饮　　B. 归脾汤
C. 通窍活血汤　　D. 半夏白术天麻汤
E. 左归丸

答案：C　考点：眩晕的瘀血阻窍证的辨证治疗

解析：考生对该类题的解答，关键是抓主症，辨证候。患者除了表现为眩晕时作，还有头痛如刺，以及面唇紫暗，舌暗有瘀斑，脉涩等表现，提示有瘀血，故6题选D；明确了辨证后，其治法及治疗就迎刃而解，均与化瘀血通窍活络止痛有关，故7题选E，8题选C。

细目三　中　风

【考点透视】

本单元复习的重点是中经络、中脏腑以及恢复期各证型的主症、治法、方药。

［A1 型题］

1. 中风的病理因素主要是

A. 风火痰瘀　　B. 气血逆乱
C. 心肝火旺　　D. 肝阳上亢
E. 肝肾阴虚

答案：A　　考点：中风的病理因素

解析：中风的病理因素主要是风火痰瘀，其余选项都是病机，不是病理因素。故选择 A。

2. 中风之中脏腑与中经络的鉴别要点是

A. 神志不清　　B. 半身不遂
C. 语言不利　　D. 肢体软瘫
E. 口舌歪斜

答案：A　　考点：中风中经络和中脏腑的区别

解析：中风有中经络、中脏腑之分，而神志障碍的有无是其划分的标志，故选择 A。半身不遂、语言不利、肢体瘫软、口舌歪斜是中风中经络和中脏腑的共同表现，故排除 B、C、D、E。

［A2 型题］

3. 患者突然昏仆，不省人事，肢体软瘫，目合口张，鼻鼾息微，手撒肢冷，汗多，二便自遗，舌痿，脉微欲绝。其中风属

A. 中经络　　B. 阳闭证
C. 阴闭证　　D. 脱证
E. 后遗症

答案：D　　考点：中风的证治分类

解析：中风根据有无神志障碍分为中经络、中脏腑。中脏腑又有闭证和脱证之分。闭证又分阴阳。根据病程可分为急性期、慢性期、后遗症期。脱证乃阳气外脱，以突然昏仆，不省人事，肢体软瘫，目合口张，鼻鼾息微，手撒肢冷，汗多，二便自遗，舌痿，脉微欲绝为主症。故选择 D。

4. 患者平素头晕头痛，突然昏倒，不省人事，有半侧身体不遂，牙关紧闭，面红身热，舌红苔黄腻，脉弦滑数。其诊断是

A. 中风（中经络络脉空虚风邪入中）
B. 中风（中经络肝肾阴虚风阳上扰）
C. 中风（中脏腑闭证阳闭）
D. 中风（中脏腑闭证阴闭）
E. 中风（中脏腑脱证）

答案：C　　考点：中风辨证要点

解析：参考本细目第 2 题。有神志障碍为中脏腑。牙关紧闭为闭证。有热象为阳闭。故选择 C。

5. 患者平素眩晕，耳鸣。突然发生口舌歪斜，舌强语謇，半身不遂，但其神志清楚，舌红，脉弦滑。治疗应首选

A. 大秦艽汤　　B. 镇肝熄风汤
C. 龙胆泻肝汤　　D. 地黄饮子
E. 苏合香丸

答案：B　　考点：中风阴虚风动证的治疗

解析：肝阴不足，故平素眩晕，耳鸣；阴不制阳，相火内动，虚风内生，故突然发生口舌㖞斜，舌强语謇，半身不遂，神志清楚为风中经络。证属阴虚风动，治宜滋阴潜阳，用镇肝熄风汤，故选择 B。大秦艽汤用于外风。龙胆泻肝汤用于肝经湿热。地黄饮子用于下元虚衰、痰浊上犯的喑痱证。苏合香丸用于寒闭证。

6. 患者平素头痛眩晕，突发半身不遂，口舌歪斜，舌强语謇，口苦，尿赤便干，舌红苔黄，脉弦数。治疗应首选

A. 大秦艽汤　　B. 补阳还五汤
C. 天麻钩藤饮　　D. 苏合香丸
E. 地黄饮子

答案：C　　考点：中风风阳上扰证的治疗

解析：中风之证要先分清中经络还是中脏腑，此题为前者。症见“半身不遂，口舌歪斜，舌强语謇，口苦，尿赤便干，舌红苔黄，脉弦数”为风阳上扰之证，应平肝潜阳、活血通络，用天麻钩藤饮，故选择 C。半夏白术天麻汤治疗风痰瘀阻；补阳还五汤治疗中风恢复期的气虚络瘀证；苏合香丸豁痰开窍，治疗神昏；地黄饮子滋阴补肾利窍，治疗肾精亏虚导致的语言不利。

［B 型题］

（7～8 题共用备选答案）

A. 补阳还五汤　　B. 血府逐瘀汤
C. 镇肝熄风汤　　D. 地黄饮子
E. 牵正散

7. 治疗中风半身不遂，气虚络瘀证，应首选

答案：A

8. 治疗中风语言不利，肾虚精亏证，应首选

答案：D　　考点：中风各证型的治疗

解析：中风后遗症半身不遂证属气虚络瘀者，应益气活血，化瘀通络，用补阳还五汤，故 7 题选择 A。语言不利证属肾精亏虚者应补肾填精，用地黄饮子，故 8 题选择 D。牵正散用于风痰阻络的口眼歪斜，现称面瘫。

细目四　癫　狂

【考点透视】

1. 熟悉病因病机、治疗原则。
2. 注意区分癫证与狂证之虚实。
3. 重点注意痰热瘀结、火盛阴伤证的治法、方药。

［A1 型题］

1. 治疗狂证火盛伤阴者，应首选

A. 二至丸　　B. 六磨汤
C. 温胆汤　　D. 二阴煎
E. 养心汤

答案：D　　考点：狂证火盛伤阴证的治疗方药

解析：二至丸补肝益肾，滋阴止血，用于肝肾阴虚证，排除 A；六磨汤顺气导滞，用于气机郁滞证，排除 B；温胆汤理气化痰，清胆和胃，用于胆胃不和，痰热内扰证，排除C；二阴煎育阴潜阳，交通心肾，用于狂证火盛伤阴证，故选择D；养心汤养血滋阴，宁心安神，用于血虚神失所养证，排除E。

2. 狂证火盛伤阴证，其治法是

A. 活血化瘀，涤痰镇静
B. 安神定志，祛痰降火
C. 降火豁痰，安神宁心
D. 镇心涤痰，泻肝清火
E. 育阴潜阳，交通心肾

答案：E　　考点：狂证火盛伤阴证的治法

解析：参见本细目第1题，故选择E。

3. 治疗狂证痰热瘀结证，应首选

A. 顺气导痰汤　　B. 越鞠丸
C. 生铁落饮　　D. 琥珀养心丹
E. 癫狂梦醒汤

答案：E　　考点：狂证痰热瘀结证的治疗

解析：狂证多实，主于痰火、瘀血，治宜活血化瘀，清热化痰，用癫狂梦醒汤。故选择E。其余只治痰热，不治瘀血。

[A2 型题]

4. 患者，男，45岁。神思恍惚，梦魂颠倒，心悸易惊，善悲欲哭，肢体困乏，饮食减少，舌质淡，脉细无力。其治法是

A. 健脾养心，益气活血
B. 健脾养心，化痰解郁
C. 益气养血，化浊祛痰
D. 健脾养心，益气安神
E. 益气和胃，养心安神

答案：D　　考点：癫证的辨证论治

解析：患者神思恍惚，梦魂颠倒，为癫证的主要表现；心悸易惊，饮食减少，舌质淡，脉细无力，为心脾两虚的表现，故诊断为癫证之心脾两虚证，治以健脾益气，养心安神，故选D。

[B 型题]

（5～6题共用备选答案）

A. 癫证　　B. 狂证
C. 痫证　　D. 痉证
E. 中风

5. 以喧扰不宁，躁妄打骂，动而多怒为症状特点的是

答案：B

6. 以沉默痴呆，语无伦次，静而多喜为症状特点的是

答案：A　　考点：癫证、狂证的鉴别

解析：癫属阴，狂属阳。癫病多虚，以沉默痴呆，语无伦次，静而多喜为特征。狂证多实，以喧扰不宁，躁妄打骂，动而多怒为特征。故5题选择B，6题选择A。

细目五　痫　病

【考点透视】

熟悉痫病的临床表现、病机特点，重点掌握风痰痹阻、痰火扰神证的主症、治法、方药。

[A1 型题]

1. 下列哪项与痫证发病无直接关系

A. 情志失调　　B. 饮食不节
C. 胎气受损　　D. 脑部外伤
E. 先天因素

答案：C　　考点：痫病的发病原因

解析：痫病形成，大多由于情志失调气机逆乱、饮食不节痰随气升、脑部外伤气血瘀阻、先天不足肾亏精伤。但是胎气受损只是使得胎儿出生后存在易发痫病的可能性，与发病无直接联系。故选择C。

2. 治疗痫病风痰闭阻证，应首选

A. 定痫丸　　B. 涤痰汤
C. 顺气导痰汤　　D. 生铁落饮
E. 羚角钩藤汤

答案：A　　考点：痫病风痰闭阻证的治疗

解析：痫病的病因病机为风火气痰瘀，蒙蔽心窍，壅塞经络，气机逆乱，元神失控。风痰闭阻者应豁痰息风，开窍定痫，用定痫丸合适。其余选项或只祛痰，或只息风，不能开窍定痫。故选择A。

[A2 型题]

3. 患者突然仆倒，昏不知人，口吐白沫，四肢抽搐，口中喊叫，无口眼㖞斜及半身不遂。其诊断是

A. 中风　　B. 痉证
C. 痫证　　D. 厥证
E. 眩晕

答案：C　　考点：痫病的诊断要点

解析：痫病的特点如上，一昏二抽三无后遗症。痉证不昏迷，厥证、眩晕不抽搐，中风有口眼㖞斜、半身不遂的后遗症。故选择C。

4. 患者突然跌倒，神志不清，口吐涎沫，两目上视，四肢抽搐，口中如作猪羊叫声，移时苏醒，舌苔白腻，脉弦滑。治疗应首选

A. 定痫丸　　B. 导痰汤
C. 二阴煎　　D. 涤痰汤
E. 控涎丹

答案：A　　考点：痫病风痰闭阻证的治疗

解析：痫病突然发作，为急性期，两目上视，四肢抽

搐，口中作叫，移时苏醒，为阳痫，舌苔白腻，脉弦滑，为风痰闭阻，治宜急速豁痰息风，开窍醒神，用定痫丸。故选择A。导痰汤、涤痰汤、控涎汤用于痫病急性发作或慢性休止期的化痰之用。二阴煎滋阴降火，安神定志，用于狂证火盛伤阴证。

5. 患者，女，28岁。平日情绪急躁，心烦失眠，口苦而干，便秘，突发昏仆抽搐，尖叫吐涎，牙关紧闭，舌红苔黄腻，脉弦滑数。治疗应首选

A. 定痫丸　　B. 六君子汤
C. 大补元煎　　D. 甘麦大枣汤
E. 龙胆泻肝汤合涤痰汤

答案：E　　考点：痫病痰火扰神证的治疗

解析：突发昏仆抽搐，尖叫吐涎，牙关紧闭，为痫病。平日情绪急躁，心烦失眠，口苦而干，便秘，为痰火扰神证。治宜清肝泻火，化痰宁心，用龙胆泻肝汤合涤痰汤。故选择E。定痫丸用于阳痫发作期。六君子汤用于脾虚痰盛。大补元煎用于肝肾阴虚。甘麦大枣汤用于心阴不足。

6. 患者，男，50岁。昏仆抽搐吐涎，两目上视，口中如作猪羊叫，平时情绪急躁，心烦失眠，咳痰不爽，口苦而干，舌红苔黄腻，脉弦滑数。治疗应首选

A. 知柏地黄丸合定痫丸
B. 天王补心丹合定痫丸
C. 顺气导痰汤合二阴煎
D. 龙胆泻肝汤合涤痰汤
E. 滋水清肝饮合定痫丸

答案：D　　考点：痫病痰火扰神证的治疗

解析：患者昏仆抽搐吐涎，两目上视，口中如作猪羊叫，此为痫病；见"心烦失眠，咳痰不爽，口苦而干，舌红苔黄腻，脉弦滑数"这类痰火扰神证，应用"龙胆泻肝汤合涤痰汤"清肝泻火，化痰开窍。故选择D。

细目六　痴　呆

【考点透视】

1. 熟悉痴呆的病因病机和治疗原则。
2. 熟悉各证型的方药，重点注意髓海不足、脾肾两虚证的主症、治法与方药。

［A2型题］

1. 患者，女，40岁。表情呆钝，智力衰退，终日无语，呆若木鸡，不思饮食，舌苔腻，脉弦滑。其治法是

A. 疏肝理气，活血化瘀
B. 清肝泻火，解郁和胃
C. 豁痰开窍，健脾化浊
D. 理气活血，宁心定志
E. 顺气化痰，清肝泄热

答案：C　　考点：痴呆痰浊蒙窍证的治法

解析：表情呆钝，智力衰退，络日无语，呆若木鸡，不思饮食，舌苔腻，脉弦滑，此为痴呆之痰浊蒙窍证，应用涤痰汤豁痰开窍，健脾化浊，故选择C。

［B型题］

（2～3题共用备选答案）

A. 七福饮　　B. 还少丹
C. 转呆丹　　D. 知柏地黄丸
E. 河车大造丸

2. 治疗痴呆髓海不足证，应首选

答案：A

3. 治疗痴呆脾肾两虚证，应首选

答案：B　　考点：痴呆的辨证治疗

解析：痴呆髓海不足用七福饮补肾益髓，填精养神。脾肾两虚用还少丹温补脾肾。肾阴虚火旺用知柏地黄丸。肾阴不足用河车大造丸滋阴补肾。故2题选择A，3题选择B。

第四单元　脾胃病证

细目一　胃　痛

【考点透视】

1. 熟悉胃痛的病因病机与诊断。
2. 掌握各证的主症、治法与方药。

［A1型题］

1. 治疗胃痛饮食停滞证，应首选

A. 良附丸　　B. 理中汤
C. 保和丸　　D. 小建中汤
E. 大建中汤

答案：C　　考点：胃痛饮食停滞证的治疗

解析：胃痛有明显的伤食史，吐不消化食物，食积中阻，故脘腹胀满，嗳腐吞酸，治宜消食导滞，用保和丸，故选择C。寒邪客胃、气滞寒凝用良附丸。脾阳虚用理中丸、大小建中汤。

2. 胃痛的治疗，主要是

A. 调肝理气止痛　　B. 调肝和胃止痛
C. 理气和胃止痛　　D. 调理脾胃止痛
E. 调肝理脾止痛

答案：C　　考点：胃痛的基本治疗原则

解析：胃痛的基本治疗原则是理气和胃止痛，故选择C。

3. 治疗胃痛脾胃虚寒证，应首选

A. 小建中汤　　B. 理中丸
C. 附子理中丸　　D. 良附丸
E. 黄芪建中汤

答案：E　　考点：胃痛脾胃虚寒证的治疗

解析：脾胃虚寒，故胃痛绵绵，喜暖喜按，进食则缓。脾虚不运故食少便溏。舌淡胖有齿痕，苔白脉沉为其特点。治宜温中健脾，用黄芪建中汤。故选择E。

［A2 型题］

4. 患者胃痛，脘腹胀满，嗳腐吞酸，吐不消化食物，大便不爽，舌苔厚腻，脉滑。其治法是
A. 理气消胀　　B. 消食导滞
C. 理气和胃　　D. 消食健脾
E. 和胃止呕

答案：B　　考点：胃痛饮食伤胃证的治法

解析：患者胃痛有明显的伤食史，吐不消化食物，食积中阻，故脘腹胀满，嗳腐吞酸。治宜消食导滞，故选择B。肝胃气滞治宜理气消胀；胃气壅滞治宜理气和胃；脾胃虚弱治宜消食健脾；胃气上逆治宜和胃止呕。

5. 患者胃痛隐隐，喜温喜按，空腹痛甚，得食痛减，神疲乏力，大便溏薄，舌淡苔白，脉虚弱。其治法是
A. 散寒止痛　　B. 温中散寒
C. 温中健脾　　D. 温胃止泻
E. 温补脾肾

答案：C　　考点：胃痛脾胃虚寒证的治法

解析：参见本细目第3题，故选择C。

6. 患者，女，59岁。胃痛时作，喜温喜按，空腹痛甚，得食痛减，纳差，大便溏薄，舌淡苔白，脉虚弱。治疗应首选
A. 一贯煎　　B. 左归丸
C. 化肝煎　　D. 黄芪建中汤
E. 龙胆泻肝汤

答案：D　　考点：胃痛脾胃虚寒证的治疗

解析：参见本细目第3题，故选择D。

7. 患者胃痛暴作，恶寒喜暖，脘腹得温则痛减，口不渴，喜热饮，舌苔薄白，脉弦紧。治疗应首选
A. 藿朴夏苓汤　　B. 桂枝汤
C. 小建中汤　　D. 黄芪建中汤
E. 良附丸

答案：E　　考点：胃痛寒邪客胃证的治疗

解析：本证是寒邪客胃、气滞寒凝，治疗宜用行气祛寒止痛的良附丸。故选择E。

［B 型题］

（8～9 题共用备选答案）
A. 健脾化湿　　B. 温中健脾
C. 温中补肾　　D. 散寒止痛
E. 散寒除湿

8. 胃痛实寒证治法是

答案：D

9. 胃痛虚寒证治法是

答案：B　　考点：胃痛实寒、虚寒证的治法的鉴别

解析：胃痛有风寒外袭，胃中气滞的实寒，症见胃痛暴作，畏寒喜暖，脘腹得温则痛减，舌苔薄白，脉弦紧，治宜散寒止痛。故8题选择D。有脾胃阳气不足的虚寒，症见胃痛隐隐，喜温喜按，空腹痛甚，得食痛减，泛吐清水，神疲乏力，大便溏薄，舌淡苔白，脉迟缓，治宜温中健脾。故9题选择B。

细目二　胃　痞

【考点透视】

1. 熟悉胃痞的诊断要点、病机特点、治疗原则。

2. 熟悉各证的治法、方药。

［A2 型题］

1. 患者以胃脘痞塞，满闷不舒为主，按之柔软，压之不痛，望无胀形。发病缓慢，时轻时重，反复发作，病程漫长。多因饮食、情志、起居、寒温等因素诱发。其诊断是
A. 胃痛　　B. 鼓胀
C. 胃痞　　D. 胸痹
E. 结胸

答案：C　　考点：胃痞的特点

解析：胃痞的特点是胃脘痞塞，满闷不舒，按之柔软，压之不痛，望无胀形。胃痛以胃中疼痛为主，可有压痛。鼓胀以腹部外形胀大如鼓为特点。胸痹疼痛部位在心胸，以胸闷胸痛、心悸气短为主症。结胸病位在胸不在胃。故选择C。

2. 患者脘腹痞闷，嘈杂，饥不欲食，恶心嗳气，口燥咽干，大便秘结，舌红少苔，脉细数。其治法是
A. 补气健脾，升清降浊
B. 养阴益胃，调中消痞
C. 清热化湿，和胃消痞
D. 疏肝解郁，和胃消痞
E. 健脾祛湿，理气除胀

答案：B　　考点：胃痞胃阴不足的治法

解析：胃痞兼见口燥咽干，大便秘结，舌红少苔，脉细数，为胃阴不足证，治宜养阴益胃、调中消痞。故选择B。

3. 患者脘腹痞塞不舒，胸膈满闷，头晕目眩，身重困倦，呕恶纳呆，口淡不渴，舌苔白厚腻，脉沉滑。治疗应首选
A. 保和丸　　B. 泻心汤

C. 二陈平胃汤　　D. 越鞠丸
E. 补中益气汤

答案：C　考点：胃痞痰湿内阻证的治疗

解析：脾不运化，痰湿内生，壅塞中焦，则生胃痞，胸膈满闷，呕恶纳呆。痰湿蒙窍故头晕目眩，身重困倦。用二陈平胃汤除湿化痰，理气宽中。故选择C。

[B 型题]

（4～5 题共用备选答案）

A. 枳实导滞丸　　B. 保和丸
C. 越鞠丸合枳术丸　　D. 二陈平胃散
E. 香砂六君子汤

4. 治疗胃痞饮食内停证，应首选

答案：B

5. 治疗胃痞肝胃不和证，应首选

答案：C　考点：胃痞的辨证治疗

解析：胃痞饮食内停用保和丸消食导滞，行气除痞。肝胃不和用越鞠丸合枳术丸疏肝解郁，理气消痞。痰湿内阻用二陈平胃散除湿化痰，理气和中。脾胃虚弱用香砂六君子汤补气健脾，行气消痞。湿热食积用枳实导滞丸消食导滞，清热祛湿。故 4 题选择 B，5 题选择 C。

细目三　呕　吐

【考点透视】

1. 熟悉呕吐的病因病机及治疗原则。
2. 注意呕吐与反胃、噎膈的区别。
3. 注意外邪犯胃、痰饮内阻证的主症、方药。

[A1 型题]

1. 呕吐的基本病机是

A. 肝气犯胃，胃气上逆
B. 胃失和降，胃气上逆
C. 食滞伤胃，胃失和降
D. 外邪犯胃，胃失和降
E. 脾胃受损，胃失润降

答案：B　考点：呕吐的基本病机

解析：呕吐的病位在胃，病因可以有肝气犯胃、食滞伤胃、外邪犯胃、脾胃受损，这些因素作用于胃，导致胃失和降，胃气上逆，才发生呕吐，故呕吐的基本病机是胃失和降，胃气上逆，故选择B。

2. 呕吐的病位在

A. 肠、肝、脾　　B. 胃、肝、脾
C. 脾、胃、肺　　D. 肺、胃、肾
E. 肝、胃、肠

答案：B　考点：呕吐的病位

解析：呕吐是指胃失和降，气逆于上，迫使胃中之物从口中吐出的一种病证，其主要病位在胃，与肝、脾、胆有密切关系，故选择B。

3. 下列哪项不是痰饮内阻证呕吐的特征

A. 呕吐清水痰涎　　B. 脘闷不食
C. 头眩心悸　　D. 胸胁疼痛
E. 脉滑

答案：D　考点：呕吐痰饮内阻型的特征

解析：痰饮内阻证的特点，脾不运化，故脘闷不食；胃气不降，故呕吐清水痰涎；水饮上犯清阳，故头眩；水气凌心，故心悸；痰饮内盛，故脉滑。但胸胁疼痛一般为气滞引起，本证无，故选择D。

[A2 型题]

4. 患者呕吐多为清水痰涎，脘闷不食，头晕心悸，舌苔白腻，脉滑。其证型为

A. 饮食积滞证　　B. 痰饮内阻证
C. 脾胃虚弱证　　D. 脾阳虚衰证
E. 气滞痰阻证

答案：B　考点：呕吐痰饮内阻的辨证

解析：脾不运化，痰饮内阻，胃气不降，故见呕吐清水痰涎，脘闷不食。水饮上犯清阳，故头晕心悸。故选择B。

5. 患者，女，29 岁。外感后，突发呕吐，恶寒头痛，胸脘满闷，舌苔白腻，脉濡缓。治疗应首选

A. 左金丸　　B. 白虎汤
C. 小柴胡汤　　D. 藿香正气散
E. 龙胆泻肝汤

答案：D　考点：呕吐外邪犯胃的治疗

解析：外感后突发呕吐，胸脘满闷，舌苔白腻，兼见表证，为外感寒湿。治宜解表疏邪，和胃降逆，用藿香正气散。故选择D。

细目四　噎　膈

【考点透视】

1. 熟悉噎膈的病因病机、诊断要点、治疗原则。
2. 掌握各证的主症、治法与方药，尤其是痰气交阻与瘀血内结证。

[A1 型题]

1. 治疗噎膈气虚阳微证，应首选

A. 启膈散　　B. 沙参麦冬汤
C. 通幽汤　　D. 补气运脾汤
E. 左归丸

答案：D　考点：噎膈气虚阳微证的治疗

解析：噎膈痰气交阻证用启膈散；津亏热结证用五汁

安中饮；瘀血内结证用通幽汤；气虚阳微证用补气运脾汤；左归丸偏于治疗肾阴虚。故选择 D。

2. 治疗噎膈痰气交阻证，应首选

A. 通幽汤　　B. 丁香散
C. 启膈散　　D. 通关散
E. 四七汤

答案：C　　考点：噎膈痰气交阻证的治疗

解析：噎膈痰气交阻证宜开郁化痰，润燥降气，用启膈散。故选择 C。通幽汤用于瘀热内结。丁香散用于胃寒气逆的呃逆。通关散治疫喉邪郁，药难下咽。四七汤治梅核气。

[A2 型题]

3. 患者吞咽梗阻，胸膈痞闷，情志舒畅时可稍减轻，口干咽燥，舌偏红苔薄腻，脉弦滑。治疗应首选

A. 通幽汤　　B. 涤痰汤
C. 温胆汤　　D. 玉枢丹
E. 启膈散

答案：E　　考点：噎膈痰气交阻证的治疗

解析：噎膈分痰气交阻、津亏热结、瘀血内结、气虚阳微等证型。痰气交阻用启膈散开郁化痰，润燥降气。故选择 E。瘀血内结用通幽汤。

4. 患者，男，60 岁。饮食难下，下而复吐出，呕吐物如赤豆汁，胸膈疼痛，肌肤枯槁，形体消瘦，舌质紫暗，脉细涩。其证候是

A. 痰气交阻　　B. 瘀血内结
C. 津亏热结　　D. 气虚阳微
E. 肝肾阴虚

答案：B　　考点：噎膈瘀血内结证的辨证

解析：瘀血内结，阻于食道或胃口，狭窄甚至闭塞不通，故饮食难下，下而复吐出，胸膈疼痛。瘀热伤络，血渗脉外，故呕吐物如赤豆汁。长期饮食不入，瘀血内阻，故肌肤枯槁，形体消瘦，舌质紫暗，脉细涩。故选择 B。痰气交阻为初期，未伤血络，不会呕吐赤豆汁，舌脉也不符。其余易鉴别。

[B 型题]

（5～6 题共用备选答案）

A. 反胃　　B. 噎膈
C. 嗳气　　D. 呃逆
E. 梅核气

5. 自觉咽中如物梗塞，吐之不出，吞之不下，但不妨碍进食的病证是

答案：E

6. 吞咽时哽咽不顺，饮食不下，或食入即吐的病证是

答案：B　　考点：梅核气和噎膈的鉴别

解析：反胃是脾胃虚寒，胃中无火，食入不化，表现为饮食入胃后，良久尽吐而出。噎膈是痰、气、血有形之邪瘀阻食道。嗳气是胃气上逆，声音沉缓而长，多伴酸腐气味，食后多发。呃逆是胃气上逆动膈，声短而频，不能自制。梅核气也表现为咽中梗塞不舒，但是痰气交阻，无有形之物，食物可以咽下。故 5 题选择 E，6 题选择 B。

细目五　呃　逆

【考点透视】

1. 熟悉呃逆的病因病机，注意其与干呕、嗳气的鉴别。

2. 熟悉各证型的治法方药，尤其是胃火上逆与气机郁滞证。

[A1 型题]

1. 呃逆病变的关键脏腑是

A. 肝　　B. 脾
C. 肺　　D. 胃
E. 胆

答案：D　　考点：呃逆的病位

解析：呃逆的基本病机是胃气上逆，最关键的脏腑是胃。故选择 D。

2. 呃逆与干呕、嗳气在病机上的共同点是

A. 胃气上逆　　B. 寒气上逆
C. 肝胃气逆　　D. 肺胃气逆
E. 积热上冲

答案：A　　考点：呃逆与干呕、嗳气的鉴别

解析：呕吐是指胃失和降，气逆于上，迫使胃中之物从口中吐出的一种病证，无物有声谓之干呕；呃逆是指胃气上逆动膈，以气逆上冲，喉间呃呃连声，声短而频，令人不能自制为主要表现的病证；嗳气乃胃气阻郁，气逆于上所致，食后多发。三者的共同病机为“胃气上逆”，故选择 A。

3. 呃逆的基本治法是

A. 理气化瘀降逆　　B. 疏肝解郁降逆
C. 和胃降逆止呃　　D. 健脾温中止呃
E. 清热和胃止呃

答案：C　　考点：呃逆的基本治法

解析：呃逆一证，总由胃气上逆而成，故理气和胃，降逆止呃为基本治法，故选择 C。而造成胃气上逆的原因又有很多，兼有血瘀的用理气化瘀降逆，兼有肝郁气滞的用疏肝解郁降逆，兼有脾阳不足的健脾温中止呃，兼有胃热的清热和胃止呃。故不选 A、B、D、E。

4. 治疗呃逆气机郁滞证，应首选

A. 丁香散　　B. 益胃汤
C. 五磨饮子　　D. 竹叶石膏汤

E. 橘皮竹茹汤

答案：C　考点：呃逆气机阻滞证的治疗

解析：呃逆气机阻滞证用行气降逆、宽胸散结的五磨饮子。胃寒气逆证用温中散寒、降逆止呃的丁香散。胃火上逆证用清热和胃的竹叶石膏汤或橘皮竹茹汤。气滞痰阻证用理气化痰的旋覆代赭石汤。脾胃阳虚证用温补脾胃的理中丸。胃阴不足证用益气养阴的益胃汤。故选择 C。

［A2 型题］

5. 患者呃声洪亮，冲逆而出，口臭烦渴喜冷饮，小便短赤，大便秘结，舌苔黄，脉滑数。其治法是

A. 清胃化痰止呃　B. 清热化湿降逆
C. 清热化瘀止呃　D. 清胃平肝降逆
E. 清降泄热止呃

答案：E　考点：呃逆胃火上逆证的治法

解析：阳明热盛，胃火上冲，故见呃声洪亮，冲逆而出；热灼伤津，故见口臭，烦渴喜冷饮，小便短赤，大便秘结，舌苔黄，脉滑数。治宜清热泻火，降逆止呃。故本题选择 E。痰热内扰证选择 A。湿热证用 B。瘀热内结证用 C。肝火犯胃证用 D。

6. 患者，男，42 岁。呃逆频作，声音洪亮有力，冲逆而出，口臭烦渴，多喜冷饮，脘腹满闷，大便秘结，舌苔黄燥，脉滑数。治疗应首选

A. 竹叶石膏汤　B. 橘皮竹茹汤
C. 凉膈散　D. 小承气汤
E. 泻心汤

答案：A　考点：呃逆胃火上逆证的治疗

解析：辨证分析见本细目第 5 题，治宜清热和胃，降逆止呕，方用竹叶石膏汤。故选择 A。B 降逆为主，清热不足。凉膈散泻火通便，清上泄下，用于上中二焦邪热炽盛，降逆不足。小承气汤作用部位在肠，偏下。泻心汤不能降逆。

［B 型题］

（7～8 题共用备选答案）

A. 胃失和降，逆气动膈
B. 胃气壅滞，气逆于中
C. 肝气犯胃，肝胃不和
D. 脾胃虚寒，胃中无火
E. 痰瘀互结，食道狭窄

7. 噎膈的病机是

答案：E

8. 呃逆的病机是

答案：A　考点：呃逆和噎膈的病机

解析：呃逆是胃气上逆动膈，气逆上冲，出于喉间发声的病证，病机为胃失和降，逆气动膈。B、C 仅说明了其中一种病因，不够全面。噎膈是食管干涩或狭窄造成食物吞咽困难的病证，病因为内伤饮食、情志、年老肾亏，使气滞、血瘀、痰阻三邪交于食道，故病机为痰瘀互结，食道狭窄。故 7 题选择 E，8 题选择 A。

细目六　腹　痛

【考点透视】

1. 熟悉腹痛的病因病机以及与胃痛的鉴别。

2. 熟悉腹痛的辨证要点及各证型的治法、方药。

［A1 型题］

1. 腹痛与下列哪项无关

A. 手三阴经　B. 足三阴经
C. 手少阳经　D. 足少阳经
E. 足阳明经

答案：C　考点：腹痛与脏腑经络的关系

解析：腹中有肝、胆、脾、肾、大小肠、膀胱等脏腑，并为足三阴、足少阳、手足阳明、冲、任、带等经脉循行之处。不包括手少阳，故选择 C。

2. 腹痛的基本病机是

A. 肝脾不和，胃气郁滞
B. 肝气郁结，胃失和降
C. 肝脾湿热，络脉不和
D. 脏腑失和，气血不畅
E. 脾胃失和，瘀血阻滞

答案：D　考点：腹痛的基本病机

解析：腹痛的病因可以有肝脾不和，胃气郁滞；肝气郁结，胃失和降；肝脾湿热，络脉不和；脾胃失和，瘀血阻滞，但是根本上病机不离“不通则痛”，各种原因都是先引起脏腑失和，气血不畅，而后发为腹痛，故基本病机是脏腑失和，气血不畅。故选择 D。

3. 治疗腹痛饮食积滞证，应首选

A. 保和丸　B. 越鞠丸
C. 枳实导滞丸　D. 枳术丸
E. 木香顺气丸

答案：C　考点：腹痛饮食积滞证的治疗

解析：保和丸用于食积轻症，排除 A；越鞠丸用于气郁所致的六郁，排除 B；枳实导滞丸消食导滞力强，用于饮食积滞偏重而致的腹痛，故选择 C；枳术丸用于脾胃虚弱，湿热较盛者，排除 D；木香顺气丸用于胸膈痞闷，腹胁胀满，侧重于无形气滞，排除 E。

4. 治疗腹痛湿热壅滞证，应首选

A. 大承气汤　B. 龙胆泻肝汤
C. 清中汤　D. 枳实导滞丸
E. 泻心汤合连朴饮

答案：A　考点：腹痛湿热壅滞证的治疗

解析：腹痛湿热壅滞肠道，宜通腑泄热，用大承气汤最合适。故选择A。龙胆泻肝汤侧重肝胆湿热。枳实导滞丸偏重消食导滞。泻心汤合连朴饮偏于湿热阻于心胸。

细目七 泄 泻

【考点透视】

本单元内容较重要。

1. 熟悉泄泻的病因病机及其与脾虚、湿盛的关系。

2. 熟悉诊断要点、治疗原则及其与痢疾、霍乱的鉴别。

3. 掌握各证型的主症、治法、方药，尤其是脾胃虚弱证与肾阳虚衰证。

［A1 型题］

1. 泄泻的病理因素，最为多见的是

A. 寒　B. 湿
C. 热　D. 滞
E. 痰

答案：B　考点：泄泻的病理因素

解析：泄泻的病变主脏在脾，病理因素主要是湿，《医宗必读》有“无湿不成泻”之说。脾病湿盛是泄泻发生的关键所在，故选择B。

2. 治疗久泻不止，不宜过用

A. 健脾　B. 补肾
C. 升提　D. 固涩
E. 分利

答案：E　考点：久泻的治疗禁忌

解析：泄泻日久，耗伤正气，多属虚证，脾虚者宜健脾，排除A；肾虚者应补肾，排除B；中气下陷者应升提，排除C；久泻不止宜固涩，排除D；久泻不止不可分利太过，以免重伤阴液，故选择E。

［A2 型题］

3. 患者胸胁胀闷，嗳气食少，每因抑郁恼怒之时，发生腹痛泄泻，舌淡红，脉弦。其治法是

A. 调理脾胃　B. 疏肝理气
C. 抑肝扶脾　D. 泻肝和胃
E. 疏肝和胃

答案：C　考点：泄泻肝气乘脾证的治法

解析：肝气郁滞，乘犯脾胃，故胸胁胀闷，嗳气食少，并于抑郁恼怒之时加重；气滞于中则腹痛；脾运无权，水谷下趋则泄泻，俱是肝气乘脾之象，治应抑肝扶脾。故选择C。

4. 患者大便时溏时泻，水谷不化，稍进油腻之物，则大便次数增多，食少，脘腹胀闷，面黄，肢倦乏力，舌淡苔白，脉细弱，其治法是

A. 健脾益气　B. 益胃升阳
C. 健脾益胃　D. 健脾温中
E. 温补脾胃

答案：A　考点：泄泻脾胃虚弱证的治法

解析：大便时溏时泻，水谷不化，稍进油腻之物，则大便次数增多，为久泻虚证，必然伤脾。脘腹胀闷，面黄，肢倦乏力，舌淡苔白，脉细弱，为脾气虚之象，未见明显的脾阳虚寒证，胃气虚证、中气下陷证，故只需健脾益气。故选择A。

5. 患者腹痛肠鸣，泻下粪便臭如败卵，但泻而不爽，脘腹胀满，舌苔白厚而腐，脉滑。治疗应首选

A. 保和丸　B. 藿香正气散
C. 葛根芩连汤　D. 参苓白术汤
E. 龙胆泻肝汤

答案：A　考点：泄泻食滞肠胃证的治疗

解析：宿食内停，阻滞肠胃，故腹痛肠鸣。浊腐下注，故泻下粪便臭如败卵，但泻而不爽，是食滞肠胃泄泻的特点。治宜消食导滞，用保和丸。故选择A。藿香正气散用于寒湿泄泻。葛根芩连汤用于湿热泄泻。黄连香薷饮用于暑湿泄泻。脾虚泄泻用参苓白术散。

6. 患者，男，60岁。黎明之前泄泻，腹痛肠鸣即泻，泻后则安，形寒怕冷，舌淡苔白，脉沉。其病机是

A. 食滞肠胃　B. 肾阳虚衰
C. 寒湿客脾　D. 湿热伤脾
E. 肝气乘脾

答案：B　考点：泄泻肾阳虚衰证的病机

解析：肾阳虚衰泄泻的特点是黎明之前泄泻，形寒怕冷。主要与寒湿客脾鉴别，寒湿泻多鹜溏，有脾胃被困症状，无五更泻的时间特点。故选择B。

7. 患者，男，56岁。大便时溏时泻，迁延反复，稍进油腻食物，则大便次数明显增加，食少，食后脘闷不舒，面色萎黄，神疲倦怠，舌质淡，苔白，脉细弱。其证候是

A. 脾阳虚弱　B. 中气下陷
C. 脾胃虚弱　D. 肝气乘脾
E. 肾阳虚衰

答案：C　考点：泄泻脾胃虚弱证的辨证

解析：参见本细目第6题，故选择C。

8. 患者大便时溏时泻，水谷不化，稍进油腻之物，则大便次数增多，食少，脘腹胀闷，面黄，肢倦乏力，舌淡苔白，脉细弱。治疗应首选

A. 四君子汤　B. 大建中汤
C. 参苓白术散　D. 小建中汤
E. 补气运脾汤

答案：C　考点：泄泻脾胃虚弱证的治疗

解析：泄泻有虚实之分，此为脾胃虚弱导致的泄泻，应用“参苓白术散”健脾益气，化湿止泻，故选择C。选项A、E健脾益气，止泻力弱；选项B治疗中阳衰弱，阴寒内盛之脘腹剧痛证；选项D治疗中脏虚寒之腹痛。考生需对脾虚泄泻的证候、治法、方药全面掌握。

9. 患者泄泻腹痛，泻下急迫，粪色黄褐而臭，肛门灼热，烦热口渴，小便短赤，舌苔黄腻，脉滑数。其治法是

A. 消食导滞　　B. 泄热导滞
C. 清热利湿　　D. 通腑泄热
E. 通腑消食

答案：C　　考点：泄泻湿热伤中的治疗

解析：泄泻有虚实之分，此为湿热伤中导致的泄泻，应用"葛根芩连汤"清热利湿，故选择C。

［B型题］

（10～11题共用备选答案）

A. 藿香正气散　　B. 不换金正气散
C. 葛根芩连汤　　D. 白头翁汤
E. 芍药汤

10. 治疗湿热泄泻应首选

答案：C

11. 治疗湿热痢疾应首选

答案：E　　考点：湿热泄泻和湿热痢疾的治疗

解析：湿热泄泻为湿热壅滞，损伤脾胃，传化失常所致，治法清热利湿，分利止泻，方用葛根芩连汤。湿热痢疾为湿热蕴结，熏灼肠道，气血壅滞所致，治法清肠化湿，调气和血，方用芍药汤。故10题选C，11题选E。

细目八　痢　疾

【考点透视】

本单元内容较重要。

1. 熟悉痢疾的诊断要点。

2. 掌握各证型的主症、治法、方药，尤其是疫毒痢与寒湿痢。

［A1型题］

1. 疫毒痢的治法是

A. 清热解毒化湿
B. 活血解毒和胃
C. 凉血清热利湿
D. 清热利湿和胃
E. 清热凉血解毒

答案：E　　考点：疫毒痢的治法

解析：清热解毒化湿适用于湿热痢，排除A；活血解毒和胃适用于寒湿痢，排除B；凉血清热利湿适用于湿热痢，排除C；清热利湿和胃适用于湿热痢，排除D；清热凉血解毒适用于疫毒痢，故选择E。

2. 治疗寒湿痢，应首选

A. 不换金正气散　　B. 桃花汤
C. 连理汤　　D. 黄土汤
E. 真人养脏汤

答案：A　　考点：寒湿痢的治疗

解析：寒湿痢为寒湿之邪内盛，属于实证，用温化寒湿、调气和血的不换金正气散。虚寒痢用温补脾肾的桃花汤、收涩固脱的真人养脏汤。休息痢发作期虚实夹杂，既要温补脾肾又要清肃邪毒，用连理汤。黄土汤温阳健脾、养血止血，用于脾不统血的失血证。故选择A。

3. 治疗痢疾表邪未解而里热已盛者，应首选

A. 藿香正气散　　B. 人参败毒散
C. 葛根芩连汤　　D. 芍药汤
E. 白头翁汤

答案：C　　考点：湿热痢初起的治疗

解析：湿热痢初起，如表邪未解，里热已盛，则用葛根芩连汤表里双解，故选择C。芍药汤治疗无表证之湿热痢；白头翁汤治疗疫毒痢，以清热凉血解毒为主；藿香正气散治疗外感风寒，内伤湿滞，发热恶寒，肠鸣泄泻等；人参败毒散重在益气解表，散风祛湿，治疗体虚外感。

［A2型题］

4. 患者腹痛，里急后重，下痢赤白相杂，肛门灼热，小便短赤，舌苔微黄，脉滑数。其治法是

A. 清热解毒，调气行血
B. 清热化湿，理气止痛
C. 清热凉血，和胃利湿
D. 清肠和胃，利湿解毒
E. 清胃利湿，和胃通降

答案：A　　考点：湿热痢的治法

解析：湿热之邪毒积滞肠中，气血被阻，传导失司，故腹痛，里急后重。湿热毒邪伤肠破血，故下痢赤白相间。湿热下注，肛门灼热，小便短赤，舌苔微黄，脉滑数，都是湿热壅盛，气血不畅表现。治宜清热解毒，调气行血。故选择A。

5. 患者，男，35岁。下痢3个月余，痢下稀薄白脓，腹部隐痛，里急后重，食少神疲，四肢不温，舌淡苔薄白，脉沉细。治疗应首选

A. 桃花汤　　B. 驻车丸
C. 芍药汤　　D. 胃苓汤
E. 白头翁汤

答案：A　　考点：虚寒痢的治疗

解析：脾肾阳虚，故见上述症状，治宜温补脾肾，用桃花汤，故选择A。驻车丸用于阴虚痢。芍药汤用于湿热痢。胃苓汤用于寒湿痢。白头翁汤用于疫毒痢。

6. 患者痢下赤白，白多赤少，腹痛，里急后重，饮食乏味，胃脘饱胀，舌淡苔白腻，脉濡缓。其证候是

A. 疫毒痢　　B. 湿热痢
C. 阴虚痢　　D. 休息痢
E. 寒湿痢

答案：E　　考点：寒湿痢的辨证

解析：痢疾白多赤少为寒邪伤于气分。寒湿困脾，故饮食乏味，胃脘饱胀。故选择 E。休息痢经年不愈，虚象明显，其气虚阳虚证应与本证鉴别。

7. 患者起病急骤，腹痛剧烈，大便频频，痢下鲜紫脓血，伴有壮热口渴，头痛烦躁，恶心呕吐，舌红绛，苔黄燥，脉滑数。治疗应首选

A. 芍药汤　　B. 白头翁汤
C. 藿香正气丸　　D. 连理汤
E. 黄连阿胶汤

答案：B　　考点：疫毒痢的治疗

解析：患者起病急，壮热，痢下鲜紫脓血，为疫毒痢的特点。同时伴有热毒内盛的表现。治宜清热解毒，凉血止痢。方用白头翁汤。故选择 B。

8. 患者发病急骤，痢下鲜紫脓血，腹痛剧烈，里急后重较甚，壮热口渴，舌红绛苔黄燥，脉滑数。其诊断是

A. 湿热痢　　B. 疫毒痢
C. 休息痢　　D. 寒湿痢
E. 阴虚痢

答案：B　　考点：痢疾的辨证要点

解析：患者发病急骤，痢下鲜紫脓血，腹痛剧烈，可诊断为"疫毒痢"，应"清热解毒，凉血止痢"，用白头翁汤。故选择 B。

[B 型题]

（9～10 题共用备选答案）

A. 温药　　B. 凉药
C. 血药　　D. 气药
E. 寒药

9. 痢下赤多者，应重用

答案：C

10. 痢下白多者，应重用

答案：D　　考点：痢疾在气在血的用药区别

解析：痢疾为气血不畅，邪毒凝滞肠腑，损伤脂膜，可破伤血络，出现赤白相间。赤多为血多，应重用血药，白多为伤血不重，应重用气药。总的治则是调和气血。故 9 题选择 C，10 题选择 D。

（11～12 题共用备选答案）

A. 连理汤　　B. 半夏泻心汤
C. 乌梅丸　　D. 左金丸
E. 温脾汤

11. 治疗休息痢，应首选

答案：A

12. 治疗休息痢日久，脾阳极虚，肠中寒积不化，遇寒即发者，应首选

答案：E　　考点：休息痢的治疗

解析：休息痢的特点是时愈时发，发作时既有脾肾阳虚，又有湿毒滞肠，治宜温中清肠、调气化滞，用连理汤。脾阳虚明显者宜重用温中健脾药，用温脾汤更适宜。半夏泻心汤用于寒热互结的心下痞，病位不同。乌梅丸用于缓解期寒热错杂证。左金丸用于肝火犯胃证。故 11 题选择 A，12 题选择 E。

（13～14 题共用备选答案）

A. 不换金正气散　　B. 芍药汤
C. 驻车丸　　D. 桃花汤
E. 连理汤

13. 治疗痢疾之休息痢，应首选

答案：E

14. 治疗痢疾之湿热痢，应首选

答案：B　　考点：痢疾的辨证治疗

解析：第 13 题解析见本细目第 12 题用连理汤。湿热痢治宜清热解毒，调气行血，用芍药汤。故 13 题选择 E，14 题选择 B。

细目九　便　秘

【考点透视】

熟悉便秘的病机及各证型的治法、方药，注意分清虚实。

[A1 型题]

1. 治疗气秘，应首选

A. 大黄附子汤　　B. 麻子仁丸
C. 大承气汤　　D. 润肠丸
E. 六磨汤

答案：E　　考点：气秘的治疗

解析：便秘不外冷热虚实。气秘实证用六磨汤顺气导滞、降逆通便。热秘实证用大承气汤峻下热结，或麻子仁丸泻热导滞，润肠通便。气虚便秘用黄芪汤补气健脾、润肠通便。血虚便秘用润肠丸养血润燥、滋阴通便。阳虚冷秘用大黄附子汤温阳通便。故选择 E。

2. 血虚便秘证，阴血已复，便仍干燥，治疗应首选

A. 黄芪汤　　B. 增液汤
C. 润肠丸　　D. 五仁丸
E. 青麟丸

答案：D　　考点：血虚便秘的治疗

解析：血虚便秘宜养血润燥，滋阴通便，用润肠丸。但是阴血已复，不需再滋阴养血，用五仁丸润肠即可。故选择 D。

[A2 型题]

3. 患者大便不干硬，虽有便意，临厕努挣无力，挣则汗出短气，便后疲乏，面色白，舌淡嫩苔薄，脉虚。其治法是

A. 补脾和胃　　B. 温阳通便
C. 益气补肺　　D. 温中健脾
E. 益气润肠

答案：E　　考点：气虚便秘的治法

解析：肺脾气虚，运化失职，大肠传导无力，故虽有便意，临厕努挣无力，气虚故挣则汗出短气，便后疲乏，面色白，舌淡嫩苔薄，脉虚，均为气虚之征。治宜益气润肠。故选择E。

4. 患者大便秘结，欲便不得，嗳气频作，胸胁痞满，重则腹中胀痛，纳食减少，舌苔薄腻，脉弦。治疗应首选

A. 四磨汤　　B. 五磨饮子
C. 六磨汤　　D. 四七汤
E. 柴胡疏肝散

答案：C　　考点：气秘实证的治疗

解析：便秘气机郁滞证治宜顺气导滞，降逆通便。方用六磨汤。四磨汤行气降逆，宽胸散结，主治肝郁气逆证，通便导滞力不专。五磨饮子中无大黄，通便导滞不如六磨汤。柴胡疏肝散用于气郁，但本证还有有形实邪在胃肠中，故不宜。故选择C。

5. 患者，男，56岁。大便秘结，排出困难，面色无华，头晕目眩，心悸，舌淡，苔白，脉细涩。其诊断是

A. 气虚便秘　　B. 血虚便秘
C. 阴虚便秘　　D. 冷秘
E. 气秘

答案：B　　考点：血虚便秘的辨证要点

解析：患者面色无华，头晕目眩，心悸，舌淡，脉细涩，为血虚表现，故患者为血虚便秘。故选择B。

6. 患者大便艰涩，腹痛拘急，胀满拒按，胁下偏痛，手足不温，呃逆呕吐，舌苔白腻，脉弦紧。治疗应首选

A. 麻仁丸　　B. 六磨汤
C. 温脾汤　　D. 济川煎
E. 更衣丸

答案：C　　考点：冷秘的治疗

解析：患者便秘，兼见手足不温，呃逆呕吐，辨证属冷秘，治宜温里散寒，通便止痛，方用温脾汤。麻仁丸主治热秘，六磨汤主治气秘，济川煎主治阳虚秘。故选择C。

第五单元　肝胆病证

细目一　胁　痛

【考点透视】

熟悉胁痛的病机与诊断及各证型的治法、方药。

[A2 型题]

1. 患者，男，60岁。久患胁痛，悠悠不休，遇劳加重，头晕目眩，口干咽燥，舌红少苔，脉弦细。治疗应首选

A. 柴胡疏肝散　　B. 逍遥散
C. 杞菊地黄丸　　D. 一贯煎
E. 二阴煎

答案：D　　考点：胁痛肝络失养证的治疗

解析：肝阴不足，阴血难以濡养肝络，故见胁痛悠悠不休，劳则耗气，故遇劳加重；精血亏虚故头晕目眩，口干咽燥，舌红少苔，脉弦细。证属肝阴不足，肝络失养治宜养阴柔肝，方用一贯煎。故选择D。

2. 患者，男，45岁。胁痛口苦，胸闷纳呆，恶心呕吐，目黄身黄，舌苔黄腻，脉弦滑数。其证候是

A. 肝气郁结　　B. 肝郁化火
C. 肝胆湿热　　D. 肝阴不足
E. 瘀血阻滞

答案：C　　考点：胁痛肝胆湿热证的辨证

解析：湿热蕴结肝胆，肝经疏泄失职，故见胁痛胸闷口苦；湿热中阻，故见纳呆，恶心呕吐；肝病及胆，胆汁外溢，故见身黄目黄。故证属肝胆湿热。故选择C。

3. 患者，男，55岁。3个月前因胸胁部撞伤后，而出现胁肋刺痛，痛有定处，夜痛甚，舌质紫暗，脉沉涩。治疗应首选

A. 复元活血汤　　B. 少腹逐瘀汤
C. 膈下逐瘀汤　　D. 调营饮
E. 香附旋覆花汤

答案：A　　考点：胁痛瘀血阻络证的治疗

解析：外伤出现刺痛，痛有定处，夜痛甚，舌质紫暗，脉沉涩都是瘀血阻络之象，胁肋属肝经，故治宜活血祛瘀，疏肝通络，用复元活血汤。少腹逐瘀汤、膈下逐瘀汤虽也活血祛瘀，但不作用在胁下。调营饮治瘀血留滞，血化为水，四肢浮肿。香附旋覆花汤疏肝力强，活血化瘀不够。故选择A。

4. 患者胸胁胀痛，走窜不定，情绪不佳则加重，胸闷气短，嗳气频作，舌苔薄，脉弦。其证候是

A. 肝胃不和证　　B. 肝络瘀阻证
C. 肝气郁结证　　D. 肝郁化热证

E. 肝脾不调证

答案：C　　考点：胁痛肝郁气滞证的辨证

解析：胸胁胀痛，走窜不定，此为肝郁气滞证，应用柴胡疏肝散疏肝理气，故选择C。

［B 型题］

（5～6 题共用备选答案）

A. 龙胆泻肝汤
B. 柴胡疏肝散
C. 复元活血汤
D. 一贯煎
E. 茵陈蒿汤

5. 治疗胁痛肝胆湿热证，应首选

答案：A

6. 治疗胁痛瘀血阻络证，应首选

答案：C　　考点：胁痛的辨证论治

解析：胁痛肝胆湿热证用龙胆泻肝汤清热利湿；胁痛瘀血阻络证用复元活血汤祛瘀通络。故5题选择A，6题选择C。

细目二　黄　疸

【考点透视】

1. 熟悉黄疸的诊断要点、治疗原则。

2. 掌握各证型的主症、治法、方药，要注意湿重于热与热重于湿证的区别。

［A1 型题］

1. 黄疸形成的关键病理因素是

A. 热邪　　B. 寒邪
C. 疫毒　　D. 瘀血
E. 湿邪

答案：E　　考点：黄疸的病理因素

解析：黄疸外因重在湿、毒，内因偏于虚、瘀。可源于疫毒外侵、湿热蕴结、积聚内阻，引发胆汁外溢，或化源不足、血败不化于色。但最后都会影响到肝脾，脾虚湿蕴，都见湿邪，其余病理因素可与湿相兼。故选择E。

2. 阴黄的最主要病机是

A. 湿热熏蒸，湿遏热伏
B. 湿热内蕴，蒙蔽心包
C. 瘀阻肝脾，水气内盛
D. 寒湿阻滞，脾阳不足
E. 肝胆郁热，气机阻滞

答案：D　　考点：阴黄的病机

解析：阳黄为湿热之邪，阴黄为寒湿之邪。故选择D。

3. 黄疸最具特征的表现是

A. 面黄　　B. 目黄
C. 小便黄　　D. 恶心纳呆
E. 腹胀呕吐

答案：B　　考点：黄疸的特征表现

解析：黄疸是以身黄、目黄、小便黄为主要临床特征的病证，可以兼见恶心纳呆，腹胀呕吐，但这些症状，只有目黄是黄疸唯一的特征表现，选择B。

4. 治疗黄疸阴黄证，应首选

A. 麻黄连翘赤小豆汤
B. 栀子柏皮汤
C. 茵陈五苓散
D. 茵陈术附汤
E. 茵陈蒿汤

答案：D　　考点：阴黄的治疗

解析：黄疸日久，损伤脾阳，脾运失司，寒湿内盛，故纳少脘闷，大便溏，神疲畏寒，口淡不渴，黄色晦暗如烟熏，证属阴黄，寒湿内盛，治宜温化寒湿，健脾退黄，方用茵陈术附汤。故选择D。茵陈蒿汤用于阳黄热重于湿。茵陈五苓散用于阳黄湿重于热。麻黄连翘赤小豆汤用于湿热兼表证。栀子柏皮汤用于湿热证。

5. 治疗黄疸热重于湿证，应首选

A. 茵陈蒿汤　　B. 茵陈五苓散
C. 大柴胡汤　　D. 犀角散
E. 茵陈术附汤

答案：A　　考点：黄疸的辨证治疗

解析：湿热蕴阻中焦，熏蒸肝胆，胆汁外溢，发为黄疸，治宜清热利湿，佐以泻下。热重于湿，则力量集中在清热，方用茵陈蒿汤。故选择A。若为湿重于热，则加重利湿，用茵陈五苓散。若属寒湿阻遏证，则用茵陈术附汤。

［A2 型题］

6. 患者黄疸日久，黄色晦暗如烟熏，纳少脘闷，大便溏，神疲畏寒，口淡不渴，舌淡苔腻，脉沉迟。治疗应首选

A. 茵陈蒿汤
B. 茵陈五苓散
C. 甘露消毒丹
D. 黄连温胆汤
E. 茵陈术附汤

答案：E　　考点：阴黄寒湿阻遏证的治疗

解析：参考本细目第5题，故选择E。

7. 患者身目俱黄，黄色晦暗，腹胀纳少，神疲畏寒，大便不实，口淡不渴，舌淡苔腻，脉濡缓。诊断为黄疸。其证候是

A. 阴黄
B. 急黄
C. 阳黄湿热并重
D. 阳黄热重于湿

E. 阳黄湿重于热

答案：A　　考点：阴黄的辨证

解析：由题干的黄色晦暗，神疲畏寒，口淡不渴，舌淡苔腻，可知本证属寒湿内盛所致的阴黄，故选A。阴黄的辨证、治法、方药历年考题多次出现，考生必须掌握。

8. 患者，女，45岁。突发身目发黄，黄色鲜明，右胁胀闷疼痛，牵引肩背，寒热往来，口苦咽干，尿黄便秘，舌红苔黄，脉弦滑数。其证候是

A. 热重于湿　　B. 湿重于热

C. 疫毒炽盛　　D. 胆腑郁热

E. 脾虚湿滞

答案：D　　考点：黄疸胆腑郁热的辨证

解析：由题干的身目发黄，黄色鲜明知患者为阳黄。由右胁胀闷疼痛，牵引肩背，寒热往来，口苦咽干可知病位在少阳胆腑，证属胆腑郁热。故选D。

[B型题]

（9~10题共用备选答案）

A. 清热利湿，佐以泻下

B. 利湿化浊，佐以清热

C. 清热解毒，凉营开窍

D. 健脾和胃，温化寒湿

E. 解表清热利湿

9. 急黄神昏舌绛者，其治法是

答案：C

10. 阳黄初起见表证者，其治法是

答案：E　　考点：黄疸的分型论治

解析：急黄神昏舌绛者，清热解毒，凉营开窍，重在开窍；阳黄初起见表证者，解表清热利湿，重在解表。故9题选择C，10题选择E。

细目三　积证与聚证

【考点透视】

1. 现版大纲将积证与聚证分开论述。熟悉积证、聚证的主症特点与病机异同点。

2. 掌握积证、聚证各证型的主症、治法、方药。

[A1型题]

1. 积证与聚证基本病机的不同之处是

A. 气机阻滞　　B. 瘀血内结

C. 痰阻气滞　　D. 肝气郁结

E. 食滞胃肠

答案：B　考点：积证与聚证基本病机异同点

解析：积证的基本病机是气机阻滞，瘀血内结；聚证的基本病机是气机阻滞，故二者病机相同点是都有气机阻滞，不同点是积证有瘀血内结。故选择B。

[A2型题]

2. 患者，女，53岁。腹中可及积块，软而不坚，固着不移，胀痛并见，舌苔薄，脉弦。其证候是

A. 肝气郁滞　　B. 瘀血内结

C. 气滞血阻　　D. 气滞痰阻

E. 气虚血瘀

答案：C　　考点：积证气滞血阻证的辨证

解析：气滞血阻，结为积块，固着不移为血，胀痛为气，此为特点，属积证初期，故软而不坚，印证气血同病，故选择C。

3. 患者腹内积块明显，硬痛不移，面暗消瘦，纳食减少，时有寒热，舌紫暗苔薄，脉细涩。其证候是

A. 肝气郁滞　　B. 食滞痰阻

C. 气滞血阻　　D. 瘀血内结

E. 正虚瘀结

答案：D　　考点：积证瘀血内结证的辨证

解析：瘀血凝结，逐日加深，故见腹内积块明显，硬痛不移；血瘀不能华色，故见面暗消瘦；肝病及脾，故纳食减少，时有寒热。证属积证的瘀血内结证。故选择D。

4. 聚证患者，食滞痰阻，痰湿较重，服六磨汤后，腑气虽通，但症状未减，舌苔白腻而不化。治疗应首选

A. 二陈汤　　B. 藿朴夏苓汤

C. 平胃散　　D. 五苓散

E. 香苏散

答案：C　　考点：聚证食滞痰阻证的治疗

解析：聚证若痰湿较重，兼有食滞，腑气虽通，苔腻不化者，可用平胃散。故选择C。

[B型题]

（5~6题共用备选答案）

A. 逍遥散

B. 六磨汤

C. 柴胡疏肝散合失笑散

D. 膈下逐瘀汤合六君子汤

E. 八珍汤合化积丸

5. 治疗聚证食滞痰阻证应首选

答案：B

6. 治疗积证正虚瘀结证应首选

答案：E　　考点：积证与聚证的治疗

解析：腹部时有条索状物聚起，时出时没，是聚证，食滞痰阻之聚证，治宜行气化痰、导滞通腑，用六磨汤，故5题选择B。腹部积块明显，质地较硬，固定不移，刺痛，为积证，八珍汤合化积丸用于正虚瘀结证，故6题选择E。

细目四　鼓　胀

【考点透视】

掌握分型论治的内容，辨别好各证型的临床表现，对气滞湿阻和水湿困脾证要多加留意。

［A1 型题］

1. 治疗鼓胀水湿困脾证，应首选

A. 柴胡疏肝散合胃苓汤
B. 实脾饮
C. 中满分消丸
D. 调营饮
E. 附子理苓汤

答案： B　考点：鼓胀水湿困脾的治疗

解析： 鼓胀分类有气滞湿阻、水湿困脾、水热蕴结、瘀结水留、阳虚水盛、阴虚水停。本证水湿困脾，故腹大胀满，按之如囊裹水，颜面浮肿；脾不运化故胸脘胀闷；阳气不足则遇热则舒，精神困倦，怯寒懒动，小便少，大便溏，舌苔白腻，脉缓。治宜温阳健脾，行气利水，用实脾饮。气滞湿阻用柴胡疏肝散。阳虚水停，用附子理苓汤。瘀结水留用调营汤。故选择 B。

［A2 型题］

2. 患者，男，60 岁。腹胀大如鼓，按之如囊裹水，有波动感。应首先考虑的是

A. 水饮　B. 胃痞
C. 积证　D. 水臌
E. 内痈

答案： D　考点：水臌的表现

解析： 鼓胀是肝脾肾功能失调，气血水互结于腹内。临床以腹部胀大如鼓为特点，其中偏于水停的按之如囊裹水，有波动感，叫水臌。积证以腹中结块为主症。胃痞是腹中自觉有胀满之感，按之却柔软无物。故选择 D。

3. 患者腹大胀满，按之如囊裹水，伴下肢浮肿，胸脘痞胀，精神困倦，怯寒懒动，尿少便溏，舌苔白腻，脉缓。其治法是

A. 温中健脾，行气利水
B. 温补脾肾，化气行水
C. 健脾益气，化气行水
D. 理气疏肝，化瘀利水
E. 健脾渗湿，行气利水

答案： A　考点：鼓胀水湿困脾证的治法

解析： 此属鼓胀水臌中的水湿困脾证。中阳不振，气不化水，以致下焦水邪泛溢。脾虚运化无力，故胸脘痞胀，精神困倦，怯寒懒动。阳不化气故尿少便溏。治宜温中健脾，化气行水。故选择 A。

4. 患者腹大胀满，按之如囊裹水，颜面微浮肿，胸脘胀闷，遇热则舒，精神困倦，怯寒懒动，小便少，大便溏，舌苔白腻，脉缓。治疗应首选

A. 柴胡疏肝散　B. 济生肾气丸
C. 实脾饮　D. 调营饮
E. 胃苓汤

答案： C　考点：鼓胀水湿困脾证的治疗

解析： 参考本细目第 1 题。故选择 C。考生要对水湿困脾的证候、治法、方药全面掌握。

5. 患者，男，60 岁。有长期饮酒史，现症腹大胀满，青筋显露，牙龈出血，口干咽燥，心烦失眠，小便短少，舌红少津，脉细数。其证候是

A. 湿热蕴结证　B. 寒湿困脾证
C. 脾肾阳虚证　D. 肝脾血瘀证
E. 阴虚水停证

答案： E　考点：鼓胀阴虚水停证的辨证

解析： 饮酒伤肝，青筋显露，牙龈出血，为伤及阴血。口干咽燥，心烦失眠，小便短少，舌红少津，脉细数，为肝肾阴虚，水湿内停之象。故选择 E。主要与肝脾血瘀鉴别，本证瘀血不显，阴虚燥热明显。故不选择 D。

6. 患者腹大胀满不舒，早宽暮急，面色苍黄，嗜睡，语无伦次，逐渐昏迷，舌苔灰腻，脉弦细而滑。治疗应首选

A. 温胆汤　B. 菖蒲郁金汤
C. 白金丸　D. 苏合香丸
E. 涤痰汤

答案： D　考点：鼓胀变证的治疗

解析： 患者腹大胀满，可辨为鼓胀，出现嗜睡，语无伦次，逐渐昏迷等神昏变证，其舌苔灰腻，脉弦细而滑，是痰浊壅盛，蒙蔽心窍的表现，治当化痰泄浊开窍，用苏合香丸，其他四项的开窍之力均不比苏合香丸，故选择 D。

7. 患者腹大坚满，脉络怒张，胁腹刺痛，面色暗黑，面颈胸臂有血痣，手掌赤痕，大便色黑，舌质紫暗有瘀斑，脉细涩。治疗上应首选

A. 实脾饮　B. 膈下逐瘀汤
C. 调营饮　D. 血府逐瘀汤
E. 少腹逐瘀汤

答案： C　考点：鼓胀瘀结水留证的治疗

解析： 患者腹大坚满为鼓胀表现。考生注意抓特征性表现，脉络怒张，胁腹刺痛，舌质紫暗有紫斑，此为瘀血之象，属于鼓胀的肝脾血瘀证，治以活血化瘀，行气利水。方用调营汤。故选 C。

［B 型题］

（8～9 题共用备选答案）

A. 气机阻滞，瘀血内结
B. 肝脾肾受损，气滞血结，水停腹中
C. 脾肺肾功能失调，水潴体内
D. 心肝脾功能失常，水结腹内

E. 肝脾肾受损，血郁脾内

8. 积证的病机主要是

答案：A

9. 鼓胀的病机主要是

答案：B　　考点：积证和鼓胀的病机鉴别

解析：积证是正气亏虚、脏腑失和，气滞、血瘀、痰浊蕴结于腹，引发腹内结块，或胀或痛为主要临床特征的病证，病机是气机阻滞，瘀血内结。鼓胀是肝脾肾三脏受损，气、血、水郁积腹内，以腹部胀大如鼓、皮色苍黄、腹壁脉络暴露为特征，或有胁下或腹部痞块，四肢枯瘦表现的病证，病机是肝脾肾受损，气滞血结，水停腹中。故8题选择A，9题选择B。

细目五　瘿　病

【考点透视】

此内容为大纲新增内容，考生重点掌握瘿病的病因病机、治疗原则及证治分类。

[A1 型题]

1. 瘿病的病理要素是

A. 气、痰、瘀　　B. 风、火、痰

C. 痰、气、湿　　D. 火、瘀、风

E. 痰、湿、瘀

答案：A　　考点：瘿病的病机

解析：瘿病的基本病机是气滞、痰凝、血瘀壅结颈前。初期多为气机郁滞，津凝痰聚，痰气搏结颈前所致，日久引起血脉瘀阻，气、痰、瘀三者合而为患。故选择A。

[A2 型题]

2. 患者，女，27岁，症见颈前喉结两旁结块肿大，按之较硬有结节，伴有胸闷，纳差，舌质暗，苔薄白，脉弦涩。治疗应首选的方剂是

A. 天王补心丹　　B. 一贯煎

C. 消瘰丸　　D. 海藻玉壶汤

E. 四海舒郁丸

答案：D　　考点：瘿病痰结血瘀证的治疗

解析：由题干可知，患者为瘿病，证属痰结血瘀，治以理气活血，化痰消瘿，方选海藻玉壶汤加减。故选择D。

细目六　疟　疾

【考点透视】

本单元考试涉及内容较少，熟悉疟疾的诊断要点，掌握各种疟疾的治法、方药。

[A2 型题]

1. 疟疾患者，热多寒少，汗出不畅，头痛，骨节酸痛，口渴引饮，便秘，溲赤，舌红苔黄，脉弦数；其治法是

A. 和解表里，温阳达邪

B. 祛邪截疟，和解表里

C. 解毒除瘴，清热保津

D. 益气养血，扶正祛邪

E. 清热解表，和解祛邪

答案：E　　考点：温疟的治法

解析：本证既有疟疾在外的表证，又有在里的热证表现，故为温疟。治宜清热解表，和解祛邪。A用于寒疟。B用于正疟。C用于热瘴。D用于劳疟。故选择E。

2. 疟疾患者，热多寒少，汗出不畅，头痛，骨节酸痛，口渴引饮，便秘，溲赤，舌红苔黄，脉弦数。治疗应首选

A. 柴胡桂枝干姜汤　　B. 柴胡截疟饮

C. 截疟七宝饮　　D. 小柴胡汤

E. 白虎加桂枝汤

答案：E　　考点：温疟的治疗

解析：选项A治疗寒疟，发作时热少寒多；柴胡截疟饮、截疟七宝饮用于治疗正疟；小柴胡汤治疗少阳证往来寒热；白虎加桂枝汤治疗温疟，发作时热多寒少，故选择E。

[B 型题]

（3~4题共用备选答案）

A. 柴胡截疟饮　　B. 白虎加桂枝汤

C. 柴胡桂枝干姜汤　　D. 加味不换金正气散

E. 何人饮

3. 治疗正疟，应首选

答案：A

4. 治疗劳疟，应首选

答案：E　　考点：疟疾的治疗

解析：正疟应祛邪截疟，和解表里，用柴胡截疟饮。劳疟应益气养血，扶正祛邪，用何人饮。温疟用白虎加桂枝汤。寒疟用柴胡桂枝干姜汤。冷瘴用加味不换金正气散。故3题选择A，4题选择E。

第六单元　肾系病证

细目一　水　肿

【考点透视】

本单元内容较为重要。

1. 熟悉阴水、阳水的辨别要点及水肿的治疗原则。

2. 掌握水肿各证型的主症、治法、方药，尤其注意风水相搏证与水湿浸渍证。

[A1 型题]

1. 与水肿关系最为密切的脏腑是

A. 肺、脾、肾　　B. 肺、胃、肾
C. 心、脾、肾　　D. 肝、脾、肾
E. 心、肝、肾

答案：A　　考点：水肿相关脏腑

解析：水肿是由于肺失通调，脾失转输，肾失开合，膀胱气化不利，导致体内水液潴留，泛滥肌肤的一类病证。水肿与肺、脾、肾三脏关系最为密切，肺主通调水道，脾主运化水液，肾主气化，故水肿之病，以肾为本，以肺为标，以脾为制水之脏，故选择A。

2. 水肿的关键病位是

A. 心　　B. 肝
C. 肺　　D. 脾
E. 肾

答案：E　　考点：水肿的病位

解析：《景岳全书》指出：凡水肿等症，乃肺脾肾三脏相干之病，盖水为至阴，故其本在肾；水化于气，故其标在肺；水惟畏土，故其治在脾。故最关键的是肾。故选择E。

3. 水肿发病涉及的脏腑是

A. 心、肝、脾
B. 肝、脾、肾
C. 肺、脾、肾
D. 脾、肾、心
E. 肾、心、肺

答案：C　　考点：水肿的病位

解析：水肿的病位在肺、脾、肾，关键在肾，故选择C。

4. 阳水之风水相搏证的治法是

A. 疏风清热，宣肺行水
B. 宣肺解毒，利湿消肿
C. 健脾化湿，温阳利水
D. 温运脾阳，以利水湿
E. 分利湿热，攻下逐水

答案：A　　考点：阳水风水相搏证的治法

解析：阳水风水相搏证宜疏风清热，宣肺行水，故选择A。B选项适用于阳水湿毒浸淫证，C选项适用于阳水水湿浸渍证，D选项适用于阴水脾阳虚衰证，E选项适用于湿热壅盛证。

[A2 型题]

5. 患者因皮肤疮疡破溃而引发水肿，肿势自颜面渐及全身，小便不利，恶风发热，咽红，舌红苔薄黄，脉滑数。治疗应首选

A. 越婢加术汤合桑白皮汤
B. 麻黄连翘赤小豆汤合五味消毒饮
C. 麻黄连翘赤小豆汤合五皮散
D. 麻黄连翘赤小豆汤合猪苓汤
E. 实脾饮合五味消毒饮

答案：B　　考点：阳水湿毒浸淫证的治疗

解析：肺主皮毛，脾主肌肉，肌肤疮疡湿毒内归肺脾，肺不能通调水道，脾不能运化水湿，故水湿浸淫肌肤而致水肿，小便不利。治宜宣肺解毒，利湿消肿，用麻黄连翘赤小豆汤合五味消毒饮。故选择B。风水泛滥用越婢加术汤合桑白皮汤，湿热壅盛肿势严重用五皮散，阴虚有热用猪苓汤，脾阳虚衰用实脾饮。

6. 患者，女，15岁。浮肿3个月余，下肢为甚，按之凹陷不易恢复，纳减便溏，神疲乏力，舌质淡胖，苔白，脉沉。其证候是

A. 湿毒浸淫　　B. 湿热壅盛
C. 脾阳虚衰　　D. 水湿浸渍
E. 肾气衰微

答案：C　　考点：水肿脾阳虚衰证的辨证

解析：脾阳不足，气不化水，故浮肿，水湿下聚，故下肢为甚，按之凹陷。纳减便溏，神疲乏力，舌质淡胖，苔白，脉沉均为脾阳不振之象。故选择C。

7. 患者，女，42岁。全身水肿，下肢明显，按之没指，小便短少，身体困重，胸闷，纳呆，泛恶，舌苔白腻，脉沉缓。治疗应首选

A. 五皮饮合胃苓汤
B. 麻黄连翘赤小豆汤
C. 越婢加术汤
D. 实脾饮
E. 疏凿饮子

答案：A　　考点：水肿水湿浸渍证的治疗

解析：患者全身水肿，按之没指，身体困重，纳呆泛恶等，是脾为湿困，水湿停聚的表现，属水湿浸渍证。治以健脾化湿，通阳利水，方用五皮饮合胃苓汤。麻黄、连翘赤小豆汤主治湿毒浸淫，越婢加术汤主治风水泛滥，实脾饮主治脾阳虚衰，疏凿饮子主治湿热壅盛。故选A。

8. 患者因皮肤疮疡破溃而引发水肿，肿势自颜面而渐及全身，发热咽红，舌红苔薄黄，脉滑数。其治法是

A. 温运脾阳，以利水湿
B. 健脾化湿，通阳利水
C. 宣肺解毒，利湿消肿
D. 散风清热，宣肺利水
E. 温肾助阳，化气行水

答案：C　　考点：水肿的湿毒浸淫证的治法

解析：患者因皮肤疮疡破溃而引发水肿，肿势自颜面而渐及全身，发热咽红，舌红苔薄黄，脉滑数，此为湿毒浸淫证，应“宣肺解毒，利湿消肿”，用麻黄连翘赤小豆汤。故选择C。

[B 型题]

(9～10 题共用备选答案)

A. 风水相搏　　B. 湿毒浸淫
C. 水湿浸渍　　D. 湿热壅盛
E. 脾阳虚衰

9. 水肿以腰以下肿甚，按之凹陷不起者，证属

答案：E

10. 水肿以眼睑浮肿开始，伴表寒发热者，证属

答案：A　　考点：水肿脾阳虚衰、风水相搏证的鉴别

解析：脾阳虚衰见本细目第 6 题解析。风水相搏的特点是有外感的表现恶寒发热，风助水势，善行数变，故来势迅速，初期为眼睑浮肿，继则四肢及全身皆肿。故 9 题选择 E，10 题选择 A。

(11～12 题共用备选答案)

A. 越婢加术汤
B. 麻黄连翘赤小豆汤合五味消毒饮
C. 五皮饮合胃苓汤
D. 实脾饮
E. 疏凿饮子

11. 治疗水肿风水相搏证，应首选

答案：A

12. 治疗水肿湿毒浸淫证，应首选

答案：B　　考点：水肿的分型治疗

解析：水肿风水相搏证，用越婢加术汤疏风清热，宣肺行水；水肿湿毒浸淫证，用麻黄连翘赤小豆汤合五味消毒饮宣肺解毒，利湿消肿。故 11 题选择 A，12 题选择 B。

细目二　淋　证

【考点透视】

本单元内容考试常有涉及。

1. 熟悉淋证的诊断要点及其与癃闭的鉴别。
2. 掌握淋证各证型的主症特点、治法、方药。

[A1 型题]

1. 与石淋的发病关系最为密切的病机是

A. 脾虚中气下陷　　B. 肾虚下元不固
C. 湿热蕴结下焦　　D. 热盛迫血妄行
E. 气郁化火伤阴

答案：C　　考点：石淋的病机

解析：脾虚中气下陷多为气淋虚证；遇劳即发则为劳淋；肾虚下元不固不能制约脂液则为膏淋；热盛破血妄行的是血淋；气郁化火伤阴少腹作胀，小便艰涩而痛的属气淋实证；湿热蕴结下焦，尿液受其煎熬，日久杂质结为砂石，则为石淋。故选择 C。

2. 以少腹胀满疼痛，小便涩滞，淋沥不尽为特征的病证是

A. 热淋　　B. 血淋
C. 石淋　　D. 气淋
E. 劳淋

答案：D　　考点：气淋的诊断要点

解析：气淋以少腹胀满疼痛为特点。故选择 D。

3. 下列各项，除哪项外，均为各种淋证的共同表现

A. 小便频急　　B. 腰部酸痛
C. 淋沥涩痛　　D. 尿血而痛
E. 小腹拘急

答案：D　　考点：淋证的诊断要点

解析：小便频急，淋沥涩痛，小腹拘急，为各种淋证的主症，另腰痛、低热、小腹坠胀是淋证的伴随症状，"尿血而痛"是血淋的表现，并非共同症状。故选择 D。

4. 尿血与血淋的鉴别，主要在于

A. 尿色的深浅　　B. 尿量的多少
C. 尿味的情况　　D. 有无尿痛
E. 是否浑浊

答案：D　　考点：尿血与血淋的鉴别

解析：尿血与血淋的鉴别，主要在于"有无尿痛"，有尿痛方为淋证，故选择 D。

5. 治疗石淋，应首选

A. 程氏萆薢分清饮　　B. 无比山药丸
C. 八正散　　D. 沉香散
E. 石韦散

答案：E　　考点：石淋的治疗

解析：小便艰涩疼痛，为淋证。排尿中断，腰腹绞痛难忍，为石淋主症。如尿中排出砂石更能确诊。病机是湿热蕴结下焦。治宜清热利湿，通淋排石。用石韦散，重在通淋排石。故选择 E。

[A2 型题]

6. 患者，男，40 岁。病发于夏季，小便艰涩疼痛，尿道窘迫，曾排尿中断，腰腹绞痛难忍，舌红苔黄腻，脉弦数。应首先考虑的是

A. 膏淋　　B. 石淋
C. 热淋　　D. 劳淋
E. 气淋

答案：B　　考点：石淋的诊断要点

解析：小便艰涩疼痛，为淋证。排尿中断，腰腹绞痛难忍，为石淋主症。如尿中排出砂石更能确诊。膏淋为小便浑浊如米泔或滑腻如膏脂。热淋起病急伴发热，小便赤，尿灼痛。劳淋日久，遇劳即发。气淋为小腹胀满明显。故选择 B。

7. 患者，女，45 岁。因淋雨后突发小便频急短数，刺痛灼热，尿色黄赤，口苦，舌苔黄腻，脉濡数。治疗应首选

A. 八正散　　B. 小蓟饮子
C. 导赤散　　D. 石韦散
E. 茜根散

答案： A　考点：热淋的治疗

解析： 淋雨后正邪相争，突发热淋，表现为小便频急短数，刺痛灼热，尿色黄赤；寒热相争故口苦，证属湿热实证。治宜清热利湿通淋。用八正散。故选择A。小蓟饮子用于血淋实证。导赤散用于心火亢盛。石韦散用于石淋。茜根散用于阴虚火旺的血证。

8. 患者，女，30岁，小便灼热刺痛，尿色如洗肉水色，少腹拘急满痛，舌红苔黄，脉滑数。治疗应首选

A. 程氏萆薢分清饮　　B. 知柏地黄丸
C. 小蓟饮子　　D. 八正散
E. 沉香散

答案： C　考点：血淋的治疗

解析： 由题干小便灼热刺痛、尿色如洗肉水色可知患者为血淋，由舌红苔黄、脉滑数可知为血淋实证。治宜清热通淋，凉血止血。方用小蓟饮子。故选择C。

9. 患者小便频数短涩，灼热刺痛，尿中夹砂石，排尿时突然中断，尿道窘迫疼痛，尿中带血。治疗应首选

A. 八正散　　B. 石韦散
C. 小蓟饮子　　D. 沉香散
E. 无比山药丸

答案： B　考点：石淋的治疗

解析： 参见本细目第5题，故选择B。

10. 患者小便热涩刺痛，尿色深红，夹有血块，心烦，舌苔黄，脉滑数。其治法是

A. 清热泻火，利湿通淋
B. 滋阴清热，补虚止血
C. 化瘀通淋，凉血止血
D. 清热通淋，凉血止血
E. 清热利湿，通淋排石

答案： D　考点：血淋的治法

解析： 小便热涩刺痛，尿色深红，可诊断为血淋，应"清热通淋，凉血止血"，用小蓟饮子。故选择D。

细目三　癃　闭

【考点透视】

本单元复习重点是癃闭各证型的主症、治法、方药，尤其留意肺热壅盛证和肝郁气滞证。

[A1 型题]

1. 癃闭的病位虽在膀胱，但与本病关系密切的脏腑还有

A. 肺、脾、肾、三焦
B. 肺、肾、胃、三焦
C. 肝、脾、肾、小肠
D. 肺、脾、胃、三焦
E. 肺、脾、肝、小肠

答案： A　考点：癃闭的病因病机

解析： 癃闭表现为尿量减少，排尿困难，甚至小便闭塞不通。小便的通畅，有赖于肾和膀胱的气化作用，但从脏腑之间的整体关系来看，水液的吸收、运行、排泄，还有赖于三焦的气化，肺、脾、肾的通调、转输、蒸化。因此癃闭除与膀胱有关外，还和肺、脾、肾、三焦有密切关系。故选择A。

2. 治疗浊瘀阻塞之癃闭，应首选

A. 桃红四物汤　　B. 失笑散
C. 丹参饮　　D. 代抵当丸
E. 血府逐瘀汤

答案： D　考点：浊瘀阻塞癃闭的治疗

解析： 浊瘀阻塞之癃闭，应首选代抵当丸，行瘀散结，通利水道，故选择D。选项A、B、C、E虽有化瘀功效，但都不治疗癃闭，可排除。

[A2 型题]

3. 患者小便点滴不畅，烦渴欲饮，咽干咳嗽，舌苔薄黄，脉数。治疗应首选

A. 八正散　　B. 导赤散
C. 沉香散　　D. 代抵当丸
E. 清肺饮

答案： E　考点：癃闭肺热壅盛证的治疗

解析： 肺热壅盛，失于肃降，不能通调水道，下输膀胱，故小便点滴不畅。肺热上壅，故烦渴欲饮，咽干咳嗽，舌苔薄黄，脉数。治宜清肺热，通水道，方用清肺饮。故选择E。八正散用于膀胱湿热证。导赤散用于心火上炎。沉香散用于肝郁气滞。代抵当丸用于尿道阻塞。

4. 患者，男，60岁。因发热咳嗽，而出现小便不畅，点滴不爽，烦渴欲饮，呼吸急促，舌红苔薄白，脉数。其病机是

A. 肾元亏虚　　B. 湿热蕴结
C. 脾气不升　　D. 肺热壅盛
E. 气机阻滞

答案： D　考点：癃闭肺热壅盛证的病机

解析： 参考本细目第3题解析。故选择D。

5. 患者，男，70岁。小便点滴不通，短赤灼热，尿细如线，小腹胀满，口苦口黏，舌质红，苔黄腻，脉数。治疗应首选

A. 八正散　　B. 沉香散
C. 春泽汤　　D. 清肺饮
E. 石韦散

答案： A　考点：癃闭膀胱湿热证的治疗

解析：湿热壅积膀胱，故小便短赤灼热，甚则闭而不通；气化不利，故小腹胀满；口苦口黏，舌质红，苔黄腻，脉数都是湿热之征。治宜清热利湿，用八正散。故选择A。B用于肝郁气滞。C用于脾气不升。D用于肺热壅盛。E用于湿热石淋。

6. 患者小便点滴不通，烦渴欲饮，咽干，呼吸短促，咳嗽，舌苔薄黄，脉数。其治法是

A. 行瘀散结，通利水道
B. 疏调气机，通利小便
C. 清泄肺热，通利水道
D. 清热利湿，通利小便
E. 升清降浊，化气利水

答案：C　　考点：癃闭肺热壅盛证的治法

解析：出现“咽干，呼吸短促，咳嗽”，此为癃闭的肺热壅盛证，应用清肺饮清泄肺热，通利水道。故选择C。

细目四　阳　痿

【考点透视】

此内容为大纲新增内容，考生需熟悉阳痿的病因病机、治疗原则及证治分类。

[A1 型题]

1. 治疗阳痿命门火衰证宜选用的方剂是

A. 右归丸　　B. 肾气丸
C. 赞育丸　　D. 启阳娱心丹
E. 柴胡疏肝散

答案：C　　考点：阳痿命门火衰证的治疗

解析：阳痿命门火衰证为命门火衰，精气虚冷，宗筋失养所致，治以温肾壮阳，方用赞育丸加减，故选择C。

[A2 型题]

2. 患者，男，32 岁。阳事不起，心情抑郁，胸胁胀痛，脘闷不适，苔薄白，脉弦。其治法是

A. 温肾壮阳　　B. 补益心脾
C. 疏肝解郁　　D. 益肾宁神
E. 清利湿热

答案：C　　考点：阳痿肝郁不舒证的治法

解析：从题干可知，患者为阳痿，为肝郁气滞，血行不畅，宗筋所聚无能所致，证属肝郁不舒，治以疏肝解郁，方用柴胡疏肝散加减。故选择C。

第七单元　气血津液病证

细目一　郁　证

【考点透视】

本单元内容较重要，考点集中在郁证各证型的辨证论治上。另外，要熟悉《丹溪心法》的六郁之说。

[A1 型题]

1. 治疗郁证属心肾阴虚证者，应首选

A. 丹栀逍遥散　　B. 知柏地黄丸
C. 天王补心丹　　D. 甘麦大枣汤
E. 柴胡疏肝散

答案：C　　考点：郁证心肾阴虚证的治疗

解析：天王补心丹滋阴养血，补心安神，用于心肾阴虚的郁证。丹栀逍遥散疏肝解郁，清肝泻火，用于气郁化火的郁证初期；知柏地黄丸滋阴降火，用于阴虚火旺证；甘麦大枣汤甘润缓急，养心安神，用于郁证之心神失养证；柴胡疏肝散疏肝解郁，理气畅中，用于郁证之肝气郁结证；故选择C。

2. 治疗心神失养之郁证，应首选

A. 半夏厚朴汤　　B. 甘麦大枣汤
C. 丹栀逍遥散　　D. 柴胡疏肝散
E. 茯苓导痰汤

答案：B　　考点：郁证心神失养证的治疗

解析：郁证有偏实偏虚，忧郁伤神，心神失养，治以甘润缓急，养心安神，用甘麦大枣汤。故选择B。

[A2 型题]

3. 患者精神恍惚，心神不宁，悲忧善哭，时时欠伸，舌淡苔薄白，脉弦细。其治法是

A. 益气养血　　B. 补肾宁心
C. 养心安神　　D. 解郁化痰
E. 疏肝解郁

答案：C　　考点：郁证心神失养证的治法

解析：五志过极，心气耗伤，营血不足，以致心神失养，故见精神恍惚，心神不宁，心神惑乱，不能自主，故见悲忧善哭，时时欠伸。此病又名脏躁。治宜甘润缓急，养心安神。故选择C。

4. 患者，女，40 岁。精神恍惚，心神不宁，多疑易惊，悲忧善哭，喜怒无常，舌质淡，脉弦。其证候是

A. 肝气郁结　　B. 痰气郁结
C. 心神失养　　D. 心脾两虚
E. 心肾阴虚

答案：C　　考点：郁证心神失养证的辨证

解析：参见本细目第3题，故选择C。

5. 患者，女，45 岁。性情急躁易怒，胸胁胀满，口苦而干，头痛，目赤，耳鸣，大便秘结，舌红苔黄，脉弦数。治疗应首选

A. 柴胡疏肝散　　B. 丹栀逍遥散

C. 半夏厚朴汤　　D. 甘麦大枣汤
E. 天王补心丹

答案：B　　考点：郁证气郁化火证的治疗

解析：参见本细目第1题，故选择B。

6. 郁证患者，咽中不适，如有物梗阻，咳之不出，咽之不下，胸中窒闷，舌苔白腻，脉弦滑。其证候是

A. 气滞痰郁　　B. 肝气郁结
C. 气郁化火　　D. 痰浊上扰
E. 忧郁伤神

答案：A　　考点：郁证气滞痰郁证的辨证

解析：郁证，见咽中不适，如有物梗阻，咳之不出，咽之不下，为气滞痰郁所致，应用半夏厚朴汤行气开郁，散结化痰。故选择A。

[B 型题]

（7～8 题共用备选答案）

A. 二阴煎　　B. 滋水清肝饮
C. 天王补心丹　　D. 左归丸
E. 黄连阿胶汤

7. 治疗阴虚火旺之郁证，应首选

答案：B

8. 治疗阴虚火旺之不寐，应首选

答案：C　　考点：郁证和不寐的阴虚火旺证的治疗鉴别

解析：郁证和不寐都可由阴虚火旺引起，但根据两者病机特点不同，郁证宜加疏肝理气，开郁散结，故用滋水清肝饮。不寐宜加养心安神定志，故用天王补心丹。故7题选择B，8题选择C。

细目二　血　证

【考点透视】

本单元考点多且分散，考生需要对每个病证复习到位。

1. 熟悉血证的治疗原则。

2. 熟悉各种血证的分型论治，尤其是吐血、尿血、便血。

[A1 型题]

1. 尿血与淋证的鉴别要点是

A. 有无发热　　B. 有无尿痛
C. 有无腹痛　　D. 有无排尿困难
E. 出血量的多少

答案：B　　考点：尿血、淋证的鉴别要点

解析：尿血和血淋都见尿中有血，但伴尿痛的属淋证，为血淋。无尿痛的为尿血。故选择B。

2. 治疗尿血肾气不固者，应首选

A. 六味地黄丸　　B. 十灰散
C. 春泽汤　　D. 保真汤
E. 无比山药丸

答案：E　　考点：尿血肾气不固证的治疗

解析：六味地黄丸适用于尿血肾阴不足证，十灰散适用于热迫血行证，春泽汤为五苓散加人参，适用于气虚伤湿证，保真汤治疗阴虚火热证，无比山药丸健脾益胃，补肾培元，用于肾气不固证。故选择E。

3. 治疗咳血燥热伤肺证，应首选

A. 沙参麦冬汤　　B. 桑杏汤
C. 百合固金汤　　D. 麦门冬汤
E. 清燥救肺汤

答案：B　　考点：咳血燥热伤肺证的治疗

解析：肺为娇脏，喜润恶燥，燥热伤肺，破伤血络，故见咳血，治宜清热润肺，宁络止血。方用桑杏汤。故选择B。沙参麦冬汤重在滋养肺胃，生津润燥。百合固金汤重在滋养肺肾，化痰止咳。麦门冬汤重在滋养肺胃，降逆和中。清燥救肺汤重在益气养阴，肃降肺气，比桑杏汤的滋阴力强，用于燥热伤肺的重症。

4. 治疗吐血胃热壅盛证，应首选

A. 玉女煎
B. 龙胆泻肝汤
C. 加味清胃散合泻心汤
D. 地榆散合槐角丸
E. 泻心汤合十灰散

答案：E　　考点：吐血胃热壅盛证的治疗

解析：吐血胃热壅盛，治宜清泻胃火，化瘀止血。方用泻心汤名为泻心，实则泻胃。十灰散凉血止血，兼能化瘀。故选择E。

[A2 型题]

5. 患者便血紫暗，甚则黑色，腹部隐痛，喜热饮，面色不华，神倦懒言，便溏，舌质淡，脉细。治疗应首选

A. 当归补血汤　　B. 归脾汤
C. 黄土汤　　D. 无比山药丸
E. 黄芪建中汤

答案：C　　考点：便血脾胃虚寒证的治疗

解析：脾胃虚寒，中气不足，脾失统摄，血溢肠中，故便血紫暗，甚则黑色；脾胃阳虚，故腹部隐痛，喜热饮，面色不华，神倦懒言，便溏，舌质淡，脉细。治宜温阳健脾，养血止血。用黄土汤，故选择C。

6. 患者吐血缠绵不止，时轻时重，血色暗淡，神疲乏力，心悸气短，面色苍白，舌质淡，脉细弱。其治法是

A. 健脾和胃，宁络止血
B. 和中宁络，凉血止血

C. 益气养阴，宁络止血
D. 健脾益气，摄血止血
E. 健脾升阳，化瘀止血

答案：D　　考点：吐血气虚血溢证的治法

解析：脾气不足，摄血无力，故吐血缠绵不止，时轻时重，血色暗淡；神疲乏力，心悸气短，面色苍白，舌质淡，脉细弱都属脾虚表现。治宜健脾益气，摄血止血。故选择 D。

7. 患者小便短赤灼热，尿血鲜红，心烦口渴，舌红，脉数。其证候是

A. 肾气不固证　B. 下焦湿热证
C. 脾不统血证　D. 肾虚火旺证
E. 脾胃虚寒证

答案：B　　考点：尿血下焦湿热证的辨证

解析：尿色鲜红，排除虚证肾气不固证、脾不统血证、脾胃虚寒证。小便短赤灼热，心烦口渴，舌红，脉数，为热象，但无肾阴虚的症状，故排除肾虚火旺证。下焦湿热证全部符合，故选择 B。

8. 患者久病尿血，体倦乏力，气短声低，面色不华，舌质淡，脉弱。治疗应首选

A. 知柏地黄丸　B. 无比山药丸
C. 小蓟饮子　D. 归脾汤
E. 十灰散

答案：D　　考点：尿血脾不统血证的治疗

解析：体倦乏力，气短声低，面色不华，为脾气亏虚，统血无力之证，治宜补脾益气生血，用归脾汤最宜。知柏地黄丸、无比山药丸偏于补肾，小蓟饮子只清热泻火不补脾，十灰散只凉血止血不补血。故选择 D。

9. 患者，男，34 岁。近来时常鼻衄，或兼齿衄，血色鲜红，牙龈红肿疼痛，口臭便秘，鼻干口干，舌红苔黄，脉洪数。其治法是

A. 益气摄血　B. 滋阴润肺
C. 滋阴降火　D. 清肝泻火
E. 清胃泻火

答案：E　　考点：鼻衄胃热炽盛证的治法

解析：鼻衄以火热偏盛，迫血妄行为多。其中肺热、肝火、胃火最为常见。肺热选择 B，肝火选择 D，气血亏虚气不摄血选择 A，阴虚火旺选 C。本证牙龈红肿疼痛，口臭便秘，或兼齿衄，为胃火特点。肝火易见头痛口苦耳鸣。肺热不会出现齿衄。气虚血色淡红。阴虚脉不洪数。故本题选择 E。

10. 患者咳逆阵作，痰中带血，时时汗出，胸胁胀痛，口苦咽干，尿黄便秘，舌红苔薄黄，脉弦数。其诊断是

A. 肺痨阴虚火旺证　B. 咳血肝火犯肺证
C. 喘证肺气郁痹证　D. 肺痈成痈期
E. 咳嗽痰热郁肺证

答案：B　　考点：咳血肝火犯肺证的诊断要点

解析：咳逆阵作，痰中带血，时时汗出，胸胁胀痛，口苦咽干，尿黄便秘，舌红苔薄黄，脉弦数，此为咳血肝火犯肺证，应用泻白散合黛蛤散清肝泻火，凉血止血，故选择 B。

[B 型题]

（11～12 题共用备选答案）

A. 玉女煎
B. 龙胆泻肝汤
C. 泻白散合黛蛤散
D. 泻心汤合十灰散
E. 加味清胃散合泻心汤

11. 治疗吐血肝火犯胃证，应首选

答案：B

12. 治疗鼻衄胃热炽盛证，应首选

答案：A　　考点：吐血、鼻衄各证的治疗

解析：肝火犯胃之吐血应清肝泻火，用龙胆泻肝汤。胃热炽盛之鼻衄应清胃泻火，凉血止血，用玉女煎。泻白散合黛蛤散用于肝火犯肺的咳血。泻心汤合十灰散、加味清胃散合泻心汤分别用于胃热壅盛的吐血、齿衄。故 11 题选择 B，12 题选择 A。

（13～14 题共用备选答案）

A. 百合固金丸　B. 泻心汤
C. 泻白散　D. 知柏地黄丸
E. 龙胆泻肝汤

13. 治疗咳血肝火犯肺证，应首选

答案：C

14. 治疗吐血胃热壅盛证，应首选

答案：B　　考点：血证咳血、吐血的辨证治疗

解析：参见本细目 11、12 题。故 13 题选择 C，14 题选择 B。

细目三　痰　饮

【考点透视】

1. 熟悉各种痰饮的诊断要点及鉴别。

2. 重点复习痰饮、悬饮各证型的主症、治法、方药。

[A1 型题]

1. 痰饮的治疗原则是

A. 宣肺　B. 健脾
C. 温化　D. 补肾
E. 发汗

答案：C　　考点：痰饮的治疗原则

解析：痰饮总的病理性质是阳虚阴盛，为阴邪，遇寒则凝，得温则行，故总的治疗原则应以温阳化饮为根本，

以振奋阳气，开发腠理，通行水道；若有肺失宣降，可佐以宣肺，脾阳虚可健脾，肾阳虚可补肾，饮停于表可发汗，但这些都是配合方法，总的治则还是温化，故排除 A、B、D、E，选择 C。

2. 支饮，饮邪停留的部位是

A. 胁下　　B. 胸肺
C. 肢体　　D. 胃
E. 肠

答案：B　考点：支饮的特点

解析：《金匮要略》将痰饮分为 4 类。饮停于胃肠叫作痰饮，饮留胁下叫作悬饮，饮溢四肢叫作溢饮，饮停胸肺叫作支饮，故选择 B。

[A2 型题]

3. 患者胸胁支满，心下痞闷，胃中有振水音，食后胃胀明显，经常呕吐清水痰涎，心悸头晕，形体逐渐消瘦，舌苔白滑，脉弦细而滑。其诊断是

A. 痰饮，脾阳虚弱　　B. 悬饮，络气不和
C. 溢饮，寒饮内伏　　D. 支饮，寒饮伏肺
E. 悬饮，饮停胸胁

答案：A　考点：痰饮脾阳虚弱证的辨证要点

解析：饮留胃肠为痰饮。呕吐清水痰涎，心悸头晕，形体逐渐消瘦，舌苔白滑，脉弦细而滑，为脾阳虚表现。故选择 A。

4. 患者 2 个月前患悬饮，经积极治疗，饮邪已退病情好转。现仍胸胁灼痛，呼吸不畅，闷咳，天阴时明显，舌暗苔薄，脉弦。治疗应首选

A. 柴胡疏肝散　　B. 柴枳半夏汤
C. 小柴胡汤　　D. 香附旋覆花汤
E. 瓜蒌薤白白酒汤

答案：D　考点：悬饮络气不和证的治疗

解析：柴枳半夏汤治疗悬饮邪犯胸肺证；柴胡疏肝散、小柴胡汤疏肝解郁，治疗肝郁气滞的胁痛或气滞心胸证；瓜蒌薤白白酒汤通阳行气，治疗胸阳痹阻；香附旋覆花汤理气和络，治疗悬饮络气不和证，所以根据题干，本题选择 D。

5. 患者胸胁支满，心下痞闷，胃中有振水音，脘腹喜温畏冷，背寒，呕吐清水痰涎，水入易吐，口渴不欲饮，心悸，气短，头昏目眩，食少，形体逐渐消瘦，舌苔白滑，脉弦细而滑。其治法是

A. 宣肺化饮　　B. 淡渗利水
C. 温脾化饮　　D. 温化寒湿
E. 逐水化饮

答案：C　考点：痰饮脾阳虚弱证的治法

解析：脾阳虚弱证寒饮停于胃中，心下痞闷，胃中有振水音，脘腹喜温畏冷，背寒，胃气上逆，故呕吐清水痰涎，水入易吐；阳气为饮邪所阻，口渴不欲饮，心悸，气短，头昏目眩，舌苔白滑，脉弦细而滑；脾胃运化失司，故食少，形体逐渐消瘦。治宜温脾化饮，故选择 C。

6. 患者胸胁疼痛，咳唾引痛，咳逆气喘，息促不能平卧，喜向右侧偏卧，右侧肋间胀满，舌苔白，脉沉弦，其治法是

A. 攻下逐饮　　B. 和解宣利
C. 理气和络　　D. 泻肺祛饮
E. 发表化饮

答案：D　考点：悬饮饮停胸胁的治法

解析：饮停胸胁，肺气郁滞，故胀痛咳逆，喘不得卧。水停于肺，故右侧偏卧。治宜泻肺祛饮。故选择 D。

[B 型题]

（7～8 题共用备选答案）

A. 痰饮　　B. 伏饮
C. 悬饮　　D. 溢饮
E. 支饮

7. 饮流于胃肠，称为

答案：A

8. 饮流溢于四肢，称为

答案：D　考点：痰饮的分类特点

解析：《金匮要略》将痰饮分为四类。饮停于胃肠称为痰饮，饮留胁下称为悬饮，饮溢四肢称为溢饮，饮停胸肺称为支饮。故 7 题选择 A，8 题选择 D。

细目四 消 渴

【考点透视】

1. 熟悉消渴的病因病机、诊断、辨证论治。
2. 熟悉“三消”的主症、治法、方药。

[A1 型题]

1. 下列各项，除哪项外，均是消渴发病的主要病机

A. 燥热　　B. 气虚
C. 阴虚　　D. 血瘀
E. 水停

答案：E　考点：消渴的病机

解析：消渴的基本病机是阴虚为本，燥热为标，故排除 A、C；阴阳互根互用，消渴病久可阴伤及气，见气虚，排除 B；阴虚内热，损耗津液，则血脉为之虚涩而成血瘀，故排除 D；只有水停不属于消渴发病的主要病机，故选择 E。

[A2 型题]

2. 患者，男，40 岁。多食易饥 3 个月，消瘦 5kg，口干渴，大便干燥，舌苔黄，脉滑实有力。其诊断是

A. 消渴（上消，肺热津伤证）
B. 消渴（中消，胃热炽盛证）
C. 消渴（下消，肾阴亏虚证）
D. 消渴（下消，阴阳两虚证）
E. 便秘（热秘）

答案：B　考点：消渴的分型

解析：消渴中消胃热炽盛以多食易饥、消瘦为特点。上消肺热津伤以烦渴引饮、口舌干燥为特点。下消肾阴亏虚以尿频量多、浊如膏脂为特点。阴阳两虚以多饮多尿，并见寒象畏寒为特点。故选择B。

3. 患者，女，60岁。消渴病史8年。形体消瘦，尿频量多，混浊如脂膏，口干唇燥，舌红，脉细数。治疗应首选

A. 玉女煎　B. 消渴方
C. 六味地黄丸　D. 金匮肾气丸
E. 生脉饮

答案：C　考点：消渴肾阴亏虚的治疗

解析：患者肾阴亏损，统摄无权，故尿频量多，混浊如脂膏；阴精亏虚故形体消瘦，口干唇燥，舌红，脉细数。有消渴病史，证属肾阴亏虚证，治宜滋阴固肾。用六味地黄丸，故选择C。

4. 患者，男，51岁。患糖尿病10年，未系统治疗。近2年病情加重，小便频数量多，混浊如脂膏，面色黧黑，耳轮焦干，腰膝酸软，形寒畏冷，舌淡苔白，脉沉细无力。其治法是

A. 清热润肺，生津止渴
B. 清胃泻火，养阴增液
C. 滋阴固肾
D. 养阴清热，镇肝潜阳
E. 温阳滋肾固摄

答案：E　考点：消渴阴阳两虚证的治法

解析：患者小便频数量多，混浊如脂膏，面色黧黑为消渴之下消的表现。耳轮焦干，腰膝酸软，为肾阴虚；形寒畏冷，舌淡苔白，为阳虚表现，此辨证为下消阴阳两虚证。治以温阳滋肾固摄，方选金匮肾气丸。故选E。

细目五　汗　证

【考点透视】

1. 现版大纲将自汗、盗汗统一为汗证论述。熟悉汗证辨证要点、治疗原则。

2. 熟悉汗证肺卫不固、阴虚火旺的主症、治法、方药。

[A2 型题]

1. 患者夜寐盗汗，五心烦热，两颧色红口渴，舌红少苔，脉细数。治疗应首选

A. 黄连阿胶汤　B. 黄连温胆汤
C. 当归六黄汤　D. 养阴清肺汤
E. 甘麦大枣汤

答案：C　考点：汗证阴虚火旺证的治疗

解析：阴血亏虚，虚火内生，寐则阳气入阴，营阴受蒸则外泄，故见夜寐盗汗，五心烦热，两颧色红，口渴，舌红少苔，脉细数。治宜滋阴降火，用当归六黄汤。心肾不交用黄连阿胶汤；痰热内扰用黄连温胆汤；阴虚肺燥用养阴清肺汤；心神失养用甘麦大枣汤。故选择C。

2. 患者，女，48岁。时常汗出，恶风，周身酸楚，时寒时热，舌苔薄白，脉缓。其治法是

A. 益气固表　B. 调和营卫
C. 滋阴降火　D. 清肝泄热
E. 益气化湿

答案：A　考点：汗证肺卫不固证的治法

解析：时常汗出为自汗。肺卫不固故恶风，周身酸楚，时寒时热。治宜益气固表，方用桂枝加黄芪汤或玉屏风散。故选择A。

3. 患者汗出恶风，遇劳则发，易于感冒，体倦乏力，面色少华，舌苔薄白，脉细弱。治疗应首选

A. 桂枝汤　B. 四妙丸
C. 玉屏风散　D. 当归六黄汤
E. 龙胆泻肝汤

答案：C　考点：汗证肺卫不固的治疗

解析：参见本细目第2题。故选择C。

[B 型题]

（4～5题共用备选答案）

A. 白昼时时汗出，动则益甚
B. 寐中汗出，醒来自止
C. 冷汗如珠，气息微弱
D. 咳而汗出，痰黄质稠
E. 汗出色黄，染衣着色

4. 自汗的特点是

答案：A

5. 盗汗的特点是

答案：B　考点：自汗和盗汗的鉴别诊断

解析：自汗指白昼时时汗出，动则益甚；盗汗指寐中汗出，醒来自止，故4题选择A，5题选择B。

细目六　内伤发热

【考点透视】

熟悉内伤发热的治疗原则及各种证型的治法、方药，重点是阴虚发热、气虚发热、血虚发热。

[A1 型题]

1. 治疗阴虚发热，应首选

A. 六味地黄丸　　B. 一贯煎
C. 清骨散　　D. 二阴煎
E. 三圣散

答案：C　　考点：阴虚发热的治疗

解析：六味地黄丸滋阴补肾，用于肾阴虚证，不选择A；一贯煎滋阴疏肝，用于阴虚肝郁证，排除B；二阴煎侧重滋阴，降火力量不足，排除D；三圣散用于涌吐风痰，排除E；清骨散清虚热，退骨蒸，用于阴虚内热证，故选择C。

［A2 型题］

2. 患者常在劳累之后低热，伴有头晕乏力，气短懒言，食少纳呆，大便溏薄，舌淡苔白，脉弱。其治法是
A. 滋阴清热　　B. 活血化瘀
C. 清肝泄热　　D. 甘温除热
E. 益气养血

答案：D　　考点：气虚发热的治法

解析：中气不足，阴火内生，热郁于内而现于外，故见发热，劳累后加重，伴有头晕乏力，气短懒言；脾失健运故食少纳呆，大便溏薄。证属气虚发热。李东垣提出甘温除热，用补中益气汤，故选择D。

3. 患者，女，43岁。每于劳累后即出现低热，头晕乏力，自汗，食少便溏。舌淡苔白，脉弱。治疗应首选
A. 归脾汤　　B. 补中益气汤
C. 小柴胡汤　　D. 清骨散
E. 血府逐瘀汤

答案：B　　考点：气虚发热的治疗

解析：参照本细目第2题，患者为气虚发热，首选甘温除热的代表方补中益气汤。故选B。

4. 患者低热，头晕眼花，心悸不宁，面白少华，唇甲淡白，舌质淡，脉细。其治法是
A. 益气养血　　B. 益气健脾
C. 滋阴清热　　D. 活血化瘀
E. 疏肝清热

答案：A　　考点：血虚发热的治法

解析：患者低热，头晕眼花，心悸不宁，面白少华，唇甲淡白，舌质淡，脉细，此为血虚所致，应益气养血，用归脾汤。故选择A。

细目七　虚　劳

【考点透视】

熟悉虚劳的治疗原则及各证型的治法、方药，重点是脾胃阴虚证、心阳虚证、肺气虚证。

［A1 型题］

1. 虚劳以气虚为主时，主要病变的脏是
A. 肺、脾　　B. 心、肾
C. 肺、肾　　D. 脾、肾
E. 心、肺

答案：A　　考点：虚劳气虚的病位

解析：虚劳是多脏虚弱。肺主气，气虚肯定有肺。肺金脾土，肺虚日久，子盗母气，脾气也虚。故主要是肺脾，选择A。

2. 治疗虚劳应以补益下列哪项为主
A. 心、肾　　B. 心、肺
C. 肺、肾　　D. 脾、肾
E. 肝、肾

答案：D　　考点：虚劳的治则

解析：虚劳的病损部位主要在五脏，尤以脾肾两脏更为重要，为先后天之本，故选择D。

3. 治疗虚劳心阳虚者，应首选
A. 桂枝甘草汤　　B. 苓桂术甘汤
C. 保元汤　　D. 炙甘草汤
E. 人参养荣丸

答案：C　　考点：虚劳心阳虚证的治疗

解析：桂枝甘草汤的功效为补心气，温心阳，用于心阳不足之轻证，排除A；苓桂术甘汤健脾利湿，温阳化饮，用于中阳不足之痰饮，排除B；保元汤功效为益气温阳，用于心阳虚证，故选择C；炙甘草汤益气养血，通阳复脉，用于气血阴阳俱虚之证，排除D；人参养荣丸益气补血，养心安神，用于心脾气血两虚证，排除E。

4. 治疗虚劳脾胃阴虚者，应首选
A. 玉女煎　　B. 益胃汤
C. 沙参麦冬汤　　D. 麦门冬汤
E. 一贯煎

答案：B　　考点：虚劳脾胃阴虚证的治疗

解析：玉女煎清胃热，滋肾阴，用于胃热阴虚证，排除A；益胃汤滋补阴津，生津益胃，用于胃阴虚证，故选择B；沙参麦冬汤清养肺胃，生津润燥，用于肺胃阴伤证，排除C；麦门冬汤滋养肺胃，用于肺胃阴伤证，排除D；一贯煎滋阴疏肝，用于阴虚肝郁证，排除E。

［A2 型题］

5. 虚劳患者，短气自汗，声音低怯，时寒时热，平素易于感冒，舌质淡，脉弱。其证候是
A. 肺气虚　　B. 脾气虚
C. 肺阴虚　　D. 脾阳虚
E. 肾气虚

答案：A　　考点：虚劳肺气虚证的辨证

解析：虚劳是多个脏腑，多种因素的虚损。肺主气，主宣发，肺气虚，故气短，声低；肺卫气虚，卫表不固，故自汗，时寒时热，易于感冒。证属肺气虚。故选择A。

6. 虚劳患者，口干唇燥，不思饮食，大便燥结，甚则干呕，呃逆，面色潮红，舌红干少苔，脉细数。其证候是

A. 肺阴虚　　B. 脾胃阴虚
C. 肝阴虚　　D. 肾阴虚
E. 心阴虚

答案：B　　考点：虚劳脾胃阴虚的辨证

解析：虚劳，口干唇燥，不思饮食，大便燥结，甚则干呕，呃逆，面色潮红，舌红干少苔，脉细数，证属脾胃阴虚，应用益胃汤养阴和胃。故选择B。

［B 型题］

（7～8 题共用备选答案）

A. 附子理中丸　　B. 济生肾气丸
C. 都气丸　　D. 左归丸
E. 右归丸

7. 治疗虚劳脾阳虚证，应首选

答案：A

8. 治疗虚劳肾阴虚证，应首选

答案：D　　考点：虚劳各型的治疗

解析：虚劳脾阳虚温阳健脾，用附子理中丸。肾阳不足，水湿内停用济生肾气丸。肾不纳气用都气丸。肾阴虚用左归丸，肾阳虚用右归丸，左阴右阳。故7题选择A，8题选择D。

［A3 型题］

（9～11 题共用题干）

患者，女，35岁。近来自觉心悸怔忡，健忘，失眠，多梦，面色不华，舌质淡红，苔少脉细。

9. 其辨证是

A. 肝血虚证　　B. 心血虚证
C. 心气虚证　　D. 心阴虚证
E. 心阳虚证

答案：B

10. 其治法是

A. 益气养心　　B. 养血宁心
C. 补血养肝　　D. 滋阴养心
E. 益气温阳

答案：B

11. 其治疗应首选的方剂是

A. 养心汤　　B. 七福饮
C. 天王补心丹　　D. 保元汤
E. 四物汤

答案：A　　考点：心血虚辨证治疗

解析：考生对该类题的解答，关键是抓主症，辨证候，该题关键要对气血阴阳虚的特点掌握，同时要掌握不同脏的虚的症状特点，面色不华，舌质淡红，苔少脉细为血虚的特点，心悸、失眠、多梦说明病位在心，故9题选B；明确了辨证后，其治法及治疗则需要通过记忆掌握，心血虚治疗需养血宁心，方用养心汤，故10题选B，11题选A。

细目八　癌　病

【考点透视】

熟悉癌病的病因病机、诊断与鉴别诊断以及各种癌病的证治分类。

［A1 型题］

1. 癌病的基本病理变化不包括

A. 疫毒入脏腑　　B. 正气内虚
C. 血瘀　　D. 气滞
E. 痰结

答案：A　　考点：癌病的病机

解析：癌病的基本病理变化为正气内虚、气滞、血瘀、痰结、湿聚、热毒等相互纠结，日久积滞而成有形之块。故选A。

2. 治疗癌病气郁痰瘀证宜选用的方剂是

A. 血府逐瘀汤
B. 犀角地黄汤
C. 越鞠丸合化积丸
D. 柴胡舒肝散
E. 半夏厚朴汤

答案：C　　考点：癌病气郁痰瘀证的治疗

解析：癌病气郁痰瘀证是由气机郁滞，痰瘀交阻所致，治以行气解郁，化痰祛瘀，方用越鞠丸合化积丸加减。故选择C。

细目九　厥　证

【考点透视】

1. 熟悉厥证的病因病机。

2. 熟悉气厥实证、虚证的主症、治法、方药，了解血厥的治法、方药。

［A1 型题］

1. 下列除哪项外，均是厥证的病因

A. 情志内伤　　B. 体虚劳倦
C. 亡血失津　　D. 饮食不节
E. 感受暑热

答案：E　　考点：厥证的病因

解析：厥证的基本病机是气机逆乱，升降失常，阴阳之气不相顺接。病位较深，病因多直接损伤内脏。E为外感，不是内伤。故选择E。

2. 气厥实证反复发作的原因，常是

A. 精神刺激　B. 头部外伤
C. 嗜食肥甘　D. 思虑过度
E. 先天禀赋

答案：A　考点：气厥的常见诱因

解析：气厥的常见诱因是情志异常，精神刺激。故选择A。

3. 厥证的基本病机是

A. 气虚下陷，清阳不升
B. 气机逆乱，升降乖戾
C. 痰随气升，上蒙清窍
D. 失血过多，气随血脱
E. 气血凝滞，脉络瘀阻

答案：B　考点：厥证的基本病机

解析：厥证是由阴阳失调，气机逆乱所引起，以突然昏倒，不省人事，四肢厥冷为主要表现的一种病证。厥证的病因可以有气虚下陷，清阳不升，痰随气升，上蒙清窍，失血过多，气随血脱，气血凝滞，脉络瘀阻，但是最终都引起气机逆乱，升降失常，阴阳之气不相顺接而致。故排除A、C、D、E，选择B。

4. 治疗气厥虚证，宜选用

A. 安宫牛黄丸
B. 补中益气汤
C. 四味回阳饮
D. 四君子汤
E. 通瘀煎

答案：C　考点：气厥虚证的治疗

解析：厥证病机为气机逆乱，病情危急，当及时救治，醒神回厥为首要职责。气厥为内伤七情诱发，实证用通关散合五磨饮子，虚证用益气回阳的四味回阳汤。血厥实证用羚角钩藤汤或通瘀煎，虚证用人参养荣汤。补中益气汤和四君子汤药性平缓，用于厥证危急状况力量不够。故选择C。

［B 型题］

（5～6 题共用备选答案）

A. 气厥实证　B. 气厥虚证
C. 血厥实证　D. 血厥虚证
E. 痰厥

5. 以呼吸气粗，口噤拳握为特点的厥证，证属

答案：A

6. 以呼吸微弱，汗出肢冷为特征的厥证，证属

答案：B　考点：厥证的分型特点

解析：气厥只有气机逆乱，实证特点是口噤握拳，呼吸气粗，虚证特点是面白肢冷，呼吸微弱。血厥还有血菀于上，实证表现为面赤唇紫，头晕胀痛，虚证表现为口唇不华，四肢震颤。痰厥还有痰浊阻滞之象。故5题选择A，6题选择B。

第八单元　肢体经络病证

细目一　痹　证

【考点透视】

1. 掌握风寒湿痹中行痹、痛痹、着痹的主症、治法、方药。

2. 熟悉痹证其他证型的治法、方药。

［A1 型题］

1. 下列各项，属着痹特点的是

A. 疼痛游走不定
B. 痛势较剧，痛有定处
C. 关节酸痛、重着、漫肿
D. 关节肿胀局限，见皮下结节
E. 关节肿胀僵硬，疼痛不移

答案：C　考点：着痹的特点

解析：痹证分热痹、着痹、行痹、痛痹4种。分别以热、湿、风、寒为主要病邪。着痹以湿为重，湿性重着，特点是关节酸痛、重着、漫肿。

2. 治疗行痹，应首选

A. 乌头汤　B. 薏苡仁汤
C. 防风汤　D. 宣痹汤
E. 白虎加桂枝汤

答案：C　考点：行痹的治疗

解析：乌头汤温经散寒，祛风除湿，侧重温阳，用于寒重的痛痹，排除A；薏苡仁汤除湿通络，祛风散寒，侧重祛湿，用于湿重的着痹，排除B；防风汤祛风通络，散寒除湿，侧重祛风，用于风重的行痹，故选择C；宣痹汤清热利湿，通络止痛，用于湿热蕴于经络的湿热痹证，排除D；白虎加桂枝汤清热通络，祛风除湿，用于热痹，排除E。

［A2 型题］

3. 行痹患者，关节疼痛，以肩、肘等上肢关节为甚。治疗应加用

A. 杜仲、桑寄生、巴戟天
B. 独活、牛膝、防己、萆薢
C. 羌活、白芷、威灵仙、姜黄
D. 川乌、草乌
E. 白花蛇、乌梢蛇

答案：C　**考点：行痹治疗的加减用药**

解析：选项A，治疗行痹以腰背酸痛为主者；选项B、D、E，治疗关节肿胀、疼痛为主；若行痹，关节疼痛，以肩、肘等上肢关节为甚，加羌活、白芷、威灵仙、姜黄，祛风通络，引药上行。故选择C。

4. 患者肢体关节疼痛较剧，痛有定处，得热痛减，遇寒痛增，疼痛局部皮色不红，触之不热，舌苔薄白，脉弦紧。治疗应首选

A. 独活寄生汤　B. 蠲痹汤
C. 薏苡仁汤　D. 乌头汤
E. 白虎加桂枝汤

答案：D　**考点：痛痹的治疗**

解析：痛痹为感受风寒湿邪，寒性偏盛，凝滞收引，痹阻血脉，故肢体关节疼痛较剧，痛有定处，主为寒邪，故得热痛减气血流畅，遇寒收引痛增。治宜温经散寒，祛风除湿，用乌头汤。故选择D。

[B 型题]

（5～6题共用备选答案）

A. 关节疼痛，局部灼热红肿
B. 肢体关节重着、酸痛，或肿胀
C. 关节酸痛，游走不定，屈伸不利
D. 关节肿痛，屈伸不利，周围结节，皮肤瘀斑
E. 关节疼痛较剧，痛有定处，得热痛减，遇寒痛增

5. 行痹的主要症状是

答案：C

6. 着痹的主要症状是

答案：B　**考点：痹证的辨证分型鉴别要点**

解析：痹证分热痹、着痹、行痹、痛痹4种。分别以热、湿、风、寒为主要病邪。选项A见于热痹，选项B见于着痹，选项C见于行痹，选项D见于尪痹，选项E见于痛痹，尪痹为痹证晚期出现关节变形的重症。故5题选择C，6题选择B。

细目二　痿　证

【考点透视】

1. 理解"治痿独取阳明"的含义。

2. 熟悉痿证各证型的主症、治法、方药，尤其是湿热浸淫证与脾胃虚弱证。

[A1 型题]

1. 治疗痿证肝肾亏损证，应首选

A. 虎潜丸　B. 圣愈汤
C. 鹿角胶丸　D. 补血荣筋丸
E. 宣痹汤

答案：A　**考点：痿证肝肾亏损证的治疗**

解析：痿证日久，多累及肝肾，阴虚生内热，故肝肾亏损宜滋补肝肾，滋阴清热，用虎潜丸最合适，故选择A。圣愈汤偏于补气血；鹿角胶丸用于久病阴损及阳；补血荣筋丸治肝衰筋缓；宣痹汤治风湿热痹。

[A2 型题]

2. 患者肢体痿软，身体困重，足胫热气上腾，发热，胸痞脘闷，舌苔黄腻，脉滑数。其治法是

A. 清热润燥，养肺生津
B. 清热利湿，通利筋脉
C. 泻南补北，滋阴清热
D. 补益肝肾，清热滋阴
E. 补益脾气，健运升清

答案：B　**考点：痿证湿热浸淫证的治法**

解析：湿热浸淫，气血阻滞，故肢体痿软，身体困重，胸痞脘闷，湿热蕴蒸，气机不化，故足胫热气上腾，发热。治宜清热利湿，通利筋脉，故选择B。选项A用于肺热津伤；选项C用于心肾不交；选项D用于肝肾亏损；选项E用于脾胃亏虚。

3. 患者，男，40岁。肢体软弱无力，渐进加重，食少便溏，腹胀，神疲乏力，舌苔薄白，脉细。治疗应首选

A. 泻白散　B. 杏苏散
C. 参苓白术散　D. 清燥救肺汤
E. 沙参麦冬汤

答案：C　**考点：痿证脾胃虚弱证的治疗**

解析：脾胃虚弱，气血化源不充，肢体筋脉失于所养，故肢体软弱无力，渐进加重；脾虚不运，故食少便溏、腹胀、神疲乏力。治宜补脾益气，健运升清。用参苓白术散。故选择C。肺热咳喘用泻白散；凉燥犯肺用杏苏散；肺热津伤用清燥救肺汤、沙参麦冬汤。

细目三　颤　证

【考点透视】

熟悉颤证的诊断依据、主要证候、治法、方药。

[A2 型题]

1. 王某，女性，76岁。头摇不止，肢麻震颤，头晕目眩，胸脘痞闷，口苦口黏，舌体胖大，有齿痕，舌质红，舌苔黄腻，脉弦滑数。治疗此病证首选的方剂是

A. 黄连温胆汤
B. 地黄饮子
C. 龟鹿二仙膏合大定风珠
D. 天麻钩藤饮合镇肝熄风汤

E. 导痰汤合羚角钩藤汤

答案：E　　考点：颤证痰热风动证的治疗

解析：首先从题干中“头摇不止，肢麻震颤”可诊断此患者为颤证，另从胸脘痞闷、口苦口黏、舌苔黄腻可知患者证属痰热，属于颤证的痰热风动证，治疗代表方为导痰汤合羚角钩藤汤。故选 E。

细目四　腰　痛

【考点透视】

1. 掌握腰痛的病因病机。

2. 熟悉腰痛各证型的主症特点、治法、方药，尤其是寒湿腰痛与肾虚腰痛。

［A1 型题］

1. 腰痛发病的关键是

A. 寒湿　　B. 湿热
C. 肾虚　　D. 气滞
E. 血瘀

答案：C　　考点：腰痛的常见病因

解析：腰痛的内因是素体虚衰，腰府失养；外因是感受风寒湿热之邪。关键在于肾虚。故选择 C。

2. 治疗湿热腰痛，应首选

A. 甘姜苓术汤　　B. 四妙丸
C. 羌活胜湿汤　　D. 薏苡仁汤
E. 乌头汤

答案：B　　考点：湿热腰痛的治疗

解析：腰痛实证总以祛邪活络为要，湿热者应清热利湿，舒筋通络。用四妙丸最宜。故选择 B。薏苡仁汤重于化湿，清热力不强。其余选项均为温阳的，用于寒证。

3. 治疗肾虚腰痛而偏肾阳虚者，可选用的方剂是

A. 杜仲丸　　B. 右归丸
C. 补髓丹　　D. 虎潜丸
E. 补血荣筋丸

答案：B　　考点：肾虚腰痛的治疗

解析：肾虚腰痛，偏阳虚者用右归丸，偏阴虚者用左归丸。故选择 B。

［A2 型题］

4. 腰痛患者，腰部冷痛重着，转侧不利，静卧痛不减，遇阴雨天疼痛加重，舌苔白腻，脉沉缓。其证候是

A. 寒湿　　B. 风寒
C. 瘀血　　D. 湿热
E. 肾虚

答案：A　　考点：腰痛寒湿证的辨证

解析：腰痛有寒湿、湿热、瘀血、肾虚等。寒湿之邪留着腰部，痹阻经络，气血不畅，故见腰部冷痛重着，转侧不利，静卧痛不减；湿为阴邪，故遇阴雨天疼痛加重。舌脉俱是寒湿留滞之象。故为寒湿。故选择 A。

5. 腰痛患者，腰酸乏力，喜按喜揉，劳则益甚，卧则痛减，反复发作，伴有口燥咽干，手足心热，舌红少苔，脉细数。其证候是

A. 瘀血　　B. 湿热
C. 寒湿　　D. 肾阴虚
E. 肾阳虚

答案：D　　考点：腰痛肾阴虚的辨证

解析：腰痛，见“腰酸乏力，喜按喜揉，劳则益甚，卧则痛减，伴有口燥咽干，手足心热，舌红少苔，脉细数”为肾阴虚表现，应用左归丸滋补肾阴，濡养筋脉。故选择 D。

6. 患者腰部冷痛重着，转侧不利，每逢阴雨天加重，静卧时其痛不减，舌苔白腻，脉沉缓。其治法是

A. 散寒行湿，温经通络
B. 清热利湿，舒筋止痛
C. 活血化瘀，理气止痛
D. 温补肾阳，补虚止痛
E. 滋补肾阴，补虚止痛

答案：A　　考点：寒湿腰痛的治法

解析：由题干论述，可知此为寒湿腰痛证，应用甘姜苓术汤散寒行湿，温经通络。故选择 A。

第七章　中医外科学

第一单元　中医外科疾病的病因病机

【考点透视】

熟悉外来伤害致病与感受特殊之毒致病两种致病因素。

[B 型题]

(1～2 题共用备选答案)

A. 外感六淫邪毒　　B. 外来伤害
C. 情志内伤　　D. 饮食不节
E. 感受特殊之毒

1. 疫疔的致病因素，属

答案：E

2. 乳岩的致病因素，属

答案：C　　考点：外科疾病的病因病机

解析：特殊之毒包括虫毒、蛇毒、疯犬毒、漆毒、药毒、食物毒和疫毒、无名毒。至于肿瘤的发病，更与情志内伤有关。朱丹溪认为乳岩是由于“忧怒郁闷，朝夕积累，脾气消阻，肝气横逆”所致失荣之病。故 1 题选择 E，2 题选择 C。

(3～4 题共用备选答案)

A. 红丝疔　　B. 失荣
C. 漆疮　　D. 水火烫伤
E. 酒渣鼻

3. 其病因属感受特殊之毒的是

答案：C

4. 其病因属外来伤害的是

答案：D　　考点：外科疾病的病因病机

解析：特殊之毒包括虫毒、蛇毒、疯犬毒、漆毒、药毒、食物毒和疫毒、无名毒。某些人由于禀性不耐，接触生漆后而发漆疮。凡跌打损伤、沸水、火焰、冷冻等，都可直接伤害人体，属于外来伤害。故 3 题选择 C，4 题选择 D。

第二单元　中医外科疾病辨证

【考点透视】

熟悉外科疾病的阴阳辨证与局部辨证的内容。

[A1 型题]

1. 痛势急胀，痛无止时，如同鸡啄，按之中软应指。此痛属于

A. 热痛　　B. 气痛
C. 痰痛　　D. 化脓痛
E. 瘀血痛

答案：D　　考点：辨痛

解析：痛是气血凝滞、阻塞不通的反映，考生需注意理解不同性质痛的症状特点。化脓痛的症状特点是痛势急胀，痛无止时，如同鸡啄，按之中软应指，见于疮疡成脓期，故选择 D。

2. 外科疾病辨证的总纲是

A. 脏腑　　B. 经络
C. 气血　　D. 阴阳
E. 局部

答案：D　　考点：外科病辨证总纲

解析：阴阳是八纲辨证中的纲领，欲使外科疾病的辨证正确，首先必须辨清其阴阳属性。故选择 D。

3. 外科辨肿，“肿而皮肉重垂胀急，深则按之如烂棉不起，浅则光亮如水疱，破流黄水”，其成因属

A. 风　　B. 虚
C. 火　　D. 湿
E. 痰

答案：D　　考点：辨肿

解析：湿肿而皮肉重垂胀急，深则按之如烂棉不起，浅则水亮如水疱，搔破流黄水，浸淫皮肤。而容易混淆的 E 是肿势或软如棉，或硬如结核，不红不热。故选择 D。

4. 肿势或软如棉，或硬如馒，形态各异，不红不热。其肿的性质是

A. 热肿　　B. 寒肿
C. 风肿　　D. 痰肿
E. 湿肿

答案：D　　考点：辨肿

解析：痰肿势或软如棉，或硬如结核，不红不热。故选择 D。

5. 辨溃疡，疮面呈翻花或如岩穴属

A. 瘰疬溃疡　　B. 麻风溃疡
C. 梅毒溃疡　　D. 岩性溃疡
E. 流痰溃疡

答案：D　考点：辨溃疡

解析：岩性溃疡，疮面多呈翻花如岩穴，有的在溃疡底部见有珍珠样结节，内有紫黑坏死组织，渗流血水。瘰疬之溃疡，疮口有空腔或伴瘘管，疮面肉色不鲜，脓水清稀，并夹有败絮状物。附骨疽、流痰之溃疡，疮口呈凹陷形，常伴瘘管形成。麻风溃疡呈穿凿形，常可深及骨部。梅毒性溃疡，其边缘削直而如凿成或略微内凹，基底高低不平。故选择D。

6. 下列各项，不属确认成脓方法的是

A. 按触法　　B. 推拿法
C. 穿刺法　　D. 透光法
E. 点压法

答案：B　考点：辨脓

解析：按触法、穿刺法、点压法、透光法属于辨脓的方法，而推拿法则属于禁忌证。故选择B。

［A2 型题］

7. 患者，女，18 岁。两小腿皮肤炎症在急性阶段，大量渗液且红肿，舌红苔黄腻。其证候是

A. 血热　　B. 湿热内蕴
C. 火毒炽盛　　D. 风热
E. 血虚肝旺

答案：B　考点：外科疾病辨证

解析：考生在辨证时关键抓特征信息，患者皮损在急性阶段，大量渗液且红肿，舌红苔黄腻，提示患者为湿热内蕴所致，故选B。

［B 型题］

（8～9 题共用备选答案）

A. 热　　B. 寒
C. 风　　D. 气
E. 虚

8. 疼痛而皮色不红、不热，得暖则痛缓。其痛的原因是

答案：B

9. 攻痛无常，时感抽掣，喜缓怒甚。其痛的原因是

答案：D　考点：辨痛

解析：寒痛皮色不红，不热，酸痛，得温则痛缓。气痛攻痛无常，时感抽掣，喜缓怒甚。故8题选择B，9题选择D。

第三单元　中医外科疾病治法

【考点透视】

1. 熟悉消、托、补三大法则以及清热法、温通法、祛痰法、和营法、内托法的应用。

2. 熟悉外治法的适应证及用法。

［A1 型题］

1. 中医外科内治法的总则是

A. 温、托、补　　B. 清、消、补
C. 清、补、托　　D. 消、通、补
E. 消、托、补

答案：E　考点：中医外科内治法

解析：消、托、补 3 个大法是治疗外科疾病的 3 个总则。故选择E。

2. 温通法治疗中医外科疾病的代表方是

A. 二陈汤　　B. 阳和汤
C. 二母散　　D. 香贝养营汤
E. 托里消毒散

答案：B　考点：中医外科疾病治法

解析：温通法是大纲新增内容，是指用温经通络、散寒化痰的药物以驱散阴寒凝滞之邪，为治疗寒证的主要法则。代表方剂温经通阳方如阳和汤，温经散寒方如独活寄生汤。故选择B。

3. 调制箍围药，取其清凉解毒作用的，应选用

A. 醋　　B. 葱
C. 鸡子清　　D. 麻油
E. 丝瓜叶汁

答案：E　考点：箍围药

解析：以醋调者，取其散瘀解毒；以酒调者，取其助行药力；以葱、姜、韭、蒜捣汁调者，取其辛香散邪；以菊花汁、丝瓜叶汁、银花露调者，取其清凉解毒，而其中用丝瓜叶汁调制的玉露散治疗暑天疖肿效果较好；以鸡子清调者，取其缓和刺激；以油类调者，取其润泽肌肤。故选择E。

4. 下列切开法的注意事项中，错误的是

A. 在关节部位，宜谨慎开刀，切口应越过关节
B. 血瘤、岩肿不宜切开
C. 患者体弱应先内服调补药，然后开刀
D. 面部疔疮，尤其是口鼻部位，忌早期开刀
E. 进刀时，刀头要求向上挑取，不宜向下割划

答案：A　考点：手术治法

解析：在关节和筋脉的部位宜谨慎开刀，不应越过关节以免损伤筋脉，致使关节不利。如患者过于体弱，应先内服调补药物，然后开切，以免晕厥。凡颜面疔疮，尤其在鼻唇部位，忌早期切开，以免疔毒走散，并发走黄危证。故选择A。

5. 下列关于切开法切开方向的叙述，错误的是

A. 一般疮疡，宜循经直开，刀头向上
B. 乳部宜放射形切开
C. 面部脓肿沿皮肤纹理切开
D. 手指脓肿，最好从正面切开，免伤屈伸功能

E. 关节附近宜用横切口

答案：D　　考点：手术治法

解析：一般疮疡宜循经直开，刀头向上，免伤血络；乳房部应以乳头为中心，放射形切开，免伤乳囊；面部脓肿应尽量沿皮肤的自然纹理切开；手指脓肿，应从侧方切开；关节区附近的脓肿，切口尽量避免损坏关节。故选择D。

6. 下列各项中，需用砭镰法治疗的是

A. 托盘疔　　B. 颜面部疔

C. 红丝疔　　D. 蛇眼疔

E. 蛀节疔

答案：C　　考点：砭镰法

解析：砭镰法适用于急性阳证疮疡，如丹毒、红丝疔等。故选择C。

7. 适用于溃疡脓出不畅的外治法是

A. 腐蚀法　　B. 垫棉法

C. 切开法　　D. 挂线法

E. 结扎法

答案：B　　考点：垫棉法

解析：垫棉法适应证适用于溃疡脓出不畅有袋脓者；或创口窦道形成脓水不易排尽者；或溃疡脓腐已尽，新肉已生，但皮肉一时不能粘合者。故选择B。

8. 下列各项，不属溻渍法适应证的是

A. 阳证疮疡初起　　B. 阴证疮疡

C. 美容　　D. 保健

E. 创面干燥，僵而不敛

答案：E　　考点：溻渍法

解析：溻渍法适用于疮疡溃后脓水淋沥或腐肉不脱，皮肤病瘙痒、脱屑，内、外痔的肿胀疼痛等。故选择E。

［A2 型题］

9. 患者，男，23岁。右前臂内侧有红丝一条，向上走窜，停于肘部。用砭镰疗法的操作要点是

A. 沿红线两头，针刺出血

B. 梅花针沿红线叩刺，微微出血

C. 用三棱针沿红线寸寸挑断，并微微出血

D. 用三棱针点刺出血

E. 梅花针沿红线打刺，微微出血，并加神灯照法

答案：C　　考点：砭镰法

解析：砭镰法的操作要点是用三棱针沿红线寸寸挑断，并微微出血。故选择C。

［B 型题］

（10～11题共用备选答案）

A. 五味消毒饮　　B. 仙方活命饮

C. 黄连解毒汤　　D. 犀角地黄汤

E. 清骨散

10. 疮疡内治，清气分热之常用方剂是

答案：C

11. 疮疡内治，清血分热之常用方剂是

答案：D　　考点：中医外科内治法

解析：热在气分者，当清热泻火；邪入营血者，当清热凉血。清热泻火方，如黄连解毒汤；清热凉血方，如犀角地黄汤、清营汤。故10题选择C，11题选择D。

第四单元　疮　疡

【考点透视】

本单元出题点多，题型、考点均较分散，复习时需要掌握每种疾病的特点、病因病机和治疗，尤其是疖、疔、痈、有头疽、丹毒、走黄与内陷等的内容。

细目一　疖

［A1 型题］

1. 下列哪项不是疖病的临床特点

A. 好发于项后发际部、臀部

B. 好发于冬、春季节

C. 好发于消渴患者

D. 可发生于身体各处

E. 此愈彼起，日久不愈，反复发作

答案：B　　考点：疖的临床特点

解析：疖是一种生于皮肤浅表的急性化脓性疾患，随处可生，小儿、青年多见本病多发于发际、背部、臀部，但有因治疗或护理不当形成“蝼蛄疖”，或反复发作、日久不愈的“多发性疖病”，则不易治愈。消渴病患者或脾虚便溏患者，病久后气阴双亏，容易感染邪毒，而致多发性疖病。发病无明显季节性。故选择B。

细目二　疔

［A1 型题］

1. 下列各项，不属于疔疮走黄原因的是

A. 麻痘余毒未清　　B. 误食辛热之品

C. 早期失治　　D. 挤压碰撞

E. 过早切开

答案：A　　考点：疔疮走黄的原因

解析：B、C、D、E都是走黄的原因，故选择A。

2. 下列疔疮，容易损筋伤骨的是

A. 烂疔　　B. 红丝疔

C. 颜面疔　　D. 疫疔

E. 手足疔

答案：E　　考点：手足疔的特点

解析：手足部疔疮是指发生于手足部的急性化脓性疾患，本病若治疗失误，容易损伤筋骨，继而影响手足功能。故选择 E。

[A2 型题]

3. 患者，男，38 岁。左颧面部疔疮，根深坚硬，形如钉丁状，红肿灼痛，伴发热、恶寒、头痛等全身症状，舌红苔腻，脉滑数。其治法是

A. 清热消肿　　B. 和营消肿
C. 清热凉血　　D. 清热解毒
E. 和营托毒

答案：D　　考点：疔疮的治疗

解析：本病总以火热之毒为患，感受火热之邪，热毒蕴于肌肤，以致营卫不和，经络阻隔，气血凝滞；气不通则肿，血不通则痛；火为阳邪，性热而色赤，故皮色红而灼热；毒邪炽盛，与正气相搏，故首先要清热解毒。故选择 D。

4. 患者，女，50 岁。5 天前左足第三、四趾缝足癣水疱溃破，次日局部红肿疼痛，并见红线一条向上走窜至小腿中段，边界清晰，伴有发热，左胯腹部淋巴结肿痛。其诊断是

A. 流火　　B. 流注
C. 青蛇毒　　D. 蛇串疮
E. 红丝疔

答案：E　　考点：红丝疔的诊断

解析：根据症状"部红肿疼痛，并见红线一条向上走窜至小腿中段，边界清晰，伴有发热，左胯腹部淋巴结肿痛"可以判断为红丝疔。故选择 E。

5. 患者，男，27 岁。左眉上出现一坚硬肿块，约 1cm × 1cm，中有一粟粒样脓头，坚硬根深，如钉丁之状，疼痛剧烈，左上眼睑肿胀明显，不能睁眼，伴发热头痛，其诊断是

A. 痈　　B. 发
C. 疖　　D. 疔疮
E. 有头疽

答案：D　　考点：疔疮的诊断

解析：疔疮其特征是疮形如粟，坚硬根深，状如钉丁。故选择 D。

6. 患者，女，43 岁。左手中指末节红肿 10 天，疼痛剧烈，呈跳痛，患指下垂时更为明显，局部不可碰触。透光验脓法提示有脓。切开排脓时应选择

A. 沿甲旁挑开引流
B. 在手指侧面作横形切口，以利引流
C. 在手指背面作一切口，并拔除指甲
D. 在指掌侧面作一纵形切口，必要时可贯穿指端到对侧
E. 在手指掌侧面作一纵形切口，并延伸到下一关节，以利引流

答案：D　　考点：疔疮的外治

解析：手指脓肿，应从侧方切开。再根据症状作纵形切口。故选择 D。

7. 患者，女，28 岁。右口角疔疮 2 天，根深坚硬，形如钉丁状，焮热红肿，疼痛，张口不便，伴恶寒发热，舌苔腻，脉滑数。治疗应首选

A. 五味消毒饮　　B. 清暑汤
C. 防风通圣散　　D. 普济消毒饮
E. 银翘散

答案：A　　考点：疔疮的内治

解析：生在口角的，叫作锁口疔，感受火热之邪，热毒蕴于肌肤，以致营卫不和，经络阻隔，气血凝滞；气不通则肿，血不通则痛；火为阳邪，性热而色赤，故皮色红而灼热；毒邪炽盛，与正气相搏，属于热毒蕴结。故应清热解毒，用五味消毒饮。故选择 A。

[B 型题]

（8～9 题共用备选答案）

A. 痈　　B. 瘰疬
C. 流痰　　D. 有头疽
E. 红丝疔

8. 易发生内陷的疾病是

答案：D

9. 可发生走黄的疾病是

答案：E　　考点：疽和红丝疔的变证

解析：红丝疔若处理不当，发于颜面者易引起走黄危证而危及生命。易发生内陷的疾病是有头疽，老年患者多发，尤其是消渴病患者多见，易出现内陷之证。故 8 题选择 D，9 题选择 E。

（10～11 题共用备选答案）

A. 红丝疔　　B. 蛇头疔
C. 蛇眼疔　　D. 托盘疔
E. 蛇肚疔

10. 生于指端的疔疮称为

答案：B

11. 生于指腹部的疔疮称为

答案：E　　考点：不同部位的疔疮

解析：生于指甲一端边缘近端处的为蛇眼疔，生于四肢的为红丝疔，生于指端的为蛇头疔，生于指腹部的为蛇肚疔，生于整个手掌的为托盘疔。故 10 题选择 B，11 题选择 E。

细目三　痈与发

[A1 型题]

1. 下列不属于痈的特点的是

A. 易肿　　B. 易脓
C. 易敛　　D. 易溃
E. 易走黄

答案：E　　考点：痈的特点

解析：A、B、C、D 都属于痈的特点，E 属于疔的特点。故选择 E。

[A2 型题]

2. 患儿，男，5 岁。右颌下肿痛 3 天，灼热，皮色微红，伴恶寒发热，纳呆，舌红苔薄黄，脉滑数。其诊断是

A. 脊核　　B. 颈痈
C. 烂疔　　D. 流注
E. 红丝疔

答案：B　　考点：颈痈的诊断

解析：颈痈常生于颈部两侧，但颌下、耳后、颏下等处也可发生。烂疔好发于四肢暴露部位，流注发于肌肉深部。E 选项更容易排除，故选择 B。

3. 患者，女，24 岁。患腿痈 1 周，溃腐 3 天，脓腐稠厚且多，不易脱落。外用掺药应首选

A. 青黛散　　B. 八二丹
C. 红灵丹　　D. 八宝丹
E. 三石散

答案：B　　考点：痈的外治

解析：脓腐稠厚且多，不易脱落，病情比较严重，其他都是适用于早期比较轻的病证。故选择 B。

4. 患儿，女，7 岁。结喉处红肿绕喉，根盘散漫，肿势延及颈部两侧，按之中软，有应指感，治疗应首选

A. 内服普济消毒饮
B. 外治以菊花汁调制玉露散箍围束毒
C. 半流质饮食
D. 切开排脓
E. 药线引流

答案：D　　考点：锁喉痈的外治

解析：痈之大者名发。说明发的病变范围较痈为大，生于结喉处的，称为锁喉痈。根据题干提示脓已成了则需要切开排脓。其他的都是辅助疗法或早期的适应证。故选择 D。

5. 患者，女，32 岁。左臀部出现硬结，红热不显，有触痛，步行不便，有患部肌内注射史。应首先考虑的是

A. 无头疽　　B. 有头疽
C. 臀痈　　D. 疔
E. 肉瘤

答案：C　　考点：臀痈的诊断

解析：患者要掌握各种疾病的特点。无头疽是发于筋骨之间或肌肤深处的阴性溃疡；有头疽生于肌肤间，初起皮肤有粟粒样脓头；疔疮好发于面部和指端，形小根深。肉瘤是由脂肪组织过度增生而形成的良性肿瘤，软似棉，肿似馒。臀痈是发于臀部肌肉丰厚处范围较大的急性化脓性疾病，发病前常有臀部糜烂损伤史或臀部肌肉注射史，故选 C。

细目四　有头疽

[A1 型题]

1. 有头疽切开引流常作

A. 对口引流　　B. 一字形切口
C. 十字形切口　　D. 梭形切口
E. S 型切口

答案：C　　考点：有头疽的治疗

解析：按疮形大小采用“十”字、双“十”字。故选择 C。

[A2 型题]

2. 患者，男，50 岁。1 周前项后发际处突发一肿块，红肿热痛，渐渐加剧，其后出现多个粟米样脓头，部分溃破溢脓。其治法是

A. 凉血祛风，行瘀通络
B. 凉血清热，解毒利湿
C. 和营托毒，清热利湿
D. 清热解毒，活血通络
E. 养阴清热，托毒透邪

答案：C　　考点：有头疽的治疗

解析：根据本题题干可判断为有头疽之火毒蕴滞，治法：清热利湿，和营托毒。故选择 C。其他都不属于有头疽的治疗范畴，故不考虑。

3. 患者，男，40 岁。有消渴病史。项后发际处多个红色结块，灼热疼痛，溃脓后愈合，但不久又发，经年难愈。其诊断是

A. 痈　　B. 疔疮
C. 暑疖　　D. 疖病
E. 有头疽

答案：E　　考点：有头疽的诊断

解析：有头疽是发生在皮肤肌肉间的急性化脓性疾病。其特点是局部初起皮肤上即有粟粒样脓头，焮热红肿疼痛，易向深部及周围发生扩散，脓头亦相继增多，溃烂之后状如蜂窝。以中老年患者多发，尤其是消渴病患者多见，易出现内陷之证。故选择E。

4. 患者，男，48岁。背部生疮，初起肿块上有一粟粒样脓头，抓破后局部肿痛加剧，色红灼热，脓头相继增多，溃后如蜂窝状，伴有寒热头痛，纳呆，便秘，溲赤，舌质红，苔黄，脉弦数。其诊断是

A. 疔　B. 疱
C. 有头疽　D. 发
E. 痈

答案：C　考点：有头疽的诊断

解析：有头疽初期患处起一肿块，上有粟粒样脓头，肿块渐向四周扩大，脓头增多，色红灼热，高肿疼痛。伴发热恶寒、头痛纳差。溃脓期肿块进一步增大，疮面渐渐腐烂，形似蜂窝，肿块范围常超过10cm，甚至大于30cm。伴壮热、口渴、便秘、溲赤等。收口期脓腐渐尽，新肉开始生长，逐渐愈合。故选择C。

5. 患者，男，78岁。患背部有头疽月余，局部疮形平塌，根盘散漫，疮色紫滞，溃后脓水稀少，伴有唇燥口干，便艰溲短，舌质红，脉细数。内治应首选

A. 仙方活命饮　B. 竹叶黄芪汤
C. 托里消毒散　D. 知柏地黄汤
E. 清骨散

答案：B　考点：有头疽的治疗

解析：阴液亏虚，虚火内生，复感湿热毒邪，阴虚无水制火热之邪，而使毒蕴更甚，故疮色紫滞，疼痛剧烈；毒甚走散，故疮脚散漫，疮形平塌；阴液不足，无以化脓，故属于阴虚火炽。治法：滋阴生津，清热解毒。方药：竹叶黄芪汤加减，故选择B。

6. 患者，男，40岁。背部有一圆形块物，中央有一黑头，近1周局部结块增大，红肿疼痛，按之中软应指，伴有发热，舌红苔黄，脉数。外治应首选

A. 三黄洗剂外搽　B. 手术切除
C. 切开排脓　D. 金黄散水调外敷
E. 青黛散油调外敷

答案：C　考点：有头疽的外治法

解析：由题干可知，患者为有头疽溃疡期脓已成，按之中软应指，宜切开排脓。故选C。

细目五　流　注

[A2 型题]

1. 患者，男，37岁，右侧大腿突然拘挛不适，步履跛行，伴恶寒发热，纳呆倦怠，患侧大腿略内收，不能伸直，妨碍行走。诊断应是

A. 流痰　B. 流注
C. 环跳疽　D. 附骨疽
E. 历节风

答案：B　考点：流注的临床表现

解析：流注是发于肌肉深部的急性化脓性疾病，好发于四肢躯干肌肉丰厚处的深部。题干给出的患者属于髂窝流注，初起患侧突然拘挛不适，步履跛行，2～3日后局部疼痛，大腿向上收缩，略向内收，妨碍行走，故选B。

细目六　丹　毒

[A1 型题]

1. 下列哪项不是丹毒的临床特点

A. 病起缓慢，恶寒发热
B. 局部皮肤焮热肿胀，迅速扩大
C. 局部皮肤忽然变赤
D. 好发于小腿部
E. 容易复发

答案：A　考点：丹毒的特点

解析：丹毒发病急骤，初起往往先有恶寒发热、头痛骨楚、胃纳不香、便秘溲赤等全身症状，好发于小腿，愈后容易复发，常反复发作。局部皮肤焮热肿胀，迅速扩大。故选择A。

2. 丹毒的主要病因病机是

A. 风温夹痰凝结经络
B. 风温湿热蕴结肌肤
C. 外邪侵犯，血分有热，郁于肌肤
D. 经络阻塞，气血凝滞
E. 暑湿热毒流注肌间

答案：C　考点：丹毒的病因病机

解析：由于素体血分有热，外受火毒，热毒蕴结，郁阻肌肤而发。故选择C。

[A2 型题]

3. 患者，男，50岁。右颜面部红肿疼痛伴发热2天，皮色鲜红，色如涂丹，压之褪色，扪之灼手，边界清楚，触痛明显，大便2日未行。治疗应首选

A. 萆薢渗湿汤加减　B. 五味消毒饮加减
C. 普济消毒饮加减　D. 黄连解毒汤加减
E. 犀角地黄汤加减

答案：C　考点：丹毒的治疗

解析：丹毒如发于颜面与下肢，皮色鲜红，压之褪色，触痛明显，属风热毒蕴证，治宜疏风清热解毒，方用普济消毒饮加减。故选择C。

细目七　走黄与内陷

[A1 型题]

1. 以下哪一项不是疔疮走黄的主要原因

A. 早期失治误治　B. 过早切开
C. 麻痘余毒未清　D. 挤压碰伤

E. 误食辛热之品

答案：C　　考点：疔疮走黄的病因

解析：生疔之后，早期失治，毒势不得控制，或挤压碰伤，过早切开，毒邪扩散，或误食辛热及酒肉鱼腥等发物，或艾灸疮头，更增火毒，均可使疔毒发散，入营入血，内攻脏腑而成。故选 C。

2. 三陷证中之干陷证多发生于

A. 1 候　　B. 2～3 候
C. 4 候　　D. 5 候
E. 6 候

答案：B　　考点：内陷的分类

解析：根据病变的不同阶段，内陷分为三种：发于有头疽 1～2 候毒盛期的火陷，发于 2～3 候溃脓期的干陷，发于 4 候收口期的虚陷。故选 B。

第五单元　乳房疾病

【考点透视】

本单元考点比较集中，重点掌握乳痈、乳岩的特点、临床表现和分型论治。

细目一　概　述

[A1 型题]

1. 正确的乳房检查方法是

A. 以手掌放于乳房上轻轻按摩
B. 四指并拢，用指腹平放于乳房上轻柔按摩
C. 以示指先触到肿物，并仔细区别与周围组织的关系
D. 以示指首先触摸是否有肿物存在，并注意是否活动
E. 以手托起乳房，用另一手仔细触摸

答案：B　　考点：乳房检查

解析：先检查健侧乳房，再检查患侧，以便对比。将手指并拢平放乳房上轻轻按触，切勿用手指去抓捏，否则会将所抓捏的腺体组织错误地认为乳房肿块。以乳头为中心，将乳房分为 4 个象限，依次检查内上→外上→内下→外下。继之，检查乳晕区，注意有无血性液体自乳头溢出，最后触摸腋窝、锁骨下及锁骨上区域淋巴结。故选择 B。

[B 型题]

（2～3 题共用备选答案）

A. 心　　B. 肾
C. 脾　　D. 肝
E. 胃

2. 女子的乳房，属

答案：E

3. 男子的乳房，属

答案：B　　考点：乳房与脏腑的归属关系

解析：男子乳头属肝，乳房属肾；女子乳头属肝，乳房属胃。故乳房疾病与肝、胃二经及肾经、冲任二脉关系最为密切，故 2 题选择 E，3 题选择 B。

细目二　乳　痈

[A1 型题]

1. 乳痈初起，证属肝气不舒，胃热壅滞。内治应首选

A. 逍遥散　　B. 透脓散
C. 四妙汤　　D. 瓜蒌牛蒡汤
E. 牛蒡解肌汤

答案：D　　考点：乳痈的内治

解析：情志内伤，肝气郁结，郁久化热，加之产后恣食厚味，胃内积热，以致肝胃蕴热，气血凝滞，乳络阻塞，不通则痛，故乳房肿胀疼痛有块；毒热内蕴，故患侧乳房皮肤微红；邪热内盛，正邪相争，营卫失和，治法应为疏肝清胃，通乳消肿。方药瓜蒌牛蒡汤，故选择 D。

[A2 型题]

2. 患者，女，28 岁，产后乳房胀痛，位于乳房外上方皮肤焮红，肿块形似鸡卵，压痛明显，按之中软，有波动感，伴壮热口渴。切开引流的部位及切口是

A. 循乳络方向做放射状切口
B. 乳晕旁弧形切口
C. 脓肿处做任意切口
D. 以乳头为中心的弧形切口
E. 于脓肿波动明显处做切口

答案：A　　考点：乳痈的外治

解析：一般采用与乳头方向呈放射状的切口，切口位置选择脓肿稍低的部位，切口长度与脓腔基底的大小一致，使引流通畅不致袋脓，但需避免手术损伤乳络形成乳漏。因为乳腺每一腺叶有单独的腺管（乳管），呈放射状聚向乳头，并分别开口于乳头。故选择 A。

[B 型题]

（3～4 题共用备选答案）

A. 透脓散　　B. 瓜蒌牛蒡汤
C. 龙胆泻肝汤　　D. 四妙汤加味
E. 托里消毒散

3. 治疗乳痈溃后热退身凉，肿痛渐消，应首选

答案：E

4. 治疗乳痈成脓期，应首选

答案：A　　考点：乳痈不同分期的治疗

解析：乳痈溃后热退身凉，肿痛渐消是脓成破溃后，脓毒尽泄，肿痛消减；但若素体本虚，溃后脓毒虽泄，气血俱虚，故收口缓慢；气血虚弱可见面色少华、气血不足之象。宜益气和营托毒，用托里消毒散加减。乳痈成脓期

应该清热解毒，托毒透脓，透脓散加味。故 3 题选择 E，4 题选择 A。

细目三 乳 癖

［A1 型题］

1. 乳癖的特点是

A. 乳块肿痛，皮色微红，按后痛甚
B. 乳块皮肉相连，溃破脓稀薄如痰
C. 大小不等，形态不一，质地不硬
D. 乳块质地较软，月经后缩小
E. 肿块高低不平，质硬，推之不动

答案：C **考点：**乳癖的特点

解析：乳房内发生多个大小不一的肿块，其形态不规则，或圆或扁，质韧，分散于整个乳房，或局限在乳房的一处。与周围组织分界不清，与皮肤和筋膜无粘连，质地中等，推之移动，腋下淋巴结不肿大。故选择 C。

［A2 型题］

2. 患者，女，40 岁。双乳肿胀疼痛，月经前加重，经后减轻，肿块大小不等，形态不一，伴乳头溢液，月经不调，腰酸乏力，舌淡苔白，脉弦细。其证候是

A. 肝郁痰凝　　B. 肝气郁结
C. 冲任失调　　D. 肝郁火旺
E. 肝郁脾虚

答案：C **考点：**乳癖的辨证

解析：冲任失调，上则乳房痰浊凝结，故乳房肿块伴胀痛；下则经水逆乱，故月经周期紊乱，量少色淡，甚或闭经；脾失健运，气血亏虚，故神疲乏力，头晕；冲为血海，隶属肝肾，冲任失调，肝气不舒，故经前加重，经水一行，肝气得舒，故经后缓减；肝肾不足，故腰酸乏力；舌淡、脉沉细为冲任失调之象。故选择 C。

3. 患者，女，40 岁。双乳肿块界限不清，经前乳房胀痛，伴有月经不调，腰酸乏力，舌质淡红，苔白，脉细。治疗应首选

A. 左归丸　　B. 开郁散
C. 逍遥贝蒌散　　D. 二仙汤合四物汤
E. 六味地黄汤

答案：D **考点：**乳癖的治疗

解析：参见本细目第 2 题。本证属冲任失调，应以调摄冲任为主，方用二仙汤合用四物汤。故选择 D。

细目四 乳 岩

［A1 型题］

1. 乳岩的特点是

A. 乳块肿痛，皮色微红，按后痛甚
B. 乳块皮肉相连，溃破脓稀薄
C. 乳块呈卵圆形，表面光滑，推之活动
D. 乳块质地较软，月经后缩小
E. 肿块高低不平，质硬，推之不动

答案：E **考点：**乳岩的特点

解析：乳岩，多发于 40～60 岁的妇女，肿块多为单发，边缘不整齐，活动度差，常与皮肤粘连，质地坚硬，表面高低不平，病情发展迅速，晚期患部皮肤呈典型橘皮样改变，肿块溃破后呈菜花样，时流血水，其味恶臭，同侧腋窝淋巴结肿大坚硬。故选择 E。A 是乳痈的表现，B 是乳痨，C 是乳核的表现，D 是乳癖的临床表现。

［A2 型题］

2. 患者，女，62 岁。已确诊为右乳岩，胸胁胀满，嗳气频频，纳呆懒言，口苦咽干，舌淡苔薄白，脉弦滑。其证候是

A. 肝肾不足　　B. 脾胃不和
C. 肝郁痰凝　　D. 气血两亏
E. 冲任失调

答案：C **考点：**乳岩的辨证

解析：乳岩的病因主要有情志失调、饮食不节、冲任不调，还有经气虚弱的情况。本病例胸胁胀满，嗳气频频，纳呆懒言，口苦咽干，显然是肝郁之象。故选择 C。

3. 张某，女，52 岁。左乳癌晚期，破溃外翻如菜花，疮口渗流血水，面色苍白，动则气短，身体瘦弱，不思饮食，舌淡红，脉沉细无力。其治法是

A. 疏肝解郁　　B. 扶正解毒
C. 调理冲任　　D. 化痰散结
E. 调补气血

答案：E **考点：**乳岩的治疗

解析：本病属于乳岩的晚期，肿块溃疡，气血亏虚，所以会面色苍白，动则气短，身体瘦弱，当前之急需要补益气血，才能抵抗邪气。故选择 E。

第六单元 瘿

【考点透视】

掌握气瘿、肉瘿、瘿痈、石瘿的病因病机、临床特点、辨证论治，考生可通过比较加强记忆。

细目一 气 瘿

［A1 型题］

1. 气瘿的内治法是

A. 疏肝解郁，化痰软坚
B. 化痰软坚，开郁行瘀
C. 益气养阴，软坚散结
D. 疏风清热，化痰散结
E. 疏肝健脾，化痰散结

答案：A　考点：气瘿的治疗

解析：情志不畅，肝郁气滞，脾失健运，水湿停留，聚而为痰，痰气互凝，结于颈前，故颈粗瘿肿；气本无形，怒则气长，喜则气消，故肿胀呈弥漫性而边界不清，遂成本病，治以疏肝解郁，化瘀软坚。选择A。

［A2 型题］

2. 患者，女，19 岁。半月前无意中发现颈部粗大，无异常不适。颈部呈弥漫性肿大，边缘不清，皮色不变，无触痛，并可扪及数个大小不等的结节，随吞咽动作而上下移动。具体诊断是

A. 气瘿　B. 石瘿
C. 肉瘿　D. 瘿痈
E. 颈痈

答案：A　考点：气瘿的诊断

解析：气瘿是颈前漫肿，边缘不清，皮色如常，按之柔软；肉瘿是甲状腺良性肿瘤，边界清楚，质地柔韧无痛，发展缓慢，随吞咽上下移动；瘿痈有急性发病史，甲状腺增大变硬，有压痛，常伴发热、吞咽疼痛等全身症状；石瘿多见于40岁以上患者，多年存在的颈部肿块，突然迅速增大，坚硬如石，表面凹凸不平，随吞咽动作而上下的移动度减少，或固定不移。故选择A。

3. 患者，女，20 岁。结喉两侧弥漫性肿大，边界不清，皮色如常，无疼痛，诊为气瘿。治疗应首选

A. 海藻玉壶汤　B. 四海舒郁丸
C. 柴胡清肝汤　D. 逍遥散
E. 十全流气饮

答案：B　考点：气瘿的治疗

解析：气瘿治宜疏肝理气、解郁消肿，当用四海舒郁丸加减。故选择B。

细目二　肉　瘿

［A2 型题］

1. 患者，女，28 岁，已婚。颈前肿物 10 余年，渐渐增大，皮色如常，无疼痛，可触及肿物表面结节，随吞咽上下移动。其诊断是

A. 肉瘿　B. 石瘿
C. 瘿痈　D. 气瘿
E. 血瘿

答案：A　考点：肉瘿的诊断

解析：参见本单元细目一第2题的解析。故选择A。

2. 患者，女，38 岁。喉结右侧可及 3cm × 3cm × 3cm 肿物，表面光滑，质韧，无压痛，随吞咽上下移动。应首先考虑的是

A. 气瘿　B. 肉瘿
C. 血瘿　D. 石瘿
E. 瘿痈

答案：B　考点：肉瘿的诊断

解析：参见细目一第2题的解析，故选择B。

细目三　瘿　痈

［A1 型题］

1. 下列各项，不属瘿痈特征的是

A. 颈中两侧结块
B. 皮色不变
C. 微有灼热
D. 疼痛牵引至耳后枕部
E. 容易化脓

答案：B　考点：瘿痈的特点

解析：瘿痈是以急性发病，结喉两侧结块、肿胀、色红灼热、疼痛为主要表现的急性炎症性疾病。而B项皮色不变的只有气瘿和石瘿的前期。其他瘿病均有皮色改变。故选择B。

［A2 型题］

2. 患儿，女，6 岁。左颈项结肿疼痛 3 天，皮色未变，肿块如鸡卵大，活动度存在，伴咽喉红肿，恶寒发热，头痛，舌苔薄黄，脉细数。内治应首选

A. 仙方活命饮　B. 牛蒡解肌汤
C. 桑菊饮　D. 五味消毒饮
E. 五神汤

答案：B　考点：瘿痈的辨证治疗

解析：由题干可知，患儿为瘿痈，伴有咽喉红肿，恶寒发热，证属风热痰凝证，治宜疏风清热化痰，方用牛蒡解肌汤。故选B。

细目四　石　瘿

［A1 型题］

1. 石瘿的病因病机是

A. 肝郁胃热，夹痰上壅，气血凝滞，郁滞结喉
B. 情志内伤，肝脾气逆，气血湿痰，凝滞结喉
C. 肝肾不足，肾火郁结，夹痰上攻，凝滞结喉
D. 脾肾阳虚，脾虚不运，津液留聚，凝结颈部
E. 肺脾两亏，津液不布，留聚成痰，凝结颈部

答案：B　考点：石瘿的病因病机

解析：石瘿由于情志内伤，肝气郁结，脾失健运，痰湿内生，气郁痰浊结聚不散，气滞则血瘀，积久瘀凝成毒，气郁、痰浊、瘀毒三者痼结，上逆于颈部而成。故选择B。

［A2 型题］

2. 患者，女，52 岁。颈前结喉右侧肿物 3cm × 3cm × 2cm，质地较硬，表面不光，不能随吞咽而上下移

动，同时伴有局部疼痛，音哑，临床考虑为石瘿。行同位素^{131}I扫描，其结果多是

A. 温结节　B. 热结节
C. 冷结节　D. 无改变
E. 中性结节

答案：C　考点：石瘿的检查

解析：甲状腺同位素^{131}I扫描，多显示为凉结节（或冷结节）。故选择C。

3. 患者，女，48岁。颈前肿物，生长迅速，质地较硬，轻度疼痛，表面不平，推之不动，声音嘶哑，随吞咽活动减弱，同位素^{131}I扫描显示为冷结节，应首选的治疗措施是

A. 中药外敷　B. 中药内服
C. 中药内服、外敷　D. 内服、外敷、熏洗
E. 手术治疗

答案：E　考点：石瘿的治疗

解析：石瘿一经确诊，宜早期施行根治性切除术。其他的都是其术后或术前的辅助疗法，或者保守治疗。故选择E。

4. 患者，女，52岁。肉瘿病史3年。近来颈前肿块突然增大，质地坚硬如石，推之不动。应首先考虑的是

A. 失荣　B. 瘰疬
C. 瘿痈　D. 气瘿
E. 石瘿

答案：E　考点：石瘿的诊断

解析：石瘿是以颈前肿块坚硬如石，推之不移，凹凸不平为主要表现的恶性肿瘤，既往常有肉瘿病史。颈前肿块于初期较小，每被忽视，偶然发觉时肿块即质硬而高低不平。肿块逐渐增大，吞咽时肿块上下移动度减少，晚期常压迫气管、食管、神经，出现呼吸困难、吞咽困难或声音嘶哑。故选择E。

5. 患者，男，40岁。喉结两侧各有1个3cm×2cm×1cm，表面光滑，质地韧，无压痛，随吞咽上下活动的肿物。为明确诊断，应首选的检查方法是

A. 血常规　B. 血气分析
C. 胸颈部X线　D. ^{131}I扫描
E. T_3、T_4

答案：D　考点：石瘿的诊断

解析：喉结两侧随吞咽上下活动的肿物，诊断石瘿的可能性大，为明确诊断，可用同位素^{131}I扫描，或者穿刺及活检。故选D。

第七单元　瘤、岩

【考点透视】

1. 掌握瘤、岩形成的病因病机。
2. 掌握脂瘤、血瘤、肉瘤、失荣的内容。

细目一　脂　瘤

[A1 型题]

1. 脂瘤独有的特征是

A. 数目不等，大小不一，肿形如馒，推之可移
B. 青筋垒垒，盘曲成团，质地柔软，表面青蓝
C. 瘤中心有粗大毛囊孔，可挤出臭味脂浆
D. 瘤体单发，质地硬韧，界限清楚，推之可移
E. 瘤体深隐，质地坚硬，境界清楚，推之不移

答案：C　考点：脂瘤的特征

解析：在肿块表面皮肤常可见针头大开口，略带黑色，挤之有白色分泌物溢出，且有臭气。故选择C。

2. 在肿块触诊中，不属癌性肿块特性的是

A. 高低不平　B. 坚硬如石
C. 推之不能移动　D. 表面与皮肤粘连
E. 表面光滑

答案：E　考点：癌性肿块特性

解析：A、B、C、D项都可以成为癌性肿块的特征，而表面光滑不属于癌性肿块的特性。故选择E。

[A2 型题]

3. 患者，男，48岁。肩背皮肤浅层肿块，与皮肤粘连，瘤体表面中心有黑色粗大毛孔，挤压时有臭脂浆溢出，其诊断是

A. 脂瘤　B. 肉瘤
C. 流痰　D. 血瘤
E. 筋瘤

答案：A　考点：脂瘤的诊断

解析：参见本细目第1题，故选择A。

4. 患者，男，36岁。背部左侧肿物约3年，大小约3cm×3cm×3cm，经常出现红、肿、热、痛等症状。检查后确诊为脂瘤，其简便有效的治疗方法是

A. 中药外敷　B. 中药内服
C. 神灯照法　D. 针刺治疗
E. 手术摘除

答案：E　考点：脂瘤的治疗

解析：手术治疗最有效、最简单的方法是将脂瘤完整切除，其他的都是可以作为辅助治疗的方法，适应于术前或者术后。故选择E。

细目二　血　瘤

[A2 型题]

1. 患者，男，45岁。左上臂内侧有一肿块，呈半球形，暗红色，质地柔软，状如海绵，压之可缩小。

应首先考虑的是

A. 气瘤　　B. 筋瘤
C. 脂瘤　　D. 血瘤
E. 肉瘤

答案：D　　**考点：血瘤的诊断**

解析：血瘤可发生于身体任何部位，但以四肢、躯干、面颈部多见。常在出生后即发现，随着年龄增长而长大，长到某种程度后，可停止进展。瘤体外观呈暗红色或紫蓝色，亦可为正常皮色，小如豆粒，大如拳头，质地柔软，状如海绵，压之可缩小，肢体活动时胀大。故选择 D。

细目三　肉　瘤

[A2 型题]

1. 患者，男，43 岁。左大腿内侧发现肿物 10 年，不疼痛，活动正常。检查：局部皮下可及 1 个 15cm × 10cm × 5cm 大小的肿物，质地软，表面光滑，无压痛及缩小，推之可移。应首选的治疗措施是

A. 内治法　　B. 外治法
C. 手术法　　D. 针刺法
E. 神灯照

答案：C　　**考点：肉瘤的治法**

解析：肉瘤常见于成年人，好发于肩、颈、背、肩胛间、臀部、前臂等处。肿块多为单个，少数患者为多发，大小不一，呈扁平团块状，或分叶状，瘤体质地柔软似棉，外观肿形似馒，用力可以压扁，推之可以移动，与皮肤无粘连，瘤体表面皮肤如常，亦无疼痛。生长缓慢，长到一定程度后可自行停止生长而固定不变，故可判断为肉瘤。其他瘤一般会发生皮肤变化。对单发肉瘤小的可以不处理，但有明显增大趋势，或伴有疼痛，或瘤体较大者，宜行手术切除。故选择 C。

2. 患者，男，46 岁。背部皮下肿块，无疼痛，生长缓慢，呈扁平分叶状，质软活动，界线清楚，皮色如常，与皮肤无粘连。其诊断是

A. 骨瘤　　B. 脂瘤
C. 肉瘤　　D. 气瘤
E. 血瘤

答案：C　　**考点：肉瘤的诊断**

解析：考生需了解几种瘤的特点：骨瘤为骨组织局部性肿大，坚硬如石，紧贴于骨，推之不移；脂瘤常发于头面、颈部、臀部，生长缓慢，软而不硬，皮色淡红，推之可移动，顶端常有稍带黑丝的小口，可挤压出有臭味的豆腐渣状物质；肉瘤瘤体软，推之可移，皮色不变，也无痛感，发展较缓慢；气瘤是皮肤间发生的单个或多个柔软结核，按之凹陷，放手凸起，状若有气，皮色如常或呈褐色斑；血瘤是以病变局部色泽鲜红或暗紫，或局限以柔软肿块，边界不清，触之如海绵状为主要表现的瘤变。故选 C。

细目四　失　荣

[A1 型题]

1. 失荣初期的治法是

A. 益气养荣，疏肝散结
B. 调补气血，化痰散结
C. 解郁化痰，活血散结
D. 益气养阴，疏肝解郁
E. 养血柔肝，化痰散结

答案：C　　**考点：失荣的治疗**

解析：初期：颈部或耳之前后肿块，形如栗子，顶突根深，按之坚硬，推之不移，皮色不变，局部无热及疼痛，全身无明显不适，为肝郁痰凝、阻隔经络所致。故治法宜疏肝解郁，化痰散结。故选择 C。其他都是气血亏虚的中后期治法。

2. 治疗失荣早期气郁痰结证，应首选

A. 和营散坚丸　　B. 柴胡清肝汤
C. 桃红四物汤　　D. 化痰开郁方
E. 二陈汤

答案：D　　**考点：失荣的辨证治疗**

解析：此为肝郁痰凝，阻隔经络所致。故治法宜疏肝解郁，化痰散结。所以应选择化痰开郁方，故选择 D。

第八单元　皮肤及性传播疾病

【考点透视】

熟悉各种皮肤病、性传播疾病的皮损特点。结合病机了解其治法方药。

细目一　热　疮

[A2 型题]

1. 患者，男，68 岁。因感冒伴发口唇成群小水疱，破溃后呈糜烂与结痂，自觉瘙痒，灼热。其治法是

A. 内服黄连解毒汤
B. 内服普济消毒饮
C. 内服五味消毒饮
D. 外搽青吹口散油膏
E. 外搽白玉膏

答案：D　　**考点：热疮的治疗**

解析：本病好发于皮肤黏膜交界处，如口角、唇缘、鼻孔周围和外生殖器等处，若发生在口腔、咽部、眼结膜等处，称黏膜热疮；发生于外生殖器部位，称阴部热疮。皮损以糜烂、结痂为主，或向愈时，以紫金锭磨水，或青吹口散油膏、黄连膏等外搽，内服辛夷清肺饮加减。故选择 D。

细目二　蛇串疮

［A2 型题］

1. 患者，女，58 岁。左侧腰周出现绿豆大水疱，簇集成群，累累如串珠，排列成带状，疼痛较重，舌苔薄黄，脉弦数。其诊断是

A. 接触性皮炎　　B. 药物性皮炎
C. 蛇串疮　　D. 热疮
E. 湿疮

答案：C　　考点：蛇串疮的诊断

解析：蛇串疮是一种皮肤上出现成簇水疱，呈带状分布，痛如火燎的急性疱疹性皮肤病，皮疹多发生于身体一侧，不超过正中线，但有时在患部对侧，亦可出现少数皮疹。皮损好发于腰胁、胸部、头面、颈部，亦可见于四肢、阴部及眼、鼻、口等处。故选择 C。

2. 患者，男，60 岁。腰胁部出现红色成簇丘疹、水疱 3 天，疼痛剧烈，舌红苔薄，脉弦数。应首先考虑的是

A. 瘾疹　　B. 热疮
C. 丹毒　　D. 药毒
E. 蛇串疮

答案：E　　考点：蛇串疮的诊断

解析：参考本细目第 1 题。故选择 E。

细目三　疣

［A2 型题］

1. 患者，女，21 岁。手背部有 5 ~ 6 枚表面光滑的扁平丘疹，如针头到米粒大，呈淡褐色，偶有瘙痒感。其诊断是

A. 传染性软疣　　B. 寻常疣
C. 掌跖疣　　D. 丝状疣
E. 扁平疣

答案：E　　考点：扁平疣的诊断

解析：扁平疣，皮损为表面光滑的扁平丘疹，芝麻至黄豆大小，淡红色、褐色或正常皮肤颜色，数目较多，散在分布，或簇集成群，亦可互相融合，可因搔抓使皮损呈线状排列。丝状疣，皮损为单个细软的丝状突起，呈褐色或淡红色，可自行脱落，不久又可长出新的皮损。一般无自觉症状。掌跖疣，皮损初起为小的发亮丘疹，渐增大，表面粗糙角化，灰黄或污灰色，圆形，中央稍凹，周围绕以增厚的角质环。有明显的压痛，用手挤压则疼痛加剧。传染性软疣，皮损初起为米粒大的半球状丘疹，渐增至绿豆大，中央呈脐窝状凹陷，表面有蜡样光泽。寻常疣，初起为一个针尖至绿豆大的疣状赘生物，呈半球形或多角形，突出表面，色呈灰白或污黄，表面蓬松枯槁，状如花蕊，粗糙而坚硬。故答案选择 E。

2. 患儿，7 岁。两足趾、足背皮肤有 10 余枚隆起赘生物，小者如粟米，大者如黄豆，状如花蕊，表面蓬松枯槁，搔破后易出血。其诊断是

A. 传染性软疣　　B. 丝状疣
C. 寻常疣　　D. 扁平疣
E. 掌跖疣

答案：C　　考点：寻常疣的诊断

解析：参考本细目考题 1 的解析，抓住寻常疣“状如花蕊，表面蓬松枯槁，搔破后易出血”的特点，故选 C。

3. 患者，女，42 岁。颈部皮肤有 7 ~ 8 个细软的丝状突起，呈褐色，自行脱落后又有新的长出。其诊断是

A. 丝状疣　　B. 寻常疣
C. 传染性软疣　　D. 掌跖疣
E. 扁平疣

答案：A　　考点：丝状疣的诊断

解析：参考本细目考题 1 的解析，抓住丝状疣“细软的丝状突起，呈褐色，自行脱落后又有新的长出”的特点，故选 A。

4. 患儿，女，8 岁。手臂部有 10 余枚半球形丘疹，豌豆大，中央有脐凹，表面有蜡样光泽，挑破顶端可挤压出白色奶酪样物质。其诊断是

A. 寻常疣　　B. 传染性软疣
C. 扁平疣　　D. 丝状疣
E. 掌跖疣

答案：B　　考点：传染性软疣的诊断

解析：参考本细目考题 1 的解析，抓住传染性软疣“中央有脐凹，表面有蜡样光泽”的特点，故选 B。

［B 型题］

（5 ~ 6 题共用备选答案）

A. 推疣法　　B. 浸渍法
C. 针挑法　　D. 挖除法
E. 结扎法

5. 寻常疣的外治，应选用

答案：A

6. 传染性软疣的外治，应选用

答案：C　　考点：疣的外治

解析：推疣法用于治疗头大蒂小，明显高出皮面的疣，主要针对寻常疣的外治。传染性软疣主要用敷贴法和挑刺法。故 5 题选择 A，6 题选择 C。

细目四　癣

［A1 型题］

1. 好发于儿童的癣是

A. 白癣、手癣　　B. 黄癣、白癣
C. 体癣、花斑癣　　D. 脚癣、花斑癣

E. 黄癣、体癣

答案：B　考点：癣

解析：肥疮相当于西医学的黄癣，多见于农村，好发于儿童；鹅掌风相当于西医学的手癣，男女老幼均可染病，以成年人多；西医学的足癣多见于成人，儿童少见；西医学的体癣主要见于青壮年及男性，多夏季发病；白秃疮相当于西医学的白癣，多见于儿童，尤以男孩为多；紫白癜风相当于西医学的花斑癣，俗称汗斑，常发于多汗体质的青壮年。故选择B。

[A2 型题]

2. 患者，女，36 岁。两大腿内侧患有钱币形红斑 2 枚，自觉瘙痒，边界清楚，中央有自愈趋向，多在夏季加重。其诊断是

A. 紫白癜风　B. 体癣
C. 多形性红斑　D. 牛皮癣
E. 肥疮

答案：B　考点：体癣的诊断

解析：体癣皮损呈圆形，或多环形，类似钱币状，为边界清楚、中心消退、外周扩张的斑块。四周可有针头大小的红色丘疹及水疱、鳞屑、结痂等。紫白癜风，相当于西医学的花斑癣，俗称汗斑。牛皮癣，皮损好发于颈项、四肢伸侧、尾骶部。肥疮相当于西医学的黄癣。故根据题干选择B。

3. 患者，男，38 岁。两手出现皮下小水疱，疱壁破裂，叠起白皮，中心已愈，四周续起疱疹。诊断为鹅掌风，外治应首选

A. 雄黄膏　B. 皮脂膏
C. 疯油膏　D. 青黛膏
E. 复方土槿皮酊

答案：E　考点：鹅掌风的外治

解析：鹅掌风相当于西医学的手癣。男女老幼均可染病，以成年人多见。多数单侧发病，也可染及双手。以掌心或指缝水疱或掌部皮肤角化脱屑、水疱为皮损特点。本型可选用1号癣药水、2号癣药水或复方土槿皮酊外搽。糜烂型可以皮脂膏或雄黄膏外搽。故选择E。

4. 患者，女，44 岁。右足第三及第四趾缝间潮湿，糜烂，覆以白皮，渗液较多，伴有剧烈瘙痒。诊断为糜烂型脚湿气，外治应首选

A. 1 号癣药水　B. 复方土槿皮酊
C. 青黛膏　D. 雄黄膏
E. 红油膏

答案：D　考点：脚湿气的外治

解析：脚湿气糜烂型可选用 1∶1500 高锰酸钾溶液、3% 硼酸溶液或二矾汤浸泡 15 分钟，次以皮脂膏或雄黄膏外搽。故选择D。

细目五　油　风

[A2 型题]

1. 患者，男，28 岁。突然脱发成片，伴头皮瘙痒，心烦易怒，急躁不安，舌质红，舌苔薄，脉弦。其证候是

A. 气滞血瘀证　B. 肝肾不足证
C. 气血两虚证　D. 血热风燥证
E. 肠胃湿热证

答案：D　考点：油风血热风燥的辨证

解析：油风是一种头发突然发生斑块状脱落的慢性皮肤病。题干"突然脱发成片，伴头皮瘙痒"为风燥之象，"心烦易怒，急躁不安，舌质红"为血热之象。故辨证为血热风燥，治以凉血息风，养阴护发。故选择D。

细目六　疥　疮

[A1 型题]

1. 下列哪项不是疥疮的临床特点

A. 好发于皮肤皱褶部位
B. 皮损初起为针头大小的丘疹或水疱
C. 幼儿可见于面部及头部
D. 全身遍布抓痕、结痂、黑色斑点和脓疱
E. 轻度瘙痒

答案：E　考点：疥疮的特点

解析：本病好发于皮肤细嫩、皱褶部位，常从手指缝开始，1～2 周内可广泛传布至上肢屈侧、肘窝、腋窝前、乳房下、下腹部、臀沟、外生殖器、大腿内上侧等处，偶尔侵犯其他部位，不侵犯头部及面部，但婴幼儿例外。皮损主要为红色丘疹、丘疱疹、小水疱、隧道、结节。结节常见于阴茎、阴囊、少腹等处；水疱常见于指缝；隧道为疥疮的特异性皮损，微微隆起，稍弯曲呈淡灰色或皮色，在隧道末端有个针头大的灰白色或微红的小点，为疥虫隐藏的地方。本病传染性极强，患者常有奇痒。故选择E。

细目七　湿　疮

[A2 型题]

1. 患者全身起皮疹 3 天，躯干潮红，四肢泛发丘疱疹，灼热，瘙痒剧烈，抓破渗水，伴心烦口渴，身热不扬，大便干，小便短赤；舌红，苔黄，脉滑数，其诊断

A. 瘾疹　B. 湿疮
C. 黄水疮　D. 热疮
E. 蛇串疮

答案：B　考点：湿疮的诊断

解析：对该单元的内容，考生重点要能够根据皮损特点诊断相应的疾病。本题干描述患者"四肢泛发丘疱

疹，灼热，瘙痒剧烈，抓破渗水”，符合湿疮的临床特点，该患者有身热不扬、脉滑数的表现，证属湿热蕴肤，故选 B。

细目八　接触性皮炎

[A3 型题]

（1～3 题共用题干）

患者自述有与异物接触史，起病急骤，皮损面积较广泛，其色鲜红肿胀，上有水疱，水疱破后则糜烂渗液，自觉灼热瘙痒，伴发热，口渴，大便干，小便短黄，舌红，苔黄，脉弦滑数。

1. 其诊断是

A. 急性湿疮　　B. 丹毒
C. 药毒　　D. 接触性皮炎
E. 黄水疮

答案：D

2. 其证候是

A. 风热蕴肤证　　B. 湿热毒蕴证
C. 血虚风燥证　　D. 脾虚湿蕴证
E. 肺胃热盛证

答案：B

3. 其治法是

A. 疏风清热止痒
B. 清热祛湿，凉血解毒
C. 养血润燥，祛风止痒
D. 凉血清火，利湿止痒
E. 清热解毒，消肿止痒

答案：B　　考点：接触性皮炎的治疗

解析：从题干知患者有异物接触史，继而发生相应的皮损病变，故可诊断为接触性皮炎，皮损鲜红肿胀，上有水疱，水疱破后则糜烂渗液，自觉灼热瘙痒，伴发热，口渴，大便干，小便短黄，舌红，苔黄，脉弦滑数为湿热毒蕴的表现，治以清热祛湿，凉血解毒，方用龙胆泻肝汤合化斑解毒汤加减。故 1 题选择 D，2 题选择 B，3 题选择 B 。

细目九　药　毒

[A2 型题]

1. 患者，女，21 岁。因喉炎而服用磺胺药物，继见皮肤红斑及血疱，口腔、阴部黏膜糜烂，伴有口干，便秘，溲赤，舌红苔薄，脉细数。诊断为固定性红斑型药疹，内治应首选

A. 消风散
B. 萆薢渗湿汤
C. 犀角地黄汤
D. 清营汤
E. 普济消毒饮

答案：B　　考点：药毒湿毒蕴肤的治疗

解析：由题干知患者证属湿毒蕴肤，宜清热利湿解毒止痒，方药萆薢渗湿汤加减。此为最常见类型，应当牢记。故选择 B。

细目十　瘾　疹

[A2 型题]

1. 患者，女，14 岁。进食海虾后，全身发出瘙痒性风团，突然发生，并迅速消退，不留痕迹，皮疹色赤，遇热则加剧，得冷则减轻，舌苔薄黄，脉浮数。治疗应首选

A. 桂枝汤　　B. 消风散
C. 防风通圣散　　D. 桑菊饮
E. 银翘散

答案：B　　考点：瘾疹风热犯表的治疗

解析：由题干知患者证属风热犯表，治宜疏风清热，方药选用消风散加减。故选择 B。

细目十一　牛皮癣

[A2 型题]

1. 患者，男，27 岁。颈项部皮肤增厚，瘙痒反复发作 1 年余，局部皮肤呈苔藓化。其诊断是

A. 风热疮　　B. 风瘙痒
C. 牛皮癣　　D. 白屑风
E. 慢性湿疮

答案：C　　考点：牛皮癣的诊断

解析：牛皮癣相当于西医的神经性皮炎是一种患部皮肤状如牛项之皮，厚而且坚的慢性瘙痒性皮肤病。因其好发于颈项部，初起多为风湿热之邪阻滞肌肤，或颈项多汗，硬领摩擦等所致。风热疮是一种斑疹色红如玫瑰，脱屑如糠秕的急性自限性皮肤病。慢性湿疮多有急性湿疮的发病过程，皮损以肥厚粗糙为主，伴有出疹、水疱、糜烂、渗出，边界欠清，病变多在四肢屈侧。风瘙痒日久皮肤可出现肥厚、苔藓样变、色素沉着以及湿疹样变。故选择 C。

细目十二　白　疕

[A2 型题]

1. 患者，女，46 岁。半年来头皮、四肢出现皮损，色鲜红，瘙痒，鳞屑增多，有筛状出血点，喜凉怕热，便干尿黄，舌红苔黄，脉滑数。其证候是

A. 血虚肝旺证　　B. 火毒炽盛证
C. 湿热蕴积证　　D. 血热内蕴证
E. 风热证

答案：D　　考点：白疕的辨证

解析：总因营血亏损，化燥生风，肌肤失养所致。风热相搏，伏于营血，发于肌肤，故见皮损鲜红，皮损不断出现，红斑增多，刮去鳞屑可见发亮的薄膜，有点状出血，有同形反应；阳邪耗伤阴津则大便干燥，尿黄；舌红，苔黄，脉滑数为血热之象。故选择 D。

2. 患者，男，33 岁。患白疕，发病较久，皮疹多呈斑片状，颜色淡红，鳞屑减少，干燥皲裂，自觉瘙痒，伴口干，舌质淡红，苔少，脉沉细。其治法是

A. 清热泻火，凉血解毒
B. 清利湿热，解毒通络
C. 活血化瘀，解毒通络
D. 养血滋阴，润肤息风
E. 清热凉血，解毒消斑

答案：D　　考点：白疕的治疗

解析：久病体虚，阴血亏损，肌肤失养，故皮损色淡，鳞屑较多；阴血不足，津亏失润则口干、便干；舌淡红、苔薄白、脉细缓为血虚风燥之象。治则宜养血滋阴，润肤息风。故选择 D。

细目十三　淋　病

[A1 型题]

1. 下列各项，不属淋病特点的是

A. 尿频尿急　　B. 尿道刺痛
C. 尿道溢脓　　D. 排尿困难
E. 腹股沟淋巴结肿大

答案：D　　考点：淋病特点

解析：临床上以尿道刺痛、尿道口排出脓性分泌物为特征，严重时可并发包茎、尿道黏膜外翻，腹股沟淋巴结感染肿大。部分患者可有尿频、尿急、夜尿增多。无排尿困难。所以选择 D。

[A2 型题]

2. 患者，男，28 岁。3 天来尿道口红肿，尿急、尿频、尿痛，淋沥不止，尿液混浊如脂，尿道口溢脓，舌红苔黄腻，脉滑数。西医诊断为急性淋病。治疗应首选

A. 知柏地黄丸　　B. 龙胆泻肝汤
C. 清营汤　　D. 萆薢渗湿汤
E. 四妙勇安汤

答案：B　　考点：淋病湿热毒蕴的治疗

解析：湿热毒蕴型（急性淋病）为外感热毒，湿热秽浊之邪，郁于肌肤，故见尿道口红肿；湿热毒邪下注膀胱，膀胱气化不利，故尿急，尿频，尿痛，淋沥不止，或见尿液混浊如脂；舌红、苔黄腻、脉滑数为湿热毒蕴之象，治法清热利湿，解毒化浊，方药用龙胆泻肝汤。故选择 B。

3. 王某，24 岁，患慢性淋病，小便不畅，短涩，淋沥不尽，腰腿酸软，疲劳易发，食少纳差，白带增多，舌红苔少，脉细数。其证候是

A. 湿热毒蕴证　　B. 热毒入络证
C. 阴虚毒恋证　　D. 毒邪流窜证
E. 脾虚湿蕴证

答案：C　　考点：淋病正虚毒恋的辨证

解析：患者腰腿酸软，易发疲劳，食少纳差，舌红苔少，脉细数，为阴虚之象；阴虚毒恋不出，下注膀胱，故见小便不畅，短涩，淋沥不尽，故选 C。考生对此题的辨证一定注意结合淋病辨证。

[B 型题]

（4～5 题共用备选答案）

A. 龙胆泻肝汤　　B. 知柏地黄丸
C. 萆薢渗湿汤　　D. 萆薢化毒汤
E. 清营汤

4. 治疗淋病湿热毒蕴证的主方是

答案：A

5. 治疗淋病正虚毒恋证的主方是

答案：B　　考点：淋病的治疗

解析：淋病分两型，湿热毒蕴证治以清热利湿，解毒化浊，代表方为龙胆泻肝汤；正虚毒恋证治以滋阴降火，利湿祛浊，代表方为知柏地黄丸。故 4 题选 A，5 题选 B。

细目十四　梅　毒

[A1 型题]

1. 创面边缘整齐，坚硬削直而如凿成，基底部高低不平，有稀薄臭秽分泌物。其溃疡属于

A. 麻风性溃疡
B. 压迫性溃疡
C. 疮痨性溃疡
D. 梅毒性溃疡
E. 岩性溃疡

答案：D　　考点：梅毒的特点

解析：岩性溃疡，疮面多呈翻花如岩穴，有的在溃疡底部见有珍珠样结节，内有紫黑坏死组织，渗流血水。麻风溃疡呈穿凿形，常可深及骨部。梅毒性溃疡，其边缘削直而如凿成或略微内凹，基底高低不平。故选择 D。

2. 以下各项，不属于梅毒治疗原则的是

A. 及早
B. 足量
C. 规范
D. 抗病毒疗效确切
E. 青霉素首选

答案：D　　考点：梅毒的治疗原则

解析：梅毒的治疗原则是及早、足量、规范，抗生素特别是青霉素类药物疗效确切，为首选，中医药治疗梅毒一般仅作为驱梅治疗中的辅助疗法。故选择 D 。

[A2 型题]

3. 沈某，男，28 岁。外生殖器及肛门出现单个质坚韧

丘疹，四周焮肿，腹股沟部有杏核样大、色白坚硬之肿块，伴口苦纳呆，尿短赤，大便秘结，舌苔黄腻，脉弦数。西医诊断为梅毒。其证候是

A. 肝经湿热　B. 痰瘀互结
C. 脾虚湿蕴　D. 气血两虚
E. 气阴两虚

答案：A　考点：梅毒的辨证

解析：淫秽疫毒之邪并湿热外感，浸淫肝经，下注阴器，气机阻滞，湿热疫毒之邪凝集，故见外生殖器及肛门等处有单个质坚韧丘疹，四周焮肿，腹股沟部有杏核大，色白坚硬之肿块；湿热蕴结，脾失运化，则口苦纳呆；热伤津液，则尿短赤，大便秘结；苔黄腻、脉弦数为肝经湿热之象。故选择A。

[B型题]

（4～5题共用备选答案）

A. 一期梅毒
B. 二期梅毒
C. 杨梅结毒
D. 三期梅毒脊髓痨
E. 心血管梅毒

4. 毒结筋骨证多见于

答案：C

5. 肝经湿热证多见于

答案：A　考点：梅毒的分型论治

解析：中医药治疗梅毒一般仅作为驱梅治疗中的辅助疗法，肝经湿热证多见于一期梅毒，血热蕴毒证多见于二期梅毒，毒结筋骨证多见于杨梅结毒，肝肾亏损证多见于三期梅毒脊髓痨者，心肾亏虚证多见于心血管梅毒。故4题选择C，5题选择A。

细目十五　尖锐湿疣

[A2型题]

1. 张某，女，23岁。患尖锐湿疣，外生殖器及肛门出现疣状赘生物、色灰，质柔软，表面秽浊潮湿，触之易出血，恶臭。小便色黄，不畅，舌苔黄腻，脉弦数。治拟利湿化浊，清热解毒，应首选

A. 黄连解毒汤　B. 萆薢化毒汤
C. 龙胆泻肝汤　D. 知柏地黄丸
E. 土茯苓合剂

答案：B　考点：尖锐湿疣的辨证治疗

解析：尖锐湿疣主要由于感受秽浊之毒，毒邪蕴聚，酿生湿热，湿热下注皮肤黏膜，故见外生殖器、肛门等处出现疣状赘生物，色灰质软，表面秽浊湿润，恶臭；湿毒蕴伏血络，则触之易出血；湿毒下注，扰及膀胱，则小便黄，不畅；苔黄腻、脉弦数为湿毒下注之象，治法利湿化浊，清热解毒，方药用萆薢化毒汤。故选择B。

第九单元　肛门直肠疾病

【考点透视】

1. 熟悉各种肛门直肠病的临床特点，注意其间的不同，尤其是内痔、外痔、混合痔的鉴别。

2. 熟悉内痔的分期及适宜疗法，肛隐窝炎的并发症，肛痈的治疗，肛漏的分类及2种手术疗法的适应证，以及脱肛的分类。

细目一　痔

[A1型题]

1. 内痔的主要症状是

A. 便血，疼痛
B. 便血，有分泌物
C. 便血，脱出
D. 便血，肛门痒
E. 便血，异物感

答案：C　考点：内痔的症状特点

解析：痔生于肛门齿线以上，直肠末端黏膜下的痔内静脉丛扩大、曲张形成的柔软静脉团，称为内痔。内痔是肛门直肠疾病中最常见的病种。内痔好发于截石位3、7、11点，其主要临床表现有便血、痔核脱出、肛门不适感。故选择C。

[A2型题]

2. 患者，男，65岁。动则气急，欲便无力，排便时有肿物自肛门内脱出，严重时走路、咳嗽均有脱出，须手助复位，伴有少量出血，舌淡苔薄，脉细。其诊断是

A. Ⅰ期内痔　B. Ⅱ期内痔
C. Ⅲ期内痔　D. 肛乳头肥大
E. 炎性混合痔

答案：C　考点：内痔的分期

解析：Ⅲ期：痔核更大，如鸡蛋或更大，色灰白，大便时或行走时脱出肛外，不能自行还纳，一般不出血，一旦出血则呈喷射状，痔核脱出后如不尽快还纳，则易嵌顿而绞窄肿胀、糜烂坏死。Ⅰ期：痔核较小，如黄豆或蚕豆大，色鲜红，质柔软，不脱出肛外，大便带血或滴血。Ⅱ期：痔核较大，形似红枣，色暗红，大便时脱出肛外，便后能自行还纳，大便滴血多或射血一线如箭。故选择C。

3. 患者，男，28岁。肛门部剧痛2天，肛缘可扪及肿物，表面色紫，触痛明显。应首先考虑的是

A. 肛裂　B. 肛旁皮下脓肿
C. 血栓性外痔　D. 肛管癌
E. 内痔嵌顿

答案：C　　考点：血栓性外痔的诊断

解析：血栓性外痔多由血分有热，气血瘀滞，血热妄行，脉络破裂，血溢脉外，瘀于皮下而成的肛缘肿物，颜色紫暗。故选择 C。

4. 患者，女，42 岁。肛门部肿物，异物感明显，时肿痛。经查可见截石位 3、7、11 点为静脉曲张性外痔。应首选的治疗措施是

A. 注射法　　B. 枯痔法
C. 结扎　　D. 切除法
E. 外剥内扎法

答案：D　　考点：静脉曲张性外痔的治法

解析：要彻底治愈，应行外痔静脉剥离。其他都是辅助的疗法。故选择 D。

［B 型题］

（5～6 题共用备选答案）

A. 截石位 3、7、11 点
B. 截石位 3、9 点
C. 截石位 6、12 点
D. 截石位 1、8 点
E. 截石位 4、10 点

5. 血栓外痔好发于肛门齿线下

答案：B

6. 内痔好发于肛门齿线上

答案：A　　考点：内、外痔好发部位

解析：内痔好发于齿线上 3、7、11 点处；赘皮外痔多发于肛缘 6、12 点处；肛裂好发于肛管 6、12 点处；血栓外痔好发于 3、9 点处。故 5 题选择 B，6 题选择 A。

细目二　肛隐窝炎、肛痈、肛裂、肛漏

［A1 型题］

1. 肛隐窝炎的并发症是

A. 肛口肿胀　　B. 肛口疼痛
C. 肛口出血　　D. 肛乳头炎
E. 肛口潮湿

答案：D　　考点：肛隐窝炎的并发症

解析：肛隐窝炎是指发生在肛窦、肛门瓣的急慢性炎症性疾病，故又称肛窦炎，肛隐窝炎常并发肛乳头炎和肛乳头肥大。其临床特征是肛门部胀痛不适和肛门部潮湿有分泌物。肛隐窝炎是肛周脓肿的重要原因。所以选择 D。

2. 以下各项，不属于肛漏临床表现的是

A. 流脓　　B. 疼痛
C. 瘙痒　　D. 出血
E. 局部坠胀

答案：D　　考点：肛漏的临床表现

解析：肛漏的临床表现可有流脓、疼痛、瘙痒，在漏管通畅时，一般不觉疼痛，仅有局部坠胀感。故选择 D。

［A2 型题］

3. 患者，男，30 岁。便后肛门部疼痛、出血反复发作 10 年。检查：肛门外观截石位 6 点有结缔组织外痔，并有梭形裂口通向肛内，边缘不齐，创面较深，术中见肛管狭窄明显。应首选的治疗措施是

A. 注射疗法　　B. 扩肛疗法
C. 切除疗法　　D. 纵切横缝
E. 肛裂切开

答案：D　　考点：肛裂的治疗

解析：本病属于陈旧性肛裂伴有肛管狭窄者，应选择纵切横缝。扩肛法适应证为早期肛裂，陈旧性肛裂且无结缔组织外痔、肛乳头肥大者；切除疗法适应证为陈旧性肛裂伴有结缔组织外痔或肛乳头肥大者。故选择 D。

4. 患者，男，肛门左侧皮下有一肿物 5 天，焮红热痛，按之应指。其诊断是

A. 坐骨直肠间隙脓肿
B. 骨盆直肠间隙脓肿
C. 直肠后间隙脓肿
D. 肛旁皮下间隙脓肿
E. 直肠脱出嵌顿

答案：D　　考点：肛痈的诊断

解析：肛痈的发生绝大部分与肛隐窝炎有关，其临床特点是发病急骤、肛周剧痛，伴全身高热，脓肿破溃后易形成瘘管。由于肛痈发生的部位不同，可有不同的名称，如生于肛门旁皮下者，名肛门旁皮下脓肿；生于坐骨直肠窝者，名坐骨直肠窝脓肿；生于骨盆直肠窝者，名骨盆直肠窝脓肿；生于直肠后间隙者，名直肠后间隙脓肿。故选择 D。

5. 患者，男，30 岁。便干，便后出血并疼痛 1 周。检查：肛门外观可见截石位 6 点有一梭形裂口通向肛内，创面不深，边缘整齐。其分类应是

A. 内痔　　B. 外痔
C. 肛窦炎　　D. 早期肛裂
E. 陈旧性肛裂

答案：D　　考点：肛裂的分类

解析：新鲜肛裂病程较短（约 3 个月以内），疼痛轻微，疼痛时间较短，肛裂创面颜色鲜红边缘整齐。陈旧性肛裂：病程较长（约 3～5 个月以上），反复发作，疼痛剧烈，肛裂创面色灰白，创缘呈缸口样增厚，底部形成平整而硬的灰白组织（栉膜带）。由于裂口周围慢性炎症，常可伴发结缔组织外痔（哨兵痔）、单口内瘘、肛乳头肥大、肛窦炎、肛乳头炎等。因此，裂口、栉膜带、哨兵痔、肛乳头肥大、单口内瘘、肛窦炎、肛乳头炎 7 种病理改变，为陈旧性肛裂的病理特征。所以选择 D。

［A3 型题］

（6～8 题共用题干）

患者，男，45 岁。肛周肿痛剧烈，持续数日，痛如鸡啄，难以入寐，伴恶寒发热，口干便秘。肛周红肿，按之有波动感。舌红，苔黄，脉弦滑。

6. 其诊断是

A. 肛漏　B. 肛痈
C. 息肉痔　D. 肛裂
E. 锁肛痔

答案：B

7. 其辨证是

A. 阴虚毒恋　B. 火毒炽盛
C. 热毒蕴结　D. 湿热下注
E. 血热肠燥

答案：B

8. 其治疗应首选的方剂是

A. 青蒿鳖甲汤　B. 三妙丸
C. 透脓散　D. 仙方活命饮
E. 麻仁丸

答案：C　考点：肛痈的诊断及辨证治疗

解析：本题考核考生对几种肛门直肠疾病的临床表现的把握，肛痈主要表现为肛门周围疼痛、肿胀、有结块，伴有不同程度的发热、倦怠等症状，具体证候结合疼痛的特点及舌脉进行辨证。该患者的表现为肛痈成脓期，火毒炽盛的表现，其治疗主要为清热解毒透脓，方用透脓散加减。故 6 题选 B，7 题选 B，8 题选 C。

细目三　脱　肛

［A1 型题］

1. 脱肛的外治法有

A. 熏洗、外敷　B. 涂药、烙法
C. 收敛、固涩　D. 熨法、热烘
E. 针灸、垫棉

答案：A　考点：脱肛的外治法

解析：①熏洗疗法：以苦参汤加石榴皮、枯矾、五倍子，煎水熏洗；②敷药疗法：五倍子散或马勃散调凡士林外敷肛门。故选择 A。

［A2 型题］

2. 患者，男，30 岁。肛门部有物反复脱出近 10 年。检查：脱出物呈圆锥状，长约 7cm，上可见沟纹。其诊断是

A. 混合痔　B. 内痔三期
C. Ⅰ度直肠脱垂　D. Ⅱ度直肠脱垂
E. Ⅲ度直肠脱垂

答案：D　考点：脱肛的分度

解析：直肠脱垂临床分为 3 度：Ⅰ度脱垂：为直肠黏膜脱出，脱出物色较红，长约 3～5cm，触之柔软，无弹性，不易出血，便后可自行还纳。Ⅱ度脱垂：为直肠全层脱出，长约 5～10cm，呈圆锥状，色淡红，表面为环状而有层次的黏膜皱襞，触之较厚有弹性，肛门松弛，便后有时需用手托回。Ⅲ度脱垂：直肠及部分乙状结肠脱出，长达 10cm 以上，色淡红，呈圆柱形，触之很厚，便后需用手托回。故选 D。

细目四　锁肛痔

［A1 型题］

1. 肛管直肠癌的早期症状除便血外，还可见

A. 大便变形　B. 腹胀肠鸣
C. 脱出不纳　D. 排便习惯改变
E. 肛门潮湿

答案：D　考点：锁肛痔的症状

解析：锁肛痔是指肛管直肠癌后期，肿块堵塞肛门，引起肛门狭窄，大便困难，犹如锁住肛门一样，故称锁肛痔。相当于西医学的肛管直肠癌。其临床特点是便血、大便习惯改变、直肠肛管肿块。选择 D。

［A2 型题］

2. 患者，男，61 岁。1 个月来，大便次数由每日 1 次变为每日 2～3 次，并有下坠及排便不尽之感，便中带血，色暗红、量不多。初步诊断为直肠癌，为确诊，应做哪项简便而有意义的检查

A. 结肠造影　B. 肛门直肠指检
C. 美兰染色　D. 结肠镜检查
E. 病理切片

答案：B　考点：锁肛痔的检查

解析：直肠指检在锁肛痔的早期诊断上有重要意义。80% 的直肠癌位于手指可触及的部位。手指触及肠壁上有大小不等的无痛性硬结或溃疡，推之不移，或肠腔狭窄，指套染有脓血黏液。故选择 B。

第十单元　泌尿男性疾病

【考点透视】

本单元的复习重点在疾病的辨证论治上，考生可以结合疾病的特点及其病因病机加以理解。大纲增加了精浊、精癃，删除了慢性前列腺炎、前列腺增生。

细目一　子　痈

［A2 型题］

1. 患者，男，38 岁。患急性子痈 2 天，恶寒发热，左侧睾丸肿大疼痛，疼痛引及子系（精索），舌红苔

黄腻，脉滑数。证属湿热下注，气血壅滞，经络阻隔为患。治宜清热解毒、利湿消肿，应首选

A. 透脓散　　B. 滋阴除湿汤
C. 萆薢化毒汤　　D. 龙胆泻肝汤
E. 枸橘汤加减

答案：E　　考点：子痈的治疗

解析：枸橘汤用于子痈湿热下注，气血壅滞者。故选择E。

细目二　子　痰

[A1 型题]

1. 下列各项，不属于子痰溃后症状的是

A. 脓液清稀如痰涎
B. 脓液中夹有败絮状物
C. 疮口凹陷
D. 容易形成瘘管
E. 疮口容易愈合

答案：E　　考点：子痰的症状

解析：子痰是发生于附睾部的慢性化脓性疾病。溃破后脓液清稀，或带豆腐渣样絮状物，腥味较浓，易形成长期不愈合的阴囊部窦道。疮口凹陷，形成瘘管，愈合缓慢，或虽愈合，反复发作，全身虚热不退，病久不愈。故E是不正确的，答案选E。

2. 临床治疗子痰初起，常选用的方剂是

A. 透脓散加减　　B. 橘核丸加减
C. 阳和汤加减　　D. 黄连解毒汤加减
E. 滋阴除湿汤加减

答案：C　　考点：子痰的治疗

解析：浊痰凝结见于子痰初起硬结期。肾子处酸胀隐痛，附睾硬结，子系呈条索状肿硬；治法宜温经通络，化痰散结。方药阳和汤加减。故选择C。

细目三　精　浊

[A2 型题]

1. 患者，男，40岁。小便频急，茎中热痛，刺痒不适，尿色黄浊，尿末或大便时有白浊滴出，会阴、腰骶、睾丸有明显的胀痛不适，舌红苔黄根腻，脉弦滑。其证候是

A. 肾阳不足证　　B. 肝肾不足证
C. 阴虚火动证　　D. 湿热蕴结证
E. 气滞血瘀证

答案：D　　考点：精浊湿热蕴结证的辨证

解析：湿热蕴阻型精浊多由于房事不洁，精室空虚，湿热从精道内侵，湿热壅滞，气血瘀阻而成。症见小便频急，茎中热痛，刺痒不适，尿色黄浊，尿末或大便时有白浊滴出。故选择D。

2. 患者，男，39岁。尿道中有白色分泌物滴出3年，伴腰膝酸软，头晕眼花，失眠多梦，遗精，舌红少苔，脉细数。治疗应首选

A. 右归丸　　B. 左归丸
C. 大分消饮　　D. 龙胆泻肝丸
E. 知柏地黄丸

答案：E　　考点：精浊阴虚火旺证的辨治

解析：本病为病久伤阴，肾阴暗耗，出现阴虚火旺的证候，宜滋阴降火，方用知柏地黄丸。故选择E。

3. 患者，男，46岁。稍劳后尿道即有白浊溢出，伴头晕，精神不振，腰膝酸软，阳痿，早泄，舌淡胖苔白，脉沉细。实验室检查：前列腺液卵磷脂小体明显减少。其治法是

A. 活血散瘀　　B. 补肾滋阴
C. 温肾助阳　　D. 温补脾肾
E. 补中益气

答案：C　　考点：精浊肾阳虚损证的辨治

解析：患者体质偏阳虚，久则火势衰微，见肾阳不足、肾精不固之象。治宜温肾助阳。故选择C。

4. 患者，男，43岁。尿道中有白色分泌物滴出3年，劳累后更为明显，伴腰膝酸冷，酸痛感放射至会阴部。形寒肢冷，精神不振，头晕。治疗应首选

A. 龙胆泻肝丸　　B. 知柏地黄丸
C. 左归丸　　D. 济生肾气丸
E. 独活寄生汤

答案：D　　考点：精浊肾阳虚损的治疗

解析：患者形寒肢冷、腰膝酸冷属肾阳虚。治宜补肾助阳，方用济生肾气丸。故选择D。

[B 型题]

（5～6题共用备选答案）

A. 知柏地黄丸　　B. 济生肾气丸
C. 真武汤　　D. 附桂八味丸
E. 调元肾气丸

5. 治疗精浊阴虚火旺证，应首选

答案：A

6. 治疗精浊肾阳虚损证，应首选

答案：B　　考点：精浊的辨证治疗

解析：精浊阴虚火旺证首选知柏地黄丸；精浊肾阳不足证应首选济生肾气丸。故5题选择A，6题选择B。

细目四　精　癃

[A1 型题]

1. 精癃早期最常见的症状是

A. 尿闭　　B. 尿失禁
C. 膀胱胀痛　　D. 小便障碍
E. 夜尿次数增多

答案：E　　考点：精癃的症状

解析：精癃临床上以尿频、夜尿次数增多，排尿困难为主。其他选项都属于尿石症的范畴。故选择 E。

［A2 型题］

2. 患者，男，76 岁。小便频数，精神倦怠，少气懒言，面色无华，舌淡苔薄白，脉弱无力。其证候是

A. 肾阳不足，气化失权
B. 肺失治节，水道不利
C. 湿热下注，膀胱涩滞
D. 肾阴不足，水液不利
E. 中气下陷，膀胱失约

答案：E　　考点：精癃的辨证

解析：年老脾肾气虚，推动乏力，气虚固摄无权，遂小便频数，气虚精神倦怠，少气懒言，面色无华，属于中气下陷，膀胱失约之象。故选择 E。

3. 患者，男，70 岁。进行性排尿困难 2 年。症见精神不振，面色㿠白，畏寒喜暖，腰酸膝冷，夜尿 3～4 次，舌苔薄白，脉沉细。其证候是

A. 湿热下注，膀胱涩滞
B. 中气下陷，膀胱失约
C. 肾阴不足，水液不利
D. 肾阳不足，气化无权
E. 下焦蓄血，瘀阻膀胱

答案：D　　考点：精癃的辨证

解析：患者畏寒喜暖，腰膝酸冷为肾阳不足之象，其排尿困难为肾阳不足，气化无权所致。故选择 D。

第十一单元　周围血管疾病

【考点透视】

1. 此单元的复习要侧重在疾病的辨证论治上，尤其是股肿与脱疽。

2. 熟悉几种疾病的临床特点。

细目一　股　肿

［A1 型题］

1. 股肿形成的最大危险性是

A. 水肿　　B. 肺栓塞
C. 下肢坏死　　D. 患肢增粗
E. 浅静脉扩张

答案：B　　考点：股肿的并发症

解析：股肿好发于下肢髂股静脉和股腘静脉，可并发肺栓塞和肺梗死而危及生命。故选择 B。

［A2 型题］

2. 患者，男，36 岁。手术后 1 周突然出现右下肢疼痛肿胀，皮肤色泽发绀，皮温增高，浅静脉怒张，大腿内侧有明显压痛，并伴有低热。应首先考虑的是

A. 脱疽　　B. 青蛇毒
C. 股肿　　D. 筋瘤
E. 臁疮

答案：C　　考点：股肿的诊断

解析：股肿的病因主要是创伤或产后长期卧床，以致肢体气血运行不畅，气滞血瘀，阻于脉络，脉络阻塞不通，营血回流受阻，水津外溢，聚而为湿。大多发生下肢，早期出现下肢突发性、广泛性粗肿，胀痛，行走不利，皮肤温度升高，后期可见浅静脉怒张，足背动脉搏动增强。故选择 C。

3. 患者，女，28 岁。产后 1 周突然出现左小腿肿胀，疼痛，皮温增高，浅静脉怒张，足背弯曲时腓肠肌疼痛明显，舌暗淡苔黄腻，脉弦滑。其治法除活血化瘀外，还应

A. 温阳通脉　　B. 清利湿热
C. 温阳利水　　D. 通络止痛
E. 消肿止痛

答案：B　　考点：股肿的治疗

解析：皮温增高，舌苔黄腻为湿热之象，故应同时清利湿热。所以应选择 B。

细目二　青蛇毒

［A2 型题］

1. 患者，女性，35 岁，产后 1 周，突发左下肢肿胀、增粗，皮肤发红、肢体疼痛，舌红、苔黄，脉弦滑，辨证应为

A. 肝气郁滞证　　B. 湿热瘀阻证
C. 寒凝血瘀证　　D. 湿热毒盛证
E. 血脉瘀阻证

答案：B　　考点：青蛇毒的辨证

解析：四肢血栓性浅静脉炎临床主要累及一条浅静脉，沿着发病的静脉出现疼痛、红肿、灼热感，下肢多于上肢，对照题干的表现，可知该患者为左下肢血栓性浅静脉炎，结合舌脉，可知其为湿热瘀阻证，故选 B 。

细目三　臁　疮

［A2 型题］

1. 患者，男，73 岁。左下肢内臁疮，面积 5cm × 5cm，现疮面仍有少许腐肉。外治应首选

A. 红油膏、九一丹　　B. 白玉膏、生肌散
C. 金黄膏、九一丹　　D. 金黄膏掺桃花散
E. 青黛膏、九一丹

答案：C　考点：臁疮的治疗

解析：局部红肿，渗液少量，而且有少许腐肉宜用金黄膏薄敷，还可以加少量九一丹贴敷疮面上，再盖金黄膏。青黛膏用于湿疹者，A 和 B 项用于腐肉较多时。故选择 C。

细目四　脱　疽

[A1 型题]

1. 脱疽的主要病因病机是

A. 脾气不健，肝肾不足，寒湿侵袭，凝滞脉络
B. 湿热蕴结，寒湿外侵，气血瘀滞，脉络滞塞
C. 湿热下注，气血壅滞，经络阻隔，脉络瘀滞
D. 肝肾不足，气血两亏，络脉闭阻，筋骨失养
E. 情志郁结，气滞血瘀，脉络闭阻，筋脉失养

答案：A　考点：脱疽的病因病机

解析：脱疽主要由于脾气不健，肾阳不足，又加上外受寒冻，寒湿之邪入侵而发病。它与湿热、情志无关。故选择 A。

[A2 型题]

2. 张某，男，35 岁。患脱疽 2 年，目前左小腿足趾紫红，下垂时更甚，抬高则见苍白，足背毳毛脱落，皮肤、肌肉萎缩，趾甲变厚，趺阳脉搏动消失，患肢持久性静止痛，尤以夜间较甚，舌紫暗、苔薄白，脉沉细。治疗应首选

A. 阳和汤　B. 顾步汤
C. 四妙勇安汤　D. 桃红四物汤
E. 独活寄生汤

答案：D　考点：脱疽的辨证治疗

解析：由题干描述，患者证属血脉瘀阻证，治宜活血化瘀，方选桃红四物汤。阳和汤主治寒湿阻络之脱疽，顾步汤主治热毒伤阴之脱疽，四妙勇安汤主治湿热毒盛之脱疽，独活寄生汤主治痹证日久，肝肾两虚，气血不足。故选择 D。

[B 型题]

（3～4 题共用备选答案）

A. 阳和汤　B. 桃红四物汤
C. 顾步汤　D. 人参养荣汤
E. 附桂八味丸

3. 治疗脱疽寒湿证，应首选

答案：A

4. 治疗脱疽热毒证，应首选

答案：C　考点：脱疽的辨证治疗

解析：脱疽寒湿证应首选阳和汤，脱疽热毒证应首选顾步汤，脱疽血瘀证应用桃红四物汤，而气阴两虚证应用黄芪鳖甲汤。故 3 题选择 A，4 题选择 C。

（5～6 题共用备选答案）

A. 寒湿阻络　B. 血脉瘀阻
C. 湿热毒盛　D. 热毒伤阴
E. 气阴两虚

5. 脱疽表现为患肢暗红、紫红或青紫，下垂更甚，肌肉萎缩，趺阳脉搏动消失，患肢持久性疼痛，夜间尤甚。其证候是

答案：B

6. 脱疽表现为患肢暗红而肿，患肢如煮熟之红枣，渐变为紫黑色，呈浸淫蔓延，溃破腐烂，疼痛异常，彻夜不得安眠。其证候是

答案：C　考点：脱疽的辨证

解析：5 题脱疽表现为患肢青紫，趺阳脉搏动消失，患肢持久性疼痛，提示证属血脉瘀阻，故选择 B；6 题脱疽表现为患肢红肿，呈浸淫蔓延，溃破腐烂，疼痛异常，提示证属湿热毒盛，故选择 C。

第十二单元　其他外科疾病

【考点透视】

1. 本单元出题点主要围绕烧伤和肠痈，对烧伤的面积计算法、烧伤深度的分类及肠痈的辨证论治要重点掌握。

2. 了解毒蛇咬伤、破伤风的内容。

细目一　烧　伤

[A1 型题]

1. 烧伤面积的计算按中国九分法，双上肢面积占

A. 9%　B. 18%
C. 27%　D. 36%
E. 45%

答案：B　考点：烧伤面积的计算

解析：中国九分法，双上肢面积占 18%；头面、颈部为 9%；躯干前后包括外阴部为 27%；双下肢包括臀部为 46%。故选择 B。

2. 小面积烧伤，初期可用

A. 清凉油　B. 红油膏
C. 金黄膏　D. 冲和膏
E. 黄连膏

答案：A　考点：烧伤的治疗

解析：小面积烧伤，初期用京万红烫伤药膏、清凉油、紫草膏等。其他都用于中后期或者大面积的烧伤。故选择 A。

[A2 型题]

3. 患者，男，18 岁。左下肢被沸水烫伤，局部疼痛剧

烈，遍布水疱，有部分破裂，可见基底部呈均匀红色。据此，确定其烧烫伤的深度是

A. 轻度　　B. Ⅰ度
C. 浅Ⅱ度　　D. 深Ⅱ度
E. Ⅲ度

答案：C　　考点：烧伤的程度

解析：浅Ⅱ度达到真皮浅层，部分生发层健在，局部疼痛剧烈，遍布水疱，有部分破裂，可见基底部呈均匀红色，潮湿，局部肿胀；轻度达到表皮角质层；深Ⅱ度达到真皮深层，有皮肤附件残留；Ⅲ度达皮肤全层，甚至伤及皮下组织、肌肉和骨骼。故选择C。

4. 某男半小时前被热气灼伤两前臂，现局部疼痛剧烈，有散在水疱，个别破溃，基底部呈均匀红色、潮湿。其诊断是

A. 面积约为6%的浅Ⅱ度烧伤
B. 面积约为4.5%的浅Ⅱ度烧伤
C. 面积约为9%的Ⅲ度烧伤
D. 面积约为9%的深Ⅱ度烧伤
E. 面积约为6%的深Ⅱ度烧伤

答案：A　　考点：烧伤面积与烧伤深度

解析：根据症状疼痛剧烈，有散在水疱，个别破溃，基底部呈均匀红色、潮湿可以判断为浅Ⅱ度烧伤，排除C、D、E。又是两前臂，上肢总共占18%，而两前臂又占一多半，但是散在的水疱，所以可以推断大概6%。故选择A。

5. 患儿，男，12岁。因烧伤面积较大，症见壮热烦渴，躁动不安，口干唇焦，呼吸气粗，鼻翼扇动，大便秘结，小便短赤，舌红、苔黄糙，脉弦数。其证候是

A. 火热伤津　　B. 阴伤阳脱
C. 火毒内陷　　D. 气血两虚
E. 脾胃虚弱

答案：C　　考点：烧伤的辨证

解析：本病因火毒侵害人体，导致皮肤腐烂而成。火毒侵入营血，内攻脏腑，导致脏腑失和，阴阳平衡失调，火毒攻心壮热烦渴，躁动不安；火毒攻肺则呼吸气粗，鼻翼扇动。属于火毒内陷证。故选择C。

6. 一烧伤患者，体温不升，呼吸气微，表情淡漠，神志恍惚，嗜睡，语言含糊不清，四肢厥冷，汗出淋漓，舌光无苔，脉细。其证候是

A. 火热伤津　　B. 阴伤阳脱
C. 火毒内陷　　D. 气血两伤
E. 脾胃虚弱

答案：B　　考点：烧伤的辨证

解析：火毒侵入营血，内攻脏腑，导致脏腑失和，阴阳平衡失调，津液严重耗伤，导致阴伤阳脱，出现表情淡漠，神志恍惚，嗜睡，语言含糊不清，四肢厥冷，汗出淋漓之象。故选择B。

细目二　毒蛇咬伤、破伤风

［A1 型题］

1. 以下不属于毒蛇咬伤证型的是

A. 风毒证　　B. 火毒证
C. 风火毒证　　D. 蛇毒内陷证
E. 阴伤阳脱证

答案：E　　考点：毒蛇咬伤的证型

解析：A、B、C、D均为毒蛇咬伤的证型，阴伤阳脱证为重度烧伤的证型，故选择E。

2. 肌肉强直性痉挛是破伤风的典型症状之一，其首先出现的部位是

A. 上肢　　B. 下肢
C. 头面　　D. 颈项
E. 躯干

答案：C　　考点：破伤风

解析：肌肉强直性痉挛首先从头面部开始，进而延展至躯干四肢。故选择C。

细目三　肠　痈

［A2 型题］

1. 患者，男，24岁。转移性右下腹痛6小时，临床诊为肠痈。现除轻度腹痛外，尚有轻度发热，恶心纳呆，小便微黄，大便干结，舌苔厚腻，脉弦滑。其治法是

A. 理气行瘀，疏化导滞
B. 行气祛瘀，通腑泄热
C. 理气透脓，通腑泄热
D. 行气祛瘀，通腑排脓
E. 理气活血，通腑透脓

答案：B　　考点：肠痈的治疗

解析：本病由于损伤胃肠，导致肠道传化失司，糟粕停滞，气滞血瘀。瘀阻久则化热，盛则肉腐成痈。本病属于瘀滞证，治宜行气祛瘀，通腑泄热。湿热证宜通腑泄热，利湿解毒；热毒证宜通腑排脓，养阴清热。故选择B。

第八章 中医妇科学

第一单元 绪 论

【考点透视】

本单元考生主要了解一下对后世有影响的几本妇科学著作即可。

[A1 型题]

1. 最早设妇科专篇的医著是

A.《黄帝内经》 B.《金匮要略》
C.《脉经》 D.《千金要方》
E.《景岳全书》

答案：B 考点：中医妇科学发展简史

解析：《金匮要略》是现代中医古籍中最早设妇科专篇的医著，开创了妇科辨证论治的先河。故选择 B。

第二单元 女性生殖器官

【考点透视】

主要熟悉内生殖器的各种称谓及功能。

[A1 型题]

1. 胞宫的主要生理功能是

A. 主月经
B. 主带下
C. 主孕育胎儿
D. 主月经和孕育胎儿
E. 主经、带、胎、产

答案：E 考点：胞宫的生理功能

解析：胞宫的生理功能主要有经、带、孕、产、乳。E 选项最全面。故选择 E。

2. 属心而络于胞中的经脉是

A. 冲脉 B. 胞脉
C. 任脉 D. 督脉
E. 带脉

答案：B 考点：胞脉

解析：选项 A、C、D 皆起于胞中，E 带脉束腰一周。只有选项 B 正确。

第三单元 女性生殖生理

【考点透视】

本单元的考点不多，但比较散，考生可在通读内容的基础上结合真题予以掌握知识点。

细目一 月经的生理

[A1 型题]

1. 与月经产生没有直接关系的脏腑是

A. 肾 B. 肺
C. 胆 D. 脾
E. 胃

答案：C 考点：月经的产生机制

解析：心主血，肝藏血，脾统血，胃主受纳腐熟，与脾同为生化之源，肾藏精，精化血，肺主一身之气，朝百脉而输布精微。故月经的产生与心、脾、胃、肾、肺有关。故选择 C。

2. 下列哪项不是天癸臻熟的条件

A. 肾气充盛 B. 脾气健旺
C. 已满 18 岁 D. 精血充实
E. 肾阴充盛

答案：C 考点：天癸的生理基础与作用

解析：天癸，源于先天，藏之于肾，受后天水谷精微的滋养，人体发育到一定时期，肾气旺盛，肾中真阴不断得到充实，天癸逐渐成熟。选项 C 不是天癸成熟的条件，故选 C。

3. 主人体生殖的阴精是

A. 肾精 B. 天癸
C. 月水 D. 水谷之精
E. 五脏六腑之精

答案：A 考点：肾与生殖的关系

解析：肾主生殖，肾中真阴，逐渐化生、充实，才促成胞宫有经、孕、产、育的生理功能。故选择 A。

4. 中医学女性生殖轴的概念是

A. 脑—肾—天癸—胞宫
B. 天癸—冲任—气血—胞宫
C. 肾—天癸—气血—胞宫
D. 肾—天癸—冲任—胞宫

E. 天癸—肾—冲任—胞宫

答案：D　　考点：月经的产生机制

解析：D为女性生殖轴。故选D。

细目二　带下生理

［A1型题］

1. 下列关于生理性带下的描述，错误的是

A. 色白或无色透明　　B. 质地黏稠
C. 其量适中　　D. 无特殊气味
E. 从阴道内排出的一种阴液

答案：B　　考点：带下的生理现象

解析：生理性带下指润泽于阴户，阴道内无色无臭、黏而不稠的液体。故选择B。

细目三　产褥与哺乳生理

［A1型题］

1. 妊娠足月，胎位下移，腰腹阵痛，有便意或见红者，是

A. 临产　　B. 试胎
C. 弄胎　　D. 分娩
E. 盛胎

答案：A　　考点：临产

解析：临产的征兆是胎位下移、小腹坠胀、有便意或见红。所以选择A。妊娠月数已足，腰痛或作或止，腰不痛者，为弄胎。妊娠月数未足，腹中痛，痛定如常者，名试胎。分娩是指怀孕末期，即孕280天左右，胎儿及胎衣自母体阴道娩出的过程。妊娠初期，在以往月经周期时出现少量阴道流血，不伴有腹痛和腰酸，亦无损于胎儿者，称为"激经"，又称"盛胎""垢胎"。

2. 妊娠月份已足，腹痛或作或止，腰不痛者，称为

A. 临产　　B. 盛胎
C. 试胎　　D. 弄胎
E. 正产

答案：D　　考点：弄胎

解析：参见本细目第1题，故选择D。

3. 哺乳期最佳断乳时间是

A. 6个月　　B. 8个月
C. 9个月　　D. 10个月
E. 12个月

答案：B　　考点：哺乳生理

解析：哺乳时间一般以8个月为宜。故选择B。

第四单元　妇科疾病的病因病机

【考点透视】

本单元了解即可，注意各种病因在妇科疾病中的特点。

［A1型题］

1. 下列各项，易导致妇产科疾病发生的是

A. 风、寒、湿　　B. 风、湿、热
C. 寒、热、湿　　D. 寒、暑、热
E. 寒、湿、燥

答案：C　　考点：妇科疾病常见病因

解析：六淫皆导致妇产科疾病，然妇女以血为本，寒热湿邪更易于与血相搏结而导致妇产科疾病。故选择C。

2. 下列各项中，血寒病机不会导致的疾病是

A. 月经后期　　B. 月经先期
C. 痛经　　D. 闭经
E. 产后身痛

答案：B　　考点：血分病机

解析：寒邪客于冲任、胞宫，或素体阳虚，寒从内生，血为寒凝，冲任失畅，会出现A、C、D、E的情况，而月经先期常因血热引起。故选择B。

第五单元　妇科疾病的诊断与辨证

【考点透视】

1. 熟悉妇科疾病中望、闻、问、切四诊的内容，理解不同的四诊表现的临床意义。

2. 掌握月经病、带下病、妊娠病、产后病的辨证要点。

此部分内容考生复习时可结合中医诊断中的相关内容。

［A1型题］

1. 对继发性痛经的患者，应注意询问的是

A. 饮食嗜好　　B. 有无结核病史
C. 有无家族遗传史　　D. 居住环境
E. 有无盆腔炎史

答案：E　　考点：问痛经的既往史

解析：妇科疾病的问诊除了问年龄、主诉、现病史、经带胎产史，还要问既往史。对于继发性痛经，既往史要注意询问有无人流术、剖宫产术、盆腔炎史，因为这些手术或疾病均可导致继发性痛经的发生。故选择E。

2. 月经量多，经色淡红，质稀。其辨证是

A. 血热证　　B. 气虚证
C. 血虚证　　D. 气陷证
E. 肾虚证

答案：B　　考点：望月经的临床意义

解析：望月经注意其量、色、质，月经量多，经色淡红，质稀，多为气虚；经量少，色淡红，质稀，多为血虚；经量多，色深红，质稠，多为血热。故选择B。

3. 阴户肌肤色白或灰白，粗糙增厚或皲裂，其辨证是

A. 寒湿凝滞证
B. 肾精亏损、肝血不足证
C. 虫蚀证
D. 肝经湿热证
E. 气血虚弱证

答案：B　考点：望阴户、阴道的临床意义

解析：望阴户、阴道主要观察其形态、肤色。从题干的"肌肤色白或灰白，粗糙增厚或皲裂"，可以看出，其病属虚证，答案A、C、D可以排除，且虚在精血，无气虚表现，故选择B。

4. 妊娠恶阻患者口腔有烂苹果味，其辨证是

A. 肝胃不和证　B. 脾胃虚弱证
C. 肝经湿热证　D. 气阴两虚证
E. 脾虚痰浊证

答案：D　考点：闻气味的临床意义

解析：妊娠剧吐导致酸中毒，因此口腔有烂苹果味，其辨证属虚，虚在气、阴。故选择D。

5. 产后乳汁甚少，质稀薄，面色无华，其辨证是

A. 气血虚弱证　B. 血虚证
C. 肝肾亏虚证　D. 脾虚证
E. 肾虚证

答案：A　考点：产后病的辨证

解析：从"乳汁甚少，质稀薄"，结合全身症状"面色无华"，可以辨证为气虚、血虚，故选择A。

[B型题]

（6～7题共用备选答案）

A. 气滞证　B. 血瘀证
C. 气虚证　D. 血热证
E. 血虚证

6. 恶露量多，色紫红，有块，腹痛拒按，其辨证是

答案：B

7. 恶露量多，色红有臭气，其辨证是

答案：D　考点：产后病的辨证

解析：恶露量多，可以排除答案A、E，有块、腹痛拒按为血瘀的表现，色红有臭气为血热的表现，色淡质稀为气虚的表现。故第6题选择B，第7题选择D。

第六单元　妇科疾病的治疗

【考点透视】

本单元熟悉常用的内治法与外治法。

[A1型题]

1. 下列疾病，不会出现妇科血崩证的是

A. 堕胎　B. 崩漏
C. 经行吐衄　D. 晚期产后出血
E. 小产

答案：C　考点：血崩证

解析：血崩证以阴道急剧而大量的出血为主症，可由选项A、B、D、E引起。而选项C是指每逢经行前后或经期，出现周期性的吐血或衄血。故选择C。

2. 温补肾阳的代表方剂是

A. 温胞饮　B. 肾气丸
C. 寿胎丸　D. 补肾固冲丸
E. 加减苁蓉菟丝子丸

答案：A　考点：滋肾补肾内治法

解析：以上备选项均为补肾方，其中，温胞饮以温补为主，后四者以补肾气为主，故选择A。

3. 疏肝清热利湿的代表方剂是

A. 丹栀逍遥散
B. 柴胡疏肝散
C. 清肝止淋汤
D. 羚羊钩藤汤
E. 宣郁通经汤

答案：C　考点：疏肝养肝内治法

解析：肝热与脾湿相合，或肝经湿热下注冲任或任带二脉，治宜疏肝清热利湿，代表方龙胆泻肝汤、清肝止淋汤。故选择C。

[B型题]

（4～5题共用备选答案）

A. 宫腔粘连
B. 子宫脱垂
C. 盆腔瘀血综合征
D. 宫颈炎
E. 子宫肌瘤

4. 适用于直肠导入法治疗的妇科疾病是

答案：C

5. 适用于宫腔注入法治疗的妇科疾病是

答案：A　考点：常用外治法

解析：直肠导入法可使药物在直肠吸收，增加盆腔血循环中的药物浓度，有利于盆腔、胞中癥积、慢性盆腔炎、盆腔瘀血综合征，以及产后发热、大便秘结等病证的治疗。宫腔注入将中药制剂注入宫腔及输卵管腔内，以了解输卵管畅通情况，或治疗宫腔及输卵管粘连、阻塞造成的月经不调、痛经、不孕症等。故4题选择C，5题选择A。

第七单元　月经病

【考点透视】

本单元是本章的重点内容，在历年考题中占妇科分值的比例较高，考生需要重点复习。重点要掌握各种月经病的病因病机，各证型的主症、治法和方药。考生在复习时，要学会纵向掌握，横向比较，这样不容易将不同疾病的治疗搞混淆。另外，需要记忆几个重点方剂的药物组成，如清经散、丹栀逍遥散、两地汤、温经汤（《妇人大全良方》《金匮要略》）、大补元煎、举元煎、失笑散、保阴煎、归肾丸、苍附导痰丸等，并注意相似方剂的药物区别。

细目一　概　述

［A1 型题］

1. 下列各项，不属月经病主要病因的是

A. 寒热湿邪　B. 房劳多产
C. 内伤七情　D. 营卫不调
E. 体质因素

答案：D　考点：月经病的病因

解析：月经病的主要病因是寒热湿邪侵袭、内伤七情、房劳多产、饮食不节、劳倦过度和体质因素。因此选择 D。

2. 下列月经病的治疗，错误的是

A. 重在治本调经
B. 分清先病和后病
C. 急则治标，缓则治本
D. 顺应不同年龄阶段论治
E. 多用辛温暖宫之品

答案：E　考点：月经病的治疗

解析：月经病的三条治疗原则是重在治本调经，分清先病和后病，急则治标，缓则治本。治疗月经病又要顺应和掌握的规律是：一是顺应月经周期中阴阳气血的变化规律；二是顺应不同年龄阶段论治的规律；三是掌握虚实补泻规律。故选择 E。

细目二　月经先期

［A1 型题］

1. 下列哪项不是月经先期肝郁血热证的主症

A. 月经提前 8 天　B. 经量或多或少
C. 经色淡、质稀　D. 心烦易怒
E. 口苦咽干

答案：C　考点：月经先期肝郁血热证的临床症状

解析：A、B、D、E 都是肝郁血热证的临床表现。肝郁血热证经色深红或紫红、质稠。故选择 C。

2. 清经散的组成是

A. 丹皮、赤芍、地骨皮、黄芩、黄柏、茯苓、生地
B. 丹皮、地骨皮、青蒿、黄柏、茯苓、黄芩、麦冬
C. 丹皮、青蒿、黄芩、黄柏、茯苓、赤芍、地骨皮
D. 丹皮、地骨皮、白芍、熟地、青蒿、黄柏、茯苓
E. 丹皮、地榆、白芍、生地、黄柏、茯苓、青蒿

答案：D　考点：清经散的药物组成

解析：清经散的药物组成为熟地、地骨皮、丹皮、白芍、青蒿、黄柏、茯苓。故选择 D。

3. 下列哪项不是月经先期气虚证的临床特点

A. 月经量多　B. 月经色淡
C. 月经质稀　D. 舌淡，脉弱
E. 月经提前 7 天

答案：E　考点：月经先期气虚证的临床症状

解析：A、B、C、D 都是气虚证的表现，E 为月经先期的概念，非气虚证的特征表现，故选择 E。

4. 治疗月经先期阳盛血热证，应首选

A. 清经散　B. 逍遥散
C. 当归芍药散　D. 导赤散
E. 柴胡疏肝散

答案：A　考点：月经先期阳盛血热证方药

解析：月经先期阳盛血热证，方选清经散。故选择 A。

［A2 型题］

5. 患者，女，45 岁，已婚。月经提前，量多、色淡、质稀，纳少便溏，气短懒言，舌淡苔白，脉缓弱。其治法是

A. 健脾和胃　B. 补气摄血调经
C. 养血调经　D. 益气活血
E. 补血止血

答案：B　考点：月经先期脾气虚治法

解析：月经先期脾气虚治法补脾益气，摄血调经。故选择 B。

6. 患者，女，20 岁，未婚。近 4 个月月经提前 8 ~ 10 天，量多、色淡、质稀，神疲肢倦，小腹空坠，舌淡，脉缓弱。诊为月经先期，其证候是

A. 气虚　B. 血热
C. 湿热　D. 血虚
E. 血瘀

答案：A　考点：月经先期脾气虚的辨证

解析：由题干量多、色淡、质稀，神疲肢倦，小腹空坠，舌淡，脉缓弱可知应属于脾气虚证。故选 A。

7. 患者，女，19 岁，未婚。月经提前，月经量少、色红、质黏稠，伴手足心热，两颧潮红，舌红少苔，脉细数。治疗应首选

A. 大补元煎　　B. 丹栀逍遥散
C. 清经散　　D. 保阴煎
E. 两地汤

答案：E　　考点：月经先期阴虚血热证的治疗

解析：由题干中的月经提前可知为月经先期，由月经量少、色红、质黏稠，伴手足心热，两颧潮红，舌红少苔，脉细数。可判断为阴虚血热证。月经先期阴虚血热证的代表方药是两地汤。故选择 E。

［B 型题］

（8～9 题共用备选答案）

A. 白芍、生地、当归、麦冬、沙参、枸杞子
B. 白芍、当归、丹皮、川芎、牛膝、莪术
C. 白芍、熟地、丹皮、黄柏、青蒿、茯苓
D. 白芍、生地、地骨皮、麦冬、玄参、阿胶
E. 白芍、生地、当归、丹皮、沙参、茯苓

8. 两地汤的组成药物有

答案：D

9. 温经汤（《妇人大全良方》）的组成药物有

答案：B　　考点：两地汤与温经汤的方药组成

解析：两地汤组成：生地、地骨皮、玄参、麦冬、阿胶、白芍。温经汤（《妇人大全良方》）组成：当归、川芎、白芍、桂心、丹皮、莪术、人参、甘草、牛膝。故 8 题选择 D，9 题选择 B。

细目三　月经后期

［A1 型题］

1. 大补元煎的组成是

A. 人参、熟地黄、山药、山萸肉、菟丝子、炙甘草、远志、五味子
B. 人参、熟地黄、山药、山萸肉、枸杞子、炙甘草、杜仲、当归
C. 人参、熟地黄、黄芪、白术、茯神、远志、酸枣仁、当归
D. 人参、熟地黄、黄芪、白术、茯苓、甘草、白芍、当归
E. 人参、熟地黄、黄芪、白术、陈皮、柴胡、升麻、当归

答案：B　　考点：大补元煎的组成

解析：大补元煎的组成：人参、山药（炒）、熟地黄、杜仲、当归、山茱萸（如畏酸吞酸者去之）、枸杞子、炙甘草。故选择 B。

2. 下列哪项不是月经后期虚寒证的主症

A. 经期延后，量少色淡、质清稀
B. 小腹空痛，心悸失眠
C. 腰酸无力
D. 小便清长，大便稀溏
E. 脉沉迟或细弱无力

答案：B　　考点：月经后期虚寒证的辨证

解析：选项 B 为月经后期血虚证的主症。故选择 B。

3. 与月经后期和月经过少的发病均有关的是

A. 血热　　B. 血虚
C. 血瘀　　D. 血寒
E. 湿热

答案：B　　考点：月经后期的病因

解析：月经后期的病因为肾虚、血虚、血寒、气滞。月经过少的病因为肾虚、血虚、血瘀、痰湿。故血虚为共同病因。故选择 B。

［A2 型题］

4. 患者，女，28 岁，已婚。月经 50 天一行，量少、色淡、质稀，小腹隐痛，喜热喜按，腰酸无力，大便溏薄，小便清长，舌淡苔白，脉沉细而迟。治疗应首选

A. 温经汤（《金匮要略》）
B. 艾附暖宫丸
C. 温胞饮
D. 大补元煎
E. 人参养荣汤

答案：A　　考点：月经后期虚寒证的治疗

解析：由主症和兼症可知此病为月经后期的血虚寒证。治法为扶阳祛寒调经。主方为温经汤。故选择 A。

5. 患者，女，35 岁，已婚。月经后期，40～50 天一行，量少、色暗、时有血块，小腹较胀，乳房胀痛，舌略暗苔薄，脉弦。其证候是

A. 血寒　　B. 血虚
C. 肾虚　　D. 气滞
E. 血瘀

答案：D　　考点：月经后期气滞证的辨证

解析：由题干量少、色暗、时有血块，小腹较胀，乳房胀痛，脉弦可知为气滞，尤其是“胀”字是气滞的特征。故选择 D。

6. 患者，女，22 岁，未婚。经期延后，量少、色暗、有血块，腹痛喜热，畏寒，舌暗苔白，脉沉紧。其治法是

A. 暖宫止痛调经　　B. 理气止痛调经
C. 活血行气调经　　D. 扶阳祛寒调经
E. 温经散寒调经

答案：E　　考点：月经后期实寒证的治疗

解析：由题干经期延后，量少、色暗、有血块，腹痛

喜热，畏寒，舌暗苔白，脉沉紧可判断为月经后期实寒证，故治法为温经散寒调经。故选择E。

7. 患者，女，29岁，已婚。近半年来月经后期量少，现已停经4个月，伴五心烦热，潮热颧红，舌红少苔，脉细数。尿妊娠试验阴性。其治法是

A. 养阴清热调经　　B. 理气活血通经
C. 豁痰活血通经　　D. 益气养血调经
E. 补肾养肝调经

答案：A　　考点：月经后期的辨证论治

解析：由题干五心烦热，潮热颧红，舌红少苔，脉细数辨证为阴虚有热。故治以养阴清热调经。故选择A。

8. 患者，女，30岁，已婚。经期延后，量少，色暗红，有小血块，小腹胀痛，伴胸胁乳房胀痛，现月经中断3个月余，尿妊娠试验阴性，舌苔薄白，脉弦。治疗应选

A. 调肝汤　　B. 柴胡疏肝散
C. 少腹逐瘀汤　　D. 血府逐瘀汤
E. 桃红四物汤

答案：D　　考点：月经后期的辨证论治

解析：由题干经期延后，量少，色暗红，有小血块，小腹胀痛，伴胸胁乳房胀痛，辨证为月经后期气滞血瘀证。方选血府逐瘀汤。故选择D。

9. 患者，女，22岁，未婚。月经2~3个月一行，量少色淡，质清稀，时有小腹冷痛，喜热喜按。伴有面色少华，小便清长，便溏，腰酸乏力，四肢欠温，舌淡，苔薄白，脉沉迟无力。治疗应首选

A. 八珍益母丸　　B. 十全大补丸
C. 艾附暖宫丸　　D. 大补元煎
E. 肾气丸

答案：C　　考点：月经后期虚寒证的治疗

解析：由题干月经2~3个月一行，辨病为月经后期，由时有小腹冷痛，喜热喜按，伴有面色少华，小便清长，便溏，腰酸乏力，四肢欠温，舌淡，苔薄白，脉沉迟无力。辨证为虚寒证，方选艾附暖宫丸。故选择C。

细目四　月经先后无定期

[A1型题]

1. 月经先后无定期的主要发病机制是

A. 肝郁气滞，疏泄失调
B. 肾气不足，封藏失职
C. 脾气虚弱，统摄无权
D. 湿热下注，任带不固
E. 气血失调，血海蓄溢失常

答案：E　　考点：月经先后无定期的病机

解析：月经先后无定期的主要发病机制是肝肾功能失调，冲任功能紊乱，血海蓄溢失常。故选择E。

2. 下列各项，不属月经先后无定期肾虚证主要症状的是

A. 经行或先或后　　B. 月经量少色淡暗
C. 小腹冷痛拒按　　D. 头晕耳鸣腰痛
E. 舌淡苔白，脉细弱

答案：C　　考点：月经先后无定期的肾虚证的主症

解析：选项C为寒邪致病特点，为实证表现，故选C。

[A2型题]

3. 患者，女，34岁，已婚。经行先后不定，经量多、色红、质稠，少腹胀痛，乳房胀痛，舌暗红、苔薄黄，脉弦。治疗应首选

A. 逍遥散　　B. 小柴胡汤
C. 加味逍遥散　　D. 血府逐瘀汤
E. 当归芍药散

答案：C　　考点：月经先后无定期肝郁有热的治疗

解析：由题干经行先后不定辨病为月经先后无定期，由经量多、色红、质稠，少腹胀痛，乳房胀痛，舌暗红、苔薄黄，脉弦辨证为肝郁有热，选方为加味逍遥散。故选择C。

4. 患者，女，30岁，已婚。月经先后无定期，质稀、量少，腰痛，头晕，舌淡少苔，脉沉细尺弱。其证候是

A. 肝郁　　B. 肝血不足
C. 阴虚　　D. 肾虚
E. 气血虚弱

答案：D　　考点：月经先后无定期肾虚的辨证

解析：月经先后无定期的病因一是肝郁，一是肾虚，由题干可知是虚证，故选择D。

[B型题]

（5~6题共用备选答案）

A. 固阴煎　　B. 六味地黄丸
C. 大补元煎　　D. 左归丸
E. 归肾丸

5. 治疗月经先后无定期肾虚证应首选

答案：A

6. 治疗崩漏肾阴虚证应首选

答案：D　　考点：月经先后无定期与崩漏的辨证论治

解析：月经先后无定期肾虚证代表方药为固阴煎，崩漏肾阴虚证代表方药为左归丸。故第5题选择A，第6题选择D。

细目五　月经过多

[A2型题]

1. 患者，女，27岁，已婚。经来量多，周期23天，经期7天，妇科检查示子宫前位，如鸡蛋大小，质

中，双侧附件（-）。应首先考虑的是

A. 血崩　　B. 经乱

C. 月经先期　　D. 癥瘕出血

E. 月经过多

答案：E　　考点：月经过多的定义

解析：月经过多的定义是月经量较正常明显增多，而周期基本正常。由题干经来量多，周期23天，经期7天，妇科检查无异常可判断为月经过多。故选择E。

2. 患者，女，30岁，已婚，月经25天一行，经来量多，色深红，质稠，有血块，口渴心烦。治疗应首选

A. 安冲汤　　B. 保阴煎

C. 两地汤　　D. 解毒四物汤

E. 清热固经汤

答案：B　　考点：月经过多血热证的治疗

解析：由题干月经25天一行，经来量多，辨病为月经过多。由色深红，质稠，有血块，口渴心烦，辨证为血热证。代表方剂是保阴煎。故选择B。

3. 患者，女，30岁，已婚。经行量多，色淡红，质清稀，伴有神疲肢倦，气短懒言，小腹空坠，面色白，舌淡，苔薄，脉细弱。其证候是

A. 血虚　　B. 气虚

C. 血瘀　　D. 血热

E. 阴虚

答案：B　　考点：月经过多气虚证的辨证

解析：由题干经行量多，色淡红，质清稀，伴有神疲肢倦，气短懒言，小腹空坠，面色白，舌淡，苔薄，脉细弱，辨病为月经过多，辨证为气虚证。故选择B。

［B型题］

（4～5题共用备选答案）

A. 举元煎　　B. 大补元煎

C. 保阴煎　　D. 固阴煎

E. 失笑散

4. 治疗月经过多气虚证，应首选

答案：A

5. 治疗月经过多血热证，应首选

答案：C　　考点：月经过多的辨证论治

解析：月经过多气虚证首选方剂是举元煎；月经过多血热证，应首选保阴煎。故4题选择A，5题选择C。

细目六　月经过少

［A1型题］

1. 下列除哪项外，均属月经过少血虚证的临床表现

A. 月经量少，色淡无块

B. 胸闷泛恶，纳呆

C. 头晕眼花

D. 舌淡红

E. 脉细

答案：B　　考点：月经过少血虚证的临床表现

解析：选项B是痰湿致病的特点。故选B。

［A2型题］

2. 患者，女，28岁。近2个月经量渐减，点滴即止，胸闷呕恶，带下量多，形体肥胖，舌淡苔白腻，脉滑。其诊断是

A. 月经过少血瘀证

B. 带下病脾虚证

C. 月经过少痰湿证

D. 月经过少阴虚证

E. 月经过少血虚证

答案：C　　考点：月经过少痰湿证的辨证

解析：由题干近2个月经量渐减，点滴即止，辨病为月经过少。由胸闷呕恶，带下量多，形体肥胖，舌淡苔白腻，脉滑，辨证为痰湿证。故本题为月经过少痰湿证。故选择C。

［B型题］

（3～4题共用备选答案）

A. 滋血汤　　B. 归肾丸

C. 桃红四物汤　　D. 乌药汤

E. 苍附导痰丸

3. 治疗月经过少血瘀证，应首选

答案：C

4. 治疗月经过少痰湿证，应首选

答案：E　　考点：月经过少的辨证论治

解析：治疗月经过少血瘀证，应首选桃红四物汤；治疗月经过少痰湿证，应首选苍附导痰丸。故3题选择C，4题选择E。

（5～6题共用备选答案）

A. 滋血汤　　B. 血府逐瘀汤

C. 乌药汤　　D. 启宫丸

E. 归肾丸

5. 治疗月经过少肾虚证，应首选

答案：E

6. 治疗月经过少血虚证，应首选

答案：A　　考点：月经过少的辨证论治

解析：月经过少肾虚证，宜用归肾丸补肾为主；月经过少血虚证，宜用滋血汤补血为主。故5题选E，6题选A。

细目七　经期延长

［A1 型题］

1. 经期延长阴虚血热证的发病机制是

A. 阴虚失守，冲任不固
B. 肝郁气滞，疏泄失常
C. 肾阴不足，封藏失职
D. 阴虚内热，热扰冲任
E. 湿热下注，血热妄行

答案：D　　考点：经期延长的病因病机

解析：经期延长阴虚血热证的发病机制是阴虚内热，热扰冲任。故选择 D。

2. 下列除哪项外，均是经期延长血瘀证的主症

A. 经行 8～10 天始净
B. 月经量少、色暗、有块
C. 小腹疼痛拒按
D. 腰酸腿软
E. 舌紫暗，脉弦涩

答案：D　　考点：经期延长血瘀证的辨证

解析：经期延长血瘀证是实证，选项 D 是虚证表现，故不选，其余皆是。故选择 D。

3. 下列哪项不是经期延长阴虚血热证的主症

A. 月经持续八九日，量少、色红、质稠
B. 小腹疼痛拒按
C. 咽干口燥
D. 手足心热
E. 舌红少苔，脉细数

答案：B　　考点：经期延长阴虚血热证的辨证

解析：经期延长阴虚血热证是虚证，选项 B 是实证表现，故选择 B。

［A2 型题］

4. 患者，女，38 岁，已婚。近半年来，月经 23～25 天一行，量少、色红、质稠，持续 12～14 天，咽干，潮热，舌红少苔，脉细数。应首先考虑的是

A. 经期延长　　B. 月经先期
C. 月经量少　　D. 漏下
E. 绝经前后诸证

答案：A　　考点：经期延长的诊断

解析：经期延长的定义是月经周期基本正常，行经时间超过 7 天以上，甚或淋沥半月方净者。由题干近半年来月经 23～25 天一行，持续 12～14 天，可知周期正常，经期延长。故选择 A。

5. 患者，女，27 岁，未婚。月经周期 33 天，经期持续 8～10 余日，量少，色红，质稠，伴经行腹痛隐隐。平时乳房胀痛。应首先考虑的是

A. 经行乳房胀痛　　B. 月经后期
C. 经期延长　　D. 痛经
E. 漏下

答案：C　　考点：经期延长的诊断

解析：参见本细目第 4 题。故选择 C。

细目八　经间期出血

［A1 型题］

1. 治疗经间期出血肾阴虚证，应首选

A. 清肝止淋汤　　B. 左归丸
C. 两地汤合二至丸　　D. 逐瘀止血汤
E. 调肝汤

答案：C　　考点：经间期出血肾阴虚证的治疗

解析：治疗经间期出血肾阴虚证，应首选两地汤合二至丸。故选择 C。

［A2 型题］

2. 患者，女，36 岁，已婚。两次月经中间阴道少量出血，色鲜红，头晕腰酸，夜寐不宁，五心烦热。舌质红，苔薄，脉细数。其治法是

A. 益气补肾，固冲止血
B. 滋肾养阴，固冲止血
C. 养阴清热，固冲止血
D. 补肾养肝，固冲止血
E. 益气养阴，凉血清热

答案：B　　考点：经间期出血肾阴虚证的治疗

解析：由题干两次月经中间阴道少量出血判断为经间期出血，由色鲜红，头晕腰酸，夜寐不宁，五心烦热，舌质红，苔薄，脉细数辨证为肾阴虚证。治法滋肾养阴，固冲止血。故选择 B。

［B 型题］

（3～4 题共用备选答案）

A. 两地汤　　B. 逐瘀止血汤
C. 清肝止淋汤　　D. 清热固经汤
E. 燥湿化痰汤

3. 治疗经间期出血肾阴虚证，应首选

答案：A

4. 治疗经间期出血湿热证，应首选

答案：C　　考点：经间期出血的辨证论治

解析：治疗经期出血肾阴虚证，应首选两地汤；治疗经间期出血湿热证，应首选清肝止淋汤。故 3 题选择 A，4 题选择 C。

细目九　崩　漏

［A1 型题］

1. 下列哪项是固本止崩汤的组成药物

A. 人参、黄芪、白术、熟地黄、当归、干姜
B. 人参、黄芪、白术、熟地黄、当归、生姜
C. 人参、黄芪、白术、生地黄、当归、干姜
D. 人参、黄芪、白术、熟地黄、当归、黑姜
E. 人参、黄芪、白术、生地黄、当归、黑姜

答案：D　考点：固本止崩汤的药物组成

解析：固本止崩汤是崩漏脾气虚证的代表方剂。其药物组成：人参、黄芪、白术、当归、熟地黄、黑姜。故选 D。

2. 治疗崩漏实热证，应首选

A. 保阴煎　B. 固本止崩汤
C. 清热固经汤　D. 清热调血汤
E. 左归丸

答案：C　考点：崩漏实热证的治疗

解析：崩漏实热证，应首选清热固经汤。故选择 C。

3. 崩漏的治疗原则是

A. 塞流与澄源结合
B. 澄源与复旧结合
C. 复旧与塞流结合
D. 固本与澄源结合
E. 急则治标，缓则治本

答案：E　考点：崩漏的治疗原则

解析：治崩三法是“塞流”“澄源”“复旧”。这 3 条要灵活运用，急则治标，缓则治本，这是治疗原则。故选 E。

4. 清热固经汤适合于下列哪型崩漏

A. 虚热　B. 实热
C. 肾阴虚　D. 血瘀
E. 脾虚

答案：B　考点：崩漏实热证的代表方

解析：参见本细目第 2 题。故选择 B。

5. 崩漏的主要病机是

A. 阴虚火旺，经血失约
B. 气虚不摄，经血失约
C. 瘀血内阻，血不归经
D. 冲任损伤，经血失约
E. 阳盛血热，迫血妄行

答案：D　考点：崩漏的病因病机

解析：崩漏的主要病机是冲任不固，不能制约经血，使子宫藏泻失常。故选择 D。

6. 下列各项，不属导致崩漏常见病因的是

A. 脾虚　B. 肾虚
C. 血虚　D. 血瘀
E. 血热

答案：C　考点：崩漏的病因病机

解析：崩漏常见病因是脾虚、肾虚、血瘀、血热。选项 C 不是。故选 C。

［A2 型题］

7. 患者，女，25 岁，已婚。月经周期先后不定，量多如注，持续十余日不净，婚后 1 年半，未避孕未孕。可诊断为

A. 月经先后无定期　B. 崩漏
C. 月经过多　D. 经期延长
E. 不孕症

答案：B　考点：崩漏的诊断

解析：月经先后无定期只有周期不定，但是不涉及经量的变化，故 A 选项错误。月经过多是经量增多，经期延长是月经期的延长，两者都不涉及周期的变化，故 C、D 两项错误。婚后 2 年未避孕而未孕者称为不孕症，故 E 项错误。崩漏是指经期、周期、经量均发生异常改变的病变，故本题选择 B。

8. 患者，女，46 岁，已婚。经来无期，现已持续 20 天未止，开始量多，现淋沥不尽，色淡、质稀，腰酸腿软，溲频清冷，舌淡苔白，脉沉细。应予止血调经，其治法是

A. 温肾固冲　B. 滋水益阴
C. 补气养血　D. 健脾益气
E. 滋阴固肾

答案：A　考点：崩漏肾阳虚证的治法

解析：由题干经来无期，现已持续 20 天未止，开始量多，现淋沥不尽，辨病为崩漏，由色淡、质稀，腰酸腿软，溲频清冷，舌淡苔白，脉沉细，辨证为肾阳虚。治法是温肾固冲。故选择 A。

9. 患者，女，35 岁，已婚。患崩漏 1 年余，经血非时而至，经量甚多、色淡、质稀，面色苍白，气短懒言，大便不成形，舌淡、苔薄白，脉沉弱。其证候是

A. 肾阴虚　B. 肾阳虚
C. 脾虚　D. 血瘀
E. 肝气郁结

答案：C　考点：崩漏脾虚证的辨证

解析：由题干经量甚多、色淡、质稀，面色苍白，气短懒言，大便不成形，舌淡苔薄白，脉沉弱，辨证为脾气虚证。因为脾虚中气虚弱或下陷，则冲任不固，血失统摄而发崩漏。气虚火不足，故经血色淡质稀，面色苍白，气短懒言。大便不成形，舌淡苔薄白，脉沉弱，皆为脾气虚之征。故选择 C。

10. 患者，女，33 岁，已婚。经血非时而下，淋沥不

净，色紫暗、有块，小腹胀痛，舌紫苔薄白，脉涩。治疗应首选

A. 圣愈汤　　B. 四物汤合失笑散
C. 血府逐瘀汤　　D. 少腹逐瘀汤
E. 膈下逐瘀汤

答案：B　　**考点：**崩漏血瘀证的治疗

解析：由题干经血非时而下，淋沥不净，辨病为崩漏，由色紫暗、有块，小腹胀痛，舌紫、苔薄白，脉涩，辨证为血瘀证。崩漏血瘀证应首选四物汤和失笑散。故选择B。

11. 患者，女，45岁。月经不规律8个月，现阴道出血40天，量时多时少，近3天量极多、色淡、质稀，伴气短神疲，面浮肢肿，舌淡、苔薄白，脉缓弱。治疗应首选

A. 举元煎　　B. 补中益气汤
C. 固本止崩汤　　D. 清热固经汤
E. 保阴煎

答案：C　　**考点：**崩漏脾虚证的治疗

解析：由题干月经不规律8个月，现阴道出血40天，量时多时少，辨病为崩漏。由近3天量极多、色淡、质稀，伴气短神疲，面浮肢肿，舌淡苔薄白，脉缓弱，辨证为脾虚证。治宜益气摄血，养血调经，方用固本止崩汤。故选择C。

12. 患者，女，20岁，未婚。月事非时而下，量多如崩，色鲜，质稠，伴心烦，口渴欲饮，便干溲黄，面部痤疮，舌红苔薄黄，脉细数。根据治崩三法，应首选的是

A. 塞流　　B. 澄源
C. 复旧　　D. 调经为本
E. 塞流，澄源并进

答案：E　　**考点：**崩漏的治疗

解析：由题干量多如崩，色鲜，质稠，伴心烦，口渴欲饮，便干溲黄，面部痤疮，舌红苔薄黄，脉细数，辨证为实热证，故应澄源。又量多如崩，故应塞流。澄源有助于更好地塞流，故应并进。选择E。

13. 患者，女，40岁，已婚。经血非时而下，淋沥日久不尽，色淡红，质清稀，伴神疲气短，面浮肢肿，纳呆便溏，舌淡胖，苔白，脉沉弱。治疗应首选

A. 补中益气汤　　B. 固本止崩汤
C. 加减苁蓉菟丝子丸　　D. 举元煎
E. 归脾汤

答案：B　　**考点：**崩漏脾虚证的治疗

解析：参见本细目第11题，由题干可知本患者为崩漏脾虚证，选用固本止崩汤。故选择B。对崩漏脾虚这一证型的辨证、治法、方药及组成考生必须掌握。

［A3 型题］

（14～16题共用题干）

患者，女，20岁，未婚。月经淋沥20日不止，色淡红，质清稀，面色晦暗，头晕耳鸣，腰腿酸软，倦怠乏力，舌淡暗，苔白润，脉沉弱。

14. 其诊断是

A. 崩漏　　B. 月经过多
C. 经期延长　　D. 经间期出血
E. 月经过少

答案：A

15. 其辨证是

A. 脾气虚证　　B. 肾气虚证
C. 气血不足证　　D. 肝郁化热证
E. 虚热证

答案：B

16. 其治疗应首选的方剂是

A. 八珍汤　　B. 归脾汤
C. 右归丸　　D. 加减苁蓉菟丝子丸
E. 加减一阴煎

答案：D　　**考点：**崩漏的诊断与辨证施治

解析：由题干月经淋沥20日不止辨病为崩漏，由色淡红，质清稀，面色晦暗，头晕耳鸣，腰腿酸软，倦怠乏力，舌淡暗，苔白润，脉沉弱，辨证为肾气虚证。代表方剂加减苁蓉菟丝子丸。故14题选择A，15题选择B，16题选择D。

［B 型题］

（17～18题共用备选答案）

A. 滋阴清热，止血调经
B. 清热凉血，止血调经
C. 温肾固冲，止血调经
D. 滋水益阴，止血调经
E. 益气摄血，养血调经

17. 崩漏虚热证的治法是

答案：A

18. 崩漏脾虚证的治法是

答案：E　　**考点：**崩漏的辨证论治

解析：崩漏虚热证的治法是滋阴清热，止血调经；崩漏脾虚证的治法是益气摄血，养血调经。故17题选择A，18题选择E。

（19～20题共用备选答案）

A. 气血虚弱　　B. 肾虚肝郁
C. 脾肾亏损　　D. 肝郁血热
E. 肝郁脾虚

19. 育龄期崩漏，多属

答案：B

20. 围绝经期崩漏，多属

答案：C　　**考点：**崩漏的病因病机

解析：育龄期妇女与肝肾密切相关，故致病多以肝肾为主；围绝经期妇女脾肾功能开始衰退，故致病多以脾肾亏虚为主。故19题选择B，20题选择C。

细目十 闭 经

［A1 型题］

1. 下列哪项不是闭经与痛经的共同病机

A. 气血虚弱　　D. 气滞血瘀
C. 肺肾阴虚　　D. 肝肾不足
E. 寒凝血瘀

答案：E　　考点：闭经的病因病机

解析：闭经的病因有气血虚弱、气滞血瘀、肾气亏虚、阴虚血燥、痰湿阻滞。痛经的病因有气滞血瘀、寒凝血瘀、湿热瘀阻、气血虚弱、肾气亏损。故选择E。

2. 下列除哪项外，均属于虚性闭经的病因病机

A. 肝肾不足　　B. 痰湿阻滞
C. 气血虚弱　　D. 阴虚血燥
E. 脾虚血少

答案：B　　考点：闭经的病因病机

解析：选项B为实性病因。故选B。

3. 闭经虚证的发病机制是

A. 多产房劳或久病伤肾
B. 血海空虚，无血可下
C. 脾胃虚弱，化源不足
D. 思虑过度，损伤心脾
E. 素体阴虚或久病伤血

答案：B　　考点：闭经的病因病机

解析：闭经虚证主要是因为肾气不足，或肝肾亏损，或脾胃虚弱，或阴虚血燥，导致精亏血少，冲任血海空虚，源断其流，无血可下。故选择B。

4. 下列哪项不属于闭经的病机

A. 气滞血瘀　　B. 痰湿阻滞
C. 阴虚血燥　　D. 气血虚弱
E. 湿毒壅盛

答案：E　　考点：闭经的病因病机

解析：参见本细目第1题。故选择E。

［A2 型题］

5. 患者，女，24岁，已婚。闭经7个月，形体肥胖，胸胁满闷，呕恶痰多，面浮足肿，舌淡苔白腻，脉沉滑。其证候是

A. 肝肾不足　　B. 气血虚弱
C. 痰湿阻滞　　D. 肝血不足
E. 肺肾阴虚

答案：C　　考点：闭经痰湿阻滞证的辨证

解析：由题干形体肥胖，胸胁满闷，呕恶痰多，面浮足肿，舌淡苔白腻，脉沉滑，辨证为痰湿阻滞。故选择C。

6. 患者，女，30岁，已婚。1年前因产后大失血，月经逐渐后延，量少、色淡、质稀，现停经6个月余，头晕目眩，心悸气短，毛发脱落，皮肤干燥，舌淡红苔薄白，脉虚细。治疗应首选

A. 人参养荣汤　　B. 归脾汤
C. 加减一阴煎　　D. 举元煎
E. 归肾丸

答案：A　　考点：闭经气血虚弱证的治疗

解析：由题干1年前因产后大失血，月经逐渐后延，量少、色淡、质稀，现停经6个月余，辨病为闭经；由头晕目眩，心悸气短，毛发脱落，皮肤干燥，舌淡红苔薄白，脉虚细，辨证为气血虚弱。代表方剂人参养荣汤。故选择A。

7. 患者，女，34岁，已婚。2年来月经量逐渐减少，现闭经半年，带下量少，五心烦热，盗汗失眠，口干欲饮，舌红少苔，脉细数。其证候是

A. 肝肾不足　　B. 气血虚弱
C. 肾阳虚弱　　D. 脾虚
E. 阴虚血燥

答案：E　　考点：闭经阴虚血燥证的辨证

解析：由题干2年来月经量逐渐减少，现闭经半年，辨病为闭经；由带下量少，五心烦热，盗汗失眠，口干欲饮，舌红少苔，脉细数，辨证为阴虚血燥。因为阴血不足，日久益甚，虚热内生，火逼水涸，血海燥涩渐涸，故月经量少，渐至闭经；阴虚日久，虚火内生，故五心烦热，盗汗失眠，口干欲饮，舌红少苔，脉细数。故选择E。

8. 患者，女，18岁，未婚。月经尚未初潮，体质虚弱，腰酸腿软，头晕目眩，舌红少苔，脉沉细尺弱。其治法是

A. 补气养血调经　　B. 滋阴益气调经
C. 补肾养肝调经　　D. 健脾生血调经
E. 补中益气调经

答案：C　　考点：闭经肾气亏虚证的治法

解析：由题干18岁，月经尚未初潮，辨病为闭经；由体质虚弱，腰酸腿软，头晕目眩，舌红少苔，脉沉细尺弱，辨证为肾气亏虚，治法是补肾养肝调经。故选择C。

9. 患者，女，38岁，已婚。近几年形体渐胖，胸闷呕恶，倦怠乏力，月经停闭半年，平时带下量多色白，舌淡胖苔白腻，脉沉滑。尿妊娠试验阴性。治疗应首选

A. 血府逐瘀汤　　B. 苍附导痰丸
C. 参苓白术散　　D. 开郁二陈汤
E. 香砂六君子汤

答案：B　考点：闭经痰湿阻滞证的治疗

解析：参见本细目第5题。患者为闭经痰湿阻滞证，故选择B。

细目十一　痛　经

［A1 型题］

1. 痛经之所以随月经周期而发作，与下列哪项有关

A. 寒凝胞中
B. 经期胞中血虚邪盛
C. 经期冲任气血变化急骤
D. 冲任血虚、胞宫失养
E. 湿热蕴结胞中

答案：C　　考点：痛经的病因病机

解析：痛经之所以随月经周期而发作，又与经期及经期前后特殊生理状态有关，未行经期间，由于冲任气血平和，致病因素尚不足以引起冲任、子宫气血瘀滞或不足，故平时不发生疼痛。经期前后，血海由满盈而泻溢，气血盛实而骤虚，子宫、冲任气血变化较平时急剧，易受致病因素干扰，加之体质因素的影响，导致子宫、冲任气血运行不畅或失于煦濡，不通或不荣而痛。所以选择 C。

2. 下列除哪项外，均为痛经气血虚弱证的主症

A. 腹痛出现在行经之后
B. 腹痛喜按
C. 月经量少、色淡、质稀
D. 神疲乏力，纳少便溏
E. 头晕眼花，腰痛如折

答案：E　　考点：痛经气血虚弱证的临床表现

解析：A、B、C、D 均是痛经的主症，选项 E 是肾气亏损证的主症。故选择 E。

3. 治疗痛经湿热下注证，应首选

A. 清热调血汤　　B. 龙胆泻肝汤
C. 知柏地黄汤　　D. 血府逐瘀汤
E. 加味逍遥散

答案：A　　考点：痛经湿热下注证的治疗

解析：治疗痛经湿热下注证，应首选清热调血汤。故选择 A。

4. 治疗痛经气滞血瘀证，应首选

A. 血府逐瘀汤　　B. 膈下逐瘀汤
C. 少腹逐瘀汤　　D. 身痛逐瘀汤
E. 通窍活血汤

答案：B　　考点：痛经气滞血瘀证的治疗

解析：治疗痛经气滞血瘀证，应首选膈下逐瘀汤。故选择 B。

5. 痛经寒湿凝滞证的治法是

A. 理气化瘀止痛
B. 温经暖宫止痛
C. 温经活血，调经止痛
D. 温经除湿，化瘀止痛
E. 温经化痰，利湿止痛

答案：D　　考点：痛经寒湿凝滞证的治法

解析：痛经寒湿凝滞证的治法是温经除湿，化瘀止痛，使寒散湿除，气血运行通畅，而痛经自止。故选择 D。

6. 下列哪项不是清热调血汤的组成药物

A. 当归、川芎、白芍、生地
B. 延胡索、香附
C. 黄柏
D. 桃仁、红花、莪术、丹皮
E. 黄连

答案：C　　考点：清热调血汤的药物组成

解析：清热调血汤的组成药物是桃仁、红花、莪术、丹皮、黄连、当归、川芎、白芍、生地、延胡索、香附。选项 C 不是，故选择 C。

7. 圣愈汤治疗痛经的适应证是

A. 气血虚弱　　B. 肝肾亏损
C. 心肝血虚　　D. 血虚气滞
E. 气滞血瘀

答案：A　　考点：圣愈汤的适应证

解析：圣愈汤的组成是人参、黄芪合四物汤。方中药物气血同补，故选择 A。

［A2 型题］

8. 患者，女，28 岁，已婚。每于经行小腹冷痛，得热痛减，月经量少，持续 2～3 天，色暗、质稀，腰腿酸软，舌淡苔白，脉沉细尺弱。其治法是

A. 散寒除湿止痛　　B. 温经暖宫止痛
C. 行气活血止痛　　D. 利湿活血止痛
E. 益肾养肝止痛

答案：B　　考点：痛经寒凝血瘀证的治法

解析：由题干每于经行小腹冷痛，辨病是痛经。由得热痛减，月经量少，持续 2～3 天，色暗、质稀，腰腿酸软，舌淡苔白，脉沉细尺弱，辨证为寒凝血瘀证，治宜温经暖宫止痛。故选择 B。

9. 患者，女，32 岁，已婚。患痛经 2 年，每于行经第 1～2 天，小腹冷痛，喜热，拒按，经量少，色暗，有块，舌苔白腻，脉沉紧。其证候是

A. 气滞血瘀　　B. 阳虚内寒
C. 湿热下注　　D. 肝肾虚损
E. 寒湿凝滞

答案：E　　考点：痛经寒湿凝滞的辨证

解析：由题干小腹冷痛，喜热，拒按，经量少，色暗，有块，分析为寒邪致病，舌苔白腻，为湿邪致病特点，故本病为寒湿之邪侵袭，致气血运行不畅而致的痛经。故选择 E。

10. 患者，女，22 岁。月经初潮年龄 16 岁，痛经 6 年，每于第 1 天出现小腹冷痛，喜温喜按，经量少、色暗淡，腰腿酸软，小便清长，舌苔白润，脉沉迟。治疗应首选

A. 温经汤（《妇人大全良方》）
B. 圣愈汤
C. 调肝汤
D. 温经汤（《金匮要略》）
E. 金匮肾气丸

答案：D　　考点：痛经虚寒证的治疗

解析：由题干小腹冷痛，喜温喜按，经量少、色暗淡，腰腿酸软，小便清长，舌苔白润，脉沉迟，辨证为痛经虚寒证，代表方剂温经汤（《金匮要略》）。故选择 D。

11. 患者，女，18 岁，未婚，每于经行小腹绵绵作痛，经净渐除，经量少、质稀，腰酸腿软，舌苔薄白，脉细弱。其治法是

A. 益气止痛　　B. 补血止痛
C. 滋阴止痛　　D. 益肾养肝止痛
E. 疏肝止痛

答案：D　　考点：痛经肾气亏损证的治法

解析：由题干每于经行小腹绵绵作痛，辨病为痛经，由经行小腹绵绵作痛，经净渐除，经量少、质稀，腰酸腿软，舌苔薄白，脉细弱，辨证为肾气亏损证。治法是益肾养肝止痛。故选择 D。

12. 患者，女，28 岁，已婚。经前小腹疼痛拒按，有灼热感，平素少腹时隐痛，经来时疼痛加剧，低热，经色暗红，质黏，带下黄稠，溲黄，舌红苔黄腻，脉弦数。其治法是

A. 理气活血，化瘀止痛
B. 清热除湿，化瘀止痛
C. 益气补血，化瘀止痛
D. 养血柔肝，理气止痛
E. 调和营卫，化瘀止痛

答案：B　　考点：痛经湿热瘀阻证的治法

解析：由题干经前小腹疼痛拒按，辨病为痛经，由小腹疼痛拒按，有灼热感，平素少腹时隐痛，经来时疼痛加剧，低热，经色暗红，质黏，带下黄稠，溲黄，舌红苔黄腻，脉弦数，辨证为湿热瘀阻证。治法是清热除湿，化瘀止痛。故选择 B。

[B 型题]

（13～14 题共用备选答案）

A. 理气化瘀止痛
B. 温经暖宫止痛
C. 益气养血止痛
D. 清热除湿，化瘀止痛
E. 益肾养肝止痛

13. 痛经气滞血瘀证的治法是

答案：A

14. 痛经气血虚弱证的治法是

答案：C　　考点：痛经的辨证论治

解析：痛经气滞血瘀证的治法是理气化瘀止痛；痛经气血虚弱证的治法是益气养血止痛。故 13 题选择 A，14 题选择 C。

细目十二　经行头痛

[A1 型题]

1. 肝火引起经行头痛的特点是

A. 头晕，头部绵绵作痛
B. 巅顶掣痛，头晕目眩
C. 头痛剧烈，痛如锥刺
D. 头部胀痛重着
E. 头痛如裹，头晕目眩

答案：B　　考点：经行头痛的特点

解析：肝火引起经行头痛的特点是引起肝经循行部位疼痛，故选择 B。

[B 型题]

（2～3 题共用备选答案）

A. 丹栀逍遥散　　B. 乌药汤
C. 通窍活血汤　　D. 天仙藤散
E. 龙胆泻肝汤

2. 治疗经行头痛血瘀证，应首选

答案：C

3. 治疗子肿气滞证，应首选

答案：D　　考点：经行头痛与子肿的辨证论治

解析：经行头痛血瘀证，应首选通窍活血汤；子肿气滞证，应首选天仙藤散。故 2 题选择 C，3 题选择 D。

细目十三　经行身痛

[A2 型题]

1. 患者，女，36 岁，已婚。经行时肢体疼痛麻木，肢软无力，月经量少，色淡质薄，面色无华，舌淡，苔白，脉细弱。治疗应首选

A. 八珍汤　　B. 当归补血汤
C. 血府逐瘀汤　　D. 趁痛丸
E. 圣愈汤

答案：B　　考点：经行身痛血虚证的治疗

解析：由题干经行时肢体疼痛麻木，辨病为经行身痛。由肢软无力，月经量少，色淡质薄，面色无华，舌淡，苔白，脉细弱，辨证为血虚证。代表方剂是当归补血汤。故选择 B。

细目十四　经行泄泻

［A2 型题］

1. 患者，女，33 岁，已婚。每于经期大便溏泄，脘腹胀满，神疲肢软，舌淡苔薄白，脉濡滑。治疗应首选

A. 参苓白术散　　B. 健固汤
C. 柴胡疏肝散　　D. 痛泻要方
E. 四苓散

答案：A　　考点：经行泄泻脾虚证的治疗

解析：从题干每于经期大便溏泄，辨病为经行泄泻，从症状脘腹胀满，神疲肢软，舌淡苔薄白，脉濡滑，辨证为脾虚证，用参苓白术散治疗，故选择 A。

2. 患者，女，26 岁，已婚。月经 35 天一行，量少、色淡、质稀，每于行经出现大便泄泻，腰酸畏寒，四肢不温，带下清稀如水，舌淡苔白，脉沉迟。其证候是

A. 脾虚　　B. 肾虚
C. 湿热　　D. 寒湿
E. 肝木乘脾

答案：B　　考点：经行泄泻肾虚证的辨证

解析：从题干每于行经出现大便泄泻，辨病为经行泄泻，由腰酸畏寒，四肢不温，带下清稀如水，舌淡苔白，脉沉迟，辨证为肾虚证。故选择 B。

3. 患者，女，45 岁，已婚。每逢月经将潮便泄泻，脘腹胀满，神疲肢软，面浮肢肿，月经量多，色淡质薄，舌淡红，苔白，脉濡缓。治疗应首选

A. 健固汤　　B. 四神丸
C. 六君子汤　　D. 痛泻要方
E. 参苓白术散

答案：E　　考点：经行泄泻脾虚证的治疗

解析：参考本细目第 1 题，故选择 E。

［B 型题］

（4～5 题共用备选答案）

A. 补中益气汤　　B. 香砂六君子汤
C. 人参养营汤　　D. 参苓白术散
E. 健固汤合四神丸

4. 治疗经行泄泻肾虚证，应首选

答案：E

5. 治疗经行泄泻脾虚证，应首选

答案：D　　考点：经行泄泻的辨证论治

解析：经行泄泻肾虚证，应首选健固汤合四神丸；经行泄泻脾虚证，应首选参苓白术散。故 4 题选择 E，5 题选择 D。

细目十五　经行浮肿

［A2 型题］

1. 患者，女，32 岁，已婚。经行肢体肿胀，按之随手而起，经色暗红有块，伴脘闷胁胀，善叹息，舌紫暗，苔薄白，脉弦涩。治疗应首选

A. 参苓白术散　　B. 苓桂术甘汤
C. 八物汤　　D. 肾气丸
E. 丹栀逍遥丸

答案：C　　考点：经行浮肿的辨证论治

解析：由题干“经行肢体肿胀，按之随手而起”，可诊断患者为经行浮肿。脘闷胁胀，善叹息为气滞表现；舌紫暗，脉弦涩为瘀血之象，故可辨证为气滞血瘀。备选答案只有八物汤为气血双调之剂，故选 C。

细目十六　经行吐衄

［A1 型题］

1. 顺经汤的组成是

A. 当归、生地、白芍、丹皮、栀子、茜草、白茅根
B. 人参、麦冬、山药、半夏、大枣、甘草、丹参
C. 栀子、赤茯苓、当归、黄芩、白芍、生地、泽泻
D. 当归、熟地、沙参、白芍、茯苓、黑荆芥、丹皮
E. 生地、当归、川芎、蒲黄、牛膝、白芍、甘草梢

答案：D　　考点：顺经汤的药物组成

解析：顺经汤是治疗经行吐衄肺肾阴虚证的主方，其组成是：当归、熟地、白芍、黑荆芥、茯苓、丹皮、沙参。故选择 D。

［A2 型题］

2. 患者，女，20 岁，未婚。每于经期鼻衄，量多、色深红，心烦易怒，口苦咽干，尿黄便结。近 3 个月来，月经提前 7 天，量少、色红，舌红苔黄，脉弦数。其诊断是

A. 逆经肺肾阴虚证
B. 月经先期血热证
C. 逆经肝经郁火证
D. 月经先期肝郁化热证
E. 月经过少血虚证

答案：C　　考点：经行吐衄肝经郁火证的辨证

解析：经行吐衄的定义是每逢经行前后，或正值经期，出现周期性的吐血或衄血，亦有倒经、逆经之称。由题干每于经期鼻衄，辨病为逆经，由心烦易怒，口苦咽干，尿黄便结，辨证为肝经郁火证。故选择 C。

3. 患者，女，36 岁，已婚。近 3 个月来，月经提前 6～7 天，量少、色红，每于经期鼻衄，血量少、色红，潮热咳嗽，两颧潮红，咽干，口渴，舌红苔花剥，

脉细数，应引血下行，其治法是

A. 滋阴清热　　B. 清热凉血
C. 疏肝清热　　D. 滋肾平肝
E. 滋肾润肺

答案： E　　考点：经行吐衄肺肾阴虚证的治疗

解析： 由题干每于经期鼻衄，辨病为经行吐衄，由血量少、色红，潮热咳嗽，两颧潮红，咽干，口渴，舌红苔花剥，脉细数，辨证为肺肾阴虚。因为素体肺肾阴虚，虚火上炎，经行后阴虚更甚，虚火内炽，损伤肺络，故血上溢，而为吐衄；阴血虚则血量少，色红；虚火内盛，热伤胞络，故月经先期，量少；阴虚内热，故潮热咳嗽，两颧潮红；灼伤肺津，则咽干，口渴；舌红苔花剥，脉细数均是阴虚内热之象。治法是滋肾润肺。故选择 E。

4. 患者，女，35 岁。月经周期正常，惟月经量少、色红、质稠，经期鼻衄，量不多，色暗红，伴手足心热，潮热颧红，舌红少苔，脉细数。其证候是

A. 肝经郁火　　B. 阴虚内热
C. 心肝火旺　　D. 阴虚阳亢
E. 肺肾阴虚

答案： E　　考点：经行吐衄的辨证论治

解析： 参见本细目第 3 题，故选择 E。

5. 患者，女，20 岁，未婚。经行鼻衄 3 年，量较多，色红，月经周期提前，经量偏少，经行第 2 天鼻衄，情绪波动影响出血量，舌质红，脉细弦。治疗应首选

A. 丹栀逍遥散　　B. 清肝引经汤
C. 清热固经汤　　D. 清肝止淋汤
E. 顺经汤加牛膝

答案： B　　考点：经行吐衄肝经郁火证的治疗

解析： 由题干月经周期提前，经量偏少，经行第 2 天鼻衄，情绪波动影响出血量，舌质红，脉细弦，辨证为肝经郁火证。因为冲气夹肝火上逆，热伤阳络，血随气升，故鼻衄；火盛则血量较多而色红；肝郁化火则情绪波动较大；舌质红，脉细弦，为肝热内盛之象。故选择 B。

细目十七　绝经前后诸证

［A1 型题］

1. 绝经前后诸证的产生机制主要是

A. 肝血不足，冲任亏虚
B. 脾气虚弱，冲任失养
C. 肾气虚衰，天癸渐竭
D. 心肾不交，冲任失调
E. 心脾血虚，冲任俱虚

答案： C　　考点：绝经前后诸证的病因病机

解析： 妇女在绝经前后，肾气虚衰，天癸渐竭，冲任二脉虚衰，由于体质因素，肾虚天癸竭的过程加剧，难以较迅速地适应这一阶段的过渡，使阴阳失去平衡，脏腑气血不相协调，因而出现诸多证候。故选择 C。

［A2 型题］

2. 患者，女，51 岁。月经不规律，精神萎靡，头晕耳鸣，腰痛如折，腹冷阴坠，形寒肢冷，舌淡苔白滑，脉沉细而迟。其治法是

A. 滋肾益阴
B. 滋阴潜阳
C. 益肾清肝
D. 补肾扶阳，益养冲任
E. 温肾壮阳，填精养血

答案： E　　考点：绝经前后诸证肾阳虚证的治疗

解析： 由题干 51 岁，月经不规律，辨病为绝经前后诸证；由精神萎靡，头晕耳鸣，腰痛如折，腹冷阴坠，形寒肢冷，舌淡苔白滑，脉沉细而迟，辨证为肾阳虚证。因为肾阳虚，命门火衰，阳气不能外达，经脉失于温煦，故精神萎靡，头晕耳鸣，腰痛如折，腹冷阴坠，形寒肢冷；舌淡苔白滑，脉沉细而迟皆肾阳虚衰之象。治法是温肾壮阳，填精养血。故选择 E。

3. 患者，女，49 岁，月经或前或后，烘热出汗，五心烦热，头晕耳鸣，腰酸乏力，舌红苔薄，脉细数。治疗应首选

A. 左归丸
B. 内补丸
C. 肾气丸
D. 两地汤合二至丸
E. 二仙汤合二至丸

答案： A　　考点：绝经前后诸证肾阴虚证的治疗

解析： 由题干 49 岁，月经或前或后，烘热出汗，五心烦热，头晕耳鸣，腰酸乏力，舌红苔薄，脉细数，辨为绝经前后诸证肾阴虚证，代表方剂是左归丸。故选择 A。

细目十八　经断复来

［A2 型题］

1. 患者 53 岁，绝经后 5 年，阴道出血，紫红，量较多，平时带下色黄有臭味，外阴及阴道瘙痒，口苦咽干，疲惫无力，纳谷不馨，大便不爽，小便短赤；舌质偏红，苔黄腻，脉弦细数。治疗应首选的方剂是

A. 知柏地黄丸　　B. 萆薢渗湿汤
C. 益阴煎　　D. 安老汤
E. 易黄汤

答案： E　　考点：经断复来的辨证论治

解析： 绝经期妇女绝经后 1 年或 1 年以上，子宫再次出血称为经断复来。该患者符合经断复来的诊断，具体到辨证，要善于从题干中抓有特点的症状，患者带下色黄有臭味，舌红苔黄腻，为湿热下注之证，其他症状均可佐证该证候的成立，经断复来湿热下注证的代表方为易黄汤，故选E。

［B型题］

（2～3题共用备选答案）

A. 清热利湿，止血凉血
B. 利湿解毒，化瘀散结
C. 滋阴清热，安冲止血
D. 健脾调肝，安冲止血
E. 清热凉血，固冲止血

2. 经断复来血热证的治法

答案：E

3. 经断复来湿毒瘀结证的治法

答案：B　　考点：经断复来的辨证论治

解析：考生解该题时关键要抓血热与湿毒瘀结的不同，血热则要清热凉血，湿毒瘀结则要利湿解毒化瘀结，故2题选E，3题选B。

第八单元　带下病

【考点透视】

本单元重点是掌握带下过多的病因病机，辨证要点，各证型的主症、治法、方药，尤其是脾阳虚证与湿热下注证，并且需记忆完带汤与止带方的药物组成。

［A1型题］

1. 止带方适用于带下病的哪种证候

A. 肾阳虚　　B. 肾阴虚
C. 脾虚　　D. 湿热
E. 湿毒

答案：D　　考点：止带方的适应证

解析：止带方适用于带下病的湿热下注证。肾阳虚代表方剂内补丸；肾阴虚代表方剂知柏地黄汤；脾虚证代表方剂是完带汤；湿毒蕴结证代表方剂是五味消毒饮。故选择D。

2. 完带汤适用于带下病的哪种证候

A. 脾虚　　B. 肾阴虚
C. 肾阳虚　　D. 湿热
E. 热毒

答案：A　　考点：完带汤的适应证

解析：参见本细目第1题，故选择A。

3. 带下病的主要发病机制是

A. 外感湿邪，损及任、带，约固无力
B. 肾气不足，封藏失职，阴液滑脱而下
C. 湿邪影响任、带，任脉不固，带脉失约
D. 脾虚生湿，流注下焦，伤及任、带
E. 肝经湿热，流注下焦，伤及任、带

答案：C　　考点：带下病的病因病机

解析：带下病的病因病机是湿邪伤及任带二脉，使任脉不固，带脉失约。故选择C。

［A2型题］

4. 患者，女，40岁。带下量多、色黄或白、质黏稠、有臭气，小腹作痛，或阴痒，便秘溺赤，舌红苔黄厚腻，脉滑数。治疗应首选

A. 五味消毒饮　　B. 龙胆泻肝汤
C. 萆薢渗湿汤　　D. 止带方
E. 易黄汤

答案：D　　考点：带下过多湿热下注证的治疗

解析：由题干带下量多、色黄或白、质黏稠、有臭气，小腹作痛，或阴痒，便秘溺赤，舌红苔黄厚腻，脉滑数。诊断为带下过多湿热下注证，方选止带方。故选择D。

5. 患者，女，27岁，已婚。近几个月来带下量多、黏稠、色黄，胸闷心烦，纳少便溏，舌淡红、苔黄略腻，脉细。其治法是

A. 清热利湿止带　　B. 健脾利湿止带
C. 健脾益气止带　　D. 清热解毒止带
E. 补肾健脾止带

答案：A　　考点：带下过多湿热下注证的治法

解析：由题干带下量多、黏稠、色黄，胸闷心烦，纳少便溏，舌淡红苔黄略腻，脉细，诊断为带下过多湿热下注证，治法是清热利湿止带。故选择A。

6. 患者，女，40岁。月经规律，平时带下量多、色黄白、有臭气，纳呆，大便黏腻不爽，舌苔黄腻，脉濡数。其证候是

A. 脾虚　　B. 肾阳虚
C. 肾阴虚　　D. 湿热
E. 热毒

答案：D　　考点：带下过多湿热下注证的辨证

解析：由题干带下量多、色黄白、有臭气，纳呆，大便黏腻不爽，舌苔黄腻，脉濡数，诊断为带下过多湿热下注证。故选择D。考生要全面掌握带下过多湿热下注证的辨证、治法、方药及药物组成。

7. 患者，女，48岁。平时白带量多，终日不断，质稀清冷，腰膝酸冷，小腹发凉，小便清长，夜尿频多，舌淡苔薄白，脉沉迟。治疗应首选

A. 完带汤　　B. 金匮肾气丸
C. 内补丸　　D. 止带方
E. 易黄汤

答案：C　　考点：带下过多肾阳虚证的治疗

解析：由题干平时白带量多，终日不断，质稀清冷，腰膝酸冷，小腹发凉，小便清长，夜尿频多，舌淡苔薄白，脉沉迟，诊断为带下过多肾阳虚证，首选内补丸。故选择C。

8. 患者，女，32岁，已婚。带下量多，色淡黄，质黏稠，无臭气，面色萎黄，四肢不温，舌淡，苔白腻，脉缓弱。其治法是

A. 清热解毒除湿
B. 清热利湿止带
C. 温肾助阳，涩精止带
D. 滋阴益肾，清热祛湿
E. 健脾益气，升阳除湿

答案：E　　考点：带下过多脾虚证的治法

解析：由题干带下量多，色淡黄，质黏稠，无臭气，面色萎黄，四肢不温，舌淡，苔白腻，脉缓弱，诊断为带下过多脾虚证。脾气虚弱，运化失司，湿邪下注，任脉不固，带脉失约，则带下量多；脾虚中阳不振，则面色萎黄，四肢不温；舌淡，苔白腻，脉缓弱均为脾虚湿困之征。脾虚证治法是健脾益气，升阳除湿。故选择E。

9. 患者，女，40岁，已婚。月经规律，平时带下量多，色黄，黏稠，无臭气，纳呆，大便黏腻不爽，舌苔黄腻，脉濡数。治疗应首选

A. 止带方　　B. 内补丸
C. 易黄汤　　D. 参苓白术散
E. 萆薢渗湿汤

答案：A　　考点：带下过多湿热下注的治疗

解析：由题干带下量多，色黄，黏稠，无臭气，纳呆，大便黏腻不爽，舌苔黄腻，脉濡数，辨证为湿热下注，代表方剂止带方。故选择A。

10. 患者，女，46岁，已婚。近2周带下量多，色赤白相兼，质稠，有气味，阴部瘙痒，腰膝酸软，头晕耳鸣，舌红，苔黄腻，脉细数。其治法是

A. 清热疏肝，利湿止带
B. 滋肾养阴，清热利湿
C. 清热解毒止带
D. 健脾祛湿止带
E. 清热凉血止带

答案：B　　考点：带下过多的辨证论治

解析：由题干带下量多，色赤白相兼，质稠，有气味，阴部瘙痒，辨病为带下过多。由腰膝酸软，头晕耳鸣，脉细数，可知是肾阴虚之征；舌红、苔黄腻，是湿热之征，故本病阴虚与湿热相兼为病，治法是滋肾养阴，清热利湿。故选择B。

11. 患者，女，50岁，已婚。近3天带下量多，色黄，质稀，有味。妇科检查：带下量多，黄绿色，质稀，有泡沫。应首先考虑的是

A. 细菌性阴道病　　B. 滴虫性阴道炎
C. 念珠菌性阴道炎　　D. 老年性阴道炎
E. 非淋菌性阴道炎

答案：B　　考点：阴道炎的鉴别诊断

解析：由题干妇科检查：带下量多，黄绿色，质稀，有泡沫，诊断为滴虫性阴道炎。故选择B。

［B型题］

（12～13题共用备选答案）

A. 山药、熟地、茯苓、黄柏、知母、丹皮
B. 白芍、熟地、茯苓、黄柏、地骨皮、丹皮
C. 白芍、当归、川芎、莪术、牛膝、丹皮
D. 赤芍、猪苓、茯苓、车前子、牛膝、丹皮
E. 白芍、白术、苍术、车前子、柴胡、陈皮

12. 完带汤的组成成分有

答案：E

13. 止带方的组成成分有

答案：D　　考点：完带汤与止带方的药物组成

解析：完带汤的组成成分有白芍、白术、苍术、车前子、柴胡、陈皮；止带方的组成成分有赤芍、猪苓、茯苓、车前子、牛膝、丹皮。故12题选择E，13题选择D。

第九单元　妊娠病

【考点透视】

本单元也是考试的重点内容，考生需要对各种妊娠病的定义、病因病机及治疗全面复习，尤其是妊娠恶阻、胎动不安的内容。另外需记忆寿胎丸、胎元饮、千金鲤鱼汤、天仙藤散的药物组成。

细目一　概　述

［A1型题］

1. 下列除哪项外，均为妊娠病的发病机制

A. 血聚养胎，阴血偏虚，阳气偏亢
B. 胎体渐大，气机升降失调
C. 寒湿停聚，冲任受阻
D. 肾气不足，无力系胞，胎元不固
E. 脾胃虚弱，化源不足，影响胎元

答案：C　　考点：妊娠病的病因病机

解析：妊娠病的发病机制有四：一是阴血虚；二是脾肾虚；三是冲气上逆；四是气滞，如胎体渐大，气机升降失调。故选择C。

2. 下列除哪项外，均是妊娠禁药

A. 峻下剂　　B. 破血剂
C. 逐瘀剂　　D. 和血剂
E. 有毒剂

答案：D　考点：妊娠禁药

解析：妊娠禁药或慎用药有峻下剂、破血剂、逐瘀剂、有毒剂、滑利剂、耗气剂、散气剂。故选择D。

3. 下列各项，不属妊娠病范畴的是

A. 恶阻　　B. 胞转
C. 儿枕痛　　D. 胞阻
E. 子冒

答案：C　考点：妊娠病范畴

解析：产后腹痛又称儿枕痛，是产后病。其余皆是妊娠病。故选择C。

4. 妊娠期瘀阻胎元，使用活血化瘀药的原则是

A. 治病与安胎并举　　B. 衰其大半而止
C. 禁止使用　　D. 病去即止
E. 慎用

答案：B　考点：妊娠期用药原则

解析：妊娠期瘀阻胎元，使用活血化瘀药的原则，“所谓有故无殒，亦无殒也”，但需严格掌握剂量，衰其大半而止。故选择B。

细目二　妊娠恶阻

［A1 型题］

1. 妊娠恶阻的主要发病机制是

A. 脾胃虚弱，化源不足
B. 肝郁气滞，失于条达
C. 痰湿内停，中焦受阻
D. 重伤津液，胃阴不足
E. 冲气上逆，胃失和降

答案：E　考点：妊娠恶阻的病因病机

解析：妊娠恶阻的病因病机为冲气上逆，胃失和降。故选择E。

2. 妊娠恶阻脾胃虚弱证的特点是

A. 呕吐痰涎　　B. 食入即吐
C. 呕吐黏痰　　D. 呕吐酸水或苦水
E. 呕吐血性分泌物

答案：B　考点：妊娠恶阻脾胃虚弱证的临症特点

解析：妊娠恶阻脾胃虚弱证的特点是恶心呕吐不食，甚则食入即吐，呕吐清涎。故选择B。

［A2 型题］

3. 患者，女，32岁，已婚。妊娠2个月，近日因恶阻而恶心呕吐，呕吐酸苦水，不能进食，胸满胁痛，舌红苔黄，脉弦滑。其证候是

A. 肝胃不和　　B. 胃虚
C. 胃热　　D. 痰滞
E. 脾虚

答案：A　考点：妊娠恶阻的辨证论治

解析：由题干呕吐酸苦水，不能进食，胸满胁痛，舌红苔黄，脉弦滑，辨证为肝胃不和。故选择A。

4. 患者，女，27岁，已婚。停经46天，妊娠试验阳性，恶心呕吐，食入即吐，神疲思睡，舌淡苔白，脉滑缓。诊为妊娠恶阻，其证候是

A. 脾虚痰滞　　B. 脾胃虚弱
C. 气阴两虚　　D. 肝胃不和
E. 阴虚内热

答案：B　考点：妊娠恶阻脾胃虚弱证的辨证

解析：由题干恶心呕吐，食入即吐，神疲思睡，舌淡苔白，脉滑缓，辨证为脾胃虚弱。故选择B。

5. 患者，女，26岁，已婚。停经2个月，尿妊娠试验阳性。恶心呕吐10天，加重3天，食入即吐，口淡无味，时时呕吐清涎，倦怠嗜卧，舌淡苔白润，脉缓滑无力。其证候是

A. 脾胃虚弱　　B. 痰湿中阻
C. 肝胃不和　　D. 肝脾不和
E. 气阴两伤

答案：A　考点：妊娠恶阻脾胃虚弱证的辨证

解析：由题干停经2个月，尿妊娠试验阳性，恶心呕吐10天，辨病为妊娠恶阻。由食入即吐，口淡无味，时时呕吐清涎，倦怠嗜卧，舌淡苔白润，脉缓滑无力，辨证为脾胃虚弱。故选择A。

6. 患者，女，30岁，已婚。孕50天，呕吐酸水或苦水，胸满胁痛，嗳气叹息，烦渴口苦，舌淡红，苔微黄，脉滑数。治疗应首选

A. 小半夏加茯苓汤　　B. 香砂六君子汤
C. 四君子汤　　D. 苏叶黄连汤
E. 橘皮竹茹汤

答案：E　考点：妊娠恶阻肝胃不和证的治疗

解析：由题干孕50天，呕吐酸水或苦水，胸满胁痛，嗳气叹息，烦渴口苦，舌淡红，苔微黄，脉滑数，诊断为妊娠恶阻肝胃不和证，代表方剂是橘皮竹茹汤。故选择E。

7. 患者，女，26岁，已婚。停经2个月，尿妊娠试验阳性，恶心呕吐10天，加重4天，不能进食，呕吐血水，精神萎靡，头晕体倦，舌红，苔薄黄而干，脉细滑无力。其证候是

A. 肝胃不和　　B. 气阴两虚
C. 脾胃虚弱　　D. 痰湿内阻

E. 肝脾不和

答案：B　　考点：妊娠恶阻气阴两虚证的辨证

解析：由题干停经2个月，尿妊娠试验阳性，恶心呕吐10天，辨病为妊娠恶阻。由不能进食，呕吐血水，精神萎靡，头晕体倦，可知是由于气虚，中阳不振，清阳不升所致；舌红，苔薄黄而干，脉细滑无力，是阴虚内热之象。辨证为气阴两虚。故选择B。

［B型题］

（8～9题共用备选答案）

A. 脾胃虚弱　　B. 脾虚痰湿
C. 肝胃不和　　D. 肝经湿热
E. 肝郁脾虚

8. 恶阻，口淡，呕吐清涎者，多为

答案：A

9. 恶阻，口苦，呕吐酸水或苦水者，多为

答案：C　　考点：妊娠恶阻的辨证特点

解析：参见本细目第3、4题，故8题选择A，9题选择C。

细目三　异位妊娠

［A1型题］

1. 下列各项，不属宫外孕手术适应证的是

A. 输卵管间质部妊娠
B. 残角子宫妊娠
C. 妊娠试验持续阳性，包块继续长大
D. 输卵管破损时间较长，形成血肿包块
E. 愿意同时施行绝育术者

答案：D　　考点：宫外孕手术适应证

解析：宫外孕手术适应证有输卵管间质部妊娠、残角子宫妊娠、妊娠试验持续阳性，包块继续长大、愿意同时施行绝育术者、随诊不可靠者、期待疗法或药物疗法禁忌证者。故选择D。

［A2型题］

2. 患者，女，29岁。已婚2年一直未孕，既往月经周期26～28天，行经期4～6天。现停经45天，突然左下腹撕裂样剧痛，并伴头晕恶心，面色苍白。不应采取的措施是

A. 妊娠试验　　B. 腹部叩诊
C. 后穹隆穿刺　　D. 立即转院
E. 妇科检查

答案：D　　考点：异位妊娠的诊断

解析：题干现停经45天，突然左下腹撕裂样剧痛，并伴头晕恶心，面色苍白，符合异位妊娠的临床表现，应采取的处理是患者平卧，采用妊娠试验、腹部叩诊、后穹隆穿刺、妇科检查，以明确诊断，而不应转院，以免途中发生生命危险。故选择D。

3. 患者，女，32岁，已婚。现停经45天，尿妊娠试验阳性。2小时前因与爱人吵架出现左下腹撕裂样剧痛，伴肛门坠胀，面色苍白。查体：血压80/50mmHg，左下腹压痛、反跳痛明显，有移动性浊音，阴道有少量出血。应首先考虑的是

A. 小产　　B. 堕胎
C. 胎动不安　　D. 异位妊娠
E. 妊娠腹痛

答案：D　　考点：异位妊娠的临床表现

解析：由题干现停经45天，尿妊娠试验阳性，确定妊娠；出现左下腹撕裂样剧痛，伴肛门坠胀，面色苍白，符合异位妊娠的临床表现；查体：血压80/50mmHg，左下腹压痛、反跳痛明显，有移动性浊音，阴道有少量出血，也符合异位妊娠的体征，故考虑异位妊娠。选择D。

4. 患者，女，24岁，已婚。停经38天，突然下腹部疼痛剧烈，呈持续性，伴头晕乏力，甚则晕厥，尿妊娠试验（+）。应首选的检查方法是

A. 腹腔穿刺　　B. 诊断性刮宫
C. 后穹隆穿刺　　D. 二合诊检查
E. 腹腔镜检查

答案：C　　考点：异位妊娠的诊断

解析：题干停经38天，突然下腹部疼痛剧烈，呈持续性，伴头晕乏力，甚则晕厥，尿妊娠试验（+），符合异位妊娠的临床表现。后穹隆穿刺，是一种简单可靠的诊断方法，适用于疑有腹腔内有出血的患者。故首选后穹隆穿刺，选择C。

细目四　胎漏、胎动不安

［A1型题］

1. 下列哪项不是寿胎丸的组成药物

A. 菟丝子　　B. 杜仲
C. 桑寄生　　D. 川断
E. 阿胶

答案：B　　考点：寿胎丸的药物组成

解析：寿胎丸的组成药物有菟丝子、桑寄生、川断、阿胶。故选择B。

2. 下列各项，不属胎动不安和异位妊娠鉴别要点的是

A. 阴道出血
B. 腹痛程度、性质
C. B超检测孕囊着床部位
D. 妇检宫颈举痛
E. 妇检附件包块

答案：D　　考点：胎动不安与异位妊娠的鉴别诊断

解析：选项D是异位妊娠的妇科检查特点，胎动不安没有。其余皆是二者的鉴别要点。故选择D。

［A2 型题］

3. 患者，女，23 岁，已婚。孕后心烦少寐，渴喜冷饮，腰酸腹痛，伴阴道少量出血，舌红苔黄，脉滑数。治疗应首选

A. 清热固经汤　　B. 保阴煎
C. 加味阿胶汤　　D. 加味圣愈汤
E. 胎元饮

答案：B　　考点：胎动不安血热证的治疗

解析：由题干孕后心烦少寐，渴喜冷饮，腰酸腹痛，伴阴道少量出血，舌红苔黄，脉滑数诊断为胎动不安血热证，方剂首选保阴煎。故选择 B。

4. 患者，女，34 岁，已婚。4 年前因患子宫肌瘤自然流产 1 次，现妊娠 43 天，阴道不时少量下血，腰酸，胎动下坠，口干不欲饮，舌暗红，脉沉弦。其证候是

A. 跌仆伤胎　　B. 气虚
C. 肾虚　　D. 血虚
E. 癥瘕伤胎

答案：E　　考点：胎动不安的辨证

解析：患者无跌仆伤史，可排除 A，从口干不欲饮，舌暗红，脉沉弦来看也不是气虚、血虚、肾虚的表现。而题干 4 年前因患子宫肌瘤自然流产 1 次，提示癥瘕伤胎。故选择 E。

5. 患者，女，32 岁，已婚。孕后腰酸腹痛，胎动下坠，伴阴道少量出血，头晕耳鸣，小便频数，舌淡苔白，脉沉细滑。治疗应首选

A. 加味圣愈汤　　B. 胎元饮
C. 举元煎　　D. 补肾安胎饮
E. 寿胎丸

答案：E　　考点：胎动不安肾虚证的治疗

解析：由题干孕后腰酸腹痛，胎动下坠，伴阴道少量出血，辨病为胎动不安。由头晕耳鸣，小便频数，舌淡苔白，脉沉细滑，辨证为肾虚证。代表方剂是寿胎丸。故选择 E。

6. 患者，女，34 岁，已婚。4 年前因患子宫肌瘤自然流产 1 次，现妊娠 43 天，阴道不时少量下血，腰酸，胎动下坠，口干不欲饮，舌暗红，脉沉弦。治疗应首选

A. 下瘀血汤　　B. 固下益气汤
C. 补肾安胎饮　　D. 加味圣愈汤
E. 桂枝茯苓丸

答案：E　　考点：胎动不安血瘀证的治疗

解析：由题干现妊娠 43 天，阴道不时少量下血，腰酸，胎动下坠，辨病为胎动不安，由口干不欲饮，舌暗红，脉沉弦，辨证为血瘀证，代表方剂是桂枝茯苓丸。故选择 E。

7. 患者，女，24 岁，已婚。停经 49 天时诊为早孕，近 3 天少量阴道流血，尿妊娠试验（+），既往曾 2 次流产。其诊断是

A. 妊娠腹痛　　B. 胎动不安
C. 胎漏　　D. 堕胎
E. 滑胎

答案：C　　考点：胎漏的诊断

解析：胎漏的定义是妊娠期间，阴道不时有少量出血，时出时止，或淋沥不断，而无腰酸、腹痛、小腹下坠。题干符合此定义。胎动不安有腰酸、腹痛、下坠，或伴有少量的阴道出血、脉滑。妊娠腹痛是妊娠期因胞脉阻滞或失养，发生小腹疼痛。堕胎是凡妊娠 12 周内，胚胎自然殒堕。滑胎是凡堕胎或小产连续发生 3 次或 3 次以上。故选择 C。

8. 患者，女，27 岁，已婚。妊娠 70 天，阴道下血，色鲜红，腰腹坠胀作痛，手足心热，口干心烦，小便黄，大便秘结，舌红苔黄，脉滑数。治疗应首选

A. 清经散　　B. 两地汤
C. 寿胎丸　　D. 保阴煎
E. 胎元饮

答案：D　　考点：胎动不安血热证的治疗

解析：由题干妊娠 70 天，阴道下血，色鲜红，腰腹坠胀作痛，辨病为胎动不安，由手足心热，口干心烦，小便黄，大便秘结，舌红苔黄，脉滑数，辨证为血热证。方选保阴煎。故选择 D。

9. 患者，女，30 岁，已婚。孕后因持重而继发腰酸腹痛，胎动下坠，精神倦怠，脉滑无力。治疗应首选

A. 固下益气汤　　B. 举元煎
C. 胎元饮　　D. 加味圣愈汤
E. 加味阿胶汤

答案：C　　考点：胎动不安的辨证论治

解析：由题干“孕后因持重而继发腰酸腹痛，胎动下坠”知患者为胎动不安，由“精神倦怠，脉滑无力”辨证当为气血虚弱证。治当补气养血，固肾安胎，方选胎元饮。故选 C。

细目五　滑　胎

［A2 型题］

1. 患者，女，32 岁，已婚。曾孕 4 次均自然流产，平日头晕眼花，心悸气短，现又妊娠 32 天，面色苍白，舌淡苔白，脉细弱。治疗应首选

A. 补肾固冲丸　　B. 补肾安胎饮
C. 泰山磐石散　　D. 加味阿胶汤
E. 举元煎

答案：C　　考点：滑胎气血虚弱证的治疗

解析：由题干曾孕 4 次均自然流产，辨病为滑胎。由平日头晕眼花，心悸气短，现又妊娠 32 天，面色苍白，舌淡苔白，脉细弱，辨证为气血虚弱证。代表方剂是泰山磐石散。故选择 C。

2. 患者，女，31 岁，已婚。曾孕 3 次，均自然流产，平日头晕耳鸣，腰膝酸软，精神萎靡，现又妊娠 33 天，夜尿频多，面色晦暗，舌淡苔白，脉沉弱。治疗应首选

A. 加味阿胶汤　　B. 补肾安胎饮
C. 泰山磐石散　　D. 补肾固冲丸
E. 六味地黄丸

答案： D　　考点：滑胎肾气虚证的治疗

解析： 由题干曾孕 3 次，均自然流产，辨病为滑胎。由平日头晕耳鸣，腰膝酸软，精神萎靡，现又妊娠 33 天，夜尿频多，面色晦暗，舌淡苔白，脉沉弱，辨证为肾气虚证。方选补肾固冲丸。故选择 D。

3. 患者，女，35 岁，已婚。妊娠 68 天，双膝酸软，夜尿频多，无腹痛，无阴道出血，以往有 3 次自然流产史，舌淡嫩，苔薄白，脉沉弱。B 超检查：宫内早孕，其他未见异常。治疗应首选

A. 胎元饮　　B. 寿胎丸
C. 保阴煎　　D. 圣愈汤
E. 补肾固冲丸

答案： E　　考点：滑胎肾气虚证的治疗

解析： 由题干自然流产 3 次，辨病为滑胎。由双膝酸软，夜尿频多，无腹痛，无阴道出血，舌淡嫩，苔薄白，脉沉弱，辨证为肾气虚证。代表方剂为补肾固冲丸。故选择 E。

4. 患者，女，33 岁，已婚。孕 3 堕 3。头晕目眩，神疲乏力，心悸气短，舌质淡，苔薄白，脉细弱。治疗应首选

A. 泰山磐石散　　B. 寿胎丸
C. 肾气丸　　D. 安奠二天汤
E. 补肾固冲丸

答案： A　　考点：滑胎气血虚弱证的治疗

解析： 由题干孕 3 堕 3，辨病为滑胎。由头晕目眩，神疲乏力，心悸气短，舌质淡，苔薄白，脉细弱，辨证为气血虚弱证。代表方剂是泰山磐石散。故选择 A。

细目六　胎萎不长

[A1 型题]

1. 下列各项，属胎萎不长常见病因的是

A. 脾虚湿阻，肾阴亏虚，血寒宫冷
B. 气血虚弱，气滞血瘀，血寒宫冷
C. 脾肾不足，气血虚弱，肝经湿热
D. 脾肾不足，气血虚弱，气滞血瘀
E. 气血虚弱，脾肾不足，血寒宫冷

答案： E　　考点：胎萎不长的病因

解析： 胎萎不长以虚为主，其主要病因有气血虚弱，脾肾不足，血寒宫冷，导致胎儿生长发育迟缓，故选 E。

细目七　子　满

[A2 型题]

1. 患者，女，29 岁，已婚。妊娠中期出现腹大异常，胸膈满闷，呼吸急促，神疲肢软，舌淡胖，苔白腻，脉沉滑。应首先考虑的是

A. 子肿　　B. 子烦
C. 子满　　D. 子痔
E. 子晕

答案： C　　考点：子满的定义

解析： 子满的定义是妊娠 5 ~ 6 个月后出现腹大异常，胸膈满闷，甚则遍身俱肿，喘息不得卧。题干妊娠中期出现腹大异常，胸膈满闷，呼吸急促，符合子满的定义，故选择 C。

细目八　子　肿

[A1 型题]

1. 治疗子肿脾虚证的代表方剂是

A. 真武汤　　B. 白术散
C. 四苓散　　D. 鲤鱼汤
E. 天仙藤散

答案： B　　考点：子肿脾虚证的治疗

解析： 子肿脾虚证用白术散；肾虚证用真武汤；气滞证用天仙藤散。故答案选择 B。

[A2 型题]

2. 患者，女，29 岁，已婚。妊娠 8 个半月，头晕胀痛，面目肢体肿胀，但皮色不变，压痕不明显，舌苔薄腻，脉弦滑。治疗应首选

A. 镇肝熄风汤　　B. 杞菊地黄丸
C. 天仙藤散　　D. 羚角钩藤汤
E. 半夏白术天麻汤

答案： C　　考点：子肿气滞证的治疗

解析： 由题干妊娠 8 个半月，面目肢体肿胀，辨病为子肿。由头晕胀痛，面目肢体肿胀，但皮色不变，压痕不明显，舌苔薄腻，脉弦滑，辨证为气滞证。治疗首选天仙藤散。故选择 C。

3. 患者，女，24 岁，已婚。妊娠 6 个半月，面目四肢浮肿，皮薄光亮，按之没指，纳呆便溏，舌胖嫩苔薄腻，脉滑缓无力。治疗应首选

A. 茯苓导水汤　　B. 真武汤
C. 天仙藤散　　D. 猪苓汤
E. 全生白术散

答案： E　　考点：子肿脾虚证的治疗

解析： 由题干妊娠 6 个半月，面目四肢浮肿，辨病为子肿；由皮薄光亮，按之没指，纳呆便溏，舌胖嫩苔薄腻，脉滑缓无力，辨证为脾虚证。方选全生白术散。故选择 E。

4. 患者，女，23 岁，已婚。妊娠 7 个月，面浮肢肿，下肢尤甚，心悸气短，腰酸无力，舌淡苔薄润，脉沉细，其诊断是

A. 妊娠肿胀，脾虚证　B. 妊娠肿胀，肾虚证
C. 妊娠肿胀，气滞证　D. 胎动不安，肾虚证
E. 妊娠肿胀，气虚证

答案：B　考点：子肿肾虚证的辨证

解析：由题干妊娠 7 个月，面浮肢肿，下肢尤甚，心悸气短，腰酸无力，舌淡苔薄润，脉沉细，诊断为妊娠肿胀肾虚证。因为肾气不足，上不能温煦脾阳，运化水湿，下不能温煦膀胱，化气行水；水道失制，泛溢肌肤，故面浮肢肿；湿性重浊，故肿势下肢尤甚；腰酸无力，舌淡苔薄润，脉沉细，皆是肾虚之征。故选择 B。

5. 患者，女，27 岁，已婚。妊娠 5 个月，先由脚肿渐及于腿，皮色不变，随按随起，其证候是

A. 脾虚　B. 气滞
C. 肾虚　D. 湿阻
E. 血瘀

答案：B　考点：子肿气滞证的辨证

解析：由题干先由脚肿渐及于腿，皮色不变，随按随起，辨证为气滞证。故选择 B。

［A3 型题］

（6～8 题共用题干）

患者，女，27 岁，已婚。孕 7 个月，面目四肢浮肿，皮薄光亮，按之凹陷，气短懒言，纳少便溏，舌质胖嫩，边有齿痕，舌苔白腻，脉缓滑。

6. 其辨证是

A. 脾虚证　B. 肾虚证
C. 气滞证　D. 血虚证
E. 痰湿证

答案：A

7. 其治法是

A. 补肾温阳利水　B. 健脾利水
C. 理气行滞　D. 除湿消肿
E. 益气养血

答案：B

8. 其治疗应首选的方剂是

A. 四物汤　B. 真武汤
C. 白术散　D. 天仙藤散
E. 四苓散

答案：C　考点：子肿脾虚证的辨证论治

解析：由题干孕 7 个月，面目四肢浮肿，辨病为子肿；由面目四肢浮肿，皮薄光亮，按之凹陷，气短懒言，纳少便溏，舌质胖嫩，边有齿痕，舌苔白腻，脉缓滑，辨证为脾虚证，治以健脾利水，方选白术散加减。故 6 题选 A，7 题选 B，8 题选 C。

细目九　子　痫

［A1 型题］

1. 下列各项，不属于子痫急症处理原则的是

A. 合理扩容　B. 解痉
C. 镇静　D. 适时中止妊娠
E. 吸氧

答案：E　考点：子痫急症处理原则

解析：子痫一经确诊，需积极处理，治疗原则为解痉、降压、镇静、合理扩容，必要时利尿，适时中止妊娠，故选 E。

细目十　妊娠小便淋痛

［A2 型题］

1. 患者，女，26 岁，已婚。妊娠 3 个月，尿少色黄，尿时艰涩而痛，心烦，口舌生疮，舌红少苔，脉数。治疗应首选

A. 导赤散　B. 加味五淋散
C. 知柏地黄汤　D. 清热通淋汤
E. 龙胆泻肝汤

答案：A　考点：妊娠小便淋痛心火偏亢证的治疗

解析：由题干妊娠 3 个月，尿少色黄，尿时艰涩而痛，辨病为妊娠小便淋痛；由心烦，口舌生疮，舌红少苔，脉数，辨证为心火偏亢证。方选导赤散。故选择 A。

2. 患者，女，23 岁，已婚。孕期突然小便频数而急，艰涩不利，灼热刺痛，口干不欲饮，舌红苔黄腻，脉滑数。治疗应首选

A. 导赤散　B. 知柏地黄汤
C. 加味五苓散　D. 清热通淋汤
E. 五皮饮

答案：C　考点：妊娠小便淋痛湿热下注证的治疗

解析：由题干孕期突然小便频数而急，艰涩不利，灼热刺痛，辨病为妊娠小便淋痛；由口干不欲饮，舌红苔黄腻，脉滑数，辨证为湿热下注证。方选加味五苓散。故选择 C。

3. 患者，女，30 岁，已婚。怀孕 3 个月，近 3 天尿频、尿急、尿道灼热刺痛，两颧潮红，五心烦热，舌红苔薄黄，脉细滑数。治疗应首选

A. 五皮饮　B. 加味五淋散
C. 知柏地黄汤　D. 六味地黄汤
E. 导赤散

答案：C　考点：妊娠小便淋痛阴虚津亏证的治疗

解析：由题干孕 3 个月，近 3 天尿频、尿急、尿道灼热刺痛，辨病为妊娠小便淋痛；由两颧潮红，五心烦热，舌红苔薄黄，脉细滑数，辨证为阴虚津亏证，方选知柏地黄汤。故选择 C。

第十单元　产后病

【考点透视】

1. 熟悉几种产后病的临床特点及分型论治，尤其是产后腹痛、恶露不绝。

2. 熟悉产后“三冲”“三病”“三急”的内容，以及生化汤、大黄牡丹汤的药物组成。

细目一　概　述

[A1 型题]

1. 产后三急是指

A. 呕吐、泄泻、盗汗
B. 高热、昏迷、自汗
C. 心悸、气短、抽搐
D. 尿闭、便难、冷汗
E. 下血、腹痛、心悸

答案： A　　考点：产后三急

解析： 产后三急指呕吐、泄泻、盗汗。故选择 A。

2. 下列哪项是产后用药三禁

A. 活血、通便、消导
B. 大汗、峻下、利小便
C. 清热、凉血、滋阴
D. 祛寒、开郁、化瘀
E. 以上均非

答案： B　　考点：产后用药三禁

解析： 产后用药三禁即禁大汗以防亡阳；禁峻下以防亡阴；禁通利小便以防亡津液。故选择 B。

3. 产后三病是指

A. 呕吐、泄泻、盗汗
B. 尿失禁、缺乳、大便难
C. 血晕、发热、痉证
D. 病痉、病郁冒、大便难
E. 腹痛、恶露不下、发热

答案： D　　考点：产后三病

解析： 产后三病是指病痉、病郁冒、大便难。故选择 D。

细目二　产后发热

[A1 型题]

1. 下列各项，不属产后发热病因的是

A. 感染邪毒　　B. 外感
C. 血瘀　　D. 血虚
E. 阳盛血热

答案： E　　考点：产后发热的病因

解析： 产后发热病因有感染邪毒、外感、血瘀、血虚。选项 E 不是。故选择 E。

2. 治疗产后发热感染邪毒证，应首选

A. 小柴胡汤　　B. 大柴胡汤
C. 桃红消瘀汤　　D. 白虎汤
E. 解毒活血汤

答案： E　　考点：产后发热感染邪毒证的治疗

解析： 产后发热感染邪毒证用五味消毒饮和失笑散或解毒活血汤；外感证用荆穗四物汤；血瘀证用生化汤加味；血虚证用补中益气汤。故答案选择 E。

[A2 型题]

3. 患者，女，26 岁，已婚。产后 3 天高热寒战，小腹疼痛拒按，恶露初时量多，后量少、色紫暗如败酱、有臭气，烦躁口渴，溺赤便结，舌红苔黄，脉滑数有力。其诊断是

A. 产后发热，外感证
B. 产后发热，血瘀证
C. 产后腹痛，血瘀证
D. 产后恶露过少，血瘀证
E. 产后发热感染，邪毒证

答案： E　　考点：产后发热感染邪毒证的辨证

解析： 产后发热的定义是产褥期内，出现发热持续不退，或高热寒战，并伴有其他症状。题干产后 3 天高热寒战，小腹疼痛拒按，符合产后发热的定义，由恶露初时量多，后量少、色紫暗如败酱、有臭气，烦躁口渴，溺赤便结，舌红苔黄，脉滑数有力，辨证为感染邪毒证。故本病的诊断是产后发热感染邪毒证。故选择 E。

4. 患者，女，24 岁，已婚。产后 10 天，高热 3 天，下腹疼痛拒按，恶露量少、色紫暗，有臭味，烦热渴饮，尿黄便结，舌红苔黄厚，脉滑数。其证候是

A. 外感风热　　B. 阴虚内热
C. 血热　　D. 血瘀
E. 感染邪毒

答案： E　　考点：产后发热感染邪毒证的辨证

解析： 由题干产后 10 天，高热 3 天，辨病为产后发热；由恶露量少、色紫暗，有臭味，烦热渴饮，尿黄便结，舌红苔黄厚，脉滑数，辨证为感染邪毒。故选择 E。

5. 患者，女，27 岁，已婚。产后 5 日，高热寒战，小腹疼痛拒按，恶露量多，色如败酱，有臭气，纳呆，便秘。应首先考虑的是

A. 产后伤食　　B. 产后腹痛
C. 产后发热　　D. 疟疾
E. 肠痈

答案： C　　考点：产后发热的诊断

解析： 产后发热的定义同本细目第 3 题，题干为产后 5

日，高热寒战，符合产后发热的定义，故选择 C。

［B 型题］

（6～7 题共用备选答案）

A. 少腹逐瘀汤　　B. 生化汤
C. 清热调血汤　　D. 大黄牡丹皮汤
E. 大柴胡汤

6. 治疗产后发热热结阳明证应首选

答案：D

7. 治疗产后发热血瘀证应首选

答案：B　　考点：产后发热的辨证论治

解析：产后发热，热结阳明，治疗应首选大黄牡丹皮汤，峻下热结，故 6 题选择 D。产后发热血瘀证，治疗应首选生化汤，故 7 题选择 B。

细目三　产后腹痛

［A1 型题］

1. 下列哪项不是生化汤的组成药物

A. 当归　　B. 川芎
C. 桃仁　　D. 炮姜
E. 赤芍

答案：E　　考点：生化汤的药物组成

解析：生化汤的组成药物有当归、川芎、桃仁、炮姜、炙甘草。故选择 E。

2. 生化汤的组成药物是

A. 当归、川芎、桃仁、炮姜、炙甘草
B. 当归、川芎、桃仁、赤芍、炙甘草
C. 当归、川芎、生地、白芍、炙甘草
D. 当归、川芎、桃仁、红花、益母草
E. 当归、川芎、红花、赤芍、益母草

答案：A　　考点：生化汤的药物组成

解析：参见本细目第 1 题，故选择 A。

［A2 型题］

3. 患者，女，28 岁，已婚。产时失血较多，产后小腹隐隐作痛，喜按，恶露量少、色淡，头晕耳鸣，大便干燥，舌淡苔薄，脉虚细。治疗应首选

A. 肠宁汤　　B. 生化汤
C. 十全大补汤　　D. 人参养荣汤
E. 八珍汤

答案：A　　考点：产后腹痛气血两虚证的治疗

解析：由题干产后小腹隐隐作痛，辨病为产后腹痛；由小腹隐隐作痛，喜按，恶露量少、色淡，头晕耳鸣，大便干燥，舌淡苔薄，脉虚细，辨证为气血两虚。代表方剂肠宁汤。故选择 A。

4. 患者，女，27 岁，已婚。产后小腹疼痛，拒按，恶露少、色暗、有块，行而不畅，胸胁胀痛，舌暗苔白滑，脉弦涩。其诊断是

A. 产后恶露过少血瘀证
B. 产后血晕血瘀证
C. 产后腹痛血瘀证
D. 产后胁痛血瘀证
E. 产后腹痛肝郁气滞证

答案：C　　考点：产后腹痛血瘀证的辨证

解析：产后腹痛的定义是产妇在产褥期内，发生与分娩或产褥有关的小腹疼痛。题干产后小腹疼痛，提示产后腹痛；由小腹疼痛，拒按，恶露少、色暗、有块，行而不畅，胸胁胀痛，舌暗苔白滑，脉弦涩，辨证为血瘀证。所以本题诊断为产后腹痛血瘀证。故选择 C。

5. 患者，女，29 岁，已婚。因分娩时受寒，产后小腹疼痛，拒按，恶露量少、行而不畅、色暗、有块，四肢不温，面色青白，脉沉紧。治疗应首选

A. 温经汤（《妇人大全良方》）　　B. 肠宁汤
C. 温胞饮　　D. 生化汤
E. 川楝汤

答案：D　　考点：产后腹痛瘀滞子宫证的治疗

解析：由题干分娩时受寒，产后小腹疼痛，辨病为产后身痛；由小腹疼痛，拒按，恶露量少、行而不畅、色暗、有块，四肢不温，面色青白，脉沉紧，辨证为瘀滞子宫证。方选生化汤。故选择 D。

6. 患者，女，24 岁，已婚。产后 1 周，小腹隐隐作痛，喜按，恶露量少、色淡，头晕耳鸣，舌淡红苔薄白，脉虚细。其证候是

A. 气虚　　B. 肾虚
C. 血虚　　D. 虚寒
E. 脾肾两虚

答案：C　　考点：产后腹痛血虚证的辨证

解析：由题干产后 1 周，小腹隐隐作痛，辨病为产后腹痛；由恶露量少、色淡，头晕耳鸣，舌淡红苔薄白，脉虚细，辨证为血虚证。故选择 C。

［B 型题］

（7～8 题共用备选答案）

A. 养血活血　　B. 补血益气
C. 行气养血　　D. 活血止痛
E. 活血化瘀，散寒止痛

7. 产后腹痛血虚证的治法是

答案：B

8. 产后腹痛血瘀证的治法是

答案：E　　考点：产后腹痛的辨证

解析：产后腹痛的分型为：气血两虚，治法为补血益气，方用肠宁汤；瘀滞子宫证，治法为活血化瘀，温经止痛。故 7 题选择 B，8 题选择 E。

细目四　产后身痛

［A2 型题］

1. 患者，女，26 岁，已婚。产后月余，遍身关节疼痛，四肢酸楚麻木，头晕心悸，舌淡红苔白，脉细无力。其证候是

A. 肝阴虚　B. 气虚
C. 肾虚　D. 风寒
E. 血虚

答案：E　考点：产后身痛血虚证的辨证

解析：由题干产后月余，遍身关节疼痛，四肢酸楚麻木，辨病为产后身痛；由头晕心悸，舌淡红苔白，脉细无力，辨证为血虚证。故选择 E。

2. 患者，女，35 岁，已婚。产后半月余，全身关节疼痛，肢体酸楚麻木，头晕心悸，舌淡红，少苔，脉细无力。治疗应首选

A. 黄芪桂枝五物汤　B. 养荣壮肾汤
C. 独活寄生汤　D. 八珍汤
E. 黄芪汤

答案：A　考点：产后身痛血虚证的治疗

解析：同本细目第 1 题，产后身痛血虚证，方选黄芪桂枝五物汤。故选择 A。

［B 型题］

（3～4 题共用备选答案）

A. 血瘀　B. 风寒
C. 肾虚　D. 血虚
E. 气虚

3. 产后肢体关节疼痛，屈伸不利，痛无定处。其证候是

答案：B

4. 产后遍身关节酸楚，肢体麻木，头晕心悸。其证候是

答案：D　考点：产后身痛的辨证

解析：由第 3 题题干产后肢体关节疼痛，屈伸不利，痛无定处，辨证为风寒证；由第 4 题题干产后遍身关节酸楚，肢体麻木，头晕心悸，辨证为血虚证。故 3 题选择 B，4 题选择 D。

细目五　产后恶露不绝

［A1 型题］

1. 生化汤治疗血被寒凝，瘀阻胞宫而致的产后恶露淋沥不爽，常加用的药物是

A. 桃仁、赤芍　B. 红花、赤芍
C. 蒲黄、五灵脂　D. 蒲黄、益母草
E. 黑荆芥、茜草

答案：D　考点：产后恶露不绝血瘀证的治疗

解析：生化汤治疗血被寒凝，瘀阻胞宫而致的产后恶露淋沥不爽，常加用的药物是蒲黄、益母草，以增祛瘀止血之效。故选择 D。

［A2 型题］

2. 患者，女，27 岁，已婚。产后恶露 35 天不止，色深红、质稠黏、有臭气，口燥咽干，舌红，脉虚细而数。治疗应首选

A. 清热固经汤　B. 保阴煎
C. 清热调血汤　D. 清经散
E. 牡丹散

答案：B　考点：产后恶露不绝血热证的治疗

解析：产后恶露不绝气虚证治法为补气摄血固冲，方药为补中益气汤；血瘀证治法为活血化瘀止血，方用生化汤；血热证治法为养阴清热止血，方用保阴煎。从题干产后恶露 35 天不止，可确定为产后恶露不绝，从症状色深红，质稠黏，有臭气，口燥咽干，舌红，脉虚细而数，可诊断为血热证，方用保阴煎，故选择 B。

3. 患者，女，27 岁，已婚。产后恶露 1 个月未止，量多、色淡、无臭气，小腹空坠，神倦懒言，舌淡，脉缓弱。治疗应首选

A. 举元煎　B. 固本止崩汤
C. 生化汤　D. 八珍汤
E. 补中益气汤

答案：E　考点：产后恶露不绝气虚证的治疗

解析：从题干产后恶露 1 个月不止，可确定为产后恶露不绝，从症状恶露量多、色淡、无臭气，小腹空坠，神倦懒言，舌质淡，脉缓弱，可诊断为气虚证，方用补中益气汤，故选择 E。

4. 患者，女，24 岁，已婚。产后 4 周恶露过期不止，量多、色淡红、质稀，小腹空坠，面色白，舌淡，脉缓弱。治疗应首选

A. 归脾汤　B. 补中益气汤
C. 圣愈汤　D. 人参养营汤
E. 参附汤

答案：B　考点：产后恶露不绝气虚证的治疗

解析：从题干产后 4 周恶露过期不止，可确定为产后恶露不绝；从症状量多、色淡红、质稀，小腹空坠，面色白，舌淡，脉缓弱。可辨证为气虚证，方用补中益气汤，故选择 B，其余选项不正确。

5. 患者，女，27 岁，已婚。人流术后恶露持续 20 天未净，量较多，色紫红，质稠，有臭味，面色潮红，口燥咽干，舌质红，脉细数。其证候是

A. 气虚　B. 血虚
C. 血热　D. 湿热
E. 阴虚

答案：C　考点：产后恶露不绝血热证的辨证

解析：从题干人流术后恶露持续 20 天未净，可确定为产后恶露不绝；从症状量多色紫红，质稠，有臭味，面色潮红，口燥咽干，舌质红，脉细数，可辨证为血热证。故选择 C。

细目六　缺　乳

［A2 型题］

1. 患者产后乳汁少甚或全无，乳汁稀薄，乳房柔软无胀感，面色少华，倦怠乏力，舌淡苔薄白，脉细弱，治疗应首选的方剂是

A. 八珍汤　　B. 补中益气汤
C. 通乳丹　　D. 下乳涌泉散
E. 漏芦散

答案：C　　考点：缺乳的辨证论治

解析：患者产后乳汁少甚或全无，病属缺乳。从题干提示的“乳汁稀薄，乳房柔软无胀感”，患者“面色少华，倦怠乏力”，可知患者为气血虚弱证，治当补气养血，佐以通乳，代表方通乳丹，故选 C。

细目七　产后小便不通与产后小便淋痛

［B 型题］

（1～2 题共用备选答案）

A. 春泽汤　　B. 加味五淋散
C. 化阴煎　　D. 济生肾气丸
E. 加味四物汤

1. 治疗产后小便不通肾虚证，宜选用的方剂是

答案：D

2. 治疗产后小便淋痛肾阴亏虚证，宜选用的方剂是

答案：C　　考点：产后小便异常的治疗

解析：产后小便异常可表现为小便不通、小便淋痛，考生对这两个细目的内容可以对比进行学习，从而加深理解，进一步掌握。产后小便不通肾虚证主要是因肾阳不足，膀胱气化失常所致，治以温补肾阳，化气行水，方用济生肾气丸或金匮肾气丸；产后小便淋痛肾阴亏虚证主要是因肾阴亏虚，阴虚火旺，热灼膀胱，膀胱气化不利所致，治以滋肾养阴通淋，方用化阴煎或知柏地黄汤。故 1 题选择 D，2 题选择 C。

第十一单元　妇科杂病

【考点透视】

1. 重点掌握癥瘕、不孕症的定义、病因病机及各证型的主症、治法、方药。

2. 熟悉其他妇科杂病的分型治疗，毓麟珠的药物组成及子宫脱垂的分度。

细目一　癥　瘕

［A1 型题］

1. 桂枝茯苓丸的组成是

A. 桂枝、茯苓、丹皮、芍药、红花
B. 桂枝、茯苓、丹皮、芍药、桃仁
C. 桂枝、茯苓、丹皮、芍药、牛膝
D. 桂枝、茯苓、丹皮、芍药、丹参
E. 桂枝、茯苓、丹皮、芍药、莪术

答案：B　　考点：桂枝茯苓丸的药物组成

解析：桂枝茯苓丸的组成是桂枝、茯苓、丹皮、芍药、桃仁。故选择 B。

［A2 型题］

2. 患者，女，30 岁。发现下腹包块 1 个月余，小腹胀痛，痛无定处，舌苔薄润，脉沉弦。其证候是

A. 血瘀　　B. 寒凝
C. 气滞　　D. 痰湿
E. 湿郁

答案：C　　考点：癥瘕气滞证的辨证

解析：由题干下腹包块 1 个月余，小腹胀痛，诊断为癥瘕，由小腹胀痛，痛无定处，辨证为气滞证。故选择 C。

3. 患者，女，45 岁，已婚。下腹积块，固定不移，疼痛拒按，舌边瘀点，脉沉涩。治疗应首选

A. 桂枝茯苓丸　　B. 逍遥散
C. 乌药汤　　D. 香棱丸
E. 三棱煎

答案：A　　考点：癥瘕血瘀证的治疗

解析：由题干下腹积块，固定不移，疼痛拒按，诊断为癥瘕。由下腹积块，固定不移，疼痛拒按，舌边瘀点，脉沉涩，辨证为血瘀证。方选桂枝茯苓丸。故选择 A。

［B 型题］

（4～5 题共用备选答案）

A. 破瘀散结　　B. 理气行滞
C. 先攻后补　　D. 攻补兼施
E. 先补后攻

4. 体质较强的癥瘕患者，其治法是

答案：C

5. 久病体弱的癥瘕患者，其治法是

答案：D　　考点：癥瘕的治疗原则

解析：本着“急则治标，缓则治本”的原则。体质较强的癥瘕患者，其治法是先攻后补；久病体弱的癥瘕患者，其治法是攻补兼施。故 4 题选择 C，5 题选择 D。

（6～7 题共用备选答案）

A. 开郁二陈汤　　B. 苍附导痰丸
C. 香棱丸　　D. 桂枝茯苓丸
E. 血府逐瘀汤

6. 治疗癥瘕气滞证，应首选

答案：C

7. 治疗癥瘕痰湿证，应首选

答案：B　　考点：癥瘕的辨证论治

解析：治疗癥瘕气滞证，应首选香棱丸；治疗癥瘕痰湿证，应首选苍附导痰丸。故6题选择C，7题选择B。

（8～9题共用备选答案）

A. 逐瘀止血汤　　B. 身痛逐瘀汤
C. 生化汤　　D. 香棱丸
E. 少腹逐瘀汤

8. 治疗癥瘕气滞血瘀证，应首选

答案：D

9. 治疗不孕瘀滞胞宫证，应首选

答案：E　　考点：癥瘕与不孕的辨证论治

解析：治疗癥瘕气滞血瘀证，应首选香棱丸；治疗不孕瘀滞胞宫证，应首选少腹逐瘀汤。故8题选择D，9题选择E。

细目二　盆腔炎

［A2 型题］

1. 患者，女，32岁。小腹及少腹疼痛拒按，有灼热感，伴腰骶疼痛，低热起伏，带下量多、色黄、质稠，溲黄，舌红苔黄腻，脉弦滑。其治法是

A. 清热除湿，化瘀止痛
B. 行气活血，化瘀止痛
C. 疏肝理气，化瘀止痛
D. 凉血活血，化瘀止痛
E. 健脾利湿，化瘀止痛

答案：A　　考点：盆腔炎湿热瘀结证的治疗

解析：由题干小腹及少腹疼痛拒按，有灼热感，伴腰骶疼痛，辨病为盆腔炎；由小腹及少腹疼痛拒按，有灼热感，带下量多、色黄、质稠，溲黄，舌红苔黄腻，脉弦滑，辨证为湿热瘀结证。治法是清热除湿，化瘀止痛。故选择A。

2. 患者，女，25岁，已婚。有盆腔炎病史，下腹部疼痛结块，缠绵日久，痛连腰骶，经行加重，经血量多有块，带下量多，精神不振，纳少乏力，舌质紫暗有瘀点，苔白，脉弦涩无力。治疗应首选

A. 理冲汤　　B. 膈下逐瘀汤
C. 少腹逐瘀汤　　D. 血府逐瘀汤
E. 银甲丸

答案：A　　考点：盆腔炎气虚血瘀证的治疗

解析：由题干有盆腔炎病史，下腹部疼痛结块，缠绵日久，痛连腰骶，辨病为慢性盆腔炎；由下腹部疼痛结块，缠绵日久，经行加重，经血量多有块，带下量多，精神不振，纳少乏力，舌质紫暗有瘀点，苔白，脉弦涩无力，辨证为气虚血瘀证。代表方剂是理冲汤。故选择A。

3. 患者，女，25岁，已婚。近半年来常感小腹部隐痛，拒按，痛连腰骶，劳累时加重，带下量多、色黄、质黏稠，胸闷纳呆，口干便秘，小便黄赤，舌体胖大，色红，苔黄腻，脉滑数。治疗应首选

A. 膈下逐瘀汤　　B. 少腹逐瘀汤
C. 银甲丸　　D. 理冲汤
E. 止带方

答案：C　　考点：盆腔炎的辨证论治

解析：由题干近半年来常感小腹部隐痛，拒按，痛连腰骶，辨病为慢性盆腔炎；由带下量多、色黄、质黏稠，胸闷纳呆，口干便秘，小便黄赤，舌体胖大，色红，苔黄腻，脉滑数，辨证为湿热瘀结证。代表方剂是银甲丸。故选择C。

［B 型题］

（4～5题共用备选答案）

A. 冲任虚衰，胞脉失于濡养，不荣则痛
B. 冲任阻滞，胞脉失畅，不通则痛
C. 肝血不足，冲任失荣
D. 肾阳虚衰，胞脉失于温煦
E. 气血亏虚，冲任失养

4. 实性盆腔炎与痛经的共同病机是

答案：B

5. 虚性盆腔炎与痛经的共同病机是

答案：A　　考点：盆腔炎与痛经的病因病机

解析：盆腔炎的病机是冲任虚衰，胞脉失养，“不荣则痛”；或冲任阻滞，胞脉失畅，“不通则痛”。痛经的病机是邪气内伏或精血素亏，更值经期前后冲任二脉气血的生理变化急骤，导致胞宫的气血运行不畅，“不通则痛”；或胞宫失于濡养，“不荣则痛”。故实性妇人腹痛与痛经的共同病机是冲任阻滞，胞脉失畅，不通则痛；虚性妇人腹痛与痛经的共同病机是冲任虚衰，胞脉失于濡养，不荣则痛。故4题选择B，5题选择A。

（6～7题共用备选答案）

A. 温肾助阳，暖宫止痛
B. 行气活血，化瘀止痛
C. 补血养营，和中止痛
D. 清热除湿，化瘀止痛
E. 散寒除湿，化瘀止痛

6. 盆腔炎肾阳虚衰证的治法是

答案：A

7. 盆腔炎气滞血瘀证的治法是

答案：B　　考点：盆腔炎的辨证论治

解析：盆腔炎肾阳虚衰证的治法是温肾助阳，暖宫止痛；盆腔炎气滞血瘀证的治法是行气活血，化瘀止痛。故6题选择A，7题选择B。

细目三　不孕症

［A1 型题］

1. 女子婚后未避孕，有正常性生活，丈夫查精液常规

正常，同居1年未受孕者，称为

A. 断绪　B. 不育

C. 全不产　D. 绝对不孕

E. 五不女

答案：C　考点：不孕症的定义

解析：不孕症定义为凡女子婚后未避孕，有正常性生活，同居1年而未受孕者，或曾有过妊娠，而后未避孕，又连续1年而未受孕者。前者称为原发性不孕，古称"全不产"；题干女子婚后未避孕，有正常性生活，丈夫查精液常规正常，同居1年未受孕者，符合不孕症的定义。故选择C。

［A2型题］

2. 患者，女，32岁，已婚。婚后4年未避孕未孕，月经3～5个月一行，经量甚少，形体肥胖，头晕心悸，带下量多、质稠，面色白，舌苔白腻，脉滑。治疗应首选

A. 温胆汤　B. 二陈汤

C. 温胞饮　D. 调经助孕丸

E. 苍附导痰丸

答案：E　考点：不孕症痰湿阻滞证的治疗

解析：由题干婚后4年未孕，辨病为不孕症；由形体肥胖，头晕心悸，带下量多、质稠，面色白，舌苔白腻，脉滑，辨证为痰湿型，方选苍附导痰丸。故选择E。

3. 患者，女，38岁。结婚3年，夫妇同居未孕，月经先后无定期，经行乳房胀痛，善太息，舌淡红苔薄白，脉弦细。其证候是

A. 肝肾阴虚　B. 肝郁脾虚

C. 肝阳上亢　D. 肝郁

E. 气滞血瘀

答案：D　考点：不孕症肝气郁结的辨证

解析：由题干结婚3年，夫妇同居未孕，辨病为不孕症；由经行乳房胀痛，善太息，舌淡红苔薄白，脉弦细，辨证为肝气郁结证，故选择D。

4. 患者，女，30岁，已婚。4年未孕，每逢经行小腹冷痛喜按，经量少，色暗淡，腰酸腿软，小便清长，舌苔润，脉沉。治疗应首选

A. 温经汤（《金匮要略》）　B. 开郁种玉汤

C. 艾附暖宫丸　D. 膈下逐瘀汤

E. 少腹逐瘀汤

答案：C　考点：不孕症肾阳虚证的治疗

解析：由题干4年未孕，辨病为不孕症；由每逢经行小腹冷痛喜按，经量少，色暗淡，腰酸腿软，小便清长，舌苔润，脉沉，辨证为肾阳虚。治宜温肾暖宫，调补冲任，方选艾附暖宫丸或温胞饮。故选择C。

5. 患者，女，30岁，已婚。结婚3年未孕，月经周期正常，量少，色红无血块，小腹隐痛，腰腿酸软，头晕眼花，午后低热，口干咽燥，舌红，少苔，脉细数。其证候是

A. 肾阴虚　B. 肾阳虚

C. 脾虚　D. 肝郁

E. 痰湿

答案：A　考点：不孕症肾阴虚证的辨证

解析：由题干结婚3年未孕，辨病为不孕症；由月经周期正常，量少，色红无血块，小腹隐痛，腰腿酸软，头晕眼花，午后低热，口干咽燥，舌红，少苔，脉细数，辨证为肾阴虚。故选择A。

［A3型题］

（6～8题共用题干）

患者，女，30岁。已婚3年不孕，月经2～3个月一行，头晕耳鸣，腰腿酸软，畏寒肢冷，性欲淡漠，舌淡苔白，脉沉细而迟。

6. 其辨证是

A. 肾气虚　B. 肾阴虚

C. 肾阳虚　D. 脾虚

E. 痰湿

答案：C

7. 其治法是

A. 温补肾阳　B. 补肾益气

C. 健脾化痰　D. 益气养血

E. 疏肝理气

答案：A

8. 其治疗应首选的方剂是

A. 大补元煎　B. 固阴煎

C. 补肾固冲丸　D. 毓麟珠

E. 温胞饮

答案：E　考点：不孕症的辨证施治

解析：由题干已婚3年不孕，辨病为不孕症；由头晕耳鸣，腰酸腿软，畏寒肢冷，性欲淡漠，舌淡苔白，脉沉细而迟，辨证为肾阳虚。方选温胞饮。故6题选择C，第7题选择A，第8题选择E。

细目四　阴　痒

［A2型题］

1. 患者，女，56岁。阴部奇痒干涩7天，五心烦热，腰酸腿软，舌红少苔，脉细数。治疗应首选

A. 知柏地黄汤　B. 保阴煎

C. 两地汤　D. 六味地黄丸

E. 左归丸

答案：A　考点：阴痒肝肾阴虚证的治疗

解析：由题干阴部奇痒干涩7天，辨病为阴痒；由五心烦热，腰酸腿软，舌红少苔，脉细数，辨证为肝肾阴虚证，方选知柏地黄汤。故选择A。

2. 患者，女，51岁，已婚。阴部干涩，灼热瘙痒，带

下量少色黄，五心烦热，烘热汗出，口干不欲饮，舌红少苔，脉细数无力。其治法是

A. 清热利湿，杀虫止痒

B. 清肝利湿，杀虫止痒

C. 滋肾降火，调补肝肾

D. 滋肾养阴，除湿止带

E. 养阴清热，燥湿止痒

答案：C　　考点：阴痒的辨证论治

解析：由题干阴部干涩，灼热瘙痒，辨病为阴痒；由阴部干涩，灼热瘙痒，带下量少色黄，五心烦热，烘热汗出，口干不欲饮，舌红少苔，脉细数无力，辨证为肝肾阴虚证。治法是滋肾降火，调补肝肾。故选择 C。

第十二单元　计划生育

【考点透视】

本单元考点比较局限，考生可结合真题了解即可。

［A1 型题］

1. 下列各项，不属于放置宫内节育器禁忌证的是

A. 滴虫性阴道炎　　B. 月经过多

C. 重度痛经　　D. 宫颈口松

E. 足月产后 3 个月

答案：E　　考点：放置宫内节育器禁忌证

解析：放置宫内节育器禁忌证有：①妊娠或妊娠可疑者；②人工流产、分娩或剖宫产后有妊娠组织物残留或感染可能者；③生殖道炎症；④生殖器官肿瘤、子宫畸形；⑤宫颈过松、重度陈旧性宫颈裂伤或子宫脱垂；⑥严重的全身性疾患；⑦月经过多。E 项与题目不符，故选择 E。

2. 下列各项，不属人工流产并发症的是

A. 人流综合征

B. 子宫穿孔

C. 人流后宫缩不良

D. 人流不全

E. 人流术后感染

答案：C　　考点：人工流产并发症

解析：人工流产并发症有人流综合征、子宫穿孔、人流不全、人流术后感染、宫腔粘连、漏吸、术中出血、羊水栓塞。选项 C 不是，故选择 C。

第十三单元　女性生殖功能的调节与周期性变化

【考点透视】

本单元考试涉及较少，可结合真题了解即可。

［A1 型题］

1. 下列各项，不属于雌激素作用的是

A. 促进卵泡发育

B. 使阴道上皮细胞脱落加快

C. 促使乳腺管增生

D. 促进第二性征发育

E. 促进骨中钙的沉积

答案：B　　考点：雌激素的作用

解析：雌激素作用有促进卵泡发育、促使乳腺管增生、促进第二性征发育、促进骨中钙的沉积、使宫颈黏液分泌增加；促进外生殖器发育、丰满、色素沉着等。选项 B 是孕激素的生理作用。故选择 B。

第十四单元　妇产科特殊检查与常用诊断技术

【考点透视】

本单元新增了宫腔镜与腹腔镜检查知识，考生需熟悉其适应证与禁忌证。

［A1 型题］

1. 下列各项，不属于宫腔镜检查适应证的是

A. 异常子宫出血

B. 宫腔内异物

C. 可疑妊娠物残留

D. 可疑宫腔粘连

E. 子宫内膜异位症

答案：E　　考点：宫腔镜检查适应证

解析：宫腔镜检查适应证包括：异常子宫出血；可疑宫腔粘连及畸形；可疑妊娠物残留；影像学检查提示宫腔内占位性病变；原因不明的不孕或反复流产；宫内节育器异常；宫腔内异物；宫腔镜术后相关评估。子宫内膜异位症属于腹腔镜检查的适应证，故选择 E。

［B 型题］

（2～3 题共用备选答案）

A. 清宫术　　B. 取适量内膜活检

C. 测基础体温　　D. 经行 24～48 小时刮宫

E. 分段诊刮

2. 疑有宫颈管病变时，应采取的措施是

答案：E

3. 疑有人流术后残留时，应采取的措施是

答案：A　　考点：妇科特殊诊断技术

解析：疑有宫颈管病变时，应采取的措施是分段诊刮；疑有人流术后残留时，应采取的措施是清宫术。故 2 题选择 E，3 题选择 A。

第九章　中医儿科学

第一单元　儿科学基础

细目一　小儿年龄分期及小儿生长发育

【考点透视】

本细目考点较多，以记忆为主。其中，小儿年龄分期标准、生长发育指标均为考试重点，考生要重点记忆计算公式。另外，对动作发育、语言发育的内容也要熟悉。

[A1 型题]

1. 小儿营养不良是指体重低于正常均值的

A. 60%　　B. 70%
C. 85%　　D. 95%
E. 90%

答案：C　　考点：体重正常值及临床意义

解析：小儿营养不良是指体重低于正常均值的85%。故选择C。

2. 4周岁小儿的身长应为

A. 90cm　　B. 95cm
C. 100cm　　D. 105cm
E. 110cm

答案：B　　考点：身长测定方法

解析：2～12岁儿童的身高（长）可以用以下公式计算：身高（cm）=75+5×年龄。4周岁小儿身高应为75+4×5=95（cm），故选择B。

3. 小儿出齐20颗乳牙的时间是

A. 8～10个月　　B. 11～12个月
C. 13～15个月　　D. 16～19个月
E. 20～30个月

答案：E　　考点：乳牙萌出时间及数目正常值

解析：小儿生后4～10个月乳牙开始萌出，约在2～2.5岁出齐，经换算选择E。

4. 随着小儿年龄的增加

A. 脉搏增快，血压增高
B. 脉搏增快，血压减低
C. 脉搏减慢，血压增高
D. 脉搏减慢，血压减低
E. 脉搏、血压均无明显变化

答案：C　　考点：脉搏、血压与年龄增长的关系

解析：随着小儿年龄的增加，小儿的脉搏减慢，血压增高。故选择C。

5. 小儿能独走的时间一般是

A. 8个月　　B. 10个月
C. 12个月　　D. 16个月
E. 18个月

答案：C　　考点：动作发育

解析：新生儿仅有反射性活动（如吮吸、吞咽等）和不自主的活动；1个月小儿睡醒后常做伸欠动作；2个月时扶坐或侧卧时能勉强抬头；4个月时可用手撑起上半身；6个月时能独坐片刻；8个月会爬；10个月可扶走；小儿12个月会独走。故选择C。

[A2 型题]

6. 患儿，3岁。体重14kg，身长86cm。该患儿的生长发育状况为

A. 体重正常，身长偏高
B. 体重正常，身长偏低
C. 体重偏高，身长正常
D. 体重偏高，身长偏低
E. 体重偏低，身长正常

答案：B　　考点：体重正常值及临床意义

解析：临床可用以下公式推算小儿体重：1岁以上体重（kg）=8+2×年龄。2岁后至12岁儿童的身高（身长）：身高（cm）=75+5×年龄，将患儿的年龄代入计算，其理想体重应该为14kg，理想身长为90cm。对比后可知体重正常，身长偏低。故选择B。

细目二　小儿生理、病因、病理特点

【考点透视】

本细目的考点在小儿生理、病理特点，以及对“稚阴稚阳”“纯阳”的理解。

[A1 型题]

1. 新生儿在上腭中线和齿龈部位有散在黄白色、碎米粒样颗粒，称为

A. 马牙　　B. 板牙

C. 螳螂子　　D. 口疮
E. 鹅口疮

答案：A　　**考点**：小儿生理的基本特点

解析：大多数婴儿在出生后4～6周时，口腔上腭中线两侧和齿龈边缘出现一些黄白色的小点，很像是长出来的牙齿，俗称“马牙”，医学上叫作上皮珠，上皮珠是由上皮细胞堆积而成的，是正常的生理现象，不是病，“马牙”不影响婴儿吃奶和乳牙的发育，它在出生后的数月内会逐渐脱落，有的婴儿因营养不良，“马牙”不能及时脱落，这也没多大妨碍，不需要医治。故选择A。

2. “纯阳”学说是指小儿
A. 发育迅速　　B. 脏腑娇嫩
C. 有阳无阴　　D. 阳亢阴亏
E. 形气未充

答案：A　　**考点**：“纯阳”学说的意义

解析：“纯”指小儿先天所禀的元阴元阳未曾耗散，“阳”指小儿的生命活力，犹如旭日之初生，草木之方萌，蒸蒸日上，欣欣向荣。“纯阳”是指小儿生机蓬勃、发育迅速的生理特点。故选择A。

3. 小儿“稚阴稚阳”学说，是指其生理状态为
A. 阳常有余，阴常不足
B. 脏腑娇嫩，形气未充
C. 生机蓬勃，发育迅速
D. 脏气清灵，易趋健康
E. 脾常不足，肝常有余

答案：B　　**考点**：“稚阴稚阳”的意义

解析：吴鞠通的稚阴稚阳理论，包括了机体柔嫩、气血未盛、脾胃虚弱、肾气未充、腠理疏松、神气怯弱、筋骨未坚等特点，概括为“脏腑娇嫩，形气未充”。故选择B。

4. 小儿疾病谱中最为多见的是
A. 肺肾系病证　　B. 心肺系病证
C. 肺脾系病证　　D. 心肝系病证
E. 肝肾系病证

答案：C　　**考点**：儿科病因特点

解析：小儿肺脏娇嫩、卫表未固，易为邪气所感，使肺系疾病成为儿科发病率最高的一类疾病。小儿“脾常不足”，其脾胃之体成而未全、脾胃之气全而未壮，因而易于因家长喂养不当、小儿饮食失节，出现受纳、腐熟、精微化生转输等方面的异常，使脾系疾病的发病率在儿科仅次于肺系病证而居第二位。故选择C。

5. 小儿患病后易趋康复的主要原因是
A. 心常有余　　B. 肝常有余
C. 稚阴稚阳　　D. 脏腑已成
E. 脏气清灵

答案：E　　**考点**：小儿病理的基本特点

解析：与成人相比，小儿的机体生机蓬勃，脏腑之气清灵，随拨随应，对各种治疗反应灵敏；并且小儿宿疾较少，病情相对单纯。因而，小儿为病虽具有发病容易、传变迅速的特点，但一般说来，病情好转的速度较成人快、疾病治愈的可能也较成人为大。故选择E。

细目三　儿科四诊特点

【考点透视】

本细目的内容可结合中医诊断学的内容复习，虽然内容较多，但所占分值不多，重点要掌握小儿指纹的诊断。

［A1型题］

1. 小儿面呈红色，证候多属
A. 热　　B. 湿
C. 燥　　D. 虚
E. 实

答案：A　　**考点**：望色的意义

解析：面呈红色多为热证，故选择A。面呈白色，多为寒证、虚证；面呈黄色，多为脾虚证或湿浊；面呈青色，多为寒证、痛证、瘀证、水饮证。

2. 小儿正常舌象是
A. 淡白　　B. 绛红
C. 紫暗　　D. 暗红
E. 淡红

答案：E　　**考点**：小儿舌象

解析：与成人一样，小儿的正常舌象为淡红舌，故选择E。舌质淡白为心阳不足；舌质绛红为心阴不足；舌质紫暗或暗红为瘀血内阻。

3. 小儿“地图舌”是由于
A. 肺气虚弱　　B. 脾阳亏虚
C. 脾失健运　　D. 宿食内停
E. 胃之气阴不足

答案：E　　**考点**：小儿舌苔

解析：舌苔花剥，状如地图，时隐时现，经久不愈，多为胃之气阴不足所致，故选择E。

4. 小儿指纹色紫主证为
A. 燥　　B. 热
C. 寒　　D. 滞
E. 瘀

答案：B　　**考点**：察小儿指纹的意义

解析：指纹的辨证纲要可归纳为“浮沉分表里，红紫辨寒热，淡滞定虚实，三关测轻重”。小儿指纹色紫主证为热，故选择B。

5. 小儿指纹淡红，其证候是
A. 虚寒　　B. 食积

C. 痰热　　D. 虚热
E. 实热

答案：A　考点：小儿指纹的意义

解析：指纹淡红，多为内有虚寒，故选择 A。

[B 型题]

(6～7 题共用备选答案)
A. 胎产史　　B. 喂养史
C. 生长发育史　　D. 预防接种史
E. 家族史

6. 当小儿出现脾胃病时，应特别注意询问的是

答案：B

7. 需要与传染病鉴别时，应特别注意询问的是

答案：D　考点：儿科问个人史的内容

解析：脾胃病多与饮食有关，故 6 题选择 B。传染病多与预防接种史有关，故 7 题选择 D。

细目四　儿科治法概要

【考点透视】

本细目考点较少，考生通读有个印象即可。

[A1 型题]

1. 婴儿（<1 岁）服用的中药煎出量是
A. 10～20ml　　B. 21～30ml
C. 31～40ml　　D. 41～50ml
E. 60～100ml

答案：E　考点：婴儿中药用量

解析：为方便计算，可采用下列比例用药。新生儿用成人量的 1/6，乳婴儿用成人量的 1/3，幼儿用成人量的 1/2，学龄儿童用成人量的 2/3 或接近成人用量。一般成人煎药量为 200ml，经计算婴儿（<1 岁）服用的中药煎出量是 66.7ml，故选择 E。

2. 下列除哪项外，均可使用培元补肾法
A. 解颅　　B. 五迟
C. 五软　　D. 哮喘
E. 肺炎喘嗽

答案：E　考点：小儿疾病常用内治法

解析：培元补肾法主要适用于小儿胎禀不足，肾气虚弱及肾不纳气之证，如解颅、五迟、五软、遗尿、哮喘等，而肺炎喘嗽外因责之于感受风邪，或由其他疾病传变而来；内因责之于小儿形气未充，肺脏娇嫩，卫外不固。故选择 E。

第二单元　儿童保健

【考点透视】

本单元考点不多，考生通读了解，重点记忆一下断奶时间。

[A1 型题]

1. 小儿断奶时间宜在
A. 2～3 个月　　B. 4～5 个月
C. 6～7 个月　　D. 8～12 个月
E. 13～18 个月

答案：D　考点：断乳时间

解析：断奶时间视母婴情况而定。一般可在小儿 8～12 个月时断奶。故选择 D。

第三单元　新生儿疾病

细目一　胎　怯

【考点透视】

本细目考试涉及内容很少，熟悉胎怯的病因病机，其他内容了解即可。

[A2 型题]

1. 患儿，11 个月。早产，生后一直人工喂养，经常泄泻。近 4 个月来食欲不振，面色白，唇舌爪甲苍白，毛发稀黄，精神萎靡，手足欠温，舌淡苔白，指纹淡。检查：血红蛋白 60g/L。治疗应首选
A. 金匮肾气丸　　B. 六味地黄丸
C. 右归丸　　D. 理中丸
E. 小建中汤

答案：C　考点：胎怯脾肾阳虚证的治疗

解析：患儿为营养性缺铁性贫血。病在脾肾，为脾肾阳虚，当温补脾肾，益气养血，选用右归丸加减，故选择 C。

细目二　硬肿症

【考点透视】

掌握硬肿症的诊断要点及辨证论治。

[A2 型题]

1. 患儿，生后 3 天。症见全身冰冷，全身肌肤板硬而肿，气息微弱，僵卧少动，哭声低怯，吸吮困难，反应极差，皮肤暗红，少尿，面色苍白，唇舌色淡，指纹淡红不显。应首选的方剂是
A. 血府逐瘀汤　　B. 附子理中汤
C. 当归四逆汤　　D. 人参五味汤
E. 参附汤

答案：E　考点：硬肿症的分证论治

解析：硬肿症有寒凝血涩证、阳气虚衰证，从题干中患者气息微弱，面色苍白，唇舌色淡来看，患者证属虚证，为阳气虚衰，当选参附汤益气温阳，通经活血，故选E。

细目三　胎　黄

【考点透视】

1. 熟悉生理性胎黄与病理性胎黄的区别。

2. 在了解病因病机的基础上掌握胎黄的辨证论治。

[A1 型题]

1. 下列除哪项外，均属病理性胎黄

A. 生后24小时内出现
B. 黄疸10~14天左右消退
C. 黄疸退而复现
D. 黄疸持续加深
E. 黄疸3周后仍不消退

答案：B　考点：生理性胎黄与病理性胎黄的区别

解析：新生儿黄疸分为生理性和病理性两大类。生理性黄疸大多在生后2~3天出现，4~6天达高峰，10~14天消退，早产儿持续时间较长，除有轻微食欲不振外，一般无其他临床症状。若生后24小时内即出现黄疸，3周后仍不消退，甚或持续加深，或消退后复现，均为病理性黄疸。故选择B。

[A2 型题]

2. 患儿，22天。面目皮肤发黄20天，色泽鲜明如橘皮，精神疲倦，不欲吮乳，尿黄便秘，舌红苔黄。其证候是

A. 肝失疏泄　B. 瘀积发黄
C. 寒湿阻滞　D. 湿热熏蒸
E. 胆道不利

答案：D　考点：胎黄的辨证

解析：湿热熏蒸是由于孕母素体湿盛或内蕴湿热之毒，遗于胎儿，或因胎产之时、出生之后，婴儿感受湿热邪毒所致。热为阳邪，故黄色鲜明如橘皮，因而选择D。

第四单元　肺系病证

细目一　感　冒

【考点透视】

1. 掌握感冒各证型的主症、治法、方药。

2. 理解小儿感冒夹痰、夹滞、夹惊的病机。

[A1 型题]

1. 可治疗风热感冒与时邪感冒的方剂是

A. 银翘散　B. 桑菊饮
C. 新加香薷饮　D. 普济消毒饮
E. 杏苏散

答案：A　考点：风热感冒与时邪感冒的治疗

解析：风热感冒证的方剂为银翘散加减，时邪感冒证的方剂为银翘散合普济消毒饮加减。故选择A。新加香薷饮治疗暑邪感冒；桑菊饮、杏苏散治疗风寒咳嗽。

2. 小儿感冒夹痰的病机是

A. 肺脏娇嫩　B. 先天不足
C. 乳食积滞　D. 脾胃湿困
E. 肾气不足

答案：A　考点：小儿感冒夹痰的病机

解析：由于小儿肺脏娇嫩，感邪之后，失于宣肃，津液不得敷布而内生痰液，痰壅气道，则咳嗽加剧，喉间痰鸣，此为感冒夹痰。故选择A。

[A2 型题]

3. 患儿，7岁。发热1天，恶寒，无汗，头痛，鼻塞流清涕，喷嚏咳嗽，口不渴，咽不红，舌苔薄白，脉浮紧。其证候是

A. 风寒感冒　B. 风热感冒
C. 暑邪感冒　D. 感冒夹滞
E. 感冒夹痰

答案：A　考点：风寒感冒证的辨证

解析：风寒感冒证的症状为恶寒，无汗，头痛，鼻塞流清涕，喷嚏咳嗽，口不渴，咽不红，舌苔薄白，脉浮紧，故选择A。风热感冒以“发热重，有汗或少汗，咽红肿痛，舌红，苔薄黄或指纹浮紫”为特征；暑邪感冒发于夏季，以“发热，头痛，身重困倦，食欲不振，舌红，苔黄腻”为特征；感冒夹痰以“咳嗽加剧，痰多，喉间痰鸣”为特征；感冒夹滞以“脘腹胀满，不思饮食，大便不调，小便短黄，舌苔厚腻，脉滑”为特征。

4. 患儿，9个月。发热，微汗，鼻塞流涕，咽红，夜间体温升高，又见惊惕啼叫，夜卧不安，舌质红，苔薄白，指纹浮紫。其诊断是

A. 夜啼　B. 感冒夹痰
C. 感冒夹惊　D. 急惊风
E. 小儿暑温

答案：C　考点：感冒夹惊的诊断

解析：由“发热，微汗，鼻塞流涕，咽红”可判断为感冒，而又因为“又见惊惕啼叫”即判断为夹惊，故选择C。

细目二　乳　蛾

【考点透视】

掌握乳蛾的诊断及辨证论治。

[A1 型题]

1. 乳蛾肺胃阴虚证应首选的方剂是

A. 银翘马勃散　B. 养阴清肺汤
C. 普济消毒饮　D. 荆防败毒散
E. 牛蒡甘桔汤

答案：B　考点：乳蛾的辨证论治

解析：乳蛾有风热搏结证、热毒炽盛证、肺胃阴虚证，代表方剂分别为：银翘马勃散、牛蒡甘桔汤、养阴清肺汤，故选B。

细目三　咳　嗽

【考点透视】

在了解咳嗽的病因病机的基础上，重点掌握其辨证论治。

[A1 型题]

1. 下列各项，可见咳嗽痰多，色黄稠黏，喉中痰鸣症状的是

A. 风寒咳嗽　B. 风热咳嗽
C. 痰热咳嗽　D. 痰湿咳嗽
E. 气虚咳嗽

答案：C　考点：痰热咳嗽证的辨证

解析：痰热咳嗽以“咳嗽痰多，痰稠色黄，喉中痰鸣，不易咳出”为特征，故选择C。风寒咳嗽以“起病急，咳嗽频作、声重，咽痒，痰白清晰”为特征；风热咳嗽以“咳嗽不爽，痰黄黏稠”为特征；痰湿咳嗽以“痰多壅盛，色白而稀”为特征；气虚咳嗽以“咳嗽无力，痰白清稀”为特征。

[A2 型题]

2. 患儿，2 岁。咳嗽 2 天，咳声不爽，痰黄黏稠，口渴咽痛，鼻流浊涕，伴发热、恶心、头痛、微汗出，舌红苔薄黄，脉浮数。其证候是

A. 风寒咳嗽　B. 风热咳嗽
C. 痰热咳嗽　D. 痰湿咳嗽
E. 阴虚燥咳

答案：B　考点：风热咳嗽证的辨证

解析：参考本细目第 1 题。故选择 B。

细目四　肺炎喘嗽

【考点透视】

本细目内容较重点，考生需要对肺炎喘嗽的病因病机、诊断要点及辨证论治全面掌握。

[A1 型题]

1. 哮喘与肺炎喘嗽的主要区别是

A. 咳嗽气喘　B. 痰壅
C. 气急　D. 鼻扇
E. 哮鸣，呼气延长

答案：E　考点：哮喘与肺炎喘嗽的区别

解析：哮喘与肺炎喘嗽的主要区别是哮鸣，呼气延长。故选择 E。

2. 肺炎喘嗽的基本病机是

A. 肺气失宣　B. 肺失清肃
C. 肺气上逆　D. 邪热闭肺
E. 痰热内蕴

答案：D　考点：肺炎喘嗽的基本病机

解析：肺炎喘嗽的基本病机是邪热闭肺。故选择 D。

[A2 型题]

3. 患儿，10 岁。昨天受凉后，见喷嚏、鼻塞、流清涕，今晨起喘咳，咳痰稠黄，口渴欲饮，大便干燥。查体：鼻扇，口周发绀，咽红，双肺满布哮鸣音，舌质红，苔薄白，脉滑数。其证候是

A. 寒性哮喘　B. 热性哮喘
C. 外寒内热　D. 肺实肾虚
E. 肺肾阴虚

答案：C　考点：肺炎喘嗽外寒内热的辨证

解析：本证之外寒多由外感风寒所致；其内热一则常因外邪入里化热或素蕴之痰饮郁遏而化热，一则常为平素体内有热邪蕴积，被外邪引动而诱发。临床辨证以外有风寒之表证，内有痰热之里证为要点。故选择 C。

4. 患儿，10 个月。高热烦躁，气急鼻扇，张口抬肩，喉中痰鸣，声如曳锯，口唇发绀。其治法是

A. 清热宣肺，涤痰定喘
B. 清热解毒，止咳化痰
C. 辛凉开肺，清热化痰
D. 清热活血，泻肺化痰
E. 泻肺镇咳，清热化痰

答案：A　考点：肺炎喘嗽痰热闭肺的治法

解析：本证多见于肺炎喘嗽的中期，痰热俱甚，郁闭于肺，而见上述诸症。临床以发热、咳嗽、痰壅、气急、鼻扇为特征，治疗以清热宣肺，涤痰定喘。故选择 A。

5. 患儿流涕、咳嗽 3 天后，高热不退咳嗽喘促，鼻扇，喉中痰声辘辘，口唇发绀。其证候是

A. 风寒闭肺　B. 风热闭肺
C. 痰热闭肺　D. 痰热咳嗽
E. 心阳虚衰

答案：C　考点：肺炎喘嗽痰热闭肺的辨证

解析：本证多见于肺炎喘嗽的中期，痰热俱甚，郁闭于肺，而见上述诸症。临床以发热、咳嗽、痰壅、气急、鼻扇为特征。故选择 C。

6. 患儿，3岁。壮热不退，气急鼻扇，张口抬肩，摇身撷肚，口唇发绀，胸闷腹胀，大便秘结。治疗应在正确选方的基础上加

A. 黄芩、连翘　　B. 天竺黄、全瓜蒌
C. 丹参、红花　　D. 牛黄夺命散
E. 桑白皮、沉香末

答案：D　　考点：肺炎喘嗽之痰热闭肺证的用药加减

解析：患儿主症总结起来即“热、痰、喘、扇”4个字，由此可初步诊断为肺炎喘嗽。“壮热不退，气急鼻扇，张口抬肩，摇身撷肚，口唇发绀，胸闷”，由此知其证候为痰热闭肺，且痰热尤重，又有便秘之证。所以治疗时应加大清热涤痰力度，在原方基础上增加泄热涤痰通便药物。热甚加黄芩、连翘，痰盛加天竺黄、全瓜蒌，痰热皆盛，又兼便秘应加牛黄夺命散。因而选择D。

[A3 型题]

（7～9题共用题干）

患儿，2岁。高热、咳喘9天后，潮热盗汗，面色潮红，口唇樱赤，干咳无痰，质红而干，舌苔光剥。

7. 其辨证是

A. 风寒闭肺证　　B. 风热闭肺证
C. 痰热闭肺证　　D. 阴虚肺热证
E. 肺脾气虚证

答案：D

8. 其治法是

A. 清热涤痰，开肺定喘
B. 养阴清肺，润肺止咳
C. 辛温宣肺，化痰止咳
D. 辛凉宣肺，化痰止咳
E. 补肺益气，健脾化痰

答案：B

9. 其治疗应首选的方剂是

A. 人参五味子汤
B. 麻杏石甘汤
C. 沙参麦冬汤
D. 华盖散
E. 葶苈大枣泻肺汤

答案：C　　考点：肺炎喘嗽阴虚肺热证的辨证论治

解析：高热、咳喘—肺炎喘嗽；9天病程较长；潮热盗汗，面色潮红——阴虚有热；干咳无痰，质红而干，舌苔光剥——阴津亏损；口唇樱赤——肺热。综合分析，此病证为肺炎喘嗽之阴虚肺热证，治宜养阴清肺，润肺止咳，方用沙参麦冬汤。故7题选D，8题选B，9题选C。

细目五　哮　喘

【考点透视】

1. 熟悉哮喘的病因病机。

2. 掌握发作期与缓解期各证型的主症、治法、方药，尤其是缓解期各证型。

[A2 型题]

1. 患儿，7岁。曾咳喘反复发作。现面色白，气短懒言，倦怠乏力，自汗怕冷，舌淡苔薄，脉细无力。治疗应首选

A. 玉屏风散　　B. 六君子汤
C. 金匮肾气丸　　D. 二陈汤
E. 参苓白术散

答案：A　　考点：哮喘缓解期的辨证论治

解析：自汗怕冷，说明肺气虚而卫表不固。面色白，气短懒言，倦怠乏力，舌淡苔薄均为气虚表现。由此可诊断为肺气虚。治宜补肺固表，方用玉屏风散，故选择A。六君子汤主治脾胃气虚兼有痰湿；金匮肾气丸主治肾阳不足；二陈汤主治痰湿咳嗽；参苓白术散主治脾胃气虚夹湿。

2. 患儿，2岁。咳嗽2周，日轻夜重，咳后伴有深吸气样鸡鸣声，吐出痰涎或食物后暂时缓解，不久又复发作，昼夜达十余次，舌质红，舌苔黄，脉滑数。治疗应首选

A. 苏子降气汤合黛蛤散
B. 麻杏石甘汤合苏葶丸
C. 麻黄汤合葶苈大枣泻肺汤
D. 桑白皮汤合葶苈大枣泻肺汤
E. 泻白散合黛蛤散

答案：D　　考点：哮喘的辨证论治

解析：由题干知患儿为痰热壅肺之哮喘，当选桑白皮汤合葶苈大枣泻肺汤。A选项泻肺补肾，治疗肺实肾虚之哮喘；B选项清肺涤痰，治疗热性哮喘；C选项治疗肺痈，E选项治疗咯血。故选D。

[B 型题]

（3～4题共用备选答案）

A. 温肺化痰　　B. 清肺化痰
C. 补肺固卫　　D. 健脾化痰
E. 补肾固本

3. 哮喘肺气虚弱证的治法是

答案：C

4. 哮喘肾虚不纳证的治法是

答案：E　　考点：哮喘的辨证论治

解析：哮喘肺气虚弱证的表现主要是肺卫不固，没有痰的症状故不用化痰；肾虚不纳自然要补肾固本。故3题选择C，4题选择E。

细目六　反复呼吸道感染

【考点透视】

掌握反复呼吸道感染的病因病机、诊断及分证论治。

[A1 型题]

1. 诊断 6～14 岁的小儿反复呼吸道感染，其中 1 年上呼吸到感染的次数是

A. 5　　B. 6
C. 7　　D. 8
E. 9

答案：A　　考点：反复呼吸道感染的诊断

解析：反复呼吸道感染的诊断条件：6～14 岁，1 年上呼吸道感染的次数 5 次；3～5 岁，1 年上呼吸道感染的次数 6 次；0～2 岁，1 年上呼吸道感染的次数 7 次。故选 A。

[A2 型题]

2. 患儿，10 岁，反复呼吸道感染，恶风、恶寒，面色少华，四肢不温，多汗易汗，舌淡红，苔薄白，脉无力。应首选的方剂是

A. 玉屏风散合六君子汤
B. 黄芪桂枝五物汤
C. 金匮肾气丸合理中丸
D. 生脉散合沙参麦冬汤
E. 补中益气汤合生脉饮

答案：B　　考点：反复呼吸道感染营卫失调证的治疗

解析：题干中表述患者恶风、恶寒，面色少华，四肢不温，多汗易汗，为营卫失调证，治当调和营卫，益气固表，代表方为黄芪桂枝五物汤。故选 B。

第五单元　脾系病证

细目一　鹅口疮

【考点透视】

熟悉鹅口疮的特征表现及两种证型的治疗。

[A1 型题]

1. 治疗鹅口疮心脾积热证，应首选

A. 凉膈散　　B. 泻黄散
C. 清热泻脾散　　D. 泻心导赤散
E. 知柏地黄丸

答案：C　　考点：鹅口疮心脾积热证的治疗

解析：鹅口疮心脾积热证，选清热泻脾散；而虚火上浮证，选知柏地黄丸。故选择 C。

细目二　口　疮

【考点透视】

熟悉口疮的特征表现及各证型的治疗。

[A1 型题]

1. 治疗小儿口疮脾胃积热证，应首选

A. 清胃散　　B. 清热泻脾散
C. 六味地黄丸　　D. 泻心导赤汤
E. 凉膈散

答案：E　　考点：口疮脾胃积热证的治疗

解析：口疮中脾胃积热证标准方剂为凉膈散，清热解毒，通腑泻火。如果有大便不实的症状，才可以考虑清热泻脾散。心火上炎证用泻心导赤汤。虚火上浮证用六味地黄丸。清胃散主治胃火牙痛。故选择 E。

[A2 型题]

2. 患儿，6 岁。发热 3 天，口腔内黏膜、齿龈溃烂，周围焮红，疼痛拒食，舌质红、苔薄黄。其诊断是

A. 感冒　　B. 口糜
C. 心疳　　D. 燕口疮
E. 鹅口疮

答案：B　　考点：口糜的诊断

解析：满口糜烂，色红作痛者，称为口糜；口疮发于口唇两侧者，称为燕口疮。故选择 B。

3. 患儿，1 岁。昨起舌上溃破，色红疼痛，进食哭闹，心烦不安，口干欲饮，小便短赤。治疗应首选

A. 凉膈散
B. 泻心导赤汤
C. 清胃散
D. 泻心汤
E. 六味地黄丸

答案：B　　考点：口疮心火上炎证的治疗

解析：由“舌上溃破，色红疼痛”可判断为口疮，口疮中心火上炎证用泻心导赤汤。故选择 B。

4. 患儿口腔舌面满布溃疡，烦躁不宁，啼哭叫扰，口臭涎多，大便干结，舌红苔黄。其证候是

A. 肺热壅盛
B. 心火上炎
C. 脾胃积热
D. 肝胆火旺
E. 虚火上浮

答案：C　　考点：口疮脾胃积热的辨证

解析：患儿口腔舌面布满溃疡为小儿口疮；口臭涎多，大便干结，舌红苔黄为脾胃积热。故选择 C。

细目三　泄　泻

【考点透视】

本细目出题频率较高，考生需要掌握泄泻的病机、各证型的证候特点及治法、方药，尤其是证候特点。

[A1 型题]

1.《景岳全书·泄泻》云：泄泻之本，无不由于

A. 脾、胃　　B. 肝、胆

C. 心、小肠　　D. 肺、大肠
E. 肾、膀胱

答案：A　　考点：泄泻的病位

解析：《景岳全书·泄泻》云："泄泻之本，无不由于脾胃。盖胃为水谷之海，而脾主运化，使脾健胃和。"故选择A。

2. 大便澄澈清冷、完谷不化的病机是
A. 感受外邪　　B. 伤于饮食
C. 脾胃虚弱　　D. 脾肾阳虚
E. 气阴两伤

答案：D　　考点：泄泻的病机

解析：脾肾阳虚，虚寒内生，命火不足，不能温煦脾土，所以见到大便澄澈清冷、完谷不化。故选择D。

[A2型题]

3. 患儿，6岁。泄泻1天，泻下稀薄如水注，粪色深黄臭秽，夹有少量黏液。腹部时感疼痛，食欲减退，恶心欲吐，口渴引饮，舌红苔黄腻。其证候是
A. 脾肾阳虚泻　　B. 伤食泻
C. 风寒泻　　D. 湿热泻
E. 脾虚泻

答案：D　　考点：湿热泻的辨证

解析：泄泻辨病容易，重在辨证。"粪色深黄臭秽""口渴引饮""舌红苔黄腻"为关键症状，表明内有湿热。所以辨其证候为湿热泻，故选择D。

4. 患儿，2岁。半年来经常泄泻，形神疲惫，面色萎黄，大便稀薄，四肢不温，时有抽搐。其证候是
A. 外感惊风　　B. 痰食惊风
C. 脾肾阳虚　　D. 土虚木亢
E. 阴虚风动

答案：D　　考点：泄泻脾虚肝旺的辨证

解析：患儿具长期泄泻病史，有轻度抽搐症状，由此可诊为慢惊风。患儿久泻不止，脾土受伤，肝木无制，因脾虚肝旺而出现慢惊风的早期症状，故选择D。

5. 患儿，11个月。泄泻2周。起病时每日泻10多次，经治疗大减，但近日仍日行3～4次，大便稀溏色淡，每于食后作泻，面色萎黄，神疲倦怠，舌质淡，苔薄白。其证候是
A. 风寒　　B. 湿热
C. 伤食　　D. 脾虚
E. 脾肾阳虚

答案：D　　考点：脾虚泄泻的辨证

解析："食后作泻"为关键症状，是脾虚泻的特征性症状。"面色萎黄，神疲倦怠，舌质淡，苔薄白"进一步证实判断。本证未见肾阳虚症状，只是单纯的脾虚。故选择D。

6. 患儿，2岁。泄泻2天，大便日行10余次，质稀如水，色黄混浊。精神不振，口渴心烦，眼眶凹陷，皮肤干燥，小便短赤，舌红少津，苔少。其治法是
A. 消食化积　　B. 疏风散寒
C. 酸甘敛阴　　D. 渗湿止泻
E. 清热利湿

答案：C　　考点：泄泻变证的治法

解析："口渴心烦，眼眶凹陷，皮肤干燥，小便短赤，舌红少津，苔少"表明患儿阴津耗伤。此为泄泻之变证，治疗时除止泻外应及时敛阴生津。故选择C。

细目四　厌　食

【考点透视】

熟悉厌食的主症特点及不同证型的治疗，尤其是脾失健运与脾胃阴虚证。

[A1型题]

1. 小儿厌食脾失健运证的治法是
A. 调和脾胃，运脾开胃
B. 健脾益气，佐以温中
C. 滋脾养胃，佐以助运
D. 运脾化湿，消积开胃
E. 补脾开胃，消食助运

答案：A　　考点：厌食脾失健运证的治法

解析：小儿厌食脾失健运证的治法是调和脾胃，运脾开胃。故选择A。

[A2型题]

2. 患儿，3岁。面色少华，不思纳食，形体偏瘦，舌淡苔薄白。其治法是
A. 健脾化湿　　B. 健脾和胃
C. 疏肝和胃　　D. 消食导滞
E. 和脾助运

答案：E　　考点：厌食脾失健运证的治疗

解析：患儿主症为不思纳食，诊为厌食。除厌食外其他症状不著，精神正常。所以为厌食症初期脾失健运证，治宜调和脾胃，运脾开胃。故选择E。

3. 患儿，2岁。纳差2个月，腹泻1周。平素食欲不振，挑食偏食，近日大便日行3～4次，食后作泻，面色萎黄，舌淡苔白，指纹淡红。治疗应首选
A. 熏洗法　　B. 擦拭法
C. 割治疗法　　D. 推拿疗法
E. 拔罐疗法

答案：D　　考点：厌食证的外治法

解析：该病证为厌食证的脾胃虚弱证，推拿疗法最为适宜。熏洗法和擦拭法多用于局部的体表病证；割治疗法一般用于疳证和哮喘病证；拔罐疗法有祛风、散寒、止痛的作用，多用于小儿肺炎喘嗽、腹痛、哮喘、遗尿等；推拿疗法有促进气血流行、经络通畅、神气安定、脏腑调和的作用，临床中多用于泄泻、惊风、腹痛等证。故选择 D。

4. 患儿，5 岁。1 年来食少饮多，皮肤干燥，大便干结，舌红少津，舌苔光剥，脉细数。治疗应首选

A. 沙参麦冬汤　　B. 增液承气汤
C. 养胃增液汤　　D. 六味地黄丸
E. 麦门冬汤

答案：C　　考点：厌食脾胃阴虚证的治疗

解析：患儿主症为食少饮多，诊为厌食。“皮肤干燥，大便干结，舌红少津，舌苔光剥，脉细数”为脾胃阴虚证的表现。治宜滋脾养胃，佐以助运，方用养胃增液汤。故选择 C。

细目五　积　滞

【考点透视】

熟悉积滞的主症特点及不同证型的治疗，注意与厌食、疳证的区别。

［A2 型题］

1. 患儿，10 个月。近半个月不思乳食，脘腹胀满，疼痛拒按，呕吐酸馊，烦躁哭吵，大便较干，臭秽，舌淡苔白腻。其诊断是

A. 厌食　　B. 腹痛
C. 疳证　　D. 积滞
E. 呕吐

答案：D　　考点：积滞的诊断

解析：患儿除不思乳食外，伴有“脘腹胀满，疼痛拒按，呕吐酸馊，烦躁哭吵，大便较干，臭秽”的乳食停聚、积而不消、气滞不行之证，所以为积滞。厌食为脾胃不和，受纳运化失常，多为虚证；腹痛多为急性发作，一般要作为主症出现才可以诊断；疳证是脾胃受损、气液耗伤而导致的全身虚弱羸瘦、面黄发黏的小儿疾病；呕吐也是急性发作，与腹痛一样，一般也是作为首发症状时才诊断。故选择 D。

2. 患儿，3 岁。面色萎黄，困倦乏力，不思乳食，食则饱胀，呕吐酸馊，大便溏薄酸臭。其治法是

A. 消乳消食，和中导滞
B. 健脾和胃，消食导滞
C. 和脾助运，降逆止呕
D. 补土抑木，消食导滞
E. 健脾助运，消补兼施

答案：E　　考点：积滞脾虚夹积的治疗

解析：患儿除不思乳食外，伴有“食则饱胀，呕吐酸馊，大便溏薄酸臭”的食积症状，诊为积滞。“面色萎黄，困倦乏力”为脾虚表现，“食则饱胀，呕吐酸馊”为内有食积，所以此证为积滞之脾虚夹积。积滞虚实夹杂者治宜在健脾助运的基础上消补兼施。故选择 E。

细目六　疳　证

【考点透视】

本细目的出题频率有增多的趋势，考生要掌握疳证的含义、主症特点、病因病机，不同证型的症状、治法、方药以及了解兼证的症状、治疗。

［A1 型题］

1.“疳者甘也”的含义是指

A. 病证　　B. 病位
C. 病情　　D. 病因
E. 症状

答案：D　　考点：“疳”的含义

解析：“疳者甘也”是指小儿恣食肥甘厚腻，损伤脾胃，形成疳证。故选择 D。

2. 疳证的基本病理改变为

A. 脾胃虚弱，运化失健
B. 脾胃虚弱，乳食停滞
C. 脾失运化，水湿内停
D. 脾胃不和，生化乏源
E. 脾胃受损，津液消亡

答案：E　　考点：疳证的基本病理改变

解析：疳证的病变部位主要在脾胃，病机为脾胃失健，生化乏源，则气血不足，津液亏耗，肌肤、筋骨、经脉失于濡养，日久成疳。故选择 E。

［A2 型题］

3. 患儿，2 岁。形体极度消瘦，面呈老人貌，皮包骨头，腹凹如舟，精神萎靡，大便溏薄，舌淡苔薄腻，其证候是

A. 疳肿胀　　B. 疳气
C. 疳积　　D. 干疳
E. 心疳

答案：D　　考点：干疳的临床表现

解析：干疳，亦称“疳极”，临床表现为极度消瘦，貌似老人，腹凹如舟，精神萎靡。故选择 D。

［B 型题］

（4～5 题共用备选答案）

A. 脾病及心　　B. 脾病及肺
C. 脾病及肝　　D. 阳虚水泛
E. 脾病及肾

4. 舌疳的病机是

答案：A

5. 疳肿胀的病机是

答案：D　考点：疳证的兼证

解析：疳证的兼证：舌疳——脾病及心；眼疳——脾病及肝；肺疳——脾病及肺；骨疳——脾病及肾；疳肿胀——阳虚水泛。故4题选择A，5题选择D。

细目七　腹　痛

【考点透视】

此为大纲新增内容，考生需熟悉腹痛的病因病机及辨证论治。

[A1 型题]

1. 治疗腹痛脾胃虚寒证宜使用的方剂是

A. 香砂平胃散
B. 养脏汤
C. 小建中汤合理中丸
D. 大承气汤
E. 少腹逐瘀汤

答案：C　考点：腹痛脾胃虚寒证的治疗

解析：治疗脾胃虚寒所致的腹痛，当温中健脾，缓急止痛，方用小建中汤合理中丸。故选择C。

[A2 型题]

2. 患儿脘腹胀满，按之痛甚，嗳腐吞酸，不思乳食，矢气频作，腹痛欲泻，泻后痛减，大便秽臭，夜卧不安，时时啼哭，舌红，苔厚腻，脉沉滑，指纹紫滞。其治法是

A. 温中散寒，理气止痛
B. 活血化瘀，行气止痛
C. 通腑泄热，行气止痛
D. 消食导滞，行气止痛
E. 温中健脾，缓急止痛

答案：D　考点：腹痛乳食积滞证的治疗

解析：从题干知，患儿为乳食积滞引起的腹痛，治以消食导滞，行气止痛，方用香砂平胃散。故选择D。

细目八　便　秘

【考点透视】

此为大纲新增内容，考生需熟悉便秘的病因病机及辨证论治。

[A2 型题]

1. 患儿大便干结，艰涩难下，面白无华，唇甲色淡，舌质淡嫩，苔薄白，脉细弱，指纹淡。其证候是

A. 血虚便秘　B. 气虚便秘
C. 气滞便秘　D. 燥热便秘
E. 食积便秘

答案：A　考点：便秘的辨证

解析：从题干“大便干结，艰涩难下”知患儿为便秘，“面白无华，唇甲色淡，舌质淡嫩，脉细弱，指纹淡”为血虚之象，辨证为血虚证，治以养血润肠通便，方用润肠丸。故选择A。

[B 型题]

（2~3题共用备选答案）

A. 麻子仁丸　B. 黄芪汤
C. 润肠丸　D. 枳实导滞丸
E. 六磨汤

2. 气虚便秘宜选用的方剂是

答案：B

3. 气滞便秘宜选用的方剂是

答案：E　考点：气虚便秘与气滞便秘的治疗

解析：气虚便秘治以益气润肠通便，方用黄芪汤；气滞便秘治以理气导滞通便，方用六磨汤。故2题选择B，3题选择E。

细目九　营养性缺铁性贫血

【考点透视】

1. 熟悉各证型的治法、方药。
2. 了解贫血的西医诊断与分度。

[A1 型题]

1. 诊断3个月至6岁小儿营养性缺铁性贫血的标准，其血红蛋白值应低于的数值是

A. 80g/L　B. 90g/L
C. 100g/L　D. 110g/L
E. 120g/L

答案：D　考点：小儿营养性缺铁性贫血的诊断

解析：营养性缺铁性贫血的标准，3个月至6岁小儿的血红蛋白值应<110g/L；6岁以上小儿的血红蛋白值应<120g/L。故选择D。

[A2 型题]

2. 患儿，2岁。面色苍白，唇淡甲白，发黄稀疏，神疲乏力，形体消瘦3个月，诊断为“营养性缺铁性贫血”。西药选用铁剂治疗后，正确的停药时间为：血红蛋白

A. 开始升高时
B. 达正常时
C. 达正常后2个月左右
D. 达正常后4个月左右
E. 达正常后6个月左右

答案：C　考点：营养性缺铁性贫血的治疗

解析：营养性缺铁性贫血西药选用铁剂治疗，服用时间要血红蛋白达正常后2个月左右再停药。因此选择C。

第六单元　心肝病证

细目一　夜　啼

【考点透视】

掌握夜啼的病因病机及分证论治。

［B型题］

（1～2题共用备选答案）

A. 导赤散　B. 清营汤
C. 远志丸　D. 乌药散
E. 朱砂安神丸

1. 治疗夜啼惊恐伤神证应首选方剂是

答案：C

2. 治疗夜啼心经积热证应首选方剂是

答案：A　考点：夜啼的辨证论治

解析：夜啼主要有脾寒、心热、惊恐所致，脾寒气滞证代表方剂乌药散合匀气散，心经积热证代表方剂导赤散，惊恐伤神证代表方剂远志丸。故1题选C，2题选A。

细目二　汗　证

【考点透视】

掌握汗证的病因病机，各证型的主症特点及治法、方药。

［A1型题］

1. 小儿汗证的常见病因是

A. 气虚　B. 阴虚
C. 阳虚　D. 血虚
E. 体虚

答案：A　考点：小儿汗证的常见病因

解析：小儿汗证的常见病因是气虚。故选择A。

［A2型题］

2. 患儿，6岁。2个月来胃纳不振，精神疲倦，伴有低热，遍身汗出，微恶风寒。治疗应首选

A. 玉屏风散　B. 牡蛎散
C. 生脉散　D. 黄芪桂枝五物汤
E. 当归六黄汤

答案：D　考点：汗证营卫失调的治疗

解析：患儿主症是遍身汗出2个月，诊为汗证。遍身汗出可见于营卫失调和气阴亏虚，但气阴亏虚以盗汗为主，此患儿为自汗，并无盗汗和阴虚表现，所以辨证为营卫失调。治宜调和营卫，方用黄芪桂枝五物汤。故选择D。

3. 患儿，8岁。身体瘦弱，汗出较多，心烦少寐，寐后汗多，低热，口干，手足心热，唇舌色淡，脉细弱。治疗应首选

A. 人参五味子汤　B. 当归六黄汤
C. 黄芪桂枝五物汤　D. 生脉散
E. 玉屏风散

答案：D　考点：汗证气阴两虚证的治疗

解析：此患者自汗盗汗兼见，当诊为汗证。心烦少寐，低热，口干，手足心热，脉细均为阴虚之象。唇舌色淡，脉弱为气虚之象。由此诊断为汗证之气阴两虚，方用生脉散。故选择D。

4. 患儿自汗，头、肩、背出汗明显，活动后加重，易感冒，神倦乏力，面色少华，四肢欠温，舌淡苔薄，脉弱。其治法是

A. 调和营卫　B. 益气固表
C. 益气养阴　D. 益气敛汗
E. 敛汗潜阳

答案：B　考点：汗证肺卫不固的治疗

解析："患儿自汗，头、肩、背出汗明显"为汗证之肺卫不固，亦称表虚不固，治宜益气固表。故选择B。

5. 患儿，3岁。自汗明显，伴盗汗，汗出以头部、肩背明显，动则益甚。面色少华，少气乏力，平时容易感冒，舌淡苔少，脉细弱。其证候是

A. 表虚不固　B. 营卫不和
C. 气阴虚弱　D. 心脾两虚
E. 肝肾阴虚

答案：A　考点：汗证肺卫不固的辨证

解析：由"自汗明显；伴盗汗，汗出以头部、肩背明显，动则益甚"可诊为汗证之表虚不固。故选择A。

［B型题］

（6～7题共用备选答案）

A. 自汗为主，头部、肩背部明显
B. 自汗为主，汗出遍身而不温
C. 盗汗为主，手足心热
D. 自汗或盗汗，头部、四肢为多
E. 盗汗为主，遍身汗出

6. 汗证肺卫不固的主症是

答案：A

7. 汗证营卫失调的主症是

答案：B　考点：汗证肺卫不固与营卫失调的主症特点

解析：汗证肺卫不固多见于体质虚弱的小儿，以自汗为主，可伴有盗汗，易外感；汗证营卫失调以自汗为主，营卫之气遍绕全身，所以汗出全身而不温，没有固定的部位。故6题选择A，7题选择B。

（8～9 题共用备选答案）

A. 白昼时时汗出，动则益甚
B. 寐中汗出，醒来自止
C. 冷汗如珠，气息微弱
D. 咳而汗出，痰黄质稠
E. 汗出色黄，染衣着色

8. 自汗的特点是

答案：A

9. 脱汗的特点是

答案：C　　考点：自汗和脱汗的鉴别诊断

解析：自汗是由气虚导致的，可见白昼时时汗出，动则益甚；脱汗是气不固摄所致，可见冷汗如珠，气息微弱。故 8 题选择 A，9 题选择 C。

细目三　病毒性心肌炎

【考点透视】

掌握病毒性心肌炎的发病特点、诊断及分证论治。

［A1 型题］

1. 下列各项，不属病毒性心肌炎特征的是

A. 面色苍白　　B. 神疲乏力
C. 心悸气短　　D. 恶寒发热
E. 肢冷多汗

答案：D　　考点：病毒性心肌炎的临床特征

解析：病毒性心肌炎是由病毒感染引起的以局限性或弥漫性心肌炎性病变为主的疾病，其以神疲乏力、面色苍白、心悸气短、肢冷多汗为临床特征。故选 D。

［A2 型题］

2. 患儿 8 岁，患心肌炎 2 年，症见神疲乏力，畏寒肢冷，面色苍白，头晕多汗，舌质淡胖，脉缓无力，治疗应首选的方剂是

A. 失笑散
B. 银翘散
C. 生脉散
D. 葛根芩连汤
E. 桂枝甘草龙骨牡蛎汤

答案：E　　考点：病毒性心肌炎的辨证论治

解析：题干中表述患者神疲乏力，畏寒肢冷，面色苍白，头晕多汗，为心阳虚弱证，治以温振心阳，宁心复脉，代表方位桂枝甘草龙骨牡蛎汤，故选 E。

细目四　注意力缺陷多动障碍

【考点透视】

掌握注意力缺陷多动障碍的发病特点、诊断及分证论治。

［A1 型题］

1. 治疗儿童注意力缺陷多动障碍心脾两虚证首选方剂是

A. 归脾汤　　B. 杞菊地黄丸
C. 八珍汤　　D. 孔圣枕中丹
E. 归脾汤合甘麦大枣汤

答案：E　　考点：注意力缺陷多动障碍的分证论治

解析：心脾两虚证的代表方剂是归脾汤，但考生要结合该病的特点，理解注意力缺陷多动障碍心脾两虚证的代表方剂特别要加大养心神的作用，故合甘麦大枣汤。因此选 E。

［B 型题］

（2～3 题共用备选答案）

A. 兴趣多变，做事有头无尾，记忆力差
B. 易于冲动，好动难静，容易发怒，常不能自控
C. 注意力不集中，情绪不稳定，多梦烦躁
D. 脑失精明，学习成绩低下，记忆力欠佳，或有遗尿、腰酸乏力
E. 神思涣散，活动过多，动作笨拙

2. 儿童注意力缺陷多动障碍，其病在肝者，临床证候是

答案：B

3. 儿童注意力缺陷多动障碍，其病在肾者，临床证候是

答案：D　　考点：注意力缺陷多动障碍的辨证

解析：注意力缺陷多动障碍的脏腑辨证：在心者，注意力不集中，情绪不稳定，多梦烦躁；在肝者，易于冲动，好动难静，容易发怒，常不能自控；在脾者，兴趣多变，做事有头无尾，记忆力差；在肾者，脑失精明，学习成绩低下，记忆力欠佳，或有遗尿、腰酸乏力。故 2 题选 B，3 题选 D。

细目五　抽动障碍

【考点透视】

1. 在了解病因病机的基础上着重掌握其诊断与鉴别诊断。

2. 熟悉本病的分型论治。

［A2 型题］

1. 患儿，男，6 岁。皱眉眨眼，摇头耸肩，嘴角抽动，时伴异常发声，病情时轻时重。抽动能受意志遏制，可暂时不发作。查脑电图未见异常。其诊断是

A. 习惯性抽搐
B. 抽动障碍
C. 癫痫
D. 注意力缺陷多动症
E. 风湿性舞蹈病

答案：B　　考点：抽动障碍的诊断

解析：由“皱眉眨眼，摇头耸肩，嘴角抽动，时伴异常发声”可诊为抽动障碍。故选择 B。习惯性抽搐往往只有一组肌肉抽搐，如眨眼、皱眉、龇牙或咳嗽。发病前常有一些诱因，症状轻，预后好，但此症与多发性抽搐症并无严格界限，有些患儿可发展为多发性抽搐症。癫痫的主症为猝然仆倒，不省人事，四肢抽搐，项背强直，口吐涎沫，牙关紧闭，目睛上视，瞳仁散大，对光反射迟钝或消失。注意力缺陷多动症以注意力不集中、自我控制差，动作过多、情绪不稳、冲动任性，伴有学习困难，但智力正常或基本正常为主要临床特征。风湿性舞蹈病是风湿热主要表现之一，表现为四肢较大幅度的无目的而不规则的舞蹈样动作，生活经常不能自理，常伴肌力及肌张力减低，并可有风湿热其他症状。故选择 B。

细目六　惊　风

【考点透视】

1. 熟悉急、慢惊风的区别。

2. 掌握急惊风、慢惊风的各种证型的主症特点、治法、方药，尤其是慢惊风的几种证型一直是历年考试的重点。

[B 型题]

（1～2 题共用备选答案）

A. 大定风珠　　B. 十全大补汤
C. 缓肝理脾汤　　D. 固真汤
E. 逐寒荡惊汤

1. 治疗慢惊风脾虚肝亢证，应首选

答案：C

2. 治疗慢惊风阴虚风动证，应首选

答案：A　　考点：慢惊风脾虚肝亢证和阴虚风动证的治疗

解析：慢惊风的证型：脾虚肝亢——温中健脾，方用缓肝理脾汤；脾肾阳虚——温补脾肾、回阳救逆，方用固真汤合逐寒荡惊汤加减；阴虚风动——育阴潜阳，滋补肝肾，方用大定风珠加减，故 1 题选择 C，2 题选择 A。

细目七　痫　病

【考点透视】

熟悉惊痫、风痫、痰痫的主症、治法、方药，瘀血痫了解即可。

[A1 型题]

1. 小儿痰痫证的治法是

A. 祛风涤痰　　B. 息风开窍
C. 健脾化痰　　D. 通窍定痫
E. 豁痰开窍

答案：E　　考点：小儿痰痫证的治法

解析：小儿痰痫证的治法是豁痰开窍。故选择 E。

第七单元　肾系病证

细目一　水　肿

【考点透视】

1. 本细目出题率有增多趋势，考生要熟悉急性肾小球肾炎各证型的主症、治法、方药，尤其是风水相搏证。

2. 熟悉肾病综合征的诊断与病因病机，了解各证型的治法、方药。

[A1 型题]

1. 急性肾小球肾炎血清补体 C3 一过性明显下降，恢复正常的时间是

A. 2～3 周　　B. 4～5 周
C. 6～8 周　　D. 9～11 周
E. 12～15 周

答案：C　　考点：急性肾小球肾炎

解析：急性肾小球肾炎血清补体 C3 一过性明显下降，恢复正常的时间是 6～8 周。故选择 C。

[A2 型题]

2. 患儿，6 岁。初起发热恶寒，咳嗽，咽痛，乳蛾肿大。继则眼睑浮肿，波及全身，皮肤光亮，按之凹陷即起，小便短少，尿色红赤，舌苔薄白。其证候是

A. 外感风热　　B. 风水相搏
C. 湿热内侵　　D. 肺脾气虚
E. 脾肾两虚

答案：B　　考点：急性肾小球肾炎风水相搏证的辨证

解析：患儿有外感症状，同时有“眼睑浮肿，波及全身”的典型风水症状的表现，所以选择 B。

3. 患儿，9 岁。水肿从眼睑开始，迅速波及全身，皮肤光亮，按之凹陷即起，尿少色赤，伴咽红肿痛，肢体酸痛，苔薄白，脉浮。其治法是

A. 疏风宣肺，利水消肿
B. 清热利湿，凉血止血
C. 清热解毒，淡渗利湿
D. 温运中阳，行气利水
E. 滋阴补肾，淡渗利水

答案：A　　考点：急性肾小球肾炎的风水相搏证的治法

解析：患儿主症为水肿。“水肿从眼睑开始，迅速波及全身，皮肤光亮，按之凹陷即起”为风水水肿的典型表现；“咽红肿痛，肢体酸痛，苔薄白，脉浮”表明邪在肺卫。所以该病为小儿水肿的风水相搏证。治当疏风宣肺、利水消肿。故选择 A。

4. 患儿，6 岁。发病 2 周，全身浮肿，尿少，头晕，头痛，恶心呕吐，口中气秽，甚至昏迷，舌苔腻，脉滑数。治疗应首选

A. 羚角钩藤汤
B. 龙胆泻肝汤
C. 己椒苈黄丸合参附汤
D. 温胆汤合附子泻心汤
E. 真武汤

答案：D　考点：急性肾小球肾炎变证水毒内闭证的治疗

解析：患儿全身浮肿，当诊断为小儿水肿。水肿分为常证和变证，该患者的特征性症状为“尿少，恶心呕吐，口中气秽，甚至昏迷”，可排除变证中的水气凌心证，主要是鉴别邪陷心肝证和水毒内闭证。邪陷心肝证以神志异常为主，同时可见烦躁、抽搐、晕眩、视物模糊等；水毒内闭证以尿少、尿闭为主其突出证候，故诊为水毒内闭证，方用温胆汤合附子泻心汤。故选择 D。

5. 患儿，3 岁。全身明显浮肿，按之凹陷难起，腰腹下肢尤甚。畏寒肢冷，神疲倦卧，小便短少，纳少便溏，舌胖质淡苔白，脉沉细。其治法是

A. 疏风利水　B. 清热利湿
C. 健脾渗湿　D. 温肾健脾
E. 滋阴补肾

答案：D　考点：肾病综合征之脾肾阳虚证的治法

解析：主症为水肿。畏寒肢冷，神疲倦卧为肾阳虚表现；纳少便溏为脾虚表现。所以此患儿为水肿之脾肾阳虚证。其典型表现是“全身明显浮肿，按之凹陷难起，腰腹下肢尤甚”，治当温肾健脾，化气行水。故选择 D。

细目二　尿　频

【考点透视】

本细目内容较少，重点记忆两个证型的方药即可。

[A2 型题]

1. 患儿，6 岁。小便频数日久，淋沥不尽，尿液不清，畏寒怕冷，手足不温，大便溏薄，舌淡苔白腻。治疗应首选

A. 八正散
B. 缩泉丸
C. 菟丝子散
D. 补中益气汤
E. 金匮肾气丸

答案：B　考点：尿频的辨证治疗

解析：小便频数，诊为尿频。根据“畏寒怕冷，手足不温，大便溏薄”可判断为脾肾气虚，治宜温补脾肾，升提固摄，方用缩泉丸。故选择 B。

细目三　遗　尿

【考点透视】

熟悉遗尿的病因病机、诊断及分证论治。

[A1 型题]

1. 小儿遗尿的病机主要是

A. 肾气不足，膀胱虚寒
B. 心肾失交，水火不济
C. 肝经郁热，疏泄失司
D. 脾肾气虚，下元不固
E. 肺脾气虚，水道失约

答案：A　考点：小儿遗尿的病机

解析：遗尿多与膀胱和肾的功能失调有关，其中尤以肾气不足、膀胱虚寒多见，故选 A。

[A2 型题]

2. 患儿 6 岁，时有尿频，小便清长，每晚尿床 1 次以上，面白少华，神疲乏力，肢冷胃寒，舌淡，苔白滑，脉沉无力。其诊断是

A. 尿频，脾肾气虚
B. 遗尿，肾气不足
C. 尿频，脾肾阳虚
D. 遗尿，心肾失交
E. 遗尿，肺脾气虚

答案：B　考点：遗尿的诊断与辨证

解析：尿频以小便次数多为特点，遗尿又称尿床，以寐中小便自遗、醒后方觉为特点，故该患者当诊断为遗尿。另患者面白少华，神疲乏力，肢冷畏寒，小便清长符合肾气不足之象，故选 B。

细目四　五迟、五软

【考点透视】

1. 熟悉五迟、五软的概念。

2. 掌握肝肾亏损证的主症、治法、方药，了解其他证型的内容。

[A2 型题]

1. 患儿，3 岁。发育迟缓，坐、立、行走、牙齿的发育都迟于同龄小儿。颈项萎软，天柱骨倒，不能行走，舌淡苔薄。其证候是

A. 脾肾气虚
B. 气血虚弱
C. 肝肾不足
D. 心血不足
E. 肾阳亏虚

答案：C　考点：五迟、五软的辨证

解析：肾主骨生髓，主生长发育和生殖，发育迟缓必

责之于肾；肝主筋，颈项萎软，不能行走为肝肾精血不足，不能营注于筋骨所致。故选择 C。

第八单元　传染病

细目一　麻　疹

【考点透视】

本细目知识点较分散，各考点均有涉及，考生要全面复习，重点要掌握麻疹顺证、逆证的辨证施治。

［A1 型题］

1. 麻疹的好发年龄是

A. 6 个月以内　　B. 6 个月至 5 岁
C. 6～7 岁　　D. 8～9 岁
E. 10～12 岁

答案： B　　考点：麻疹的好发年龄

解析： 麻疹多流行于冬春季节，传染性很强。好发于 6 个月至 5 岁儿童。故选择 B。

2. 麻疹的特殊体征是

A. 高热　　B. 咳嗽
C. 眼泪汪汪　　D. 喷嚏流涕
E. 麻疹黏膜斑

答案： E　　考点：麻疹的特殊体征

解析： 麻疹是感受麻疹时邪引起的一种以发热，咳嗽咽痛，鼻塞流涕，眼泪汪汪，畏光羞明，口腔两颊近臼齿处可见麻疹黏膜斑为特征的疾病。

［A2 型题］

3. 患儿，2 岁。持续壮热 5 天，起伏如潮，肤有微汗，烦躁不安，目赤眵多，皮疹布发，疹点由细小稀少而逐渐稠密，疹色先红后暗，皮疹凸起，触之碍手，压之褪色，大便干结，小便短少，舌质红赤，舌苔黄腻，脉数有力。治疗应首选

A. 宣毒发表汤　　B. 清解透表汤
C. 沙参麦冬汤　　D. 麻杏石甘汤
E. 羚角钩藤汤

答案： B　　考点：麻疹出疹期邪入肺胃治疗

解析： 发热 5 天后热盛出疹，未见淋巴结肿大，皮疹布发，疹点由细小稀少而逐渐稠密，疹色先红后暗，皮疹凸起，触之碍手，压之褪色。由此可以诊断为麻疹出疹期邪入肺胃。方用清解透表汤。故选择 B。

4. 患儿，2 岁。麻疹高热 4 天，皮肤疹点密集成片，色紫红，遍及周身，神昏，抽搐 3 次。治疗应首选

A. 清金化痰汤　　B. 清解透表汤
C. 羚角钩藤汤　　D. 天麻钩藤饮
E. 银翘散

答案： C　　考点：麻疹逆证邪陷心肝证的治疗

解析： 麻疹出现神昏、抽搐症状，表明该病证为麻疹的逆证；神昏、抽搐，表明病位在心肝，为邪陷心肝证，方用羚角钩藤汤。故选择 C。

细目二　奶　麻

【考点透视】

熟悉奶麻的病因病机、诊断要点及分证论治。

［A1 型题］

1. 以热退疹出为特征的疾病是

A. 麻疹　　B. 风痧
C. 丹痧　　D. 手足口病
E. 奶麻

答案： E　　考点：奶麻的诊断要点

解析： 奶麻西医学称为幼儿急疹，起病急骤，常突然高热，持续 3～4 天后热退，热退后即出现玫瑰红色皮疹。故选 E。

细目三　风　痧

【考点透视】

本细目考试涉及较少，考生要熟悉风痧的临床特点及两证型的治法、方药，尤其是邪郁肺卫证。

［A1 型题］

1. 治疗风痧邪郁肺卫证，应首选

A. 桑菊饮　　B. 银翘散
C. 透疹凉解汤　　D. 清胃解毒汤
E. 普济消毒饮

答案： B　　考点：风痧邪郁肺卫证的治疗

解析： 风痧邪郁肺卫证的方药为银翘散。故选择 B。

［A2 型题］

2. 患儿，1 岁。发热 1 天，全身见散在细小淡红色皮疹，喷嚏，流涕，偶有咳嗽，精神不振，胃纳欠佳，耳后骨核肿大，咽红，舌苔薄白。其诊断是

A. 麻疹　　B. 奶麻
C. 风痧　　D. 丹痧
E. 水痘

答案： C　　考点：风痧的诊断

解析： 风痧与麻疹、奶麻（幼儿急疹）、丹痧的鉴别要点是耳后、枕部核肿大有压痛，其次是发热当天到 1 天出疹。麻疹有“麻疹黏膜斑”的特殊体征；奶麻有“热退疹出”的特点，丹痧“有环口苍白圈，草莓舌”的特殊表现。故选择 C。

3. 患儿，4 岁。晨起喷嚏，流涕，继而发热，体温 38.1℃，精神倦怠，晚间头面、躯干见稀疏细小皮疹，疹色淡红。治疗应首选

A. 银翘散　　B. 葱豉汤
C. 桑菊饮　　D. 杏苏散
E. 清营汤

答案：A　　考点：风痧邪郁肺卫证的治疗

解析：有外感症状，发热当天出现全身的细小淡红疹，未见特殊体征，当诊断为风痧。患儿起病急，以低热出疹为主症，全身症状不重，为邪犯肺卫证，方用银翘散。故选择 A。

细目四　丹　痧

【考点透视】

1. 注意鉴别丹痧、麻疹、风疹、水痘的临床特点。

2. 注意丹痧与风疹相似证型的方药差异。

［B 型题］

（1～2 题共用备选答案）

A. 宣毒发表汤　　B. 清解透表汤
C. 透疹凉解汤　　D. 解肌透痧汤
E. 凉营清气汤

1. 治疗麻疹初热期，应首选

答案：A

2. 治疗丹痧毒在气营证，应首选

答案：E　　考点：麻疹初热期、丹痧毒在气营证的方药

解析：麻疹顺证证型分为 3 类，即邪犯肺卫（初热期）、邪入肺胃（出疹期）、阴津耗伤（收没期）。初热期方用宣毒发表汤。收没期方用沙参麦冬汤。丹痧证型有：邪侵肺胃，方用解肌透痧汤；毒在气营，方用凉营清气汤。故 1 题选择 A，2 题选择 E。

细目五　水　痘

【考点透视】

熟悉水痘的临床特点，并掌握水痘邪伤肺卫、邪炽气营的治法、方药。

［A2 型题］

1. 患儿，2 岁。发热，体温 38℃，鼻塞流涕，咳嗽，皮疹初现，疹色红润，点粒稀疏，躯干为多，多为丘疹，少数疱疹，舌苔薄白，精神尚可。治法是

A. 疏风宣肺止咳　　B. 疏风清热解毒
C. 辛凉解表透疹　　D. 辛温宣肺透疹
E. 清热凉营解毒

答案：B　　考点：水痘邪犯肺卫证的治法

解析：患儿主症为“发热，丘疹、疱疹并见，躯干为多”，当诊为水痘，发热轻微，舌苔薄白，全身症状不重，故为邪犯肺卫证，治当疏风清热解毒。故选择 B。

［A3 型题］

（2～4 题共用题干）

患儿，6 岁。发热 2 天，出现淡红色小丘疹，根盘红晕，丘疹上部可见疱疹，形态椭圆，疱浆清亮，皮疹以躯干为多，苔薄白，脉浮数。

2. 其诊断是

A. 麻疹　　B. 风疹
C. 水痘　　D. 丹痧
E. 奶麻

答案：C

3. 其治法是

A. 疏风清热，利湿解毒
B. 清气凉营，解毒化湿
C. 发散风寒，清热利湿
D. 芳香化湿，兼以健脾
E. 清解郁热，活血化瘀

答案：A

4. 其治疗首选的方剂是

A. 柴葛解肌汤　　B. 透疹凉解汤
C. 清胃解毒汤　　D. 银翘散
E. 桑菊饮

答案：D　　考点：水痘的诊断与辨证施治

解析：患儿发热，丘疹、疱疹并见，皮疹以躯干为多，所以诊断为水痘。“苔薄白，脉浮数”，表明是水痘的风热轻症，邪伤肺卫证，治当疏风清热，利湿解毒，方用银翘散。故第 2 题选择 C，第 3 题选择 A，第 4 题选择 D。

细目六　手足口病

【考点透视】

本细目的出题率呈上升趋势，考生重点掌握手足口病的临床特点及两个证型的主症、治法、方药。

［A2 型题］

1. 患儿，4 岁。发热 2 天，纳差恶心，呕吐腹泻，口腔内可见数个疱疹，手、足掌心部出现米粒大小的斑丘疹、疱疹，疱液清亮，躯干处未见有皮疹。舌质红，苔薄黄腻，脉浮数。其证候是

A. 邪伤肺卫　　B. 邪犯肺脾
C. 邪炽气营　　D. 湿热熏蒸
E. 湿盛阴伤

答案：B　　考点：手足口病邪犯肺脾的辨证

解析：“发热，口腔内可见数个疱疹，手、足掌心部出

现米粒大小的斑丘疹、疱疹，疱液清亮，躯干处未见有皮疹”并伴有“纳差恶心，呕吐腹泻”症状，所以诊为手足口病。“发热2天，舌质红，苔薄黄腻，脉浮数”表明有外感肺卫症状，“纳差恶心，呕吐腹泻”说明脾脏受到外邪侵袭，是外邪自口鼻而入，侵犯肺脾，不是单纯的肺卫表证，故选择B。

细目七　痄　腮

【考点透视】

熟悉各证型的主症、治法、方药，尤其是邪陷心肝、毒窜睾腹两变证。

[A2 型题]

1. 患儿，8岁。发热2天，左侧腮部肿胀、疼痛，边缘不清，触之痛甚，咀嚼不便。伴头痛，咽痛，纳少，舌红苔薄黄，脉浮数。其治法是

A. 清热解毒，软坚散结
B. 疏风清热，散结消肿
C. 疏肝理气，软坚散结
D. 清肝泻火，活血镇痛
E. 滋阴降火，活血消肿

答案： B　　考点：痄腮邪犯少阳证的治疗

解析： 痄腮（流行性腮腺炎），无神志障碍，无抽搐，无睾丸肿痛或少腹疼痛，辨为常证。患儿全身症状不重，未见高热、烦渴等症，所以为邪犯少阳证。治宜疏风清热，散结消肿。故选择B。

2. 患儿，男，10岁。患痄腮，腮部肿胀渐消退，右侧睾丸肿胀疼痛，舌红苔黄，脉数。治疗应首选

A. 银翘散　　B. 小柴胡汤
C. 知柏地黄丸　　D. 龙胆泻肝汤
E. 普济消毒饮

答案： D　　考点：痄腮变证毒窜睾腹的治疗

解析： 此证为痄腮变证之毒窜睾腹，治宜清泻肝火、活血止痛，方用龙胆泻肝汤。故选择D。

细目八　顿　咳

【考点透视】

1. 熟悉顿咳的临床特点。
2. 熟悉各证型的治法、方药。

[A2 型题]

1. 患儿，2岁，咳嗽2周，日轻夜重，咳后伴有深吸气样鸡鸣声，吐出痰涎后食物后暂时缓解，不久又复发作，昼夜达十余次，舌质红，舌苔黄，脉滑数，治疗应首选

A. 桑白皮汤合葶苈大枣泻肺汤
B. 苏子降气汤合黛蛤散
C. 麻杏石甘汤合葶苈丸
D. 麻黄汤合葶苈大枣泻肺汤
E. 泻白散合黛蛤散

答案： A　　考点：顿咳痰火阻肺证的治疗

解析： 小儿咳后有深吸气样鸡鸣声，为顿咳（百日咳）的临床特点。由小儿吐出痰涎后或食物后可缓解，舌质红，苔黄，脉滑数可辨证痰火阻肺证，当泻肺清热、涤痰镇咳，方用桑白皮汤合葶苈大枣泻肺汤。故选择A。

第九单元　虫　证

【考点透视】

本单元考试涉及内容较少，熟悉蛔厥证的方药即可。

[A2 型题]

1. 患儿，7岁。突然胃脘部绞痛，弯腰曲背，肢冷汗出，呕吐蛔虫1条。治疗应首选

A. 使君子散　　B. 加味温胆汤
C. 丁萸理中汤　　D. 乌梅丸
E. 定吐丸

答案： D　　考点：蛔厥证的辨证论治

解析： 蛔厥证用乌梅丸。蛔虫症无突然胃脘部绞痛之类的急性症状，方用使君子散。故根据题干选择D。

第十单元　其他病证

细目一　夏季热

【考点透视】

1. 熟悉夏季热的临床特点及其症状与体温变化的关系。

2. 熟悉暑伤肺胃与上盛下虚的主症、治法、方药，尤其是上盛下虚证。

[A1 型题]

1. 夏季热上盛下虚证的病机是

A. 脾胃亏虚　　B. 脾阳不振
C. 胃热炽盛　　D. 心火内盛
E. 脾肾阳虚

答案： E　　考点：夏季热上盛下虚证的病机

解析： 夏季热上盛下虚证的病机是脾肾阳虚。故选择E。

[A2 型题]

2. 患儿，2岁。时值夏季，发热持续1月余，朝盛暮

衰，口渴多饮，尿多清长，无汗，面色苍白，下肢欠温，大便溏薄，舌淡苔薄。治疗应首选

A. 白虎汤　　B. 新加香薷饮
C. 温下清上汤　　D. 竹叶石膏汤
E. 王氏清暑益气汤

答案：C　　考点：夏季热上盛下虚证的治疗

解析：患儿3岁以下，夏季发病，临床以长期发热、口渴多饮、多尿、无汗为特征，故诊为夏季热。朝盛暮衰、口渴多饮为该病上盛下虚证的主要表现。故选择C。

细目二　紫　癜

【考点透视】

重点掌握紫癜各证型的治法、方药，尤其是风热伤络证。

[A2 型题]

1. 患儿，5岁。臀部及下肢紫癜1天，呈对称性，色鲜红，瘙痒，发热，舌红，苔薄黄，脉浮数。治疗应首选

A. 犀角地黄汤　　B. 连翘败毒散
C. 归脾汤　　D. 化斑汤
E. 大补阴丸

答案：B　　考点：紫癜风热伤络证的治疗

解析：根据主症诊为紫癜，"瘙痒，发热，舌红，脉浮数"为其关键，表明有风热之邪侵袭肌表，当诊断为紫癜的风热伤络证，方用连翘败毒散。故选择B。

[B 型题]

（2～3题共用备选答案）

A. 滋阴降火，凉血止血
B. 疏风散邪，清热凉血
C. 理气化瘀，活血止血
D. 健脾养心，益气摄血
E. 清热解毒，凉血止血

2. 紫癜风热伤络证的治法是

答案：B

3. 紫癜阴虚火旺证的治法是

答案：A　　考点：紫癜的辨证论治

解析：紫癜风热伤络证的治法是疏风散邪、清热凉血；紫癜阴虚火旺证的治法是滋阴降火、凉血止血。故2题选择B，3题选择A。

细目三　皮肤黏膜淋巴结综合征

【考点透视】

1. 熟悉皮肤黏膜淋巴结综合征的临床特点。
2. 熟悉各证型的治法、方药。

[B 型题]

（1～2题共用备选答案）

A. 银翘散
B. 清瘟败毒饮
C. 白虎汤
D. 新加香薷饮
E. 凉膈散

1. 治疗皮肤黏膜淋巴结综合征卫气同病，应首选

答案：A

2. 治疗皮肤黏膜淋巴结综合征气营两燔，应首选

答案：B　　考点：皮肤黏膜淋巴结综合征的辨治

解析：皮肤黏膜淋巴结综合征好发于婴幼儿，是以全身血管炎症病变为主要病理的急性发热性出疹性疾病，以不明原因发热、多形性红斑、球结膜充血、草莓舌和颈淋巴结肿大、手足硬肿为特征。病因为温热邪毒，病机为热盛血瘀。1题为卫气同病，选择A；2题为气营两燔，选择B。

细目四　维生素D缺乏性佝偻病

【考点透视】

了解维生素D缺乏性佝偻病的发病特点、诊断及分证论治。

[A2 型题]

1. 患儿11个月，出牙延迟，头颅方大，肋骨串珠，行走迟缓。证属

A. 肾阳不足　　B. 肾精亏损
C. 肝肾阴虚　　D. 脾气虚弱
E. 肺气不足

答案：B　　考点：维生素D缺乏性佝偻病的证候

解析：维生素D缺乏性佝偻病采用脏腑辨证，辨别以脾虚为主或肾虚为主。病在脾，除佝偻病一般表现外，尚有面色欠华，纳呆，便溏，反复呼吸道感染；病在肾，则以骨骼改变为主。从题干的症状可以看出，该患儿以骨骼改变为主，故病在肾，属于肾精亏损，故选B。

[B 型题]

（2～3题共用备选答案）

A. 前囟凹陷　　B. 苦笑面容
C. 三凹征　　D. 落日状
E. 头颅方大，漏斗胸

2. 属解颅临床特征的是

答案：D

3. 属佝偻病临床特征的是

答案：E　　考点：维生素D缺乏性佝偻病的鉴别诊断

解析：解颅即脑积水，表现为前囟及头颅进行性增大，且前囟饱满紧张，骨缝分离，两眼下视，如"落日状"。维生素D缺乏性佝偻病以正在生长的骨骺端软骨板不能正常钙化，造成骨骼病变为其特征，故 2 题选 D，3 题选 E。

细目五　传染性单核细胞增多症

【考点透视】

熟悉传染性单核细胞增多症的发病特点、诊断及辨证论治。

[A1 型题]

1. 传染性单核细胞增多症做周围血象检查时，可见

A. 白细胞总数下降，淋巴细胞下降

B. 白细胞总数下降，中性粒细胞下降

C. 白细胞总数正常，中性粒细胞下降

D. 白细胞总数增高，中性粒细胞升高

E. 白细胞总数增高，异型淋巴细胞 10% 以上

答案：E　考点：传染性单核细胞增多症的诊断

解析：传染性单核细胞增多症的实验室检查：白细胞计数增高，淋巴细胞和单核细胞增多，异型淋巴细胞 10% 以上。故选 E。

[A2 型题]

2. 患儿 4 岁，发热 4 天，高热烦渴，乳蛾肿大溃烂，颈、腋、腹股沟处浅淋巴结肿大，肝脾肿大，舌质红，苔黄腻，脉滑数。诊为传染性单核细胞增多症，治疗应首选的方剂是

A. 安宫牛黄丸

B. 清肝化痰丸

C. 犀角地黄汤

D. 犀角地黄汤合增液汤

E. 青蒿鳖甲汤合清络饮

答案：B　考点：传染性单核细胞增多症的分证论治

解析：题干中给出的症状符合传染性单核细胞增多症的诊断，具体证候关键抓舌脉，舌质红，苔黄腻，脉滑数提示为痰热流注，治法清热化痰，通络散瘀，代表方剂清肝化痰丸，故选 B。

第十章 针 灸 学

第一单元 经络系统

【考点透视】

本单元的内容是考试热点。

1. 重点掌握十二经脉的走向、交接规律和流注次序。

2. 掌握奇经八脉的别称及任督脉的作用，以及十五络脉的分布特点与作用。

3. 熟悉十二经别、十二经筋的分布特点与作用。

[A1 型题]

1. 十二经脉的命名，主要包含了下列哪些内容

A. 阴阳、五行、脏腑
B. 五行、手足、阴阳
C. 手足、阴阳、脏腑
D. 脏腑、手足、五行
E. 以上均非

答案： C　考点：十二经脉的名称

解析： 十二经脉的名称是古人根据阴阳消长所衍化的三阴三阳，结合经脉循行于上肢和下肢的特点，以及与脏腑相属络的关系而定的，故十二经脉的命名主要包含了手足、阴阳、脏腑。故选择 C。

2. 手、足三阳经在头部的分布规律是

A. 阳明在前，太阳在侧，少阳在后
B. 太阳在前，少阳在侧，阳明在后
C. 少阳在前，阳明在侧，太阳在后
D. 阳明在前，少阳在侧，太阳在后
E. 太阳在前，阳明在侧，少阳在后

答案： D　考点：十二经脉的分布规律

解析： 手、足三阳经在头部的分布规律是阳明在前头部，少阳在侧头部，太阳在后头部，故本题选择 D。

3. 手太阴肺经在上肢的分布是

A. 内侧前廉　B. 外侧前廉
C. 内侧中行　D. 外侧后廉
E. 内侧后廉

答案： A　考点：十二经脉的分布规律

解析： 十二经脉在四肢的排列是：手足阳经为阳明在前，少阳在中，太阳在后；手足阴经为太阴在前、厥阴在中、少阴在后。阴经分布在四肢内侧，阳经分布在四肢外侧。故手太阴肺经应是分布在上肢内侧前廉。故选择 A。

4. 足三阴经从起始部至内踝上 8 寸段的分布是

A. 厥阴在前，太阴在中，少阴在后
B. 厥阴在前，少阴在中，太阴在后
C. 少阴在前，太阴在中，厥阴在后
D. 太阴在前，厥阴在中，少阴在后
E. 太阴在前，少阴在中，厥阴在后

答案： A　考点：十二经脉的分布规律

解析： 足三阴经在足内踝上 8 寸以下为厥阴在前、太阴在中、少阴在后，至内踝上 8 寸以上，太阴经交出厥阴之前。故选择 A。

5. 循行于上肢内侧中线的经脉是

A. 手太阳经　B. 手少阳经
C. 手厥阴经　D. 手少阴经
E. 手太阴经

答案： C　考点：十二经脉的分布规律

解析： 参见本单元第 3 题，故选择 C。

6. 分布于胸腹第一侧线的经脉是

A. 足太阴脾经　B. 足少阴肾经
C. 足少阳胆经　D. 足阳明胃经
E. 足厥阴肝经

答案： B　考点：十二经脉的分布规律

解析： 胸腹部侧线由内向外依次为足少阴肾经、足阳明胃经、足太阴脾经、足厥阴肝经。故选择 B。A 位于第三侧线，D 位于第二侧线，E 位于第四侧线。

7. 三焦经在上肢的循行部位是

A. 外侧前缘　B. 内侧中线
C. 外侧后缘　D. 内侧前缘
E. 外侧中线

答案： E　考点：十二经脉的分布规律

解析： 参见本单元第 3 题。三焦经是手少阳经脉，位于外侧中线，故选择 E。

8. 联系舌根，分散于舌下的经脉是

A. 足厥阴肝经　B. 足少阴肾经
C. 足太阴脾经　D. 足阳明胃经
E. 足少阳胆经

答案： C　考点：十二经脉与脏腑器官的联络

解析：足厥阴肝经过阴器，连目系，环唇内，故排除；足少阴肾经循喉咙，挟舌本，故排除；足太阴脾经挟咽，连舌本，散舌下，故本项正确；足阳明胃经起于鼻，入上齿，环口挟唇，循喉咙，故排除；足少阳胆经起于目锐眦，下耳后，入耳中，出耳前，故排除。故选择 C。

9. 与女子妊娠密切相关的经脉是

A. 督脉　　B. 任脉
C. 冲脉　　D. 带脉
E. 阴维脉

答案：B　考点：奇经八脉的功能

解析：任脉调节全身阴经经气，妊娠需要阴血，故与女子妊娠密切相关的经脉是任脉，故选择 B。

10. 经络系统中，具有维持人体正常运动功能的是

A. 十二经脉　　B. 十五络脉
C. 十二经别　　D. 十二经筋
E. 十二皮部

答案：D　考点：十二经筋的作用

解析：A 项十二经脉是调节十二经气血的经脉；B 项十五络脉加强了十二经中表里两经的联系，从而沟通了表里两经的经气；C 项十二经别不但加强了十二经脉的内外联系，更加强了经脉所络属的脏腑在体腔深部的联系；D 项十二经筋具有约束骨骼，屈伸关节，维持人体正常运动功能的作用；E 项十二皮部起着保卫机体、抗御外邪和反映病证的作用。故选择 D。

11. 十二经脉中，相表里的阴经与阳经的交接部位在

A. 四肢部　　B. 胸部
C. 腹部　　D. 头部
E. 面部

答案：A　考点：十二经脉的循行走向与交接规律

解析：十二经脉的交接规律是相表里的阴经与阳经在手足末端交接。同名的阳经与阳经在头面部交接。相互衔接的阴经与阳经在胸中交接。故选择 A。

12. 手太阳小肠经与足太阳膀胱经的交接部位是

A. 目外眦　　B. 目内眦
C. 目中　　D. 鼻旁
E. 口角旁

答案：B　考点：十二经脉的循行走向与交接规律

解析：手太阳小肠经与足太阳膀胱经在目内眦交接，故选择 B。在目外眦交接的是胆经和三焦经，在鼻旁交接的是手足阳明经。

13. 手三阳经的走向为

A. 从头走足　　B. 从足走腹
C. 从胸走手　　D. 从手走头
E. 从手走足

答案：D　考点：十二经脉的循行走向与交接规律

解析：十二经脉的循行方向是：手三阴经从胸走手，手三阳经从手走头，足三阳经从头走足，足三阴经从足走胸腹。故选择 D。

14. 按十二经脉气血流注次序，小肠经上接

A. 胆经　　B. 心经
C. 胃经　　D. 膀胱经
E. 三焦经

答案：B　考点：十二经脉的气血循环流注

解析：十二经脉的气血循环流注依次是肺经、大肠经、胃经、脾经、心经、小肠经、膀胱经、肾经、心包经、三焦经、胆经、肝经、肺经，十二经脉气血循环，如环无端。故选择 B。

15. 按十二经脉的流注次序，肝经向下流注的经脉是

A. 膀胱经　　B. 胆经
C. 三焦经　　D. 心经
E. 肺经

答案：E　考点：十二经脉的气血循环流注

解析：参见本单元第 14 题，故选择 E。

16. 十二经之海是指

A. 督脉　　B. 任脉
C. 冲脉　　D. 带脉
E. 阴维脉

答案：C　考点：奇经八脉的名称

解析：A 项督脉调节全身阳经经气，称“阳脉之海”，故排除。B 项任脉调节全身阴经经气，称“阴脉之海”，故排除。C 项冲脉涵蓄十二经气血，称“十二经之海”或“血海”，故选择 C。

17.“阳脉之海”指的是

A. 阳跻脉　　B. 阳维脉
C. 带脉　　D. 督脉
E. 冲脉

答案：D　考点：奇经八脉的名称

解析：参见本单元第 16 题，故选择 D。

18.“阴脉之海”是指

A. 带脉　　B. 任脉
C. 冲脉　　D. 阴跻脉
E. 阴维脉

答案：B　考点：奇经八脉的名称

解析：参见本单元第 16 题，故选择 B。

19. 起于足跟内侧的经脉是

A. 阳跻脉　　B. 阴跻脉
C. 阴维脉　　D. 阳维脉
E. 冲脉

答案：B　考点：奇经八脉的循行分布

解析：阳跻脉起于足跟外侧，阴跻脉起于足跟内侧，阴维脉起于小腿内侧，阳维脉起于足跗外侧。故选择B。

20. 在经络系统中，具有离、入、出、合循行特点的是

A. 奇经八脉　　B. 十二经别
C. 十二经筋　　D. 十二皮部
E. 十五络脉

答案：B　　考点：十二经别的分布特点

解析：十二经别是十二正经离、入、出、合的别行部分，是正经别行深入体腔的支脉。故选择B。

［B型题］

(21~22题共用备选答案)

A. 足少阳胆经　　B. 足少阴肾经
C. 足厥阴肝经　　D. 足阳明胃经
E. 足太阴脾经

21. 行于下肢外侧前线的经脉是

答案：D

22. 行于下肢外侧中线的经脉是

答案：A　　考点：十二经脉的分布规律

解析：足三阳经在下肢的分布是足阳明胃经在前线，足少阳胆经在中线，足太阳膀胱经在后线，故21题选择D，22题选择A。

(23~24题共用备选答案)

A. 0.5寸　　B. 1.5寸
C. 2寸　　D. 4寸
E. 6寸

23. 足太阴脾经在胸部的循行为旁开前正中线

答案：E

24. 足少阴肾经在胸部的循行为旁开前正中线

答案：C　　考点：十二经脉的分布规律

解析：胸部侧线由内向外依次是：足少阴肾经为旁开前正中线2寸；足阳明胃经为旁开前正中线4寸；足太阴脾经为旁开前正中线6寸。故23题选择E，24题选择C。

(25~26题共用备选答案)

A. 足阳明胃经　　B. 足少阳胆经
C. 足太阳膀胱经　　D. 手少阳三焦经
E. 手太阳小肠经

25. 至目外眦，转入耳中的经脉是

答案：E

26. "起于目外眦……下行耳后"的经脉是

答案：B　　考点：十二经脉与脏腑器官的联络

解析：足阳明胃经起于鼻，入上齿，环口挟唇，循喉咙；足少阳胆经起于目锐眦，下耳后，入耳中，出耳前；足太阳膀胱经起于目内眦，至耳上角，入络脑；手少阳三焦经系耳后，出耳上角，入耳中，至目锐眦；手太阳小肠经循喉，至目锐眦，入耳中，抵鼻。故25题选择E，26题选择B。

第二单元　经络的作用和经络学说的临床应用

【考点透视】

本单元考查的内容很少，了解经络的作用即可。

［A1型题］

1. 外邪由皮毛传入脏腑的途径，依次是

A. 络脉→孙脉→经脉
B. 孙脉→经脉→络脉
C. 经脉→孙脉→络脉
D. 络脉→经脉→孙脉
E. 孙脉→络脉→经脉

答案：E　　考点：邪气由皮毛传入脏腑的途径

解析：外邪侵犯人体由表及里，先从皮毛开始，卫气充实于络脉，络脉散布于全身，密布于皮部，当外邪侵犯机体时，卫气首当其冲发挥其抗御外邪、保卫机体的屏障作用。人体最小的是孙脉，其次是络脉，最大的是经脉，故外邪由皮毛传入脏腑的途径依次为孙脉→络脉→经脉。故选择E。

第三单元　腧穴的分类

【考点透视】

了解腧穴的分类，掌握经外奇穴与阿是穴的特点。

［B型题］

(1~2题共用备选答案)

A. 无固定名称
B. 无固定位置
C. 又称为天应穴
D. 多数对某些病症有特殊疗效
E. 又称为压痛点

1. 有关奇穴，叙述正确的是

答案：D

2. 有关阿是穴，叙述不正确的是

答案：D　　考点：奇穴与阿是穴的特点

解析：奇穴是指未归属于十四经穴范围，但有固定名称和位置的经验效穴；阿是穴又称天应穴、不定穴，是以压痛或其他反应点作为刺灸的部位，既不是经穴，又不是奇穴，既无具体名称，又无固定位置，而是按压痛点取穴。故第 1 题选择 D，第 2 题选择 D。

（3～4 题共用备选答案）

A. 归属于十四经脉
B. 主治病证较多
C. 以痛为腧
D. 是经验效穴
E. 是腧穴的主要组成部分

3. 以上选项中，属于奇穴特性的是

答案：D

4. 以上选项中，属于阿是穴特性的是

答案：C　　考点：奇穴与阿是穴的特点

解析：参见本单元第 1、2 题，故第 3 题选择 D，第 4 题选择 C。

第四单元　腧穴的主治特点和规律

【考点透视】

本单元内容以理解为主，在后面的腧穴复习中，注意分清腧穴的哪些治疗作用是近治作用，哪些作用是远治作用，哪些是特殊作用。

［A1 型题］

1. 足三阴经相同的主治是

A. 肝病、脾胃病　　B. 肾病、脾胃病
C. 肺病、脾病、肾病　　D. 妇科病、胃肠
E. 前阴病、妇科病

答案：E　　考点：足三阴经主治病证

解析：足三阴经主治病证如下表，故选择 E。

经络	主治	
足太阴脾经	脾胃病	妇科病、前阴病
足厥阴肝经	肝病	
足少阴肾经	肾病、肺病、咽喉病	

第五单元　特定穴

【考点透视】

熟记五输穴、络穴、郄穴、八脉交会穴、下合穴等。

［A1 型题］

1. 脾之大络，名为

A. 天池　　B. 俞府
C. 鸠尾　　D. 大包
E. 虚里

答案：D　　考点：脾之大络

解析：鸠尾是任脉的络穴，大包是脾之大络。故选择 D。

2. 心包经的原穴是

A. 神门　　B. 间使
C. 大陵　　D. 内关
E. 太渊

答案：C　　考点：心包经原穴

解析：神门是心经的原穴，大陵是心包经的原穴，内关是心包经的络穴，太渊是肺经的原穴。故选择 C。

3. 心经的郄穴是

A. 少府　　B. 神门
C. 阴郄　　D. 灵道
E. 通里

答案：C　　考点：心经郄穴

解析：少府是心经的荥穴，神门是心经的原穴，阴郄是心经的郄穴，通里是心经的络穴。故选择 C 。

4. 脾经的郄穴是

A. 外丘　　B. 梁丘
C. 中都　　D. 地机
E. 金门

答案：D　　考点：脾经郄穴

解析：外丘是胆经的郄穴，梁丘是胃经的郄穴，中都是肝经的郄穴，地机是脾经的郄穴，金门是膀胱经的郄穴。故选择 D。

5. 公孙穴所通的奇经是

A. 任脉　　B. 督脉
C. 冲脉　　D. 阳维脉
E. 阳跷脉

答案：C　　考点：八脉交会穴

解析：公孙穴是通冲脉的，任脉是与列缺穴相通，督脉与后溪穴相通，阳维脉与外关穴相通，阳跷脉与申脉穴相通。故选择 C。

6. 大肠的下合穴是

A. 委中　　B. 足三里
C. 上巨虚　　D. 下巨虚
E. 阳陵泉

答案：C　　考点：大肠下合穴

解析：委中是膀胱的下合穴，足三里是胃的下合穴，上巨虚是大肠的下合穴，下巨虚是小肠的下合穴，阳陵泉是胆的下合穴。故选择 C。

7. 膀胱经的下合穴是

A. 上巨虚　　B. 下巨虚

C. 足三里　　D. 委阳

E. 委中

答案：E　**考点：膀胱经合穴**

解析：上巨虚是大肠下合穴，下巨虚是小肠下合穴，足三里是胃的下合穴，委中是膀胱经下合穴。故选择E。

8. 足临泣是八脉交会穴中

A. 通任脉的穴位　　B. 通督脉的穴位

C. 通冲脉的穴位　　D. 通带脉的穴位

E. 通阳跷脉的穴位

答案：D　**考点：八脉交会穴**

解析：足临泣是与带脉相通的穴位，其他选项可参见本单元第5题。故选择D。

［B型题］

（9～10题共用备选答案）

A. 井穴　　B. 荥穴

C. 合穴　　D. 经穴

E. 输穴

9. 曲池在五输穴中，属

答案：C

10. 太溪在五输穴中，属

答案：E　**考点：五输穴**

解析：曲池穴是大肠经的合穴，太溪是肾经的输穴。故9题选择C，10题选择E。

（11～12题共用备选答案）

A. 后溪　　B. 公孙

C. 太渊　　D. 列缺

E. 内关

11. 在八脉交会穴中，通任脉的是

答案：D

12. 在八脉交会穴中，通督脉的是

答案：A　**考点：八脉交会穴**

解析：参见本单元第5题。故11题选择D，12题选择A。

（13～14题共用备选答案）

A. 太渊　　B. 合谷

C. 后溪　　D. 内关

E. 阳池

13. 既是络穴，又是八脉交会穴的腧穴是

答案：D

14. 既是原穴，又是八会穴的腧穴是

答案：A　**考点：特定穴**

解析：此题对原、络穴以及八脉交会穴、八会穴的综合考查：太渊是肺经的原穴，且又是八会穴的脉会；合谷是大肠经的原穴；后溪是八脉交会穴；内关是心包经的络穴，且又是八脉交会穴通阴维脉；阳池是三焦经的原穴。故13题选择D，14题选择A。

（15～16题共用备选答案）

A. 足三里　　B. 阳陵泉

C. 悬钟　　D. 足临泣

E. 公孙

15. 八会穴中的筋会穴是

答案：B

16. 八脉交会穴中通带脉的是

答案：D　**考点：特定穴的分类和特点**

解析：八会穴和八脉交会穴的考查：筋会穴是阳陵泉，八脉交会穴中通带脉的是足临泣。故15题选择B，16题选择D。

（17～18题共用备选答案）

A. 地机　　B. 养老

C. 中都　　D. 郄门

E. 梁丘

17. 手厥阴心包经的郄穴是

答案：D

18. 足厥阴肝经的郄穴是

答案：C　**考点：郄穴**

解析：手厥阴心包经的郄穴是郄门，足厥阴肝经的郄穴是中都。故17题选择D，18题选择C。

（19～20题共用备选答案）

A. 大杼　　B. 绝骨

C. 太渊　　D. 膈俞

E. 膻中

19. 骨会是

答案：A

20. 脉会是

答案：C　**考点：八会穴**

解析：骨会是大杼，脉会是太渊。故19题选择A，20题选择C。绝骨是髓会，膈俞是血会，膻中是气会。

第六单元　腧穴的定位方法

【考点透视】

本单元的骨度分寸定位法是历年必考内容，考生要熟记。

［A1型题］

1. 髀枢至膝中的骨度分寸是

A. 14寸　　B. 15寸

C. 16寸　　D. 18寸

E. 19寸

答案：E　　考点：骨度分寸定位法

解析：髀枢即股骨大转子至膝中即腘横纹的分寸是19寸。故选择E。

2. 耻骨联合上缘至股骨内上髁上缘的骨度分寸是

A. 18寸　　B. 19寸
C. 20寸　　D. 21寸
E. 22寸

答案：A　　考点：骨度分寸定位法

解析：耻骨联合上缘至股骨内上髁上缘的骨度分寸是18寸。故选择A。

第七单元　手太阴肺经、腧穴

【考点透视】

手足三阴、三阳经穴是本章的一个重要内容，在复习时这十二条经脉需要掌握的重点是一样的，下面将考点在本单元中统一介绍，在其他十一经脉中不再赘述。

1. 掌握每条经脉的经脉循行和主治。

2. 掌握每条经脉的常用穴位，尤其是五输穴、络穴、郄穴以及部分经脉的八脉交会穴、下合穴、募穴、背俞穴。

3. 掌握常用穴位尤其是以上特殊穴位的定位，主治特点。

4. 注意每条经脉上某些穴位的特殊治疗作用。

[A2 型题]

1. 患者因肺肾阴虚，虚火妄动，脉络受伤而致咯血。治疗应首选

A. 孔最　　B. 梁丘
C. 隐白　　D. 曲泽
E. 定喘

答案：A　　考点：孔最的主治

解析：孔最主治咯血、咳嗽、气喘、咽喉肿痛等肺系病证及肘臂挛痛。故选择A。

2. 患者外感风热，咽喉赤肿疼痛，吞咽困难，咽干，咳嗽。治疗应首选

A. 列缺　　B. 内庭
C. 太溪　　D. 少商
E. 廉泉

答案：D　　考点：少商的主治

解析：列缺主治头痛、齿痛、项强等头项部疾患；内庭主清胃热；太溪以补肾为主；廉泉主要用于治疗中风失语、吞咽困难等口舌病证；少商清热利咽，主治感冒发热、咽喉肿痛等呼吸系统疾病，故选D。

第八单元　手阳明大肠经、腧穴

【考点透视】

参见第七单元“手太阴肺经、腧穴”。

[A1 型题]

1. 下列经脉循行除哪项外，都经过心

A. 手厥阴经　　B. 手少阳经
C. 手太阳经　　D. 手阳明经
E. 足少阴经

答案：D　　考点：经脉循行

解析：手厥阴心经起于心中；手少阳三焦经经脉散络于心包；手太阳小肠经交会于大椎，向下进入缺盆部，联络心脏；足少阴肾经其支脉从肺出来络心，注入胸中。故A、B、C、E项均排除，只有手阳明大肠经未经过心。故选择D。

2. 十二经脉中，多气多血之经是

A. 足厥阴肝经　　B. 足太阳膀胱经
C. 手阳明大肠经　　D. 足少阳胆经
E. 手少阴心经

答案：C　　考点：手阳明大肠经主治概要

解析：手阳明大肠经经脉为多气多血之经，故选择C。

3. 治疗滞产，应首选

A. 合谷　　B. 太冲
C. 足三里　　D. 血海
E. 至阴

答案：A　　考点：合谷穴的主治要点

解析：合谷穴的主治要点：头痛、齿痛、目赤肿痛、咽喉肿痛、失音、口眼歪斜、半身不遂、痄腮、疔疮、经闭、腹痛、牙关紧闭、小儿惊风、鼻衄、耳鸣耳聋、发热恶寒、无汗、多汗、瘾疹、疟疾、滞产等病。至阴也可治疗滞产，但选穴不如合谷方便，故不为首选。故选择A。

4. 迎香穴位于

A. 鼻孔外缘，旁开0.5寸
B. 鼻翼外缘，旁开0.5寸
C. 鼻翼外缘中点，旁开0.5寸
D. 鼻翼上缘中点，旁开0.5寸
E. 平鼻孔，当鼻唇沟中

答案：C　　考点：迎香穴的定位

解析：迎香穴位于鼻翼外缘中点旁，旁开0.5寸，当鼻唇沟中。故选择C。

5. 手三里位于阳溪穴与曲池穴连线上，曲池穴下

A. 5 寸　B. 4 寸
C. 3 寸　D. 2 寸
E. 1 寸

答案：D　考点：手三里穴的定位

解析：手三里穴的定位在前臂背面桡侧，当阳溪与曲池穴连线上，肘横纹（曲池穴）下 2 寸。故选择 D。

［A2 型题］

6. 患者外感风寒，咽喉赤肿疼痛，吞咽困难，咽干，咳嗽。治疗应首选

A. 合谷　B. 内庭
C. 太溪　D. 鱼际
E. 廉泉

答案：A　考点：合谷穴的主治要点

解析：参见本单元第 3 题合谷的主治，故选择 A。

第九单元　足阳明胃经、腧穴

【考点透视】

参见第七单元“手太阴肺经、腧穴”。

［A1 型题］

1. 循行于腹中线旁开 2 寸，胸中线旁开 4 寸的经脉是

A. 手太阴肺经　B. 足阳明胃经
C. 足少阴肾经　D. 足太阴脾经
E. 足厥阴肝经

答案：B　考点：经脉循行

解析：循行于腹中线旁开 2 寸，胸中线旁开 4 寸的经脉是足阳明胃经。故选择 B。

2. 下列各穴中，常用于保健并具有强壮作用的穴位是

A. 百会　B. 肾俞
C. 脾俞　D. 足三里
E. 气海俞

答案：D　考点：足三里穴的主治要点

解析：以上各选项只有足三里穴具有强壮作用，为保健要穴。故选择 D。

3. 下合穴中可治疗肠痈、痢疾的是

A. 足三里　B. 上巨虚
C. 下巨虚　D. 委中
E. 阳陵泉

答案：B　考点：上巨虚穴的应用

解析：足三里可以治疗痢疾，但是不能治疗肠痈，故排除；上巨虚穴既可以治疗痢疾，又可以治疗肠痈，故正确。其他选项没有治疗肠痈和痢疾的作用，故排除。故选择 B。

4. 下列穴位与关元相平的是

A. 归来　B. 大赫
C. 大横　D. 外陵
E. 水道

答案：E　考点：水道穴的定位

解析：水道穴的定位：在下腹部，当脐中下 3 寸，距脐正中线 2 寸，与关元穴相平，故选择 E。A 归来穴在脐中下 4 寸，与中极穴相平，故排除。

［A2 型题］

5. 患者牙痛剧烈，伴口臭，口渴，便秘，舌苔黄，脉洪。治疗应首选

A. 风池　B. 外关
C. 足三里　D. 风门
E. 内庭

答案：E　考点：内庭穴的主治要点

解析：内庭穴是荥穴，具有清胃泻火、理气止痛的功效。其主治为齿痛、口喎、喉痹、鼻衄、腹痛、腹胀、痢疾、泄泻、足背肿痛、热病、胃痛吐酸等。故选择 E。

第十单元　足太阴脾经、腧穴

【考点透视】

参见第七单元“手太阴肺经、腧穴”。

［A1 型题］

1. 下列哪项不属足太阴经的主治范围

A. 妇科病　B. 口舌病
C. 前阴病　D. 肾脏病
E. 脾胃病

答案：B　考点：足太阴脾经主治概要

解析：足太阴脾经腧穴主治脾胃病、妇科病、前阴病和经脉循行部位的其他病证。故选择 B。

2. 公孙穴位于

A. 第一跖骨小头后缘，赤白肉际处
B. 第一跖骨小头前缘，赤白肉际处
C. 第一跖骨趾关节部，赤白肉际处
D. 第一跖骨基底部前下缘，赤白肉际处
E. 第一跖骨基底部后下缘，赤白肉际处

答案：D　考点：公孙穴的定位

解析：公孙穴的定位在足内侧缘，当第一跖骨基底的前下方。故选择 D。

3. 属足太阴脾经的腧穴是

A. 血海　B. 少海
C. 小海　D. 照海

E. 气海

答案：A　　考点：腧穴所属经脉

解析：少海属于手少阴心经，为手少阴心经合穴；小海属手太阳小肠经，为手太阳小肠经合穴；照海穴属足少阴肾经；气海穴为任脉上的穴位。只有血海为足太阴脾经的腧穴，故选择A。

4. 下列穴位归经，错误的是

A. 太白－肝经
B. 列缺－肺经
C. 合谷－大肠经
D. 阳陵泉－胆经
E. 阴陵泉－脾经

答案：A　　考点：太白穴的归经

解析：太白穴是脾经的输穴、原穴，故选择A。

5. 治疗痛经，在下列穴位中应首选

A. 漏谷　　B. 阳陵泉
C. 冲门　　D. 地机
E. 公孙

答案：D　　考点：地机穴的主治要点

解析：地机穴的主治要点为腹痛、泄泻、小便不利、水肿、月经不调、遗精、腰痛不可俯仰、食欲不振等病。其他选项均无治疗妇科疾病的功效，故选择D。

6. 地机穴位于

A. 胫骨内侧面后缘，内踝尖上5寸
B. 胫骨内侧髁下方凹陷处
C. 胫骨内侧面中央，内踝尖上5寸
D. 胫骨内侧面中央，内踝尖上7寸
E. 内踝尖与阴陵泉穴的连线上，阴陵泉下3寸

答案：E　　考点：地机穴的定位

解析：地机穴在小腿内侧，当内踝尖与阴陵泉的连线上，阴陵泉下3寸。故选择E。

第十一单元　手少阴心经、腧穴

【考点透视】

参见第七单元“手太阴肺经、腧穴”。

[A1型题]

1. 腕横纹尺侧端，尺侧腕屈肌腱桡侧凹陷中的腧穴是

A. 神门　　B. 大陵
C. 列缺　　D. 太渊
E. 内关

答案：A　　考点：神门穴的定位

解析：神门穴的定位：在腕部，腕掌横纹尺侧端，尺侧腕屈肌腱的桡侧凹陷处。故选择A。

2. 心经的原穴是

A. 神门　　B. 间使
C. 大陵　　D. 内关
E. 太渊

答案：A　　考点：心经的原穴

解析：神门是心经的原穴、输穴；其他选项的穴位均不在心经上，均排除，故选择A。

3. 属手少阴心经的腧穴是

A. 照海　　B. 气海
C. 血海　　D. 少海
E. 小海

答案：D　　考点：少海穴归属经脉

解析：照海是足少阴肾经的腧穴；气海是任脉的腧穴；血海是足太阴脾经的腧穴；少海是手少阴心经的腧穴；小海是手太阳小肠经的腧穴。故选择D。

[A2型题]

4. 患者，男，45岁。自觉心慌，时息时作，健忘失眠。治疗应首选

A. 三阴交　　B. 神门
C. 足三里　　D. 太溪
E. 合谷

答案：B　　考点：神门穴的主治要点

解析：神门穴的主治要点为心痛、心烦、健忘失眠、惊悸怔忡、痴呆、癫狂、痫证、目黄胁痛、掌中热、呕血、吐血、头痛、眩晕、失音等病证，且神门是治疗健忘失眠的要穴。故选择B。

第十二单元　手太阳小肠经、腧穴

【考点透视】

参见第七单元“手太阴肺经、腧穴”。

[A1型题]

1. 耳屏前，下颌骨髁状突后缘的腧穴是

A. 下关　　B. 听宫
C. 听会　　D. 耳门
E. 颧髎

答案：B　　考点：听宫穴的定位

解析：听宫穴的定位：在面部，耳屏前，下颌骨髁状突的后方，张口时呈凹陷处。故选择B。

2. 治疗乳汁不足的俞穴是

A. 中冲　　B. 隐白
C. 少泽　　D. 少冲
E. 大敦

答案：C　　考点：少泽穴的主治要点

解析：少泽穴的主治要点是头痛、目翳、咽喉肿痛、乳痈、乳汁少、昏迷、热病、耳鸣、耳聋、肩臂外后侧痛。故乳汁不足应选少泽穴。故选择C。

第十三单元　足太阳膀胱经、腧穴

【考点透视】

参见第七单元“手太阴肺经、腧穴”。

［A1 型题］

1. 治疗胎位不正最常用的腧穴是

A. 合谷　　B. 至阴
C. 三阴交　　D. 太冲
E. 足三里

答案：B　　考点：至阴穴的主治要点

解析：至阴穴的主治要点：头痛、鼻塞、鼻衄、目痛、胞衣不下、胎位不正、难产等。故选择B。

第十四单元　足少阴肾经、腧穴

【考点透视】

参见第七单元“手太阴肺经、腧穴”。

［A1 型题］

1. 下列腧穴中，归经错误的是

A. 合谷 – 大肠经　　B. 太溪 – 肝经
C. 列缺 – 肺经　　D. 阳陵泉 – 胆经
E. 阴陵泉 – 脾经

答案：B　　考点：太溪穴的归经

解析：太溪穴是足少阴肾经的腧穴，故选择B。

2. 属于足少阴肾经的腧穴是

A. 血海　　B. 少海
C. 小海　　D. 照海
E. 气海

答案：D　　考点：照海穴归属经脉

解析：血海是足太阴脾经的腧穴；少海是手少阴心经的腧穴；小海是手太阳小肠经的腧穴；照海是足少阴肾经的腧穴；气海是任脉的腧穴。故选择D。

3. 太溪穴位于

A. 内踝下缘凹陷处
B. 外踝下缘凹陷处
C. 内踝前下方凹陷中
D. 外踝高点与跟腱之间凹陷处
E. 内踝高点与跟腱之间凹陷处

答案：E　　考点：太溪穴的定位

解析：太溪穴的定位：在足内侧内踝后方，当内踝尖与跟腱之间的凹陷处。故选择E。

第十五单元　手厥阴心包经、腧穴

【考点透视】

参见第七单元“手太阴肺经、腧穴”。

［A1 型题］

1. 腕横纹中央，掌长肌腱与桡侧腕屈肌腱之间的穴位是

A. 阳溪　　B. 太渊
C. 大陵　　D. 神门
E. 腕骨

答案：C　　考点：大陵穴的定位

解析：大陵穴的定位：在腕掌横纹的中点处，当掌长肌腱与桡侧腕屈肌腱之间。故选择C。

第十六单元　手少阳三焦经、腧穴

【考点透视】

参见第七单元“手太阴肺经、腧穴”。

［A1 型题］

1. 翳风穴位于

A. 胸锁乳突肌后缘，平下颌角处
B. 乳突前下方与下颌角之间的凹陷中
C. 乳突后下方凹陷中
D. 胸锁乳突肌与斜方肌上端之间的凹陷中
E. 后发际正中直上0.5寸，旁开1.3寸，当斜方肌外缘凹陷中

答案：B　　考点：翳风穴的定位

解析：翳风穴的定位：在耳垂后方，当乳突与下颌角之间的凹陷处。故选择B。

第十七单元　足少阳胆经、腧穴

【考点透视】

参见第七单元“手太阴肺经、腧穴”。

［A1 型题］

1. 悬钟穴位于

A. 外踝后缘中点上3寸，腓骨前缘
B. 外踝前缘中点上3寸，腓骨前缘
C. 外踝下缘中点上3寸，腓骨前缘

D. 外踝高点上3寸，腓骨前缘
E. 外踝上缘中点上3寸，腓骨前缘

答案：D　　考点：悬钟穴的定位

解析：悬钟穴的定位：在小腿外侧，当外踝尖上3寸，腓骨前缘。故选择D。

2. 乳头直下，第七肋间隙的穴位是

A. 章门　　B. 期门
C. 带脉　　D. 京门
E. 日月

答案：E　　考点：日月的定位

解析：日月的定位：在上腹部，当乳头直下，第七肋间隙，前正中线旁开4寸。故选择E。

第十八单元　足厥阴肝经、腧穴

【考点透视】

参见第七单元“手太阴肺经、腧穴”。

[A1 型题]

1. “循喉咙之后，上入颃颡”的经脉是

A. 足厥阴肝经　　B. 足少阴肾经
C. 足少阳胆经　　D. 足太阴脾经
E. 足阳明胃经

答案：A　　考点：足厥阴肝经的走行

解析：足厥阴肝经的走行：起于大趾丛毛之际，上循足跗上廉，去内踝一寸，上踝八寸，交出太阴之后，上腘内廉，循股阴，入毛中，过阴器，抵小腹，挟胃属肝络胆，上贯膈，布胁肋，循喉咙之后，上入颃颡，连目系，上出额，与督脉会于巅。其支者，从目系下颊里，环唇内，其支者，复从肝，别贯膈，上注肺。故选择A。

2. 下列哪项不是足厥阴肝经的循行

A. 起于大趾丛毛之际
B. 上循足跗上廉，去内踝一寸
C. 循喉咙之后，上入颃颡
D. 循股阴，入毛中，环阴器
E. 上腘内廉，下股内后廉

答案：E　　考点：足厥阴肝经的走行

解析：参见本单元第1题，故选择E。

3. 治疗癃闭、遗尿的穴位是

A. 太冲　　B. 大陵
C. 神门　　D. 内关
E. 阴郄

答案：A　　考点：太冲穴的应用

解析：太冲穴主治头痛、眩晕、目赤肿痛、口歪、胁痛、遗尿、疝气、崩漏、月经不调、癫痫、呕逆、小儿惊风、下肢痿痹。故选择A。

第十九单元　督、任脉，腧穴

【考点透视】

1. 熟悉督、任脉的循行及本经主治。

2. 掌握督、任脉常用穴位的定位、主治特点，如腰阳关、命门、大椎、百会、水沟、神阙、气海等，注意神阙、廉泉、承浆在中风病证的运用。

[A1 型题]

1. 百会穴在头正中线上，其具体位置在

A. 入前发际7寸　　B. 入前发际5寸
C. 入后发际6寸　　D. 头顶绝毛中
E. 两耳连线上

答案：B　　考点：百会穴的定位

解析：百会穴在后发际正中直上7寸，而前后发际间隔12寸。故本题选择B。

第二十单元　奇　穴

【考点透视】

掌握几个重点穴位：四神聪、印堂、球后、安眠、十宣、四缝、八邪、外劳宫、肩前、膝眼的定位及主治特点。

[A1 型题]

1. 四缝穴的位置在

A. 手第一至五指间，指蹼缘后方赤白肉际处
B. 手第一至四指掌侧，指骨关节横纹中点处
C. 手第二至五指掌侧，近端指骨关节横纹中点处
D. 手第一至四指掌侧，近端指骨关节横纹中点处
E. 手第二至五指掌侧，掌指关节横纹中点处

答案：C　　考点：四缝穴的定位

解析：四缝穴的定位：手第二至五指掌侧，近端指骨关节横纹中点处，一手4穴，左右共8穴。故选择C。

2. 治疗昏迷，高热，应首选

A. 四缝　　B. 曲池
C. 八邪　　D. 合谷
E. 十宣

答案：E　　考点：十宣穴的主治要点

解析：十宣穴的主治要点：昏迷、癫痫、高热、咽喉肿痛，是急救的要穴。故选择E。

3. 治疗疳积，应首选

A. 印堂　　B. 二白
C. 太阳　　D. 四缝
E. 八风

答案：D　考点：四缝穴的主治要点

解析：四缝穴主治小儿疳积、百日咳。故选择D。

[B型题]

（4～5题共用备选答案）

A. 当翳风与风池穴连线的中点
B. 乳突前下方与下颌角之间的凹陷中
C. 胸锁乳突肌与斜方肌上端之间的凹陷中
D. 后发际正中直上0.5寸，旁开1.3寸，当斜方肌外缘凹陷中
E. 耳后，乳突后下凹陷处

4. 安眠穴位于

答案：A

5. 天柱穴位于

答案：D　考点：腧穴的定位

解析：安眠穴在项部，当翳风与风池穴连线的中点。天柱穴在后发际正中直上0.5寸，旁开1.3寸，当斜方肌外缘凹陷中。故4题选择A，5题选择D。

第二十一单元　毫针刺法

【考点透视】

1. 熟悉针刺补泻的方法及其内容。

2. 了解针刺几种体位、几种进针方法、针刺角度、行针基本手法以及针刺异常情况的处理。

[A1型题]

1. 针刺肌肉浅薄部位的腧穴，常用的进针法是

A. 指切　　B. 挟持
C. 舒张　　D. 提捏
E. 套管

答案：D　考点：提捏进针法的应用

解析：指切适用于短针的进针，挟持适用于长针的进针，舒张适用于皮肤松弛部位腧穴的进针，提捏适用于皮肉浅薄部位的进针，套管可以代替押手，但是不常用，均排除。故选择D。

2. 下列哪项属行针基本手法

A. 捻转法，震颤法　　B. 提插法，弹针法
C. 震颤法，弹针法　　D. 提插法，刮柄法
E. 提插法，捻转法

答案：E　考点：行针手法基本手法

解析：行针手法基本手法有提插法和捻转法。刮柄法、弹针法、震颤法等均属于辅助手法。故选择E。

3. 提插补泻法中，补法的操作手法是

A. 轻插重提，幅度小，频率快
B. 轻插重提，幅度小，频率慢
C. 重插轻提，幅度大，频率快
D. 重插轻提，幅度小，频率快
E. 重插轻提，幅度小，频率慢

答案：E　考点：提插补泻

解析：提插补泻中先浅后深，重插轻提，幅度小，频率慢，操作时间短者为补法。故选择E。

4. 提插补泻法中，泻法的操作手法是

A. 重插轻提，幅度大，频率快
B. 重插轻提，幅度小，频率快
C. 重插轻提，幅度小，频率慢
D. 轻插重提，幅度小，频率快
E. 轻插重提，幅度大，频率快

答案：E　考点：提插补泻

解析：提插补泻中先深后浅，轻插重提，幅度大，频率快，操作时间长者为泻法。故选择E。

第二十二单元　灸　法

【考点透视】

熟悉灸法的作用、灸法的种类及适用范围，尤其注意隔姜、隔蒜、隔盐、隔附子饼灸等间接灸的适用范围。

[A1型题]

1. 化脓灸属于

A. 直接灸　　B. 间接灸
C. 温和灸　　D. 回旋灸
E. 实按灸

答案：A　考点：艾炷灸的种类

解析：化脓灸又称瘢痕灸，是直接灸的一种。故选择A。

2. 雀啄灸属于

A. 天灸　　B. 艾炷灸
C. 温针灸　　D. 温灸器灸
E. 艾条灸

答案：E　考点：艾条灸的种类

解析：雀啄灸，艾条灸之一。是指施灸时，艾条点燃的一端与施灸部位的皮肤并不固定在一定的距离，而是像鸟雀啄食一样，一上一下施灸。故选择E。

3. 太乙针灸属于

A. 艾条灸　　B. 艾炷灸
C. 温针灸　　D. 温灸器灸
E. 药物灸

答案：A　　考点：艾条灸的种类

解析：艾条灸有悬起灸和实按灸两种形式，太乙针灸是实按灸的一种，故选 A。

［B 型题］

（4～5 题共用备选答案）

A. 灯草灸　　B. 隔姜灸
C. 隔蒜灸　　D. 隔盐灸
E. 隔泥灸

4. 治疗阳气暴脱，可于神阙穴施

答案：D

5. 治疗风寒痹痛常用

答案：B　　考点：灸法的主治要点

解析：灯草灸主要用于小儿痄腮、喉蛾、吐泻、麻疹、惊风等病证。隔姜灸主要适用于一切虚寒病证，对呕吐、腹痛、泄泻、遗精、阳痿、早泄、不孕、痛经和风寒湿痹等疗效较好。隔蒜灸多用于治疗肺结核、腹中积块及未溃疮疡等。隔盐灸有回阳、救逆、固脱之功，常用于治疗急性腹痛、吐泻、痢疾、淋病、中风脱证等。故 4 题选择 D，5 题选择 B。

第二十三单元　拔罐法

【考点透视】

熟悉拔罐的方法及适应证。

［A1 型题］

1. 治疗丹毒首选的拔罐法是

A. 留罐法
B. 走罐法
C. 留针拔罐法
D. 刺血拔罐法
E. 闪罐法

答案：D　　考点：拔罐的作用和适应范围

解析：丹毒属于毒血蕴积于皮肤，应该用刺血拔罐法，故选择 D。

第二十四单元　其他针法

【考点透视】

本单元内容很少，熟悉电针、三棱针的概念及适用范围即可。

［A1 型题］

1. 下列哪项不宜用三棱针治疗

A. 高热　　B. 脱证
C. 昏迷　　D. 惊厥
E. 咽痛

答案：B　　考点：三棱针法的适应证

解析：三棱针法的适应证：主治实证、热证、瘀血、疼痛，常用于某些急症和慢性病，如昏厥、高热、中暑、中风闭证、急性咽喉肿痛、目赤红肿、顽癣、疖痈初起、扭挫伤、疳疾、痔疾、久痹、头痛、丹毒、指（趾）麻木等。脱证属虚证，故选择 B。

［A2 型题］

2. 患者，男，23 岁。右前臂内侧有红丝一条，向上走窜，停于肘部。用砭镰疗法的操作要点是

A. 沿红线两头，针刺出血
B. 梅花针沿红线打刺，微微出血
C. 用三棱针沿红线寸寸挑断，并微微出血
D. 用三棱针点刺出血
E. 梅花针沿红线打刺，微微出血，并加神灯照法

答案：C　　考点：三棱针的应用

解析：三棱针的用法：此患者属于红丝疔，应该用三棱针挑刺，使之微微出血。故选择 C。

第二十五单元　头针、耳针

【考点透视】

本单元虽然内容较多，但考试涉及得较少，考生不必在此花太多精力，了解一下其中内容即可。

［A1 型题］

1. 耳穴“脾”位于

A. 耳舟　　B. 耳轮
C. 耳甲　　D. 耳垂
E. 三角窝

答案：C　　考点：耳穴的部位

解析：耳穴“脾”的部位，在耳甲腔的后上部，即耳甲 13 区。故选择 C。

2. 中风左侧肢体瘫痪的患者应取

A. 左侧顶颞前斜线和顶颞后斜线
B. 右侧顶颞前斜线和顶颞后斜线
C. 右侧顶颞后斜线
D. 左侧顶颞颞后斜线
E. 左侧颞后线

答案：B　　考点：标准头穴线的定位和主治

解析：左侧肢体瘫痪，病位在右侧大脑，针刺部位应在右侧的顶颞前斜线和顶颞后斜线。

第二十六单元 针灸治疗总论

【考点透视】

本单元内容比较重要，需要理解记忆。重点掌握特定穴的临床应用。

［A1 型题］

1. 下列属于原络配穴法的是

A. 合谷、偏历　　B. 太溪、大钟
C. 太渊、列缺　　D. 合谷、列缺
E. 冲阳、丰隆

答案：D　**考点**：原络配穴方法

解析：本经原穴与其相表里的络穴相互配合应用时，称为"原络配穴"。故合谷与列缺相配是原络配穴法，太渊与偏历相配是原络配穴法，太溪与飞扬相配是原络配穴法，京骨与大钟相配是原络配穴法，冲阳与公孙相配是原络配穴法，太白与丰隆相配是原络配穴法。故选择 D。

2. 用俞募配穴法治疗胃病，应选下列哪组穴位

A. 脾俞、胃俞　　B. 胃俞、太白
C. 胃俞、足三里　　D. 脾俞、中脘
E. 胃俞、中脘

答案：E　**考点**：俞募配穴方法

解析：俞募配穴方法的原则是脏病、虚证多取俞穴，腑病、实证多取募穴。胃病属于腑病，故应该选取募穴，胃经的募穴是中脘穴，故应该选用胃俞和中脘穴。故选择 E。

3. 在五输穴中，合穴主要治疗

A. 心下满　　B. 身热
C. 体重节痛　　D. 喘咳寒热
E. 逆气而泄

答案：E　**考点**：五输穴主病

解析：五输穴中，井主心下满，荥主身热，输主体重节痛，经主喘咳寒热，合主逆气而泄。故选择 E。

4. 与公孙穴相通的奇经是

A. 冲脉　　B. 带脉
C. 阴维脉　　D. 阴跻脉
E. 任脉

答案：A　**考点**：八脉交会穴

解析：八脉交会穴歌云"公孙冲脉胃心胸"。故选择 A。

5. 采用背俞穴治疗皮肤痒疹，应首选

A. 肝俞　　B. 肺俞
C. 脾俞　　D. 三焦俞
E. 心俞

答案：B　**考点**：背俞穴的主治要点

解析：背俞穴可以治疗与脏腑经脉相联属的组织器官所发生的病证。肺主皮毛，所以皮肤痒疹应属于肺经的病证，故应该选用肺俞穴治疗。故选择 B。

6. 下列腧穴在五行配属中，属金的是

A. 少府　　D. 大陵
C. 阳溪　　D. 后溪
E. 经渠

答案：E　**考点**：五输穴的五行所属

解析：阴经的井荥输经合属木火土金水，阳经的井荥输经合属金水木火土。少府是心经的荥穴属火，大陵是心包经的输穴属土，阳溪是大肠经的经穴属火，后溪是小肠经的输穴属木，经渠是肺经的经穴属金。故选择 E。

7. 用背俞穴治疗耳聋，应首选

A. 肺俞　　B. 三焦俞
C. 肝俞　　D. 肾俞
E. 脾俞

答案：D　**考点**：背俞穴的主治要点

解析：背俞穴可以治疗与脏腑经脉相联属的组织器官所发生的病证。肾开窍于耳，故治耳聋应选用肾经的背俞穴。故选择 D。

8. 下列腧穴在五行配属中，属火的是

A. 少府　　B. 大陵
C. 后溪　　D. 曲泉
E. 经渠

答案：A　**考点**：五输穴的五行所属

解析：阴经的井荥输经合属木火土金水，阳经的井荥输经合属金水木火土。少府是心经的荥穴属火，大陵是心包经的输穴属土，后溪是小肠经的输穴属木，曲泉是肝经的合穴属水，经渠是肺经的经穴属金。故选择 A。

9. 下列各项，在五输穴中属"水"的是

A. 少府　　B. 大陵
C. 后溪　　D. 曲泉
E. 经渠

答案：D　**考点**：五输穴的五行所属

解析：参见本单元第 8 题。故选择 D。此类考题历年多次出现，考生一定要掌握。

10. 在五输穴中，输穴主治

A. 身热　　B. 心下满
C. 体重节痛　　D. 喘咳寒热
E. 逆气而泄

答案：C　**考点**：五输穴的主病

解析：五输穴中，井主心下满，荥主身热，输主体重节痛，经主喘咳寒热，合主逆气而泄。故选择 C。

11. 按照五行生克关系，治疗胆经实证应首选

A. 足临泣　　B. 足窍阴
C. 丘墟　　D. 侠溪
E. 阳辅

答案：E　**考点：五输穴的子母补泻取穴法**

解析：“实则泻其子”，胆经属于“木”，“木”生“火”，“火”为“木”之子，胆经实证，则应泻“火”，所以应选用胆经上属火的穴位阳辅。故选择 E。

12. 五输穴中所行为

A. 井　　B. 荥
C. 输　　D. 经
E. 合

答案：D　**考点：五输穴的特性**

解析：《灵枢·九针十二原》所载：“所出为井，所溜为荥，所注为输，所行为经，所入为合。”故选择 D。

［A2 型题］

13. 患儿，女，10 岁。阵发性右上腹绞痛，伴恶心呕吐，腹部平软。用特定穴治疗，应首选

A. 原穴　　B. 络穴
C. 背俞穴　　D. 八会穴
E. 下合穴

答案：E　**考点：下合穴的主治功能**

解析：下合穴的主治功能是治疗六腑病证均可选用各相应的下合穴。此患者所患疾病应与腑病相关，故应选用下合穴。故选择 E。

［B 型题］

（14～15 题共用备选答案）

A. 慢性病证　　B. 五脏病证
C. 六腑病证　　D. 急性病证
E. 表里经脉病证

14. 络穴主治的是

答案：E

15. 下合穴主治的是

答案：C　**考点：特定穴的主治要点**

解析：络穴主治相表里经脉的病证，下合穴主治六腑的病证。故 14 题选择 E，15 题选择 C。

第二十七单元　内科病证的针灸治疗

【考点透视】

本单元为考试的重点，A2 型题比较多，因此要求考生掌握病证的主症、治则，并结合各经脉的治疗特点理解记忆各病证主穴、配穴的应用。

［A1 型题］

1. 太阳经头痛一般表现在

A. 顶部　　B. 颞部
C. 顶颞部　　D. 前额部
E. 后枕部

答案：E　**考点：头痛的临床分经**

解析：顶部属厥阴经，前额部属阳明经，太阳经所过之处为后枕部，所以其头痛应该在后枕部。故选择 E。

2. 治疗行痹，在取主穴的基础上，应加

A. 膈俞、血海　　B. 肾俞、关元
C. 阴陵泉、足三里　　D. 大椎、曲池
E. 合谷、内关

答案：A　**考点：痹证的取穴方义**

解析：行痹在取主穴的基础上加膈俞、血海，行痹属风邪偏盛，取血海、膈俞以活血，乃“治风先治血，血行风自灭”之义。故选择 A。

3. 治疗中风闭证，除选太冲、劳宫外还应为

A. 水分　　B. 水沟
C. 下关　　D. 中冲
E. 丰隆

答案：B　**考点：中风病的选穴**

解析：中风病的闭证应选用平肝息风、清心豁痰、醒脑开窍的十二井穴、水沟、太冲等穴位。故选择 B。

4. 面瘫的恢复，应加用

A. 膏肓俞　　B. 命门
C. 气海　　D. 关元
E. 足三里

答案：E　**考点：面瘫的取穴**

解析：面瘫的恢复期多数患者均存在身体虚弱，所以应配足三里，可补益气血，濡养经脉。故选择 E。

5. 治疗咳嗽肝火犯肺证，应首选

A. 肝俞、鱼际、侠溪、阴陵泉
B. 肺俞、尺泽、阳陵泉、太冲
C. 中府、丰隆、肺俞、太渊
D. 列缺、合谷、中府、章门
E. 肝俞、肺俞、太渊、章门

答案：B　**考点：咳嗽的选穴**

解析：咳嗽应选用肺俞穴，肝火犯肺则应选用降火之尺泽、阳陵泉、太冲等穴位。尺泽为肺之合穴，合治内腑，宣降肺气、化痰止咳。故选择 B。

6. 治疗便秘气滞证，除选取主穴外，应加用的腧穴是

A. 脾俞、胃俞　　B. 气海、神阙
C. 关元、命门　　D. 合谷、曲池
E. 中脘、行间

答案：E　　考点：便秘的选穴

解析：便秘的气滞证患者应选用理气行滞的行间，便秘属于腑病，应选用其八会穴中脘。故选择 E。

［A2 型题］

7. 患者，男，48 岁。头胀痛近 2 年，时作时止，伴目眩易怒，面赤口苦，舌红苔黄，脉弦数。治疗除取主穴外，还应选用

A. 头维、内庭、三阴交
B. 血海、风池、足三里
C. 风池、列缺、太阳
D. 太溪、侠溪、太冲
E. 丰隆、太阳、风门

答案：D　　考点：头痛的取穴

解析：本患者所患头痛为肝阳上亢的头痛，所选穴位应为肝经穴位，太冲为肝经原穴，平肝潜阳、清利头目，疏经止痛；太溪穴为肾经原穴，滋水涵木，育阴潜阳。故选择 D。

8. 患者，男，22 岁。头痛，以前头部为主，阵阵发作，痛如锥刺，时有胀痛，每当受风或劳累时疼痛加重，舌苔薄，脉弦。治疗应首选

A. 后顶、天柱、昆仑、阿是穴
B. 百会、通天、行间、阿是穴
C. 上星、头维、合谷、阿是穴
D. 通天、头维、太冲、阿是穴
E. 头临泣、目窗、前顶、阿是穴

答案：C　　考点：头痛的选穴

解析：患者表现为实证头痛，治疗当祛风止痛，取穴以近部及阿是穴为主。该患者头痛部位为前头部，故选上星、头维，另外，合谷穴可祛风止痛，配合使用达到治疗头痛的目的。故答案选 C。

9. 患者，男，50 岁。腰部疼痛 10 年余，有劳伤史，久坐加重，痛处固定不移。治疗除取主穴外，还应选用的穴位是

A. 膏肓　　B. 膈俞
C. 志室　　D. 腰阳关
E. 环跳

答案：B　　考点：腰痛的选穴

解析：由本患者的症状可以看出本病为腰痛，属血瘀证。所以除主穴外应选膈俞活血化瘀。故选择 B。

10. 患者，男，38 岁。素患腰痛，近日因劳累后症状加重，腰部触之僵硬，俯仰困难，其痛固定不移，舌紫暗，脉弦涩。治疗除取主穴外，还应加取

A. 膈俞、次髎　　B. 命门、阳陵泉
C. 腰阳关、养老　　D. 命门、志室
E. 次髎、阳陵泉

答案：A　　考点：腰痛的选穴

解析：患者腰痛固定不移，舌紫暗，脉弦涩，表现为瘀血之象，治疗以活血通经为主。膈俞为八会穴之血会，可理气宽胸，活血通脉；次髎为近部取穴，有补益下焦，强腰利湿之功。故选 A。

11. 患者，男，48 岁。腰痛，起病缓慢，隐隐作痛，绵绵不已，腰腿酸软乏力，腰冷，脉细。治疗除取主穴外，还应加取

A. 风府、大杼、阳陵泉　　B. 命门、志室、太溪
C. 人中、风府、足三里　　D. 风府、三阴交、太冲
E. 风府、足三里、血海

答案：B　　考点：腰痛的选穴

解析：患者腰部隐隐作痛，腰腿酸软乏力，腰冷，脉细，表现为肾阳虚，治疗当选加补肾阳的穴位，命门、志室均为肾虚腰痛常用穴位，太溪主治肾虚疾患，故选 B。

12. 患者，男，50 岁。肩关节疼痛，痛有定处，抬举困难，夜间痛甚，劳累加剧。治疗应首选

A. 手太阳经穴
B. 近取穴为主
C. 分部近取穴与远取穴相结合
D. 循经取穴
E. 手少阳经穴

答案：C　　考点：痹证的取穴原则

解析：此患者所患之证为痹证，其取穴原则应分部近取穴与远取穴相结合。故选择 C。

13. 患者，男，45 岁。关节肌肉疼痛，屈伸不利，疼痛较剧，痛有定处，遇寒痛增，得热痛减，局部皮色不红，触之不热，舌苔薄白，脉弦紧。治疗除选用阿是穴、局部经穴外，还应选用的穴位是

A. 肾俞、关元　　B. 阴陵泉、足三里
C. 大椎、曲池　　D. 膈俞、关元
E. 膈俞、血海

答案：A　　考点：痹证的取穴

解析：由本患者的症状可以判断本患者属于痹证之痛痹，治疗应用肾俞穴和关元穴。痛痹的病因是寒盛，取肾俞穴、关元穴，益火之源，振奋阳气而祛寒邪。故选择 A。

14. 患者，女，59 岁。两膝关节红肿热痛，尤以右膝部为重，痛不可触，关节活动不利，并见身热，口渴，舌苔黄燥，脉滑数。治疗除选用犊鼻、梁丘、阳陵泉、膝阳关外，还应加

A. 大椎、曲池　　B. 肾俞、关元

C. 脾俞、气海　D. 脾俞、胃俞
E. 肾俞、合谷

答案：A　考点：痹证的辨证选穴

解析：由题干知患者为热痹，同时见身热，口渴，舌苔黄燥，脉滑数等热象，故在选取主穴外，加用具有清热功效的大椎、曲池。故选A。

15. 患者，男，70岁，家属代诉：患者于今晨起床后半小时，突然昏仆，不省人事，目合口张，遗溺，手撒，四肢厥冷，脉细弱。治疗用隔盐灸，应首选

A. 肾俞、太溪　B. 关元、神阙
C. 脾俞、足三里　D. 胃俞、三阴交
E. 三焦俞、内关

答案：B　考点：中风中脏腑的治法

解析：由患者突然昏仆，不省人事，目合口张，遗溺，手撒，四肢厥冷，脉细弱等症状，可判断患者所患病为中风中脏腑，且为脱证，治疗应回阳固脱，用隔盐灸，首选关元、神阙穴。关元为任脉和足三阴经交会穴，可扶助元阳；神阙为生命之根蒂，真气所系，可回阳固脱。故选择B。

16. 患者，女，72岁。1小时前，突然昏仆，不省人事，半身不遂，目合口张，遗尿，汗出，四肢厥冷，脉细弱。治疗应首选

A. 背俞穴，灸法
B. 任脉经穴，灸法
C. 督脉经穴，灸法
D. 足阳明经穴，灸法
E. 足厥阴经穴，毫针泻法

答案：B　考点：中风中脏腑的治法

解析：由患者突然昏仆，不省人事，目合口张，遗溺，手撒，四肢厥冷，脉细弱等症状，可判断患者所患病为中风中脏腑，且为脱证。可用灸法回阳固脱。当选任脉之经穴扶助元阳。故选择B。

17. 患者，男，62岁。外出散步时，突然昏仆不省人事，伴口噤不开，牙关紧闭，肢体强痉。治疗应首选

A. 督脉、任脉经穴
B. 督脉、足太阳经穴
C. 督脉、手厥阴经穴
D. 任脉、手厥阴经穴
E. 任脉、足太阳经穴

答案：C　考点：中风中脏腑的治法

解析：由患者突然昏仆不省人事，伴口噤不开，牙关紧闭，肢体强痉等症可判断，患者所患病为中风中脏腑，且为闭证。治疗当平肝息风、清心豁痰、醒脑开窍。治疗选用手厥阴经穴位清心开窍；督脉上行入颅络脑，与脑、髓功能关系密切，故选用该经穴位。故选择C。

18. 患者，女，43岁。眩晕2个月，加重1周，昏眩欲仆，神疲乏力，面色白，时有心悸，夜寐欠安，舌淡，脉细。治疗应首选

A. 风池、肝俞、肾俞、行间、侠溪
B. 丰隆、中脘、内关、解溪、头维
C. 百会、上星、风池、丰隆、合谷
D. 脾俞、足三里、气海、百会
E. 百会、太阳、印堂、合谷

答案：D　考点：眩晕的选穴

解析：由本患者的症状可知本病为眩晕之气血虚弱证。应首选百会、足三里、脾俞、胃俞、气海等腧穴调理脾胃、补益气血。故选择D。

19. 患者，女，43岁。眩晕半年，加重1周，伴神疲乏力，面色白，时有心悸，夜寐欠安，舌淡，脉细。治疗应首选

A. 风池、肝俞、肾俞、行间
B. 中脘、内关、解溪、头维
C. 百会、上星、风池、丰隆
D. 百会、太阳、印堂、合谷
E. 脾俞、足三里、气海、百会

答案：E　考点：眩晕的选穴

解析：本题与第18题基本相同，考生对眩晕气血虚弱的选穴要掌握。故选择E。

20. 患者，男，30岁，口角㖞向右侧，左眼不能闭合2天，左侧额纹消失，治疗应选取何经穴为主

A. 手、足少阳经　B. 手、足太阴经
C. 手、足太阳经　D. 手、足厥阴经
E. 手、足阳明经

答案：E　考点：面瘫的取穴

解析：由题干知患者出现了面瘫症状，故取穴应选择循行于面部的经脉进行治疗。故选择E。

21. 患者，女，26岁。下肢弛缓无力1年余，肌肉明显萎缩，功能严重受限，并感麻木，发凉，腰痛，头晕。舌红少苔，脉细数。治疗应选取何经穴为主

A. 督脉经　B. 太阳经
C. 阳明经　D. 少阳经
E. 厥阴经

答案：C　考点：痿证的选穴

解析：由本患者的症状可知本病为痿证，本病取穴应侧重阳明之经，阳明多气多血，又主润宗筋，宗筋约束骨骼，利于关节运动，故治痿证重在调理阳明，补益气血，舒筋通络。故选择C。

22. 患者，女，45岁，失眠2个月，近日来入睡困难，有时睡后易醒，醒后不能再睡，甚至彻夜不眠，舌苔薄，脉沉细。治疗应首选

A. 神门、内关　B. 神门、胆俞
C. 神门、三阴交　D. 心俞、脾俞

E. 心俞、足三里

答案：C　　考点：不寐的选穴

解析：由本患者的症状可知本病为不寐的心肾不交证，故选穴上应宁心安神。不寐的病位在心，取心经原穴神门宁心安神；三阴交健脾益气，柔肝益阴，可使脾气和，肝气疏泄，心肾交通以达心气安而不寐除。故选择C。

23. 患者，女，45岁。失眠2年，经常多梦少寐，入睡迟，易惊醒，平常遇事惊怕，多疑善感，气短头晕，舌淡，脉弦细。治疗除取主穴外，还应加

A. 心俞、厥阴俞、脾俞
B. 心俞、肾俞、太溪、足三里
C. 心俞、胆俞、大陵、丘墟
D. 肝俞、间使、太冲
E. 脾俞、胃俞、足三里

答案：C　　考点：不寐的选穴

解析：由本患者的症状可知本病为不寐之心胆气虚证。应选用心俞、胆俞、大陵、丘墟等腧穴宁心安神、补益心气。故选择C。

24. 患者，女，41岁。精神抑郁善忧，情绪不宁，伴胸胁胀满，脘闷嗳气，不思饮食，大便不调，脉弦。治疗除取主穴外，还应选用的穴位是

A. 曲泉、膻中、期门
B. 行间、侠溪、外关
C. 通里、心俞、三阴交、太溪
D. 太溪、三阴交、肝俞、肾俞
E. 心俞、脾俞、足三里、三阴交

答案：E　　考点：郁证的选穴

解析：由本患者的症状可知本病为郁证。抑郁从心而得，故选用心俞以宁心安神；又其不思饮食，故选用脾俞，调理脾胃；三阴交可以调整其心肾不交之证，足三里促进身体的恢复。故选择E。

25. 患者，女，46岁。2周来自觉心慌，时作时止，兼头晕，舌淡红，脉细弱。治疗应选取何经穴为主

A. 手太阴、足少阴经　　B. 手少阴、手厥阴经
C. 足少阴、手少阴经　　D. 足少阴、手厥阴经
E. 手厥阴、足厥阴经

答案：B　　考点：心悸的治疗

解析：由题干知患者病位在心，系由心气不足所致的心慌时作，伴见头晕。取穴应首选心经和心包经，即“经脉所过，主治所及”，从而达到补益心气、宁心安神的效果。故选B。

26. 患者，男，32岁。恶寒发热2天，伴咽喉肿痛，口渴，舌苔薄黄。治疗除取主穴外，还应选用的穴位是

A. 风门、肺俞
B. 外关、身柱
C. 曲池、中府
D. 阴陵泉、委中、中冲
E. 曲池、尺泽、鱼际

答案：E　　考点：感冒的选穴

解析：由本患者的症状可知本病为风热感冒，应选用肺经、大肠经上的腧穴。曲池为大肠经的合穴，属土，为金之母，尺泽穴为肺经的合穴、鱼际穴是肺经的荥穴，荥穴主身热，故应选肺经的荥穴以清热。故选择E。

27. 患者，男，22岁。发热恶寒，寒重热轻，头痛身痛，鼻塞流涕，咳嗽，咳痰清稀，舌苔薄白，脉浮紧。治疗应首选

A. 手太阴、手阳明、足太阳经穴
B. 手少阴、手太阳、手太阴经穴
C. 手太阴、足太阳、手少阳经穴
D. 手太阴、手少阳、足少阳经穴
E. 手阳明、足阳明、手太阴经穴

答案：A　　考点：感冒的选穴

解析：由本患者的症状可知本病为感冒之风寒感冒，所以应首选手太阴肺经疏风散寒；手阳明大肠经与肺经相表里，所以其经穴能协助肺经经穴疏风散寒；外感风寒首先犯太阳而伤肺卫，故选足太阳膀胱经的腧穴以解表宣肺。故选择A。

28. 患者，女，60岁。咳嗽数年，痰黏量多，伴见食欲不振，舌苔白腻，脉滑。为加强化痰作用，应首选

A. 列缺　　B. 肺俞
C. 丰隆　　D. 合谷
E. 足三里

答案：C　　考点：咳嗽的治疗选穴

解析：考生要掌握丰隆为全身祛痰要穴，为加强化痰，首选丰隆。故选C。

29. 患者，女，40岁，呕吐痰涎，伴头晕，胸痞，心悸，舌苔白，脉滑。治疗除取主穴外，还应加

A. 列缺、尺泽　　B. 膻中、丰隆
C. 曲池、外关　　D. 风池、尺泽
E. 列缺、合谷

答案：B　　考点：呕吐的选穴

解析：由本患者的症状可知本病为呕吐之痰饮停蓄之呕吐。治疗上应和胃降逆，行气止呕，化痰止吐。故应加用化痰之要穴丰隆，止吐之要穴膻中。故选择B。

30. 患者，女，40岁。呕吐清水，胃部不适，食久乃吐，喜热畏寒，身倦，便溏，小便可，舌苔白，脉迟。治疗除取主穴外，还应加

A. 上脘、胃俞　　B. 肝俞、太冲
C. 肾俞、太溪　　D. 胆俞、丘墟
E. 次髎、血海

答案：A **考点：**呕吐的选穴

解析：由本患者的症状可知本病为呕吐之寒性呕吐。故选穴上应配胃俞穴、上脘穴等温胃散寒止吐。故选择 A。

31. 患者，女，35 岁。胃脘部隐痛，痛处喜按，空腹痛甚，纳后痛减，伴胃脘灼热，似饥而不欲食，咽干口燥，大便干结，舌红少津，脉弦细。治疗应首选

A. 内关、天枢、中脘、膈俞
B. 内关、足三里、中脘、胃俞
C. 内关、天枢、中脘、太冲
D. 内关、足三里、中脘、下脘、梁门
E. 足三里、中脘、内关、三阴交、内庭

答案：E **考点：**胃痛的选穴

解析：由本患者的症状可知本病为胃痛之虚证。应首选健脾和胃的中脘、脾俞、胃俞、足三里以及滋阴降火的内庭、三阴交、内关等腧穴。故选择 E。

32. 患者，男，55 岁。1 年来每日黎明之前腹微痛，痛即泄泻，或肠鸣而不痛，腹部和下肢畏寒，舌淡苔白，脉沉细，治疗除取主穴外，还应加

A. 胃俞、合谷　B. 肝俞、内关
C. 三焦俞、公孙　D. 命门、关元
E. 关元俞、三阴交

答案：D **考点：**泄泻的选穴

解析：由本患者的症状可知本病为泄泻之肾虚泄泻，故治疗上要配肾俞穴、命门、关元等补肾虚的腧穴。故选择 D。

33. 患者，男，45 岁。大便秘结不通，排便艰难，伴腹胀痛，身热，口干口臭，喜冷饮，舌红，苔黄，脉滑数。治疗除取主穴外，还应选用的穴位是

A. 足三里、三阴交　B. 中脘、太冲
C. 神阙、关元　D. 合谷、内庭
E. 气海、脾俞

答案：D **考点：**便秘的选穴

解析：由本患者的症状可知本病为便秘之实证。故治疗应清热理气、通导肠腑，故应选用内庭和合谷穴，内庭乃胃经荥穴，宣散肠胃积热，合谷穴亦可以清热。故选择 D。

34. 患者，男，66 岁。小便滴沥不爽，排出无力，甚则点滴不通，精神疲惫，兼见面色白，腰膝酸软，畏寒乏力，舌质淡，脉沉细而弱。治疗除取主穴外，还应选用的是

A. 太溪、复溜　B. 曲骨、委阳
C. 太冲、大敦　D. 中极、膀胱俞
E. 血海、三阴交

答案：A **考点：**癃闭的选穴

解析：由本患者的症状可知本病为癃闭证虚证之肾阳不足证。故在主穴的基础上应该加用温肾助阳的复溜、太溪穴。故选择 A。

［A3 型题］

（35～37 题共用题干）

患者，男，20 岁。昨日起大便泄泻，发病势急，一日 5 次，小便减少，舌质略红，苔黄腻，脉弦滑。

35. 其诊断是

A. 湿热泄泻　B. 湿热痢
C. 寒湿痢　D. 虚寒痢
E. 脾虚泄泻

答案：A

36. 其治法是

A. 泻热止痢　B. 除湿止泻
C. 温肾助阳　D. 和胃降逆
E. 健脾和胃

答案：B

37. 其治疗应首选

A. 上巨虚、太溪、肾俞、命门
B. 足三里、公孙、脾俞、太白
C. 关元、天枢、足三里、冲阳
D. 天枢、上巨虚、阴陵泉、水分
E. 内庭、上巨虚、神阙、中脘

答案：D **考点：**泄泻的诊断、治则、治疗选穴

解析：由本患者的症状可知本病为湿热泄泻，治疗应该除湿止泻、疏调肠胃，应首选天枢、阴陵泉、上巨虚、水分等腧穴。天枢为大肠的募穴，调理胃肠传导功能；阴陵泉为脾经的合穴，疏调脾气，健脾利湿；上巨虚为大肠的下合穴，通调胃肠气机，运化湿滞；水分可以调节水液代谢。故题 35 选 A，题 36 选 B，题 37 选 D。

［B 型题］

（38～39 题共用备选答案）

A. 膀胱俞、中极、行间、内庭
B. 阴谷、肾俞、三焦俞、气海、委阳
C. 脾俞、胃俞、足三里、血海
D. 三阴交、阴陵泉、膀胱俞、中极
E. 关元、中极、足三里、肾俞

38. 治疗癃闭湿热下注证，应首选

答案：D

39. 治疗癃闭肾气不足证，应首选

答案：B **考点：**癃闭的选穴

解析：癃闭实证首选中极、膀胱俞、阴陵泉、三阴交；肾气不足证首选阴谷、肾俞、三焦俞、气海、委阳。故 38 题选择 D，39 题选择 B。

第二十八单元　妇儿科病证的针灸治疗

【考点透视】

本单元 A2 型题比较多，考生应该注意掌握

各病证的主症、治则，并结合经脉的治疗特点理解记忆各病证的主穴、配穴的应用。重点是月经不调和痛经的内容。

［A1 型题］

1. 治疗遗尿伴夜梦多，除主穴外，应加

A. 肾俞、内关　B. 肾俞、肺俞
C. 肺俞、足三里　D. 百会、神门
E. 脾俞、内关

答案：D　考点：遗尿的选穴

解析：遗尿伴有夜梦多应该宁心安神，故应选用百会、神门等穴位。故选择 D。

2. 以下不属于小儿多动症治疗主穴的是

A. 印堂　B. 四神聪
C. 太溪　D. 悬钟
E. 神门

答案：D　考点：小儿多动症的治疗主穴

解析：治疗小儿多动症取主穴：印堂、四神聪、太溪、风池、神门、内关。故选择 D。此为大纲新增内容，考生需要关注。

［A2 型题］

3. 患者，女，22 岁。月经不调，常提前 7 天以上，甚至 10 余日一行。治疗应首选

A. 足三里、脾俞、太冲
B. 命门、三阴交、足三里
C. 关元、三阴交、血海
D. 气海、三阴交、归来
E. 关元、三阴交、肝俞

答案：C　考点：月经先期的选穴

解析：由本患者的症状可知本病为月经先期。应选用清热调经的关元、血海、三阴交。关元为任脉经穴，足三阴经之交会，故为调理冲任之要穴；血海调理血分；三阴交为妇科疾病的要穴。故选择 C。

4. 患者，女，23 岁。痛经 9 个月，经行不畅，小腹胀痛，拒按，经色紫红，夹有血块，血块下后痛即缓解，脉沉涩。治疗应首选

A. 足三里、太冲、三阴交
B. 中极、次髎、地机
C. 合谷、三阴交
D. 曲池、内庭
E. 合谷、归来

答案：B　考点：痛经的选穴

解析：由本患者的症状可知本病为实证。应选用散寒逐瘀，通经止痛的中极、次髎、地机。中极为任脉经穴，可通调冲任脉之气，散寒行气；次髎为治疗痛经之经验穴；地机为脾经郄穴，可疏调脾经经气而止痛。三穴合用，以达痛经散寒、温经止痛之功效。故选择 B。

5. 患者，女，32 岁。行经后小腹部绵绵作痛，喜按，月经色淡，量少。治疗应首选

A. 三阴交、中极、次髎
B. 足三里、太冲、中极
C. 丰隆、天枢、气穴
D. 阴陵泉、中极、阳陵泉
E. 三阴交、足三里、气海

答案：E　考点：痛经的选穴

解析：由本患者的症状可知本病为痛经之虚证。应选用三阴交、足三里、气海调补气血、温养冲任。故选择 E。

6. 患者，女，25 岁。痛经 2 年，经行不畅，小腹胀痛拒按，经色紫红，夹有瘀块，血块下后痛可缓解，舌有瘀斑，脉沉涩。治疗应以哪组经脉腧穴为主

A. 任脉、足少阴经　B. 任脉、足阳明经
C. 督脉、足厥阴经　D. 任脉、足太阴经
E. 督脉、足阳明经

答案：D　考点：痛经的治疗

解析：任脉主胞胎，足太阴脾经主治胃病、妇科病、前阴病，故治疗痛经当以任脉、足太阴脾经腧穴为主。故选择 D。

7. 患者，女，26 岁。非周期性子宫出血，量多、色紫红、质稠，夹有血块，腹痛拒按，舌红苔黄，脉弦数。治疗除取关元、三阴交、隐白穴外，还应加

A. 气海、百会　B. 中极、三阴交
C. 归来、合谷　D. 血海、水泉
E. 曲泉、血海

答案：D　考点：崩漏的选穴

解析：由题干知患者为崩漏，血海主治月经不调、痛经、崩漏、闭经等月经病；水泉为肾经的郄穴，主治月经不调、经闭、崩漏等血证。故选择 D。

8. 患儿，男，7 岁。睡中遗尿，白天小便频而量少，劳累后遗尿加重，面白气短，食欲不振，大便易溏，舌淡苔白，脉细无力。治疗除取主穴外，还应选用的是

A. 神门、阴陵泉、胃俞
B. 气海、肺俞、足三里
C. 次髎、水道、三阴交
D. 百会、神门、内关
E. 关元俞、肾俞、关元

答案：E　考点：遗尿的选穴

解析：由本患者的症状可知本病为遗尿之肾气不足证。故应选用补益肾气的关元俞、肾俞、关元。故选择 E。

第二十九单元　皮外伤科病证的针灸治疗

【考点透视】

本单元的出题率一般，内容以熟悉为主，重点注意瘾疹、蛇串疮、扭伤的内容。

[A2 型题]

1. 患者，女，21 岁。食鱼虾后皮肤出现片状风团，瘙痒异常。治疗取神阙穴，所用的方法是

A. 针刺　　B. 隔盐灸
C. 拔罐　　D. 隔姜灸
E. 艾条灸

答案：C　　考点：瘾疹的治疗

解析：瘾疹的治疗可在神阙穴处拔火罐，留罐 5 分钟，取下后再拔罐，留罐 5 分钟，如此 3 次为 1 个疗程。故本题选 C。

2. 患者，男，50 岁。右额面部束带状刺痛 5 天，局部皮肤潮红，皮疹呈簇状水疱，排列如带状，小便黄，大便干，舌红苔薄黄，脉弦。治疗除取血海、三阴交、太冲外，还应加

A. 曲池、合谷、大椎　　B. 外关、合谷、侠溪
C. 尺泽、合谷、大椎　　D. 风池、合谷、膈俞
E. 曲池、合谷、支沟

答案：E　　考点：蛇串疮的选穴

解析：由本患者的症状可知本病为蛇串疮，其选穴应为合谷、曲池、支沟等。合谷、曲池配合可以疏导阳明经气，支沟可以疏调三焦之气。故选择 E。

3. 患者，女，45 岁。2 天前感觉胁肋部皮肤灼热疼痛，皮色发红，继则出现簇集性粟粒状大小丘状疱疹，呈带状排列，兼见口苦，心烦，易怒，脉弦数。治疗除取主穴外，还应选用的穴位是

A. 大椎、曲池、合谷
B. 行间、大敦、阳陵泉
C. 血海、隐白、内庭
D. 足三里、阴陵泉、阳陵泉
E. 内庭、曲池、太白

答案：B　　考点：蛇串疮的选穴

解析：由本患者的症状可知本病为蛇串疮的肝胆火盛证，选穴行间、大敦、阳陵泉等清泻肝胆经实火。故选择 B。

4. 患者，男，24 岁。颈项强痛，活动受限，头向患侧倾斜，项背牵拉痛，颈项部压痛明显，兼见恶风畏寒。治疗除取主穴外，还应选用的穴位是

A. 内关、外关　　B. 肩井、后溪
C. 风池、合谷　　D. 血海、阴陵泉
E. 肾俞、关元

答案：C　　考点：落枕的选穴

解析：患者诊断为落枕，证型为风寒袭络，因此治疗除主穴外，还应加用疏风散寒的风池、合谷。故选 C。

第三十单元　五官科病证的针灸治疗

【考点透视】

本单元内容以熟悉为主，重点注意目赤肿痛、耳鸣耳聋、牙痛、咽喉肿痛等的治疗主穴。

[A1 型题]

1. 治疗肾虚型牙痛，除取主穴外，还应加

A. 外关、风池　　B. 太溪、行间
C. 太溪、外关　　D. 太冲、曲池
E. 太冲、阳溪

答案：B　　考点：牙痛的选穴

解析：肾虚型牙痛应配合太溪、行间以滋肾阴。故选择 B。

2. 治疗风火牙痛，除选取主穴外，应加用的腧穴是

A. 太溪、行间　　B. 太溪、外关
C. 太冲、曲池　　D. 太冲、阳溪
E. 外关、风池

答案：E　　考点：牙痛的选穴

解析：风火牙痛应加用外关、风池穴，以疏风降火。故选择 E。

3. 治疗肺气虚寒鼻鼽，除选取主穴外，配穴是

A. 脾俞、气海
B. 气海、足三里
C. 肺俞、气海
D. 神门、内关
E. 肾俞、命门

答案：C　　考点：鼻鼽的选穴

解析：鼻鼽治疗，主穴选迎香、印堂、风池、合谷、足三里；肺气虚寒，配肺俞、气海；脾气虚弱，配脾俞、气海、胃俞；肾阳亏虚，配肾俞、命门。故选择 C。此为大纲新增内容，考生需要关注。

[A2 型题]

4. 患者，男，31 岁。目赤肿痛，羞明，流泪，伴头痛发热，脉浮数。治疗除取主穴外，还应选用的是

A. 太渊、风池　　B. 上星、少商
C. 行间、侠溪　　D. 太溪、鱼腰
E. 外关、四白

答案：B　　考点：目赤肿痛的选穴

解析： 由本患者的症状可知本病为目赤肿痛之风热证，故在选穴的过程中应选用上星、少商、风池等腧穴疏散风热。故选择 B。

5. 患者，男，43 岁。两耳轰鸣，按之不减，听力减退，兼见烦躁易怒，咽干，便秘，脉弦。治疗应首选

A. 手、足太阴经穴　　B. 手、足少阴经穴

C. 手、足少阳经穴　　D. 手阳明经穴

E. 足太阳经穴

答案： C　　考点：耳鸣的选穴

解析： 由本患者的症状可知本病为耳鸣。手足少阳经脉循耳之前后，故手足少阳经脉的腧穴可以疏导少阳经气。故选择 C。

6. 患者，女，64 岁。耳中如蝉鸣 4 年，时作时止，劳累则加剧，按之鸣声减弱。治疗应首选

A. 太阳、听会、角孙

B. 丘墟、足窍阴、外关

C. 太阳、听会、合谷

D. 听会、侠溪、中渚

E. 太溪、照海、听宫

答案： E　　考点：耳鸣的选穴

解析： 由题干知患者为耳鸣虚证。选穴以足少阴、手太阳经穴为主。太溪、照海可补益肾精、肾气。听宫为局部选穴，可疏通耳部经络气血。故本题选 E。

7. 患者，女，31 岁。右侧牙痛 3 天，龈肿，痛剧，伴口臭，口渴，大便 3 日未行，舌苔黄，脉洪。治疗除取颊车、下关穴外，还应加

A. 外关、风池　　B. 太溪、行间

C. 中渚、养老　　D. 合谷、内庭

E. 太冲、曲池

答案： D　　考点：牙痛的选穴

解析： 由本患者的症状可知本病为牙痛之胃火炽盛，故应选用清胃降火的合谷穴和内庭穴。故选择 D。

8. 患者，男，36 岁。上齿剧痛 3 天，伴口臭，口渴，便秘，舌苔黄，脉洪。治疗应首选

A. 风池　　B. 外关

C. 足三里　　D. 内庭

E. 地仓

答案： D　　考点：牙痛的选穴

解析： 参见本单元第 6 题。故选择 D。

第三十一单元　急症及其他病证的针灸治疗

【考点透视】

熟悉几种急症的治疗主穴。

［A2 型题］

1. 患者，女，50 岁。家属代诉：刚才与人争吵，突然昏倒，不省人事。见面色苍白，汗出，四肢逆冷，脉细缓。治疗应首选

A. 百会、神庭、印堂、太阳

B. 百会、囟会、人中、承浆

C. 通天、四神聪、神门、液门

D. 人中、合谷、足三里、中冲

E. 三阴交、合谷、神门、大陵

答案： D　　考点：晕厥的治疗选穴

解析： 由题干知患者为晕厥实证。人中开窍醒神，合谷有镇静之效，足三里补气养血，中冲调阴阳经气之逆乱，为治晕厥之要穴。故选 D。

［B 型题］

（2～3 共用备选答案）

A. 天枢、阴陵泉、丰隆

B. 内关、郄门、阴郄

C. 阳陵泉、胆俞、日月

D. 中极、三阴交、阴陵泉

E. 百会、内关、足三里

2. 治疗心绞痛的主穴可选

答案： B

3. 治疗胆绞痛的主穴可选

答案： C　　考点：内脏绞痛的治疗

解析： 考生当熟悉治疗内脏绞痛的主穴。心绞痛的主穴：内关、郄门、阴郄、膻中；胆绞痛的主穴：胆囊、阳陵泉、胆俞、日月；肾绞痛的主穴：肾俞、膀胱俞、中极、三阴交、阴陵泉。故 2 题选择 B，3 题选择 C。

第四篇　西医综合

第十一章　诊断学基础

第一单元　症状学

【考点透视】

本单元出题频率呈增加趋势，出题的题点很多，需要考生对各个考点都熟悉。考生复习的重点在腹痛、咳嗽、咯血、呕血的临床表现和伴随症状，注意掌握特征性表现可能考虑的疾病，如脓血便、里急后重考虑痢疾的可能性大。

细目一　发　热

［A1 型题］

1. 下列哪项属于非感染性发热的疾病

A. 肺结核　B. 肺炎
C. 急性肾盂肾炎　D. 伤寒
E. 血清病

答案： E　考点：发热的病因

解析： 非感染性发热见于多种不同的疾病：①结缔组织病；②恶性肿瘤；③无菌性组织坏死；④内分泌疾病；⑤中枢神经系统疾病；⑥物理因素；⑦其他：如自主神经功能紊乱影响正常体温调节，可产生功能性发热，包括感染后发热和功能性低热。故本题选择 E。

2. 长期使用解热药或激素类药后，常出现的热型是

A. 消耗热　B. 不规则热
C. 回归热　D. 稽留热
E. 弛张热

答案： B　考点：发热的热型

解析： 稽留热：体温持续在 39 ~ 40℃以上达数天或数周，24 小时内波动范围不超过 1℃，见于伤寒、肺炎球菌肺炎等；弛张热：体温在 39℃以上，24 小时波动范围达 2℃以上，最低体温高于正常水平，见于败血症、风湿热、重症肺结核和化脓性炎症等；回归热：体温骤升达 39℃或以上，持续数天后又骤降至正常，数天后又骤升，持续数天后又骤降，如此反复；不规则热：发热无明显规律，见于结核病、风湿热等。长期使用解热药或激素类药后发热无明显规律。故本题选择 B。

3. 下列各项，可见间歇热的是

A. 急性肾盂肾炎　B. 肺炎
C. 风湿热　D. 渗出性胸膜炎
E. 霍奇金病

答案： A　考点：间歇热

解析： 间歇热：体温骤升达高峰，持续数小时后，骤降至正常。经过 1 天或数天后又骤然升高，如此高热期与无热期反复交替发作，见于疟疾、急性肾盂肾炎等。故本题选择 A。

4. 下列疾病，表现为弛张热的是

A. 肺炎球菌肺炎　B. 疟疾
C. 布鲁斯菌病　D. 渗出性胸膜炎
E. 风湿热

答案： E　考点：弛张热

解析： 弛张热：体温在 39℃以上，24 小时波动范围达 2℃以上，最低体温高于正常水平，见于败血症、风湿热、重症肺结核和化脓性炎症等。故本题选择 E。

5. 体温在 39℃以上，一日内波动范围超过 2℃者，多见于

A. 风湿热　B. 伤寒
C. 疟疾　D. 大叶性肺炎
E. 中暑

答案： A　考点：各种热型及其临床意义

解析： 风湿热属于弛张热，又称败血症热型。体温常在 39℃以上，波动幅度大，24 小时内体温波动范围超过 2℃，常见于败血症、风湿热、重型肺结核及化脓性炎症。伤寒、大叶性肺炎的热型属于稽留热，体温恒定地维持在 39 ~ 40℃以上的高水平，达数天或数周。24 小时内体温波动范围不超过 1℃，常见于大叶性肺炎、斑疹伤寒及伤寒高热期，故排除 B、D。疟疾的热型属于间歇热，体温骤升达高峰后持续数小时，又迅速降至正常水平，无热期可持续 1 天至数天，如此高热期与无热期交替出现，见于疟疾、急性肾盂肾炎等，故排除。中暑见发热属于体温调节中枢功能失常，故排除。

［A2 型题］

6. 患者，男，30 岁。发热伴胸痛，咳嗽，体温持续 40℃ 5 日，1 日内体温上下波动不超过 1℃。其发热的热型应是

A. 弛张热　B. 波状热
C. 间歇热　D. 稽留热
E. 不规则热

答案：D　考点：发热的热型

解析：考生需掌握常见的几种热型的特点。该患者体温持续 40℃ 5 日，1 日内体温上下波动不超过 1℃，属于稽留热的特点，故选 D。

细目二　头　痛

［A1 型题］

1. 下列可引起头痛伴剧烈眩晕的是

A. 中暑
B. 蛛网膜下隙出血
C. 颅内高压
D. 小脑肿瘤
E. 偏头痛

答案：D　考点：头痛的伴随症状

解析：头痛伴眩晕见于小脑肿瘤、椎－基底动脉供血不足，故选 D 。

细目三　胸　痛

［A1 型题］

1. 下列哪项不符合胸壁疾患所致胸痛的特点

A. 疼痛部位较固定
B. 局部有压痛
C. 举臂动作时可加剧
D. 因情绪激动而诱发
E. 深呼吸或咳嗽可加剧

答案：D　考点：胸壁疾患所致胸痛的特点

解析：胸壁疼痛特点：部位局限，有压痛。皮肤病变可有红、肿、热；带状疱疹可见沿神经分布的疱疹，疼痛呈刀割样、灼伤样，剧烈难忍，持续时间长；非化脓性肋骨软骨炎局部可隆起，压痛明显，活动时加重。故本题选择 D。

2. 下列除哪项外，均可见胸痛

A. 带状疱疹　B. 肺癌
C. 气胸　D. 心包炎
E. 哮喘

答案：E　考点：胸痛最常见的疾病

解析：导致胸痛最常见的疾病有：气胸、肺栓塞、肺炎、心包炎、细菌性或病毒性胸膜炎等。肺癌早期胸痛较轻，主要表现为闷痛、隐痛、部位不一定。带状疱疹也可引起疼痛。故本题选择 E。

3. 下列哪种病变引起的胸痛常沿一侧肋间神经分布

A. 胸肌劳损　B. 流行性胸痛
C. 颈椎病　D. 带状疱疹
E. 皮下蜂窝组织炎

答案：D　考点：带状疱疹的胸痛特点

解析：带状疱疹可见沿神经分布的疱疹，疼痛呈刀割样、灼伤样，剧烈难忍，持续时间长，故选择 D。

细目四　腹　痛

［A1 型题］

1. 下列除哪项外，均属急腹症

A. 消化性溃疡病
B. 急性胰腺炎伴黄疸
C. 胃肠穿孔
D. 肠梗阻
E. 实质脏器破裂

答案：A　考点：急腹症包括的疾病

解析：急性胰腺炎伴黄疸、胃肠穿孔、肠梗阻、实质脏器破裂属急腹症，消化性溃疡呈节律性、慢性、周期性。故本题选择 A。

［A2 型题］

2. 患者，女，20 岁。突然发作上腹痛，按压后疼痛程度减轻。应首先考虑的是

A. 胃炎　B. 胃溃疡
C. 胃痉挛　D. 急性胃扩张
E. 胃穿孔

答案：C　考点：腹痛的临床意义

解析：考生要掌握不同疾病腹痛症状的特点。如胃炎引起的腹痛多与进食有关，多无突然发作；胃溃疡引起突然发作的上腹痛，疼痛持续且加重，可能发生穿孔；而胃痉挛引起的腹痛多为胃部肌肉抽搐，按压后疼痛程度减轻。胃扩张以腹胀为主，常伴恶心呕吐；胃穿孔引起的腹痛剧烈，按压不会减轻。故选 C。

3. 患者，男，24 岁。近 3 年来反复发生餐后 3～4 小时上腹痛，持续至下次进餐后才缓解。应首先考虑的是

A. 胃癌　B. 十二指肠溃疡
C. 慢性胃炎　D. 胃肠神经官能症
E. 胆囊炎

答案：B　考点：腹痛的临床意义

解析：此题考查十二指肠溃疡的腹痛特点，其为反复周期性发作的上腹痛，与饮食有明显的相关性及节律性，上腹痛常在餐后 1～3 小时开始出现，如不服药或进食则要持续至进餐后才缓解。故选 B。

［B 型题］

（4～5 题共用备选答案）

A. 急性发热　　B. 黄疸
C. 呕吐　　D. 腹泻
E. 血便

4. 肠梗阻可见腹痛，并伴有

答案： C

5. 肠套叠可见腹痛，并伴有

答案： E　　考点：肠梗阻和肠套叠的临床表现

解析： 腹痛、呕吐、腹胀、便秘和停止排气是肠梗阻的典型症状。腹痛、血便、腹部肿块是肠套叠的典型症状。故 4 题选择 C，5 题选择 E。

（6～7 题共用备选答案）

A. 慢性规律性的上腹痛
B. 无规律性的上腹痛
C. 右上腹绞痛
D. 左上腹剧痛
E. 全腹剧痛

6. 胆道结石，常表现

答案： C

7. 消化性溃疡，常表现

答案： A　考点：胆道结石与消化性溃疡的腹痛性质

解析： 由于胆石在肠道内的移动使胆囊或胆总管平滑肌扩张及痉挛而产生胆绞痛，一般在中上腹或右上腹持续加重。故 6 题选择 C。由于溃疡发生后可自行愈合，但每于愈合后又好复发，故常有上腹疼痛长期反复发作的特点，并且与饮食之间的关系具有明显的相关性和节律性。故 7 题选择 A。

细目五　咳嗽与咳痰

［A1 型题］

1. 嘶哑样咳嗽，可见于

A. 急性喉炎　　B. 声带疾患
C. 百日咳　　D. 胸膜炎
E. 支气管扩张症

答案： A　　考点：咳嗽的声音特点

解析： 咳嗽声音嘶哑见于声带炎、喉结核、喉癌与喉返神经麻痹等。故选择 A。

2. 犬吠样咳嗽，可见于

A. 急性喉炎　　B. 急性支气管炎
C. 支气管哮喘　　D. 肺结核
E. 肺癌

答案： A　　考点：咳嗽的声音特点

解析： 犬吠样咳嗽为阵发性、连续咳嗽伴有回声，见于会厌、喉部疾患，气管受压和百日咳等；咳声低微甚或无声，见于极度衰弱或声带麻痹。故选择 A。

3. 肺炎球菌肺炎的痰液特征是

A. 粉红色泡沫样痰　　B. 鲜红色痰
C. 棕褐色痰　　D. 铁锈色痰
E. 灰黄色痰

答案： D　　考点：痰液的性状

解析： 特殊病理的痰液有以下几种情况：红色或棕红色痰见于肺癌、肺结核、支气管扩张症；铁锈色痰见于细菌性肺炎（大叶性肺炎）、肺梗死；粉红色浆液泡沫性痰见于急性左心功能不全、肺水肿；棕褐色痰见于阿米巴性脓肿、慢性充血性心脏病、肺淤血等；灰黑色痰见于煤矿工及大量吸烟者。肺脓肿及晚期肺癌患者痰常有恶臭。故选择 D。

4. 夜间咳嗽较重者，可见于

A. 慢性支气管炎　　B. 支气管扩张症
C. 大叶性肺炎　　D. 肺结核
E. 肺癌

答案： D　考点：咳嗽的时间的临床意义

解析： 左心衰竭、肺结核夜间咳嗽明显，可能与夜间肺淤血加重、迷走神经兴奋性增高有关。故本题选择 D。

5. 心功能不全肺淤血时，在痰中出现的是

A. 白细胞　　B. 夏科－雷登结晶体
C. 上皮细胞　　D. 色素细胞
E. 杜什曼螺旋体

答案： D　　考点：心功能不全肺淤血时痰的特点

解析： 白细胞增多见于各种呼吸道炎症；支气管哮喘及肺吸虫病患者可见夏科－雷登结晶；上呼吸道炎症多见口腔鳞状上皮细胞，气管、支气管炎症多见黏液柱状上皮细胞，下呼吸道炎症多见纤维柱状上皮细胞；色素细胞出现常见于心力衰竭、肺炎、肺气肿、肺出血等；支气管哮喘者可见杜什曼螺旋体。故本题选择 D。

［A2 型题］

6. 患者，女，70 岁。冠心病史 5 年。今日突然心悸气短，不能平卧，咳嗽，咳粉红色泡沫样痰。应首先考虑的是

A. 肺癌　　B. 肺脓肿
C. 肺结核　　D. 急性肺水肿
E. 支气管扩张症

答案： D　　考点：急性肺水肿的咳嗽特点

解析： 肺癌剧烈干咳，痰中带血丝。肺脓肿咳脓痰。肺结核痰中带血丝，伴低热，盗汗。急性肺水肿为粉红色泡沫样痰。支气管扩张症痰量较多，为湿性咳嗽。故本题选择 D。

7. 患者，26 岁。近 1 个月来，以夜间咳嗽为主，痰中带血丝，伴低热，盗汗。应首先考虑的是

A. 肺结核

B. 支气管扩张症
C. 肺癌
D. 风湿性心脏病（二尖瓣狭窄）
E. 急性肺水肿

答案：A　　考点：咳嗽与咳痰的性质及伴随症状的临床意义

解析：肺结核痰中带血丝，伴低热，盗汗。支气管扩张痰量较多，为湿性咳嗽。肺癌剧烈干咳，痰中带血丝。风湿性心脏病（二尖瓣狭窄）多为咯血，痰为暗红色。急性肺水肿为粉红色泡沫样痰。故本题选择A。

8. 患者，男，26岁。淋雨后寒战，发热，咳嗽，咳铁锈色痰，胸痛。查体：口唇周围有单纯疱疹，叩诊右下肺轻度浊音，听诊呼吸音减低。应首先考虑的是

A. 急性支气管炎　B. 肺结核
C. 急性肺脓肿　D. 肺炎球菌肺炎
E. 病毒性肺炎

答案：D　　考点：肺炎球菌肺炎痰的性状

解析：肺炎球菌肺炎由于渗出到肺泡内的红细胞破坏后释放出含铁血黄素，混在痰中，故出现铁锈色痰。故本题选择D。

[B型题]

（9～10题共用备选答案）

A. 咳铁锈色痰　B. 咳粉红色泡沫痰
C. 咯吐大量鲜血　D. 咳大量脓痰
E. 干咳无痰

9. 急性左心功能不全，常伴有

答案：B

10. 肺炎球菌肺炎，常伴有

答案：A　　考点：痰的性质和量的临床意义

解析：咳铁锈色痰为肺炎球菌肺炎。咳粉红色泡沫痰是急性肺水肿及急性左心功能不全的特征。咯吐大量鲜血多见于肺结核空洞、支气管扩张症、慢性肺脓肿。咳大量脓痰多见于支气管扩张症、慢性肺脓肿。干咳无痰咳嗽无痰或其量甚少为干性咳嗽，见于急性咽喉炎、急性支气管炎初期、胸膜炎、肺结核等。故9题选择B，10题选择A。

细目六　咯　血

[A1型题]

1. 我国最常见的咯血原因是

A. 支气管扩张症　B. 肺结核
C. 二尖瓣狭窄　D. 肺脓肿
E. 支气管肺癌

答案：B　　考点：最常见的咯血原因

解析：引起咯血的原因据文献报道有130多种，一般较常见的是支气管疾病、肺部疾病、心脏病及某些全身性疾病。在我国临床上肺结核咯血仍是最常见的咯血原因之一，占所有咯血总数的60%～92.4%。故本题选择B。

细目七　呼吸困难

[A1型题]

1. 引起吸气性呼吸困难的疾病是

A. 气管肿瘤
B. 慢性阻塞性肺气肿
C. 支气管哮喘
D. 气胸
E. 大块肺不张

答案：A　　考点：引起吸气性呼吸困难的疾病

解析：吸气性呼吸困难其病因主要是由气管上段及咽喉部的阻塞性疾病引起，如咽后脓肿、喉炎、肿瘤、异物、白喉等。故本题选择A。

2. 左心功能不全发生夜间阵发性呼吸困难的机制是

A. 通气功能障碍
B. 换气功能障碍
C. 呼吸中枢受抑制
D. 外周化学感受器调节紊乱
E. 酸中毒

答案：B　　考点：夜间阵发性呼吸困难的机制

解析：左心衰竭发生呼吸困难的主要原因是肺淤血和肺泡弹性降低，因而影响换气导致功能障碍。本题选择B。

3. 下列哪项是支气管哮喘呼吸困难的类型

A. 呼气性　B. 吸气性
C. 混合性　D. 阵发性
E. 腹式呼吸消失

答案：A　　考点：呼吸困难的类型

解析：呼气性呼吸困难，病变在小支气管，表现为呼气困难，呼气相对延长，伴哮鸣音，见于支气管哮喘及其他慢性阻塞性肺病。故选择A。

4. 夜间阵发性呼吸困难，可见于

A. 急性脑血管疾病
B. 癔病
C. 急性感染所致的毒血症
D. 慢性阻塞性肺气肿
E. 左心功能不全

答案：E　　考点：夜间阵发性呼吸困难的临床意义

解析：急性脑血管疾病多表现为潮式呼吸和间停呼吸。癔病多表现为精神性呼吸困难。急性感染所致的毒血症表现为潮式呼吸和间停呼吸。慢性阻塞性肺气肿多表现为呼气性呼吸困难。左心功能不全多表现为夜间阵发性呼吸困难。故本题选择E。

细目八　水　肿

［A1 型题］

1. 以下症状不见于肝源性水肿者的是

A. 蛋白尿　　B. 蜘蛛痣
C. 腹壁静脉曲张　　D. 肝掌
E. 黄疸

答案：A　考点：肝源性水肿的伴随症状

解析：选项 B、C、D、E 均为肝源性水肿的伴随症状，答案 A 见于肾源性水肿，故选 A。

细目九　恶心与呕吐

［A1 型题］

1. 下列除哪项外，均可引起中枢性呕吐

A. 耳源性眩晕　　B. 洋地黄中毒
C. 尿毒症　　D. 胆囊炎
E. 妊娠反应

答案：D　考点：中枢性呕吐的临床意义

解析：引起中枢性呕吐的疾病有：①中枢神经系统疾病（如脑血管疾病、肿瘤、外伤、偏头痛等）；②全身性疾病（如感染、内分泌与代谢紊乱等）；③药物反应与中毒药物（如洋地黄、吗啡中毒）。故选择 D。

2. 喷射性呕吐，可见于

A. 耳源性眩晕　　B. 胃炎
C. 肠梗阻　　D. 尿毒症
E. 脑炎

答案：E　考点：喷射性呕吐的临床意义

解析：喷射性呕吐常发生在患有脑部疾病时，如脑炎或脑部肿瘤，因颅内压增高而出现喷射性呕吐。故选择 E。

3. 呕吐与头部位置改变有密切关系的疾病是

A. 脑炎　　B. 耳源性眩晕
C. 妊娠反应　　D. 尿毒症
E. 糖尿病酮症酸中毒

答案：B　考点：耳源性眩晕的特点

解析：耳源性眩晕是指前庭迷路感受异常引起的眩晕。当发生迷路积水（梅尼埃病）、晕动病（晕舟车病）、迷路炎、迷路出血或中毒、前庭神经炎或损害、中耳感染等都可引起体位平衡障碍，发生眩晕，由于前庭核通过内侧束与动眼神经核之间联系。所以本题选择 B。

4. 下列除哪项外，均可出现周围性呕吐

A. 洋地黄中毒　　B. 急性胃炎
C. 胃穿孔　　D. 胆囊炎
E. 咽部受激惹

答案：A　考点：发生周围性呕吐的疾病

解析：洋地黄引起的呕吐为中枢性呕吐，其余选项均可引起周围性呕吐。故选择 A。

［A2 型题］

5. 患者，男，18 岁。突然出现无痛性腹泻，米泔水样便，量多，大便频繁，继之出现喷射状呕吐，呕吐物为米泔水样。查体：神志淡漠，声音嘶哑，眼窝深凹，口唇干燥。应首先考虑的是

A. 霍乱　　B. 急性细菌性痢疾
C. 急性胃肠炎　　D. 伤寒
E. 副伤寒

答案：A　考点：霍乱的呕吐及腹泻特点

解析：霍乱的腹泻，为无痛性，无里急后重感，每日大便数次甚至难以计数，量多，每天 2000～4000ml，严重者 8000ml 以上；初为黄水样，不久转为米泔水水样便，少数患者有血性水样便或柏油样便，腹泻后出现喷射性呕吐；初为胃内容物继而水样、米泔样，由于剧烈泻吐，体内大量液体及电解质丢失而出现脱水表现。轻者口渴，眼窝稍陷，唇舌干燥；重者烦躁不安，眼窝下陷，两颊深凹，精神呆滞，皮肤干而皱缩失去弹性，嘶哑，四肢冰凉体温下降。故血液浓缩，脉搏细弱，心音低钝，血压下降。故本题选择 A。

6. 患者反复呕吐隔餐食物。查体：消瘦，上腹部鼓胀，并见胃型。应首先考虑的是

A. 肝炎　　B. 肝硬化
C. 胃炎　　D. 幽门梗阻
E. 胆囊炎

答案：D　考点：幽门梗阻的呕吐特点

解析：幽门梗阻时，呕吐重，呕吐物量大，有隔夜食物及酸臭味，不混有胆汁。故本题选择 D。

7. 患儿发热，随后出现呕吐和意识障碍。应首先考虑的是

A. 病毒性脑炎　　B. 尿毒症
C. 癫痫　　D. 有机磷农药中毒
E. 先天性心脏病

答案：A　考点：呕吐的临床意义

解析：病毒性脑炎均可引起颅压增高而发生呕吐。多不伴有恶心，但有剧烈头痛。呕吐与饮食无关，亦可伴有不同程度的意识障碍。故本题选择 A。

［B 型题］

（8～9 题共用备选答案）

A. 呕吐物为隔餐食物，带腐臭味
B. 呕吐物为黄绿色，带粪臭味
C. 呕吐物为大量黏液及食物
D. 呕吐物为血液
E. 吐出胃内容物后仍干呕不止

8. 急性胃炎的临床表现是

答案：C

9. 急性胆囊炎的临床表现是

答案：B　　考点：急性胃炎、急性胆囊炎的呕吐特点

解析：呕吐物为隔餐食物，带腐臭味为幽门梗阻的临床表现。呕吐物为黄绿色，带粪臭味为急性胆囊炎的临床表现。呕吐物为大量黏液及食物为胃肠炎的临床表现。呕吐物为血液为上消化道出血的临床表现。吐出胃内容物后仍干呕不止为早孕呕吐。故8题选择C，9题选择B。

细目十　呕血与黑便

[A1 型题]

1. 上消化道出血可单纯表现为呕血或黑便，也可两者兼有，这取决于

A. 原发病　　B. 出血部位
C. 出血量　　D. 在胃内停留时间
E. 诱发因素

答案：C　　考点：上消化道出血的特征表现

解析：一般在上消化道大量出血后，均有黑便，但不一定有呕血。只有胃内积血超过300ml可以出现呕血。出血部位在幽门以下者只表现为黑便，幽门以上者常有呕血。因此表现为呕血或黑便，或两者兼有，取决于出血量。故本题选择C。

2. 呕血呈暗红色，是由于

A. 在胃中停留时间长，被氧化
B. 是静脉血，非动脉血
C. 血红蛋白与胃酸结合而变性
D. 患者在缺氧情况下发生呕血
E. 血红蛋白与硫化物结合而变性

答案：C　　考点：呕血呈暗红色的原因

解析：呕血呈暗红色的原因是血红蛋白与胃酸结合而变性。故选择C。

细目十一　黄　疸

[A1 型题]

1. 下列除哪项外，常可引起肝细胞性黄疸

A. 疟疾
B. 急性甲型肝炎
C. 中毒性肝炎
D. 钩端螺旋体病
E. 肝癌

答案：A　　考点：可引起肝细胞性黄疸的疾病

解析：能够导致肝细胞广泛损害的疾病均可发生黄疸，如病毒性肝炎、肝硬化、钩端螺旋体病、败血症、中毒性肝炎等。故本题选择A。

2. 下列关于溶血性黄疸的叙述，正确的是

A. 直接迅速反应阳性
B. 尿中结合胆红素阴性
C. 血中非结合胆红素不增加
D. 尿胆原阴性
E. 大便呈灰白色

答案：B　　考点：溶血性黄疸的定义及特点

解析：胆红素尿为尿内含有大量结合胆红素所致，呈深黄色，见于肝细胞性黄疸及阻塞性黄疸。因此在溶血性黄疸中，尿中结合胆红素多阴性。故选择B。

3. 下列除哪项外，均可引起阻塞性黄疸

A. 疟疾　　B. 胆管癌
C. 肝癌　　D. 胆道蛔虫症
E. 总胆管结石

答案：A　　考点：可引起阻塞性黄疸的疾病

解析：可分为肝内胆汁淤积和肝外胆汁淤积。前者见于肝内泥沙样结石、癌栓、寄生虫病、毛细胆管型病毒性肝炎、药物性胆汁淤积、原发性胆汁性肝硬化等。故本题选择A。

[A2 型题]

4. 患者，65岁。皮肤、巩膜黄染呈进行性加重，大便持续变白，病后消瘦明显。应首先考虑的是

A. 急性病毒性肝炎　　B. 肝硬化
C. 肝癌　　D. 胰头癌
E. 胆总管结石

答案：D　　考点：黄疸及其伴随症状的临床意义

解析：黄疸是胰头癌较早出现的症状之一，呈进行性加深，全身瘙痒，大便色浅，尿色渐深。患者可出现腹胀、食欲缺乏、消化不良、恶心呕吐等消化道症状，常有消瘦、乏力。故本题选择D。

5. 患儿，男，10岁。皮肤黄染伴右上腹绞痛2天。实验室检查：尿胆红素（+），尿胆原（-）。应首先考虑的是

A. 蚕豆病　　B. 胃炎
C. 胆道蛔虫症　　D. 急性病毒性肝炎
E. 遗传性球形红细胞增多症

答案：C　　考点：黄疸及其伴随症状的临床意义

解析：黄疸伴上腹剧烈疼痛可见于胆道结石、肝脓肿或胆道蛔虫症。故本题选择C。

细目十二　抽　搐

[B 型题]

（1～2题共用备选答案）

A. 癔病　　B. 破伤风
C. 脑血管疾病　　D. 中毒性痢疾
E. 菌膜炎

1. 抽搐伴高血压，肢体瘫痪，见于

答案：C

2. 抽搐伴苦笑面容，见于

答案：B　考点：抽搐及伴随症状的临床意义

解析：癔病是由明显的精神因素，如生活事件、内心冲突或情绪激动、暗示或自我暗示等而引起的一组疾病，表现为急性的短暂的精神障碍、身体障碍（包括感觉、运动和自主神经功能紊乱），没有器质性基础；破伤风见于烦躁不安，局部疼痛，肌肉牵拉，抽搐及强直、苦笑面容；脑血管疾病以骨骼肌痉挛为主要表现，可伴血压升高；中毒性痢疾可出现高热，烦躁谵妄，反复惊厥，神志昏迷，大便腥臭，伴有脓血或无大便。故 1 题选择 C，2 题选择 B。

细目十三　意识障碍

［A1 型题］

1. 下列哪项不属于意识障碍

A. 嗜睡　B. 抽搐
C. 意识模糊　D. 谵妄
E. 昏迷

答案：B　考点：意识障碍的临床表现

解析：轻度意识障碍包括意识模糊、嗜睡状态和朦胧状态。中度意识障碍包括混浊状态或精神错乱状态、谵妄状态。重度意识障碍包括昏睡状态或浅昏迷状态、昏迷状态、深昏迷状态和木僵状态。故本题选择 B。

2. 意识障碍伴瞳孔缩小，可见于

A. 阿托品中毒　B. 酒精中毒
C. 有机磷农药中毒　D. 癫痫
E. 肝昏迷

答案：C　考点：意识障碍及其伴随症状的临床意义

解析：瞳孔缩小常见于虹膜炎、有机磷农药中毒、吗啡的影响等；瞳孔扩大多见于阿托品类药物影响、外伤、青光眼绝对期、濒死状态；而伴有意识障碍的选项有 B、C、D、E，只有选项 C 同时满足题目要点，故选 C。

3. 下列不属谵妄表现的是

A. 意识大部分丧失　B. 谵语
C. 躁动不安　D. 意识模糊
E. 错觉

答案：A　考点：谵妄的临床表现

解析：谵妄是一种以兴奋性增高为主的高级神经中枢急性活动失调状态，是在意识清晰度降低的同时，表现有定向力障碍及自身认识障碍，并产生大量的幻觉、错觉并躁动不安，并无意识丧失。故本题选择 A。

［A2 型题］

4. 患儿发热，随后出现呕吐和意识障碍。应首先考虑的是

A. 尿毒症　B. 癫痫
C. 病毒性脑炎　D. 有机磷农药中毒
E. 先天性心脏病

答案：C　考点：意识障碍的病因

解析：以上备选答案都可能出现意识障碍，但尿毒症有肾功能不全的表现；癫痫无发热前兆，以脑部神经元反复突然过度放电所致的间歇性中枢神经系统功能失调为特征；病毒性脑炎为病毒引起的脑炎，多见于儿童，主要表现为畏寒、发热、头痛、呕吐、意识障碍等；有机磷农药中毒者呼气有典型的大蒜味；先天性心脏病听诊有心脏杂音。故选 C。

第二单元　问　诊

【考点透视】

本单元内容较少，了解即可。

［A1 型题］

1. 下列除哪项外，均符合问诊的要求

A. 态度和蔼，言语亲切
B. 要将患者陈述的内容去粗取精，去伪存真
C. 交谈时避免使用特定意义的医学术语
D. 医生要多提出诱导性的问题
E. 对危重患者只扼要询问，待病情缓和后再补充

答案：D　考点：问诊的要求

解析：要求如下：①从一般到特殊地提问；②无诱导性提问、诘难性提问及连续性提问；③按项目的问诊评分顺序系统地问诊；④引证核实患者提供的信息；⑤问诊过程中应有小结；⑥询问者注意聆听，不轻易打断患者讲话；不能重复问诊；⑦不出现难堪的停顿；⑧友善的举止，友好的眼神；⑨给予赞扬性肯定或鼓励；⑩其他：不用医学名词和术语提问；谦虚礼貌、尊重患者，有同情心，使患者感到温暖等。故本题选择 D。

［B 型题］

（2～3 题共用备选答案）

A. 呼吸困难　B. 呕吐
C. 腰痛　D. 肌肉震颤
E. 腹泻

2. 属呼吸系统疾病问诊内容的是

答案：A

3. 属循环系统疾病问诊内容的是

答案：A　考点：问诊的内容

解析：呼吸困难、咳嗽、咳痰、咯血和胸痛等是呼吸系统疾病最主要的症状；循环系统疾病的主要症状为：呼吸困难、心悸、咳嗽、咯血、水肿及心前区疼痛等；消化系统疾病的主要症状是呕吐和腹泻；腰痛是泌尿系统疾病

的主要症状；肌肉震颤常为神经系统、内分泌系统疾病的表现。故两题均选择A。

第三单元　检体诊断

【考点透视】

本单元内容是历年考试的重点和热点，且常以临床应用型题目的形式出现。考查的重点是胸部和腹部的检查，考生必须掌握，如各种常见心脏病的主要症状和典型的体征，腹部检查的一些特征性表现，考生必须记忆。

细目一　基本检查法

［A1 型题］

1. 下列除哪项外，均可为正常的叩诊音

A. 震水音　　B. 清音
C. 鼓音　　D. 浊音
E. 实音

答案：A　　考点：正常的叩诊音

解析：叩诊音临床上分为清音、鼓音、过清音、浊音和实音5种。故本题选择A。

2. 过清音见于

A. 叩击富有弹性、含气量正常的肺组织所产生的音响
B. 叩击含有大量气体的空腔脏器时出现
C. 叩击含气量增多、弹性减退的肺组织时出现
D. 叩击不含气的实质性脏器时出现
E. 叩击各种原因所致含气减少的肺组织时出现

答案：C　　考点：过清音的临床意义

解析：过清音是属于鼓音范畴的一种变音，介于鼓音与清音之间。过清音的出现提示肺组织含气量增多、弹性减弱，临床常见于肺气肿。故本题选择C。

细目二　全身状态检查及临床意义

［A1 型题］

1. 正常成人腋测法体温应是

A. 36～37℃　　B. 36.2～37℃
C. 36.2～37.2℃　　D. 36.4～37.4℃
E. 36.5～37.5℃

答案：A　　考点：正常成人腋测法体温

解析：一般成人清晨安静状态下，口腔（舌下）温度的正常值为36.3～37.2℃；腋窝温度的正常值为36.0～37.0℃；肛门温度的正常值为36.5～37.7℃。故本题选择A。

2. 下列各项，属被动体位的是

A. 侧卧位　　B. 翻动体位
C. 肢体瘫痪　　D. 端坐呼吸
E. 屈膝位

答案：C　　考点：被动体位的内容

解析：被动体位是指患者不能自己调整和变换肢体和躯干的位置，见于极度衰弱和意识丧失者。故本题选择C。

3. 正常人呼吸与脉搏之比为

A. 1∶1　　B. 1∶2
C. 1∶3　　D. 1∶4
E. 1∶5

答案：D　　考点：正常人呼吸与脉搏之比

解析：正常人呼吸运动的频率为16～18次/分，与脉搏之比约为1∶4。节律均匀而整齐。故本题选择D。

4. 我国高血压最常见的死亡原因是

A. 高血压危象　　B. 急性脑血管病
C. 尿毒症　　D. 心力衰竭
E. 缺血性心脏病

答案：B　　考点：高血压最常见的死亡原因

解析：高血压常常导致急性脑血管病，而急性脑血管病是一种威胁中老年人生命的常见病，在我国城乡约居各类死因的第二位，是全世界引起死亡的三大病症之一。故本题选择B。

［A2 型题］

5. 患者，男，28岁。高血压病史半年。近日头痛加重，恶心，呕吐，心悸，气短。检查：血压190/135mmHg，眼底视网膜出血。心电图示左室肥厚，心肌劳损。其诊断是

A. 高血压脑病　　B. 缓进型高血压病
C. 脑血管痉挛　　D. 急进型高血压病
E. 急性心力衰竭

答案：D　　考点：急进型高血压病的诊断

解析：高血压脑病时，血压急剧升高、头痛、呕吐、烦躁、抽搐和意识障碍；急进型高血压是血压突然升高，并伴有视网膜病变（Ⅲ级眼底），如呈Ⅳ级眼底，有视盘水肿，则称为恶性高血压；缓进型高血压多发于40岁以上，起病隐匿，病程可达数十年，早期无任何症状，偶尔在查体时发现血压升高；脑血管痉挛临床上常出现颅内压增高（头痛、呕吐、眼底水肿出现或加重），意识障碍加重；急性心力衰竭时，患者常突然感到极度呼吸困难，端坐呼吸，恐惧表情，烦躁不安、频频咳嗽，咳大量白色或血性泡沫痰液等。结合该患者症状体征，可判断为急进型高血压，故选择D。

6. 患者，男，50岁。高血压病史15年，未坚持服药。

2 小时前因情绪激动突然意识不清，双侧瞳孔不等大。应首先考虑的是

A. 酒精中毒　B. 药物中毒
C. 高血压性脑出血　D. 脑血栓
E. 心功能不全

答案： C　**考点：** 高血压性脑出血的临床特点

解析： 高血压性脑出血的临床特点为突然出现剧烈头痛，并且多伴有躁动、嗜睡或昏迷。血肿对侧出现偏瘫、瞳孔的变化，早期单侧瞳孔缩小，当血肿扩大，脑水肿加重，遂出现颅内压增高，引起血肿侧瞳孔散大等脑疝危象，出现呼吸障碍，脉搏减慢，血压升高。随后即转为中枢性衰竭。出血量少时，血肿可以自行吸收消散，症状逐渐缓解。故本题选择 C。

[B 型题]

（7～8 题共用备选答案）

A. 苦笑面容　B. 伤寒面容
C. 甲亢面容　D. 二尖瓣面容
E. 慢性病面容

7. 消瘦，两眼球突出，兴奋不安，呈惊恐貌，多见于

答案： C

8. 两颧紫红，口唇发绀，多见于

答案： D　**考点：** 几种典型面容的特点

解析： 苦笑面容发作时牙关紧闭，面肌痉挛，呈苦笑状，见于破伤风。伤寒面容表情淡漠，反应迟钝，呈无欲状态，见于肠伤寒、脑脊髓膜炎、脑炎等高热衰弱患者。甲亢面容表情惊愕，眼裂增大，眼球突出，目光闪烁，烦躁不安，兴奋易怒。二尖瓣面容面色晦暗，双颊紫红，口唇轻度发绀，见于风湿性心脏病二尖瓣狭窄。慢性病面容憔悴，表情忧虑，面色灰暗或苍白，目光暗淡，见于慢性消耗性疾病如恶性肿瘤、严重结核病等。故 7 题选择 C，8 题选择 D。

（9～10 题共用备选答案）

A. 脉搏短绌　B. 水冲脉
C. 奇脉　D. 颈静脉搏动
E. 交替脉

9. 主动脉瓣关闭不全，多表现为

答案： B

10. 缩窄性心包炎，多表现为

答案： C　**考点：** 异常脉搏的临床意义

解析： 脉搏短绌发生于心房颤动、频发室性期前收缩等。水冲脉主要见于主动脉瓣关闭不全，也可见于甲状腺功能亢进症、严重贫血、动脉导管未闭等。奇脉在大量心包积液、缩窄性心包炎时，可发生。颈静脉搏动见于右心衰竭。交替脉为左心衰竭的重要体征之一。故 9 题选择 B，10 题选择 C。

细目三　皮肤与淋巴结检查

[A1 型题]

1. 蜘蛛痣罕见于下列哪个部位

A. 面颊部　B. 手背
C. 前胸　D. 上臂
E. 下肢

答案： E　**考点：** 蜘蛛痣发生的部位

解析： 它多出现于面部、颈部及胸部，亦有其他部位出现者，表现为中心部直径 2mm 以下的圆形小血管瘤。它是由于体内雌激素分泌相对过多，灭活不足而引起皮肤上的小动脉及其周围分支呈辐射状扩张、充血的一种表现。说明蜘蛛痣的基本结构为小动脉。肝硬化患者在身体上半部经常会看到此种表现。故本题选择 E。

2. 下列疾病，蜘蛛痣有诊断意义的是

A. 肝硬化　B. 麻疹
C. 猩红热　D. 伤寒
E. 药物过敏

答案： A　**考点：** 蜘蛛痣的诊断意义

解析： 蜘蛛痣是由一支中央小动脉和许多向外辐射的细小血管形成，形如蜘蛛，检查时用火柴棍压迫中央，则周围扩张的小血管充血消失，多出现在上腔静脉分布的区域内，见于急、慢性肝炎及肝硬化患者。故本题选择 A。

[A2 型题]

3. 患者，女，18 岁。2 周前患扁桃体炎，近日心悸，气短，发热，出汗，踝、膝关节游走性疼痛。查体：心率 110 次/分，第一心音减弱，上肢内侧皮肤有环形红斑。应首先考虑的是

A. 病毒性心肌炎
B. 类风湿关节炎
C. 风湿热
D. 亚急性感染性心内膜炎
E. 系统性红斑狼疮

答案： C　**考点：** 风湿热的皮肤特征性表现

解析： 风湿热的临床表现：皮肤环形红斑，多见于躯干及四肢屈侧，呈环形或半环形，边缘稍隆起，呈淡红色，环内皮肤颜色正常。此种红斑常于摩擦后表现明显，1 天之内可时隐时现，消退后不遗留脱屑及色素沉着。故本题选择 C。

细目四　头部检查

[A1 型题]

1. 方颅可见于

A. 呆小症　B. 先天性梅毒

C. 脑膜炎　　D. 脑积水
E. 小儿营养不良

答案：B　**考点：方颅的临床意义**

解析：呆小症：小颅，同时伴有智力障碍（痴呆症）。先天性梅毒：方颅。脑积水：巨颅。脑膜炎和小儿营养不良者的头颅几乎为正常。故本题选择B。

2. 两侧瞳孔大小不等，多见于
A. 有机磷农药中毒
B. 阿托品类药物影响
C. 吗啡药物影响
D. 濒死状态
E. 脑肿瘤

答案：E　**考点：瞳孔大小不等的临床意义**

解析：双侧瞳孔大小不等，常见于脑外伤、脑肿瘤、脑疝及中枢神经梅毒等颅内病变。有机磷农药中毒、吗啡药物影响瞳孔变小。阿托品类药物影响、濒死状态瞳孔变大。故本题选择E。

3. 病理性双侧瞳孔缩小，可见于
A. 有机磷中毒　　B. 青光眼
C. 视神经萎缩　　D. 脑肿瘤
E. 脑疝

答案：A　**考点：瞳孔缩小的临床意义**

解析：有机磷中毒双侧瞳孔缩小。脑肿瘤、脑疝两侧瞳孔大小不等。青光眼、视神经萎缩瞳孔扩大。故本题选择A。

4. 下列各项，可出现双侧瞳孔散大的是
A. 阿托品影响　　B. 氯丙嗪影响
C. 有机磷农药中毒　　D. 毒蕈中毒
E. 毛果芸香碱中毒

答案：A　**考点：瞳孔散大的临床意义**

解析：阿托品影响双侧瞳孔散大。B、C、D、E双侧瞳孔缩小。故本题选择A。

5. 流行性腮腺炎可出现腮腺管开口处黏膜红肿，其部位在
A. 上颌第二臼齿相对应的颊黏膜上
B. 下颌第二臼齿相对应的颊黏膜上
C. 舌下
D. 上颌第一臼齿相对应的颊黏膜上
E. 下颌第一臼齿相对应的颊黏膜上

答案：A　**考点：流行性腮腺炎的特征表现**

解析：腮腺管开口部位在上颌第二臼齿相对应的颊黏膜上。故本题选择A。

［A2 型题］

6. 某小儿，男性，额、头顶、颞和枕部膨大呈圆形，颜面相对很小，伴颈部静脉充盈及落日现象，见于
A. 佝偻病　　B. 脑积水
C. 痴呆症　　D. 颅内高压
E. 先天性梅毒

答案：B　**考点：头颅异常的临床意义**

解析：患儿有落日现象，是由颅内压增高，压迫眼球，形成双目下视，巩膜外露的特殊表情，见于脑积水。故选B。

细目五　颈部检查

［A1 型题］

1. 下列不是生理性甲状腺肿大体征的是
A. 轻度肿大
B. 表面光滑
C. 无任何症状
D. 可闻及连续性血管杂音
E. 质地柔软

答案：D　**考点：生理性甲状腺肿大的体征**

解析：生理性甲状腺肿大：除甲状腺肿大外，往往无自觉症状，甲状腺肿大往往在青年期前即开始，到青春期、妊娠和哺乳期则肿大明显。早期为弥漫性逐渐肿大，质软，以后可形成大小不等的结节、质地坚韧，无血管杂音及震颤。故本题选择D。

2. 下列疾病，常使气管移向患侧的是
A. 胸膜粘连　　B. 大量胸腔积液
C. 胸腔积气　　D. 肺气肿
E. 纵隔肿瘤

答案：A　**考点：气管的检查**

解析：大量胸腔积液、气胸或纵隔肿瘤及不对称性甲状腺肿大，可将气管推向健侧；肺不张、胸膜粘连等可将气管拉向患侧。故本题选择A。

［A2 型题］

3. 患者咳嗽。查体：气管向左偏移，右侧胸廓较左侧饱满，叩诊出现鼓音。应首先考虑的是
A. 右侧气胸　　B. 左侧肺不张
C. 右下肺炎　　D. 肺气肿
E. 右侧胸腔积液

答案：A　**考点：气管向左偏移的意义**

解析：由气管移位可考虑患者存有胸腔、肺、纵隔及单侧甲状腺的病变。气管左移、右侧胸腔较左侧饱满，提示该侧气胸或胸腔积液病变；叩诊为鼓音，应考虑诊断为右侧气胸。左侧肺不张时，左胸可出现凹陷，叩诊呈浊音；右下肺炎时，气管无移位，右下肺叩诊呈浊音或实音；肺气肿气管无移位，叩出过清音。故本题选择A。

细目六　胸壁及胸廓检查

[A1 型题]

1. 胸骨明显压痛或叩击痛常见的疾病是

A. 上呼吸道感染　　B. 肺炎
C. 慢性支气管炎　　D. 肺结核
E. 白血病

答案：E　　考点：胸骨叩诊的意义

解析：胸骨明显压痛或叩击痛常见的疾病为白血病。故本题选择 E。

[A2 型题]

2. 患者胸骨下部显著前突，左、右胸廓塌陷，肋骨与肋软骨交界处变厚增大，上下相连呈串珠状。其诊断是

A. 肺结核　　B. 佝偻病
C. 肺气肿　　D. 支气管哮喘
E. 肺纤维化

答案：B　　考点：胸廓形态改变的临床意义

解析：佝偻病胸：多见于儿童，由佝偻病所致。沿胸骨两侧各肋软骨与肋骨交界处常隆起，形成串珠状。故本题选择 B。

细目七　肺与胸膜检查

[A1 型题]

1. 胸腔大量积气患者触觉语颤表现的是

A. 增强　　B. 减弱或消失
C. 稍增强　　D. 正常
E. 无变化

答案：B　　考点：语颤强弱的临床意义

解析：语音震颤的强弱受到发音的强弱、音调的高低、胸壁的厚薄以及气道通畅程度的影响。减弱或消失主要见于肺泡内含气量过多、支气管阻塞、大量胸腔积液或气胸、胸膜高度增厚粘连、胸壁皮下气肿或皮下水肿。故本题选择 B。

2. 肺部叩诊出现实音应考虑的疾病是

A. 肺炎　　B. 胸膜炎
C. 肺空洞　　D. 肺气肿
E. 大量胸腔积液

答案：E　　考点：肺部叩诊的意义

解析：胸部异常浊音或实音是由于肺组织含气量减少、不含气的肺病变、胸膜病变或胸壁组织局限性肿胀所致。常见于以下疾病：①肺部病变：肺炎、肺结核、肺栓塞、肺脓肿、肺部肿瘤、肺水肿、肺部广泛纤维化和肺包囊虫病等；②胸膜病变：胸腔积液、胸膜肿瘤和胸膜肥厚等；③胸壁病变：胸壁水肿、胸壁结核和胸壁肿瘤等。故本题选择 E。

3. 肺气肿时，肺部叩诊音应是

A. 清音　　B. 过清音
C. 浊音　　D. 鼓音
E. 实音

答案：B　　考点：肺部叩诊音的意义

解析：肺气肿时，肺部叩诊音因含气量多，呈过清音。故本题选择 B。

4. 正常肺泡呼吸音的最明显听诊部位在

A. 喉部　　B. 肩胛下部
C. 胸骨角附近　　D. 右肺尖
E. 肩胛上部

答案：B　　考点：正常肺泡呼吸音

解析：正常肺泡呼吸音的最明显听诊部位为肺泡组织较多且胸壁较薄的部位，如乳房下部、肩胛下部、腋窝下部。故本题选择 B。

5. 可闻及病理性支气管呼吸音的部位是

A. 肩胛下区　　B. 喉部
C. 胸骨上窝　　D. 背部第六颈椎附近
E. 第一、二胸椎附近

答案：A　　考点：病理性支气管呼吸音

解析：正常人在喉部，胸骨上窝，背部第六、七颈椎和第一、二胸椎附近可闻及支气管呼吸音。如在正常肺泡呼吸音部位听到支气管呼吸音即为异常支气管呼吸者，或称管状呼吸音，常见于肺组织实变、肺内大空腔、压迫性肺不张。故本题选择 A。

6. 心包摩擦音和胸膜摩擦音的鉴别要点是

A. 有无心脏病史
B. 呼吸是否增快
C. 改变体位后摩擦音是否消失
D. 屏住呼吸后摩擦音是否消失
E. 咳嗽后摩擦音是否消失

答案：D　　考点：心包摩擦音和胸膜摩擦音的鉴别要点

解析：胸膜摩擦音吸气和呼气相均可听到，以吸气末或呼气开始最为明显，屏气即消失。深呼吸或听诊器胸件加压时，摩擦音增强。心包摩擦音是心包膜纤维素渗出致表面粗糙，心脏收缩时脏层与壁层心包摩擦产生的振动传至胸壁所致，常在胸骨左缘第四肋间可以触及。故本题选择 D。

[A2 型题]

7. 患者咳嗽。查体：右侧呼吸动度减弱，右下肺叩诊出现浊音，听诊可闻及支气管呼吸音。应首先考虑的是

A. 右下肺不张　　B. 右下肺实变
C. 右侧胸腔积液　　D. 右侧气胸

E. 肺气肿

答案：B　　考点：右下肺听诊可闻及支气管呼吸音的意义

解析：右下肺受肝脏影响叩诊稍浊，如在正常肺泡呼吸音部位听到支气管呼吸音即为异常支气管呼吸者，或称管状呼吸音。常见于肺组织实变、肺内大空腔、压迫性肺不张。故本题选择B。

8. 患者，男，60岁。反复咳嗽、咳痰10年，近3年每当秋冬发病，天气变暖后逐渐减轻。检查：两肺闻及散在干啰音。X线显示肺纹理增多。其诊断是

A. 肺结核　　B. 肺癌

C. 支气管扩张症　　D. 支气管哮喘

E. 慢性支气管炎

答案：E　　考点：干啰音的意义

解析：干啰音是气流通过狭窄或部分阻塞的气道所发出的声音。病理基础为气道黏膜充血水肿、分泌物增加、平滑肌痉挛、管腔内异物、肿瘤、肉芽肿以及管壁外淋巴结或肿瘤压迫等。干啰音在吸气相与呼气相都能听到，但呼气相尤为明显，持续时间较长，声音响度和性质容易改变，部位也易变换。低音调的干音称为鼾音，如同熟睡中的鼾声，多发生于气管或主支气管。高音调的干啰音起源于较小的支气管或细支气管，类似于鸟叫、飞箭或哨笛音，通常称为哮鸣音。故本题选择E。

9. 患者呼吸急促。查体：气管向左偏移，右侧胸廓饱满，叩诊出现实音。应首先考虑的是

A. 右侧胸腔积液　　B. 右侧气胸

C. 肺气肿　　D. 右侧大叶性肺炎

E. 右侧肺不张

答案：A　　考点：右侧胸腔积液的体检特点

解析：由气管移位可考虑患者存有胸腔、肺、纵隔及单侧甲状腺的病变。气管左移、右侧胸腔较左侧饱满，提示该侧气胸或胸腔积液病变；叩诊呈浊音或实音则属于胸腔积液病变。故本题选择A。

10. 患者咳嗽。查体：气管向左偏移，右侧胸廓较左侧饱满，叩诊出现鼓音。应首先考虑的是

A. 左侧肺不张　　B. 右侧气胸

C. 右下肺炎　　D. 肺气肿

E. 右侧胸腔积液

答案：B　　考点：气胸的体征

解析：考生解答此题时关键注意题干的两个体征：气管向左偏移，叩诊出现鼓音，选项中只有右侧气胸满足，故选B。

细目八　心脏、血管检查

［A1 型题］

1. 下列哪项提示左心功能不全

A. 脉搏强而大　　B. 舒张早期奔马律

C. 奇脉　　D. 脉搏过缓

E. 脉搏绝对不齐

答案：B　　考点：左心功能不全的听诊特点

解析：脉搏强而大见于高热患者。舒张早期奔马律见于器质性心脏病。奇脉见于心包积液和缩窄性心包炎。脉搏过缓常见于颅内压增高、房室传导阻滞、洋地黄中毒等患者。脉搏绝对不齐见于心房纤维颤动的患者。故本题选择B。

2. 心包摩擦音通常在什么部位听诊最清楚

A. 心尖部

B. 心底部

C. 胸骨左缘第三、四肋间

D. 胸骨右缘第三、四肋间

E. 左侧腋前线三、四肋间

答案：C　　考点：心包摩擦音的听诊部位

解析：心包摩擦音可在整个心前区听到，但以胸骨左缘第三、四肋间最响，坐位前倾时更明显。故本题选择C。

3. 肝硬化腹壁静脉曲张时，其血管杂音常可被闻及的部位是

A. 上腹部　　B. 下腹部

C. 右侧腹部　　D. 左侧腹部

E. 右肋缘下

答案：A　　考点：肝硬化腹壁静脉曲张的血管杂音

解析：静脉性杂音为连续的嗡鸣声或“潺潺”声，无收缩期与舒张期性质。常出现于脐周或上腹部，尤其是腹壁静脉曲张严重处。此音提示门静脉高压时的侧支循环形成。故本题选择A。

4. 左心室增大时，心尖搏动移位方向是

A. 向右　　B. 向左

C. 向右下　　D. 向左下

E. 向后

答案：D　　考点：左心室增大心尖搏动移位方向

解析：左心室增大：心尖搏动向左下移位，甚至可达腋中线，提示左心室舒张末期容积增加、射血分数减少，故本题选择D。

5. 最易触及心包摩擦感的是

A. 坐位，胸骨左缘第四肋间处，深呼气末

B. 坐位，胸骨左缘第四肋间处，深吸气末

C. 卧位，胸骨左缘第三肋间处，深呼气末

D. 卧位，胸骨左缘第三肋间处，深吸气末

E. 卧位，剑突下，屏住呼吸时

答案：A　　考点：心包摩擦感的触及部位及体位

解析：心包摩擦感与呼吸运动无关，通常在胸骨左缘第四肋间处较易触及，这是因为该处心脏表面无肺脏覆盖；收缩期心脏更接近胸壁，所以较易触及。同理，坐位前倾及呼气末心包摩擦感更明显。故本题选择A。

6. 在胸骨左缘第三、四肋间触及收缩期震颤，应考虑为

A. 主动脉瓣关闭不全
B. 室间隔缺损
C. 二尖瓣狭窄
D. 三尖瓣狭窄
E. 肺动脉瓣狭窄

答案：B　考点：收缩期震颤的临床意义

解析：胸骨左缘第三至四肋间收缩期震颤，应首先考虑为室间隔缺损（先天性），故本题选择 B。

7. 容易闻及二尖瓣杂音的体位是

A. 坐位　B. 立位
C. 平卧位　D. 右侧卧位
E. 左侧卧位

答案：E　考点：二尖瓣杂音

解析：二尖瓣器质性收缩期杂音的特点：杂音呈吹风样，高调，性质较粗糙，强度常在 3/6 级以上，持续时间长，占据整个收缩期，可遮盖第一心音，常向左腋下传导，吸气时减弱，呼气时加强，左侧卧位时更明显。故本题选择 E。

8. 肺气肿时，心脏浊音界的改变多为

A. 心浊音界向左扩大
B. 心浊音界缩小
C. 心浊音界向右扩大
D. 心浊音界向两侧扩大
E. 心浊音界向左下扩大

答案：B　考点：心脏浊音界的改变

解析：心脏的邻近组织对心脏浊音界有明显影响。例如，大量胸腔积液、积气时，心浊音界向健侧移位，患侧心脏浊音界则可叩不出。肺气肿时，可使心脏浊音界变小或叩不出。故本题选择 B。

9. 高血压性心脏病左心室增大，其心脏浊音界呈

A. 靴形　B. 梨形
C. 烧瓶形　D. 普大型
E. 心腰部凸出

答案：A　考点：心脏浊音界的改变

解析：左心室增大，心脏浊音界向左下扩大，心腰部相对内陷，使心脏浊音区呈靴形，常见于主动脉瓣关闭不全，故称为主动脉型心脏，亦可见于高血压性心脏病、主动脉瓣狭窄。故本题选择 A。

10. 以下除了哪种疾病，心音改变均可见到 P2 增强

A. 肺动脉高压　B. 左心衰竭
C. 二尖瓣狭窄　D. 动脉导管未闭
E. 肺动脉瓣关闭不全

答案：E　考点：心音改变的临床意义

解析：肺动脉瓣关闭不全的心音改变可见 P2 减弱，其余疾病均可见 P2 增强，故选择 E。

11. 心室收缩时颈静脉有搏动，可见于

A. 高血压病
B. 严重贫血
C. 三尖瓣关闭不全
D. 主动脉瓣关闭不全
E. 甲状腺功能亢进症

答案：C　考点：心室收缩时颈静脉有搏动的意义

解析：如安静状态下出现明显的颈动脉搏动，提示心排血量增加或脉压增加的疾病，常见于甲状腺功能亢进症、高血压、主动脉瓣关闭不全或严重贫血等。如颈静脉在心室收缩期显著地搏动，提示三尖瓣关闭不全，心室收缩时血液从右心室向右心房方向反流。故本题选择 C。

12. 下列疾病除哪项外，均可见到周围血管征

A. 主动脉瓣关闭不全　B. 发热
C. 贫血　D. 甲亢
E. 主动脉瓣狭窄

答案：E　考点：周围血管征常见的疾病

解析：周围血管征可见于主动脉瓣关闭不全、甲亢、贫血、发热等。故本题选择 E。

13. 颈动脉搏动，多见于

A. 二尖瓣关闭不全
B. 主动脉瓣关闭不全
C. 三尖瓣关闭不全
D. 肺动脉瓣关闭不全
E. 二尖瓣狭窄

答案：B　考点：颈动脉搏动的临床意义

解析：安静状态下出现明显的颈动脉搏动，提示心排血量增加或脉压增大的疾病，常见于发热、甲状腺功能亢进症、高血压、主动脉瓣关闭不全或严重贫血等。故本题选择 B。

14. 风湿性二尖瓣狭窄的特有体征是

A. 心尖部第一心音亢进
B. 心尖部舒张期隆隆样杂音
C. 心尖部收缩期吹风样杂音
D. 胸骨左缘第二肋间隙第二心音亢进伴分裂
E. 开瓣音

答案：B　考点：风湿性二尖瓣狭窄的特有体征

解析：风湿性二尖瓣狭窄的特有体征是心尖部舒张期隆隆样杂音，故本题选择 B。

［A2 **型题**］

15. 患者，65 岁。查体：桶状胸，心尖搏动出现在剑突下，且深吸气时增强，肺动脉瓣第二心音增强。应首先考虑的是

A. 冠心病　B. 高血压性心脏病
C. 风湿性心脏病　D. 肺源性心脏病
E. 心肌炎

答案：D　　考点：心脏听诊的意义

解析：肺动脉瓣区第二心音增强见于肺动脉内压力增高的疾病，肺源性心脏病可导致肺动脉压力增大。故本题选择 D。

16. 患者多食，大便日 2 ~ 3 次。查体，血压 140/60mmHg，双眼突出，心律不齐，脉搏短绌。应首先考虑的是

A. 糖尿病合并缺血性心脏病
B. 风湿性心脏病伴心房纤颤
C. 高血压性心脏病伴心房纤颤
D. 肺源性心脏病伴心房纤颤
E. 甲状腺功能亢进症伴心房纤颤

答案：E　　考点：甲状腺功能亢进伴心房纤颤的临床特征

解析：根据患者多食和双眼突出的特征性表现，可初步断定为甲状腺功能亢进，根据排除法可选择 E。

17. 患者，男，65 岁突感上腹部剧烈疼痛，取硝酸甘油片含服，未能缓解。查体：脸色青白，血压 80/60mmHg，除心率 140 次/分外，心肺听诊无异常，腹平软，无压痛、反跳痛，肠鸣音存在。应首先考虑的是

A. 胃痉挛　　B. 胃穿孔
C. 急性胰腺炎　　D. 心绞痛
E. 心肌梗死

答案：E　　考点：心肌梗死的诊断

解析：胃痉挛、胃穿孔、急性胰腺炎的腹部查体不可能为腹平软，无压痛、反跳痛，肠鸣音存在。心绞痛取硝酸甘油片含服，可以缓解。故本题选择 E。

18. 患者心悸。查体：心律完全不规则，心率快慢不等，心音强弱绝对不一致，脉搏短绌。应首先考虑的是

A. 窦性心律不齐　B. 房性早搏
C. 心房纤颤　　D. 房室交界性早搏
E. 室性早搏

答案：C　　考点：心房纤颤的特点

解析：心房纤颤的特点为心律完全不规则，心率快慢不等，心音强弱绝对不一致，脉搏短绌。故本题选择 C。

19. 患者突感胸闷、心前区痛，心电图显示室间隔前部心肌梗死。营养患处的动脉来自

A. 左冠状动脉旋支
B. 右冠状动脉右缘支
C. 右冠状动脉后室间支
D. 冠状动脉前室间支
E. 右冠状动脉窦房结支

答案：D　　考点：室间隔前部的供血

解析：前室间支是左冠状动脉主干的延续，沿前室间沟下行，绕过心尖切迹达后室间沟下部，常与右冠状动脉的后室间支相吻合。前室间支分布于左、右心室前壁的一部分和室间隔的前 2/3 部。如前室间支受阻塞，则引起前壁心肌及室间隔前部心肌梗死。故本题选择 D。

细目九　腹部检查

［A1 型题］

1. 仰卧位时，前腹壁与胸骨下端到耻骨联合的连线大致在同一水平面上，称为

A. 腹部平坦　　B. 腹部饱满
C. 腹部膨隆　　D. 腹部低平
E. 腹部凹陷

答案：A　　考点：腹部视诊

解析：腹部平坦：正常成人仰卧时，前腹壁与自肋缘至耻骨联合的连线大致相平或略为低凹。腹部饱满：腹壁紧张度增加，常因病因不同而表现不一。由于腹内容物增加如肠胀气或人工气腹、腹腔内积液者，触诊腹部张力增大，但无肌痉挛，亦不具压痛，应称为腹部饱满。全腹膨隆：平卧时前腹壁明显隆凸于肋缘与耻骨联合的平面，称为全腹膨隆。全腹凹陷：仰卧位时见前腹壁明显低于肋缘与耻骨联合的平面称腹部凹陷。故本题选择 A。

2. 下列哪项体征最能提示腹膜炎的存在

A. 肠鸣音减弱　　B. 叩出移动性浊音
C. 腹部压痛　　D. 腹部触及肿块
E. 反跳痛

答案：E　　考点：腹膜炎的体征

解析：反跳痛是腹腔内脏器的炎症已累及腹膜壁层的征象，当突然抬手时腹膜被牵拉而引起剧烈疼痛。故本题选择 E。

3. 胆道疾病引起的腹痛多放射至

A. 左肩部　　B. 右肩部
C. 背部　　D. 左腰背
E. 右股内侧

答案：B　　考点：胆道疾病的腹痛特点

解析：放射性疼痛为一个局部病灶通过神经或邻近器官而波及其他部位的疼痛。胆道疾病引起的腹痛多放射至神经走行的部位，即右肩部。故本题选择 B。

4. 空腹听诊出现振水音，可见于

A. 肝硬化腹水　　B. 肾病综合征
C. 结核性腹膜炎　D. 幽门梗阻
E. 急性肠炎

答案：D　　考点：振水音

解析：振水音是胃内气体和液体撞击的声音。正常人在餐后或饮入多量液体时可查及振水音，在空腹时胃已排空而不出现振水音。幽门梗阻时，胃内容物排空障碍，空腹也可出现振水音。故答案为 D。肝硬化腹水、肾病综合征、结核性腹膜炎和急性肠炎一般均不出现胃排空明显障碍。

5. 腹部叩诊出现移动性浊音，应首先考虑的是

A. 尿潴留　　B. 幽门梗阻
C. 右心功能不全　　D. 巨大卵巢囊肿
E. 急性胃炎

答案： C　考点：腹部移动性浊音的临床意义

解析： 尿潴留呈圆形浊音区，则可能为胀大的膀胱。幽门梗阻出现振水音。右心功能不全出现移动性浊音。巨大卵巢囊肿为实音。急性胃炎在胃泡鼓音区的上界，再做水平方向叩诊鼓音区变大。故本题选择 C。

6. 下列各项，可出现金属样肠蠕动音的是

A. 麻痹性肠梗阻　　B. 机械性肠梗阻
C. 低血钾　　D. 急性肠炎
E. 败血症

答案： B　考点：金属样肠蠕动音的临床意义

解析： 音调高亢响亮，称肠鸣音活跃或亢进，如肠鸣音高亢呈“叮当”金属声，见于机械性肠梗阻。故本题选择 B。

7. 下列哪项不是腹水的表现

A. 蛙状腹　　B. 移动性浊音
C. 波动感　　D. 振水音
E. 直立时下腹饱满

答案： D　考点：腹水的表现

解析： 腹水出现前常有腹胀，大量腹水使腹部膨隆、腹壁绷紧发亮，状如蛙腹，患者行走困难，有时膈显著抬高，出现端坐呼吸和脐疝。直立时下腹饱满有移动性浊音和波动感。故本题选择 D。

[A2 型题]

8. 患者腹部膨隆呈球形，转动体位时形状改变不明显。应首先考虑的是

A. 肝硬化　　B. 右心功能不全
C. 缩窄性心包炎　　D. 肾病综合征
E. 肠麻痹

答案： E　考点：腹部膨隆的临床意义

解析： 腹内积气：胃肠道内大量积气可致全腹膨隆，变换体位时其形状无明显改变，可见于各种原因所致的肠梗阻或肠麻痹。故本题选择 E。

9. 患者，女，40 岁。仰卧时腹部呈蛙状，侧卧时下侧腹部明显膨出。应首先虑的是

A. 胃肠胀气　　B. 腹腔积液
C. 巨大卵巢囊肿　　D. 肥胖
E. 子宫肌瘤

答案： B　考点：蛙状腹的临床意义

解析： 当腹腔内大量积液时，在仰卧位时腹部外形呈宽而扁状，称为蛙腹。坐位时下腹部明显膨出常见于肝硬化门脉高压症、右心衰竭、缩窄性心包炎、肾病综合征、结核性腹膜炎、腹膜转移癌等。故本题选择 B。

10. 患者饱餐后上腹部持续疼痛 1 天。查体：上腹部压痛、反跳痛。应首先考虑的是

A. 急性胃炎　　B. 急性胰腺炎
C. 急性肝炎　　D. 右肾结石
E. 肝癌

答案： B　考点：急性胰腺炎的疼痛部位及性质

解析： 急性胰腺炎腹痛为钝痛、刀割样痛、钻痛或绞痛，向腰背部呈带状放射，水肿型 3～5 天即缓解，出血坏死型发展较快可引起全腹痛。故本题选择 B。

11. 患者，男，45 岁。近日发现大便色黑，伴不规则上腹痛。检查：左锁骨上窝触及 1 个 1cm×1.2cm 大小的淋巴结，质硬，大便隐血试验（+++）。首先考虑的是

A. 消化性溃疡病　　B. 胆道感染合并出血
C. 胃癌　　D. 血小板减少性紫癜
E. 肝硬化

答案： C　考点：腹痛及伴随症状的临床意义

解析： 柏油样便或呕血见于上消化道出血，如消化性溃疡、胃癌、癌致食道静脉曲张破裂。鲜血便见于下消化道出血，如慢性溃疡性结肠炎、克罗恩病、肠结核、结肠癌等。故本题选择 C。

12. 患者，女，55 岁。反复呕吐大量隔餐食物。查体：中上腹可见蠕动波，上腹部可闻及振水音。应首先考虑的是

A. 急性胃炎　　B. 幽门梗阻
C. 急性胆囊炎　　D. 反流性食管炎
E. 肠梗阻

答案： B　考点：幽门梗阻的体征

解析： 患者查体可闻及振水音，是有积液的体征，首先当排除 A、C、D。再根据题干的“反复呕吐大量隔餐食物”，这符合幽门梗阻的典型表现，故选 B。

[B 型题]

（13～14 题共用备选答案）

A. 墨菲征（Murphy）阳性
B. 麦氏点压痛
C. 库瓦济埃征（Courvoisier）阳性
D. 库瓦济埃征（Courvoisier）阴性
E. 板状腹

13. 胰头癌引起梗阻性黄疸，可见

答案： C

14. 急性胆囊炎，可见

答案： A　考点：腹部压痛点的临床意义

解析：墨菲征（Murphy）阳性可见急性胆囊炎。麦氏点压痛多见于急性阑尾炎。库瓦济埃征（Courvoisier）阳性见于胰腺肿瘤或胰腺囊肿，胆管下端癌时，因胆总管阻塞，使黄疸明显加深，肝和胆囊因胆汁淤积而肿大，胆囊常可触及，但无压痛。板状腹见于腹膜炎。故13题选择C，14题选择A。

细目十　肛门、直肠检查及临床意义

[A1 型题]

1. 肛门与直肠检查，错误的体位是

A. 俯卧位　　B. 左侧卧位
C. 仰卧位　　D. 蹲位
E. 肘膝位

答案：A　　考点：肛门与直肠检查的体位

解析：根据病情需要，肛门、直肠视诊采取肘膝位、仰卧位、截石位、左侧卧位或蹲位等体位，故选A。

细目十一　脊柱与四肢检查及临床意义

[A1 型题]

1. 下列脊椎病变，除哪项外，脊椎叩痛常为阳性

A. 脊椎结核　　B. 棘间韧带损伤
C. 骨折　　D. 骨质增生
E. 椎间盘脱出

答案：D　　考点：脊椎叩痛的临床意义

解析：在受损部位可产生叩击痛。叩击痛阳性可见于脊椎结核、骨折及椎间盘突出、棘间韧带损伤。故本题选择D。

2. 下列可引起姿势性脊柱侧凸的是

A. 佝偻病　　B. 先天性斜颈
C. 胸膜肥厚　　D. 一侧腰肌瘫痪
E. 儿童发育期坐或立姿势不良

答案：E　　考点：脊柱侧凸的病因

解析：青少年胸段下部及腰段均后凸，多为发育期姿势不良或患脊椎骨软骨炎的后果。故本题选择E。

[A2 型题]

3. 患者，男，58岁。腰痛，腰部活动受限。检查：脊柱叩击痛，坐骨神经刺激征（+）。应首先考虑的是

A. 腰肌劳损　　B. 脑膜炎
C. 蛛网膜下腔出血　　D. 腰椎间盘突出
E. 肾下垂

答案：D　　考点：腰痛及伴随症状的临床意义

解析：腰肌劳损腰部有压痛。脑膜炎、蛛网膜下腔出血有脑膜刺激征。腰椎间盘突出可以有腰痛，腰部活动受限。检查：脊柱叩击痛，坐骨神经刺激征（+）。肾下垂腰部酸痛占92%。故本题选择D。

[B 型题]

（4～5题共用备选答案）

A. 指关节梭状畸形　　B. 杵状指
C. 匙状甲　　D. 浮髌现象
E. 肢端肥大

4. 支气管扩张症，常表现为

答案：B

5. 类风湿关节炎，常表现为

答案：A　　考点：四肢与关节形态异常

解析：指关节梭状畸形多见于类风湿关节炎。杵状指如先天性心脏病、细菌性心内膜炎、呼吸系统疾患、内分泌障碍、肝病及缺铁性贫血均可伴发此症；而主动脉的动脉瘤、侧锁骨下动脉瘤、腋窝动脉闭塞及一侧神经丛麻痹等疾病则常伴有单侧杵状病发生。匙状甲常见于缺铁性贫血，偶见于风湿热、甲癣等。浮髌现象见于各种原因引起的膝关节腔大量积液。肢端肥大见于青春期发育成熟后，腺垂体功能亢进，生长激素分泌过多引起的肢端肥大症。故4题选择B，5题选择A。

细目十二　神经系统检查及临床意义

[A1 型题]

1. 下列除哪项外，均可出现周围性呕吐

A. 洋地黄中毒　　B. 急性胃炎
C. 胃穿孔　　D. 胆囊炎
E. 咽部受激惹

答案：A　　考点：周围性呕吐

解析：周围性呕吐可见于急性胃炎、胃癌、幽门梗阻、各种急腹症如肠梗阻、腹膜炎、阑尾炎、胆道及胰腺疾病。周围感觉器官疾病引起反射性呕吐如咽部或迷路遭受刺激时（急性迷路炎、梅尼埃病）、心肌梗死也可引起呕吐。故本题选择A。

2. 中枢性瘫痪的特点是

A. 肌张力降低　　B. 腱反射减弱
C. 浅反射消失　　D. 不出现病理反射
E. 肌张力增强

答案：E　　考点：中枢性瘫痪的特点

解析：中枢性瘫痪的特点：上运动神经元瘫痪，大脑皮质运动区或锥体束受损，引起对侧肢体单瘫或偏瘫，表现为瘫痪肌肉张力增高——折刀样、腱反射亢进、浅反射消失、出现病理反射，瘫痪肌肉不萎缩。故本题选择E。

3. 上肢锥体束征是指

A. 巴宾斯基征（Babinski）
B. 奥本海姆征（Oppenheim）
C. 戈登征（Gordon）
D. 霍夫曼征（Hoffmann）
E. 查多克征（Chaddock）

答案：D　　考点：上肢椎体束征

解析：霍夫曼征单侧或双侧阳性，这是颈6以上脊髓受压的重要体征。下肢肌肉痉挛侧可出现巴宾斯基征阳性，髌、踝阵挛阳性。故本题选择D。

4. 下列哪项不属于神经反射的深反射

A. 肱二头肌反射　B. 肱三头肌反射
C. 膝腱反射　D. 腹壁反射
E. 跟腱反射

答案：D　　考点：深反射

解析：深反射检查包括肱二头肌、膝腱、跟腱反射。故本题选择D。

5. 浅反射不包括下列哪项

A. 腹壁反射　B. 桡反射
C. 提睾反射　D. 角膜反射
E. 跖反射

答案：B　　考点：浅反射

解析：浅反射是刺激皮肤或黏膜引起的反射，属于生理反射，包括腹壁反射、提睾反射、角膜反射、跖反射、咽反射及肛门反射。故选B。

6. 下列不属锥体束病变时的病理反射的是

A. 巴宾斯基征　B. 查多克征
C. 戈登征　D. 拉塞格征
E. 奥本海姆征

答案：D　　考点：锥体束病理反射

解析：锥体束病理反射包括巴宾斯基征、奥本海姆征、戈登征以及查多克征。直腿抬高试验：又称“拉塞格征”。本试验阳性提示腰椎间盘突出症，但阴性亦不能完全排除本病。故本题选择D。

第四单元　实验室诊断

【考点透视】

本单元以病例分析题为主，常与症状学部分联合出题。考生复习要全面，要按照每个系统的检查分类记忆，找出每种检查的特征。

细目一　血液的一般检查及临床意义

［A1 型题］

1. 血白细胞总数增多，可见于

A. 伤寒杆菌感染　B. 再生障碍性贫血
C. 急性失血　D. 使用氯霉素的影响
E. 脾功能亢进

答案：C　　考点：血白细胞总数增多的意义

解析：血白细胞总数增多的意义在于：①急性感染：包括化脓菌感染、杆菌感染引起肾盂肾炎、胆囊炎等，病毒感染引起传染性单核细胞增多症、乙型脑炎等，寄生虫感染引起急性血吸虫病，螺旋体病引起的钩端螺旋体病等。重度感染时可引起白细胞总数显著增高并可出现明显核左移；②严重烧伤、较大手术后、心肌梗死等引起的组织损伤、坏死；③数量极度增高时，见于恶性肿瘤、白血病，尤其是慢性白血病；④急性失血；⑤急性化学药物有机磷中毒，也见于糖尿病酮症酸中毒、尿毒症等引起的代谢性中毒。故本题选择C。

2. 血小板减少，常见于

A. 脾切除术后　B. 急性胃出血后
C. 急性溶血后　D. 急性白血病
E. 月经过多

答案：D　　考点：血小板减少的意义

解析：血小板减少常见于血小板减少性紫癜、脾功能亢进、再生障碍性贫血和白血病等症。故本题选择D。

3. 下列各项对诊断伤寒最有意义的是

A. 稽留热　B. 血细菌培养阳性
C. 脾肿大　D. 肝肿大
E. 相对缓脉

答案：B　　考点：伤寒诊断的意义

解析：血细菌培养阳性即O、H凝集价均有增高者可诊断伤寒，故本题选择B。

4. 下列可引起中性粒细胞生理性增多的是

A. 睡眠　B. 妊娠末期
C. 休息　D. 缺氧
E. 情绪激动

答案：B　　考点：中性粒细胞生理性增多的意义

解析：妊娠超过5个月白细胞可达$15\times10^9/L$以上，妊娠最后1个月波动于（12～17）$\times10^9/L$，分娩时白细胞可达$34\times10^9/L$，分娩后2～5天内恢复正常。故本题选择B。

5. 下列疾病，可以出现凝血时间缩短的是

A. 先天性凝血酶原缺乏症
B. 纤维蛋白原缺乏症
C. DIC早期
D. 血小板减少性紫癜
E. 严重肝病

答案：C　　考点：凝血时间缩短的常见疾病

解析：凝血时间缩短见于妇女口服避孕药、血栓栓塞性疾病及高凝状态等。故本题选择C。

6. 下列除哪项外，常可出现红细胞沉降率明显增快

A. 风湿病的病情趋于静止时
B. 亚急性细菌性（感染性）心内膜炎
C. 重度贫血
D. 心肌梗死

E. 多发性脊髓瘤

答案：A　　考点：红细胞沉降率明显增快的常见疾病

解析：引起红细胞沉降率加快的原因有：①风湿热和急性传染病：麻疹、猩红热、脑膜炎或败血症等；②活动性结核病；③炎症：肺炎、乳突炎、化脓性胆囊炎、输卵管炎、动脉炎等；④血液和心血管疾病：各类贫血、白血病、多发性骨髓瘤、组织变性或坏死性疾病如心肌梗死、胶原病等；⑤其他：如严重酒精中毒、恶性肿瘤、黑热病、疟疾、注射异性蛋白和手术等。故本题选择A。

7. 关于C－反应蛋白增高的临床意义，下列各项中错误的是

A. 急性化脓性炎症
B. 菌血症
C. 组织坏死
D. 病毒感染
E. 恶性肿瘤

答案：D　　考点：C－反应蛋白增高的临床意义

解析：C－反应蛋白增高见于各种急性化脓性炎症、菌血症、组织坏死、恶性肿瘤等的早期。故选择D。此考点为大纲新增内容，考生需要关注。

［A2 型题］

8. 患者食欲和记忆力减退。检查：眼睑苍白，血红细胞、白细胞和血小板均减少。应首先考虑的是

A. 再生障碍性贫血　　B. 缺铁性贫血
C. 溶血性贫血　　D. 失血性贫血
E. 巨幼红细胞性贫血

答案：A　　考点：再生障碍性贫血的血液检查

解析：再生障碍性贫血红细胞、白细胞和血小板均减少。缺铁性贫血为小细胞低色素性贫血：MCV＜80fl，MCHC＜32C。溶血性贫血红细胞计数下降、血清间接胆红素增多。失血性贫血由于血管收缩，红细胞计数、血红蛋白和血细胞比容反见增高，但在几小时内，组织液进入血液循环而使血液稀释，红细胞计数和血红蛋白的降低与出血的严重程度一致。巨幼红细胞性贫血重者全血细胞减少，红细胞大小不等，中性粒细胞分叶过多。故本题选择A。

细目二　血栓与止血、骨髓检查

［A1 型题］

1. 下列哪个疾病不会引起血浆凝血酶原时间缩短

A. 心肌梗死　　B. 多发性骨髓瘤
C. 严重肝病　　D. 脑血栓形成
E. 深静脉血栓形成

答案：C　　考点：血浆凝血酶原时间测定的意义

解析：血浆凝血酶原时间缩短主要见于血液高凝状态，如选项A、B、D、E，严重肝病的血浆凝血酶原时间延长，故选择C。

2. 成熟红细胞：有核细胞为20：1，有核细胞占1%～10%，骨髓的增生程度是

A. 极度减低　　B. 减低
C. 活跃　　D. 明显活跃
E. 极度活跃

答案：C　　考点：骨髓增生程度分级

解析：骨髓内有核细胞的多少反映骨髓的增生情况，一般以成熟红细胞和有核细胞的比例判断骨髓增生程度，具体见下表。故选择C。

增生程度	成熟红细胞：有核细胞	有核细胞（%）
极度活跃	1∶1	＞50
明显活跃	10∶1	10～50
活跃	20∶1	1～10
减低	50∶1	0.5～1
极度减低	200∶1	＜0.5

细目三　肝脏病实验室检查

［A1 型题］

1. 血清总胆红素、结合胆红素、非结合胆红素均中度增加，可见于

A. 蚕豆病
B. 胆石症
C. 珠蛋白生成障碍性贫血
D. 急性黄疸性肝炎
E. 胰头癌

答案：D　　考点：急性黄疸性肝炎的实验室检查

解析：肝细胞性黄疸时结合与非结合胆红素均中度增高，尿胆红素阳性，尿胆原增加、正常或减少。故本题选择D。

［A2 型题］

2. 患者，男，50岁。乙肝病史6年，呕血1天。检查：腹壁静脉曲张，肝肋下未触及，脾肋下3cm，腹水征（+）。HBsAg（+），白蛋白降低，A/G＜1，丙氨酸转氨酶升高。其诊断为

A. 慢性肝炎
B. 肝硬化合并上消化道出血
C. 消化性溃疡合并上消化道出血
D. 白血病
E. 原发性肝癌

答案：B　考点：肝硬化合并上消化道出血的实验室检查

解析：肝硬化诊断依据：①病毒性肝炎、长期饮酒病史；②肝功能减退和门静脉高压症的临床表现；③肝脏质地坚硬有结节感；④肝功能实验阳性；⑤肝活检有假小叶形成并发症：上消化道出血、肝性脑病、感染、肝肾综合征、原发性肝癌、电解质和酸碱平衡紊乱等。故本题选择B。

[B 型题]

(3～4 题共用备选答案)

A. HBsAg（+）　B. 抗 - HBs（+）

C. HBeAg（+）　D. 抗 - HBc（+）

E. 抗 - HBe（+）

3. 作为机体获得对 HBV 免疫力及乙型肝炎患者痊愈的指标是

答案：B

4. HBV 感染进入后期与传染减低的指标是

答案：E　考点：乙型肝炎患者痊愈的指标、HBV 感染进入后期与传染减低的指标

解析：HBsAg 及抗 - HBs 测定：HBsAg 具有抗原性，不具有传染性。HBsAg 是感染 HBV 的标志，其多少与 HBV 的生成量相平行。抗 - HBs 阳性，见于注射过乙型肝炎疫苗或曾感染过 HBV，目前 HBV 已被清除者，对 HBV 已有了免疫力。HBeAg 阳性表示有 HBV 复制，传染性强。抗 - HBe 多见于 HBeAg 转阴的患者，它意味着 HBV 大部分已被清除或抑制、HBV 生成减少，是传染性降低的一种表现。故 3 题选择 B，4 题选择 E。

细目四　肾功能检查

[A1 型题]

1. 下列检查结果中，最能反映慢性肾炎患者肾实质严重损害的是

A. 尿蛋白明显增多

B. 尿中白细胞明显增多

C. 尿中红细胞明显增多

D. 尿中出现管型

E. 尿比重固定于 1.010 左右

答案：E　考点：反映慢性肾炎患者肾实质严重损害的指标

解析：慢性肾炎晚期则出现尿比重固定在 1.010 左右的等张尿，表明肾小管重吸收功能很差。故本题选择 E。

2. 下列关于血尿素氮的改变及临床意义的叙述，正确的是

A. 上消化道出血时，血尿素氮减少

B. 大面积烧伤时，血尿素氮减少

C. 严重的肾盂肾炎，血尿素氮减少

D. 血尿素氮对早期肾功能损害的敏感性差

E. 血尿素氮对早期肾功能损害的敏感性强

答案：D　考点：血尿素氮的改变及临床意义

解析：血尿素氮正常值为 2.9～6.4mmol/L。肾脏本身的疾病如慢性肾炎、肾血管硬化症等可引起血尿素氮增高；肾前或肾后因素引起的尿量显著减少或无尿如脱水、循环衰竭、尿路结石或前列腺肿大引起的尿路梗阻等均可引起血尿素氮增高；体内蛋白质过度分解疾病如急性传染病、上消化道出血、大面积烧伤等可引起血尿素氮增高。故本题选择 D。

3. 下列各项，最易发生代谢性碱中毒的是

A. 慢性肾功能不全　B. 休克

C. 肠瘘　D. 幽门梗阻

E. 急性肾功能不全

答案：D　考点：代谢性碱中毒的常见病因

解析：代谢性碱中毒主要是体内 HCO_3^- 增多引起。幽门梗阻、严重呕吐是最常见的病因，长期使用呋塞米（速尿）等利尿药、Cl^- 排出增多，HCO_3^- 回收入血液增多，可发生低氯性碱中毒。低血钾时，K^+ 从细胞内释出，Na^+ 和 H^+ 进入细胞内，引起细胞外液碱中毒，称为低钾性碱中毒。故本题选择 D。

4. 下列关于内生肌酐清除率的叙述，正确的是

A. 肾功能严重损害时，开始升高

B. 高于 80ml 预后不良

C. 肾功能损害愈重，其清除率愈低

D. 肾功能损害愈重，其清除率愈高

E. 其测定与肾功能损害程度无关

答案：C　考点：内生肌酐清除率与肾功能的关系

解析：①内生肌酐清除率低于参考值的 80% 以下者，则表示肾小球滤过功能减退；②内生肌酐清除率低至 50～70ml/min，为肾功能轻微损害；③内生肌酐清除率 31～50ml/min，为中度损害；④内生肌酐清除率 30ml/min 以下，为重度损害；⑤内生肌酐清除率低至 11～20ml/min，为早期肾功能不全；⑥内生肌酐清除率低至 6～10ml/min，为晚期肾功能不全；⑦内生肌酐清除率低于 5ml/min，为肾功能不全终末期。故本题选择 C。

5. 以下检测可反映肾小球滤过功能的是

A. 内生肌酐清除率测定

B. 血清肌酐测定

C. 尿 $β_2$ - 微球蛋白测定

D. 血 $β_2$ - 微球蛋白测定

E. 血清尿素氮测定

答案：D　考点：血 $β_2$ - 微球蛋白测定的临床意义

解析：考生对常见医学检验指标的临床意义要熟悉并掌握。血 $β_2$ - 微球蛋白测定是反映肾小球滤过功能的敏感指标，故选择 D。

细目五　常用生化检查

[A1 型题]

1. 成人血清钠的正常值是

A. 110～120mmol/L　B. 121～130mmoL/L

C. 136～146mmol/L　D. 150～155mmol/L

E. 156～160mmol/L

答案：C　考点：成人血清钠的正常值

解析：成人血清钠的正常值是 136～146mmol/L，故本

题选择 C。

2. 下列除哪项外，均可引起血清钾增高

A. 急、慢性肾功能衰竭

B. 静脉滴注大量钾盐

C. 严重溶血

D. 代谢性酸中毒

E. 代谢性碱中毒

答案：E　　考点：血清钾增高的意义

解析：血清钾增高见于：①肾脏排钾减少，如急、慢性肾功能不全及肾上腺皮质功能减退等；②摄入或注射大量钾盐，超过肾脏排钾能力；③严重溶血或组织损伤，红细胞或组织的钾大量释放入细胞外液；④组织缺氧或代谢性酸中毒时大量细胞内的钾转移至细胞外。故本题选择 E。

3. 引起病理性血糖升高的原因不包括下列哪种疾病

A. 甲状腺功能亢进症

B. 嗜铬细胞瘤

C. 糖尿病

D. 肾上腺皮质功能亢进症

E. 胰岛细胞瘤

答案：E　　考点：血糖升高的意义

解析：病理性高血糖：①各型糖尿病及甲状腺功能亢进、Cushing 病、肢端肥大症、嗜铬细胞瘤等内分泌疾病；②颅外伤、颅内出血、脑膜炎等引起颅内压升高刺激血糖中枢以及在疾病应激状态时；③脱水、血浆呈高渗状态（高热、呕吐、腹泻）。故本题选择 E。

4. 天门冬酸氨基转移酶（AST）的正常参考值为

A. <10U/L　　B. <20U/L

C. <30U/L　　D. <40U/L

E. <50U/L

答案：D　　考点：AST 的正常值

解析：天门冬酸氨基转移酶 AST 的正常参考值为 10～40U/L。AST 增高情况可以反映出组织损害和坏死程度。AST/ALT 比值正常约为 1.5，急性或轻型肝炎时比值降低为 0.56 左右，在急性病程中 AST/ALT 升高往往预示重型肝炎。因此选择 D。

［A2 型题］

5. 患者，男，55 岁。劳累及情绪激动后，多次出现短时间胸骨后疼痛，下列哪项血清检查对明确诊断最有参考意义

A. 钾　　B. 钠

C. 氯化物　　D. 钙

E. 胆固醇及甘油三酯

答案：E　　考点：血脂检查的临床意义

解析：血脂是人体中一种重要物质，有许多非常重要的功能，但是不能超过一定的范围。如果血脂过多，容易造成"血稠"，在血管壁上沉积，逐渐形成小斑块，这就是人们常说的动脉粥样硬化。这些斑块增多、增大，逐渐堵塞血管，使血流变慢，严重时血流可中断。这种情况如果发生在心脏，就易引起冠心病。故本题选择 E。

细目六　酶学检查

［A1 型题］

1. 对心肌缺血与心内膜下梗死的鉴别，最有意义的是

A. 淀粉酶

B. 血清转氨酶

C. γ-谷氨酰基转肽酶

D. 肌酸激酶

E. 血清碱性磷酸酶

答案：D　　考点：肌酸激酶的临床意义

解析：肌酸激酶有 3 种同工酶，其中 CK-MB 来自心肌，其诊断敏感性和特异性均极高，分别达到 100% 和 99%，它升高的幅度和持续的时间常用于判定梗死的范围和严重性。故本题选择 D。

2. 下列关于急性胰腺炎酶学检查的叙述，正确的是

A. 血清淀粉酶多在发病 1～2 小时开始增高

B. 尿淀粉酶多在发病 3～4 小时开始增高

C. 胰腺广泛坏死时，尿淀粉酶可增高不明显

D. 尿淀粉酶的增高多早于血清淀粉酶

E. 尿、血淀粉酶常同时开始增高

答案：C　　考点：急性胰腺炎酶学检查

解析：胰腺广泛坏死时，尿淀粉酶可增高不明显。血淀粉酶在发病 8～12 小时开始升高，12～24 小时达到高峰，2～5 天恢复正常。血淀粉酶超过 500U 时对急性胰腺炎具有诊断意义，其他急腹症时通常低于该值。尿淀粉酶在发病 12～24 小时开始升高，下降速度也比血淀粉酶慢（3～10 天恢复正常），故急性胰腺炎后期，尿淀粉酶更具有诊断价值。故本题选择 C。

3. 对诊断急性胰腺炎最有价值的血清酶检查是

A. 谷草转氨酶　　B. 淀粉酶

C. 碱性磷酸酶　　D. 谷丙转氨酶

E. 乳酸脱氢酶

答案：B　考点：急性胰腺炎最有价值的血清酶检查

解析：急性胰腺炎最有价值的血清酶检查是血尿淀粉酶。故本题选择 B。

4. 以下对脑钠肽临床意义描述不正确的是

A. 用于心衰的诊断

B. 用于心肌梗死的诊断

C. 鉴别呼吸困难

D. 用于心衰的预后评估

E. 指导心力衰竭的治疗

答案：B　　考点：脑钠肽的临床意义

解析：脑钠肽的临床意义包括：①用于心衰的诊断、监测和预后评估；②鉴别呼吸困难：脑钠肽在心源性呼吸困难时升高，肺源性呼吸困难时不升高，通过测定脑钠肽水平可以准确筛选出非心衰患者（如肺源性）引起的呼吸困难；③指导心力衰竭的治疗。故选择 B。此要点为大纲新增内容，考生需要关注。

［B 型题］

（5～6 题共用备选答案）

A. 淀粉酶　　B. 血清转氨酶

C. 谷氨酰基转肽酶　D. 血清碱性磷酸酶

E. 肌酸磷酸激酶

5. 对诊断骨质疏松最有意义的是

答案：D

6. 对诊断心肌梗死最有意义的是

答案：E　　考点：酶学检查的临床意义

解析：淀粉酶提示急性胰腺炎。血清转氨酶、谷氨酰基转肽酶与肝脏疾病引起的肝功能损伤有关。血清碱性磷酸酶临床意义：①肝胆疾病：阻塞性黄疸时，由于胆汁排泄不畅，使碱性磷酸酶（AKP）滞留血中而增高；急慢性黄疸型肝炎或肝癌时也可使 AKP 升高。②骨骼系统疾病如：骨细胞瘤、骨折恢复期、骨转移癌等，血清 AKP 增高。肌酸磷酸激酶、急性心肌梗死时血清酶中升高最早的是肌酸磷酸激酶（CPK）。故 5 题选择 D，6 题选择 E。

细目七　免疫学检查

［A1 型题］

1. 对诊断系统性红斑狼疮最有意义的检查是

A. 免疫球蛋白测定

B. 抗核抗体

C. 总补体溶血活力测定

D. E 玫瑰花试验

E. 淋巴细胞转化试验

答案：B　　考点：抗核抗体的临床意义

解析：抗核抗体常用于弥漫性结缔组织病的诊断，尤其是抗核抗体中的抗双链（天然）DNA 抗体对诊断系统性红斑狼疮有较高的特异性；抗 Jo－1 抗体对诊断多发性肌炎或皮肌炎有特异性；抗 Scl－70 抗体对诊断硬皮病有特异性；抗 Sm 抗体是诊断系统性红斑狼疮特异性抗体。故本题选择 B。

2. 系统性红斑狼疮特有的抗体是

A. 抗 Sm 抗体　　B. 抗 SSA 抗体

C. 抗核抗体　　D. 抗双链 DNA 抗体

E. 类风湿因子

答案：A　　考点：抗 Sm 抗体的临床意义

解析：抗 Sm 抗体与抗 SSA 抗体是大纲新增内容。抗 Sm 抗体为系统性红斑狼疮所特有，疾病特异性达 99%，但敏感性低；抗 SSA 抗体在干燥综合征中阳性率最高，敏感性达 96%。故选择 A。

［B 型题］

（3～4 题共用备选答案）

A. AFP　　B. CEA

C. CA125　　D. CA19－9

E. PSA

3. 诊断原发性肝细胞癌最特异的标志物是

答案：A

4. 诊断前列腺癌最有价值的肿瘤标志物是

答案：E　　考点：肿瘤标志物检测的意义

解析：考生需熟悉常见肿瘤标志物的英文缩写，并掌握其临床意义。AFP 是血清甲胎蛋白的英文缩写，是目前诊断原发性肝细胞癌最特异的标志物；PSA 是血清前列腺特异抗原的英文缩写，是前列腺癌诊断最有价值的肿瘤标志物，其测定也是监测前列腺癌病情变化和疗效的重要指标。故 3 题选择 A，4 题选择 E。

细目八　尿液检查

［A1 型题］

1. 病理性蛋白尿，可见于

A. 剧烈活动后　　B. 严重受寒

C. 直立性蛋白尿　　D. 妊娠中毒

E. 精神紧张

答案：D　　考点：病理性蛋白尿

解析：①功能性蛋白尿见于剧烈运动、精神紧张等；②体位性（直立性）蛋白尿以青少年多见；③病理性蛋白尿分为：肾前性（如本周蛋白尿、血红蛋白和尿肌红蛋白尿）；肾性（如肾小球和肾小管炎症、血管病变、中毒等）；肾后性（如肾盂、输尿管、膀胱和尿道炎症、肿瘤、结石等）。故本题选择 D。

2. 下列情况，不出现尿酮体阳性的是

A. 饥饿状态　　B. 暴饮暴食

C. 妊娠剧烈呕吐　　D. 糖尿病酮症酸中毒

E. 厌食症

答案：B　　考点：尿酮体阳性

解析：尿酮体阳性见于以下几种情况：①糖尿病患者、糖尿病酸中毒时会出现强阳性（＋＋＋以上），此时应引起注意，易发生中毒性昏迷，应及时采取治疗措施；②严重呕吐、腹泻、长期营养不良、饥饿、剧烈运动后；③妊娠妇女因妊娠反应而剧烈呕吐、消化吸收障碍等。故本题选择 B。

［B 型题］

（3～4 题共用备选答案）

A. 红细胞管型　　B. 白细胞管型

C. 上皮细胞管型　　D. 透明管型
E. 蜡样管型

3. 正常人尿中可以偶见的管型是

答案：D

4. 主要见于肾盂肾炎的管型是

答案：B　考点：常见管型的意义

解析：红细胞管型常见于急性肾炎。白细胞管型常见于肾盂肾炎。上皮细胞管型主要见于以下情况：①肾上皮细胞管型可见于急性肾小管坏死、肾淀粉样变性、急性肾小球肾炎、慢性肾炎、肾病综合征、肾移植后排斥反应、金属及其他化学物质的中毒；②透明管型较细，为无色透明内部不含颗粒的圆柱状体。正常人晨尿（要有足够的时间形成管型）中可有透明管型出现，常见于肾炎、肾淤血，发热性疾病等；③蜡样管型：由肾小管中长期停留的颗粒管型、细胞管型变性或直接由淀粉样变性上皮细胞溶解后形成，提示严重的肾小管坏死，预后不良。也见于肾小球肾炎晚期、肾功能衰竭、肾淀粉样变性。故3题选择D，4题选择B。

细目九　粪便检查

[A1 型题]

1. 粪便中查到巨噬细胞，多见于

A. 阿米巴痢疾　　B. 细菌性痢疾
C. 急性胃肠炎　　D. 血吸虫病
E. 霍乱

答案：B　考点：粪便中查到巨噬细胞的意义

解析：细菌性痢疾时，可见大量与黏液相混的脓细胞；过敏性肠炎、肠道寄生虫病（尤其是钩虫病及阿米巴痢疾）时，粪便中可见较多的嗜酸性粒细胞，还可伴有夏科-莱登结晶。巨噬细胞体积大于一般白细胞，核较大而偏于一侧，见于细菌性痢疾。故本题选择B。

2. 出现大便隐血试验阳性，其上消化道出血量至少达到的数量是

A. 5ml　　B. 10ml
C. 20ml　　D. 50ml
E. 60ml

答案：A　考点：大便隐血试验阳性的出血量

解析：上消化道出血量>5～10ml 隐血试验阳性。故本题选择A。

细目十　痰液检查

[A1 型题]

1. 急性肺水肿患者痰液的特征是

A. 粉红色泡沫样痰　　B. 红色痰
C. 铁锈色痰　　D. 棕褐色痰
E. 黄绿色痰

答案：A　考点：痰液的性状检查

解析：粉红色泡沫样痰见于急性肺水肿；红色痰见于肺癌、肺结核、支气管扩张症；铁锈色痰见于肺炎链球菌肺炎；棕褐色痰见于阿米巴肺脓肿；黄绿色痰见于呼吸道化脓性感染。故选A。

[B 型题]

（2～3 题共用备选答案）

A. 干咳无痰
B. 咳大量脓痰
C. 咳铁锈色痰
D. 咯吐大量鲜血
E. 咳粉红色泡沫痰

2. 肺炎链球菌肺炎，常伴有

答案：C

3. 急性左心功能不全，常伴有

答案：E　考点：痰液检查的临床意义

解析：左心功能不全，肺循环淤血，咳痰呈粉红色泡沫痰；咳铁锈色痰为肺炎链球菌肺炎特有的临床表现。故2题选C，3题选E。

细目十一　浆膜腔穿刺液及脑脊液检查

[A1 型题]

1. 下列哪项符合漏出液的特点

A. 外观呈血性
B. 比重>1.018
C. 能自凝
D. 白细胞计数>500×10⁶/L
E. 无病原菌

答案：E　考点：漏出液的特点

解析：漏出液与渗出液的鉴别见下表。

项目	漏出液	渗出液
原因	非炎症所致	炎症、肿瘤、物理或化学性刺激
外观	淡黄，浆液性	不定，可为黄色、脓性、血性、乳糜性等
透明度	透明或微混	多混浊
比重	<1.015	>1.018
凝固	不自凝	能自凝
黏蛋白定性（Rivalta 试验）	阴性	阳性
蛋白质定量	<25g/L	>30g/L
葡萄糖定量	与血糖相近	常低于血糖水平
细胞计数	常<100×10⁶/L	常>500×10⁶/L
细胞分类	以淋巴细胞为主	根据不同的病因，分别以中性粒细胞或淋巴细胞为主，恶性肿瘤患者可找到癌细胞
细菌学检查	阴性	可找到病原菌
乳酸脱氢酶	<200U/L	>200U/L

2. 脑脊液外观呈毛玻璃样混浊的疾病是

A. 结核性脑膜炎　B. 化脓性脑膜炎
C. 病毒性脑膜炎　D. 蛛网膜下隙出血
E. 流行性乙型脑炎

答案：A　考点：脑脊液检查的临床意义

解析：考生要强化记忆脑脊液的外观比较特殊的疾病，如结核性脑膜炎脑脊液外观呈毛玻璃样，蛛网膜下隙出血脑脊液外观以血性为主。故选 A。

第五单元　心电图诊断

【考点透视】

本单元是考试的难点，多和内科学结合出题，以临床应用型题目为多见，考生需要在熟读教材的基础上予以理解性记忆。

［A1 型题］

1. 反映左、右心房电激动过程的是

A. P 波　B. P－R 段
C. QRS 波群　D. ST 段
E. T 波

答案：A　考点：心电图各波段的意义

解析：P 波——左右两心房的去极化。QRS——左右两心室的去极化。T 波——两心室复极化。P－R 间期——房室传导时间。Q－T 间期——从 QRS 波开始到 T 波结束，反映心室肌除极和复极的总时间。ST 段——从 QRS 波结束到 T 波开始，反映心室各部分都处于去极化状态。故本题选择 A。

2. 下列是典型心绞痛的心电图改变的是

A. 面对缺血区导联 ST 段水平压低≥0.1mV，T 波倒置
B. 面对缺血区导联 ST 段抬高，T 波高尖
C. 面对缺血区导联 Q 波加深，深度≥R 波的 1/4
D. 面对缺血区导联 Q 波加宽，宽度≥0.04s
E. QRS 波群宽大畸形

答案：A　考点：心绞痛的心电图改变

解析：典型心绞痛的心电图改变面对缺血区导联 ST 段水平压低≥0.1mV，T 波倒置。故本题选择 A。

3. 以下不属于低钾血症心电图表现的是

A. ST 段压低
B. T 波低平或倒置
C. “帐篷状”T 波
D. U 波增高，以 V_2、V_3导联上最明显，可＞0.1mV
E. T 波与 U 波融合时，Q－U 间期明显延长

答案：C　考点：低钾血症的心电图表现

解析：低钾血症的心电图表现：ST 段压低，T 波低平或倒置；U 波增高，以 V_2、V_3导联上最明显，可＞0.1mV；T 波与 U 波融合时，Q－U 间期明显延长。选项 C“帐篷状”T 波是高钾血症的心电图表现。故选择 C。此要点为大纲新增内容，考生要关注。

［A2 型题］

4. 患者，男，70 岁。今日胸痛发作频繁，2 小时前胸痛再次发作，含化硝酸甘油不能缓解。检查：血压 90/60mmHg，心律不齐。心电图Ⅱ、Ⅲ、aVF 导联 ST 段抬高呈弓背向上的单向曲线。应首先考虑的是

A. 心绞痛
B. 急性心包炎
C. 急性前间壁心肌梗死
D. 急性下壁心肌梗死
E. 急性广泛前壁心肌梗死

答案：D　考点：心肌梗死的心电图表现

解析：急性期心肌梗死数小时后，ST 段明显抬高，弓背向上，与直立的 T 波连接，形成单向曲线，1～2 日内出现病理性 Q 波，同时 R 波减低，病理性 Q 波或 QS 波常持久不退。不同部位心肌梗死的心电图表现见下表。

部位	特征性 ECG 改变导联	对应性改变导联
前间壁	$V_1 \sim V_3$	
前壁	$V_3 \sim V_5$	
广泛前壁	$V_1 \sim V_6$	
下壁	Ⅱ、Ⅲ、aVF	Ⅰ、aVL
右室	$V_3R \sim V_6R$	多伴下壁梗死

［B 型题］

（5～6 题共用备选答案）

A. P 波　B. QRS 波群
C. ST 段　D. T 波
E. Q－T 间期

5. 代表心室除极和复极总时间的是

答案：E

6. 代表心房除极波形的是

答案：A　考点：心电图各波段的意义

解析：参见本单元第 1 题，故 5 题选择 E，6 题选择 A。

（7～8 题共用备选答案）

A. ST 段下移
B. ST 段明显上抬，呈弓背向上的单向曲线
C. T 波高耸
D. T 波倒置
E. 异常深而宽的 Q 波

7. 心肌坏死的心电图改变是

答案：E

8. 心肌损伤的心电图改变是

答案：B　考点：心电图的临床意义

解析：A 为心肌缺血表现，B 为心肌损伤的心电图改

变，E 为心肌梗死的心电图改变，考生需重点掌握。T 波高耸或倒置的临床特异性不高。故 7 题选 E，8 题选 B。

第六单元　影像诊断

【考点透视】

本单元内容比较少，不是考试的出题重点。考生可结合真题予以复习记忆。

细目一　超声诊断

［A1 型题］

1. 对腹部实质性脏器病变，最简便易行的检查方法是

A. X 线摄片
B. CT 扫描
C. 同位素扫描
D. B 型超声波检查
E. 纤维内窥镜检查

答案：D　　考点：B 型超声波检查的适应证

解析：B 型超声波检查在临床上应用广泛。B 型超声波检查可用于对肝脏、胆囊、胰腺、肾脏、膀胱等脏器病变的诊断，在妇产科常规用于肿瘤等疾病的诊断与鉴别诊断以及胎儿先天性疾病等的产前诊断。故本题选择 D。

2. 对二尖瓣狭窄程度的判定最有价值的检查是

A. 听诊
B. 胸部 X 线摄影
C. 心电图检查
D. 胸部 CT 扫描
E. 二维超声心动图检查

答案：E　　考点：二维超声心动图检查的适应证

解析：超声心动图对冠心病所涉及的冠状动脉的重要血管、心肌、心脏结构及血管心腔血流动力学的状态均可提供定性、半定量或定量的评价。故本题选择 E。

细目二　放射与放射性核素诊断

［A1 型题］

1. 气管向患侧移位，可见于

A. 胸腔积液　　B. 气胸
C. 肺气肿　　D. 肺不张
E. 肺实变

答案：D　　考点：肺不张的 X 线表现

解析：肺不张的 X 线间接征象：①叶间裂向不张的患侧移位；②肺门影缩小和消失，向不张的患侧移位，或与肺不张的致密影融合；③纵隔、心脏、气管向患侧移位，有时健侧的肺组织疝向患侧；④病变邻近的肺组织代偿性鼓胀；⑤病变侧横隔升高，胸廓缩小，肋间隙变窄。故本题选择 D。

2. 某肺叶发生肺不张时，典型的 X 线表现是

A. 中等密度，边界不清的云絮状阴影
B. 密度增高，边缘清楚，呈散在小花朵状阴影
C. 密度增高，边缘锐利的粗乱的线条状阴影
D. 斑点状或小块状密度甚高的致密阴影
E. 三角形密度均匀增高的片状阴影

答案：E　　考点：肺不张典型的 X 线表现

解析：X 线特点为均匀致密阴影，占据一侧胸部、一叶或肺段。阴影无结构，肺纹理消失及肺叶体积缩小。下叶肺不张在正面胸片中呈三角形阴影，位于脊柱与膈肌之间，在侧片中则靠近后胸壁。若系上叶肺不张，则正面、侧面影均呈楔形，其尖端向下并指向肺门。若系右侧中叶的肺不张，其正面阴影呈三角形，底部位于心影的右缘，尖端指向外侧；其侧影为一楔形，底部近前胸壁，位于膈肌之上，尖端向后及向上。故本题选择 E。

3. 肺结核早期诊断最主要的方法是

A. 痰结核菌检查
B. X 线检查
C. 结核菌素试验
D. 红细胞沉降率
E. 白细胞计数和分类

答案：B　　考点：肺结核早期诊断最主要的方法

解析：胸部 X 线检查可以发现肺内病变的部位、范围、有无空洞或空洞大小、洞壁厚薄等。X 线对各类结核病变的透过度不同，通过 X 线检查大致能估计结核病灶的病理性质，并能早期发现肺结核，以及判断病情发展及治疗效果，有助于决定治疗方案。必须指出，不同病因引起的肺内病变，可能呈现相似的 X 线影像，故亦不能仅凭 X 线检查轻易确定肺结核的诊断。故本题选择 B。

4. 对临床疑诊自发性气胸患者，应首选的检查方法是

A. B 型超声波　　B. 胸部 CT
C. 胸部 X 线　　D. 磁共振成像
E. 纤维支气管镜

答案：C　　考点：自发性气胸的首选检查方法

解析：自发性气胸患者 X 线胸部检查为最可靠诊断方法，可判断气胸程度、肺被压缩情况、有无纵隔气肿、胸腔积液等并发症。故本题选择 C。

5. 下列关于胸肺部 X 线检查临床应用的叙述，错误的是

A. 诊断呼吸系统疾病
B. 检测呼吸功能
C. 防癌
D. 防痨
E. 防职业病

答案：B　　考点：胸肺部 X 线检查临床应用

解析：胸肺部 X 线检查可以诊断出肺炎、肿瘤、矽肺、肺结核、肺脓肿等等，所以能用于诊断呼吸系统疾病、防

癌、防痨、防职业病。故本题选择 B。

6. 主动脉瓣关闭不全时，左心室扩大，心影外形应是

A. 梨形　　B. 靴形
C. 里横位　　D. 烧瓶形
E. 心腰部突出

答案：B　考点：主动脉瓣关闭不全的心影外形

解析：左心室增大多由高血压病、主动脉瓣病变、二尖瓣关闭不全、扩张型心肌病和动脉管未闭等引起。左心室增大的方向是向左、向下和向后隆凸。主动脉瓣病变时为后前位：左室增大显示左室段延长，心尖向下延伸，可伸入膈下或见于胃泡阴影之内，相反搏动点上移，肺动脉段相对地凹陷，称“主动脉瓣型”心脏，也称为靴形心。故本题选择 B。

7. 对脾脏肿大与腹腔肿块的鉴别，最有意义的是

A. 质地　　B. 活动度
C. 有无压痛　　D. 有无切迹
E. 叩诊音的差异

答案：D　考点：脾脏肿大与腹腔肿块的鉴别性影像

解析：脾脏肿大与腹腔肿块的鉴别最有意义的是有无切迹。故本题选择 D。

8. 下列疾病，立位 X 线透视可见膈下游离气体影的是

A. 急性胃穿孔　　B. 肠梗阻
C. 肠套叠　　D. 肝破裂
E. 结肠肿瘤

答案：A　考点：急性胃穿孔的 X 线透视表现

解析：急性胃穿孔的 X 线透视表现可见膈下游离气体影。肠梗阻可见气液平面。肠套叠 X 线检查肠梗阻征象。肝破裂右膈升高、肝正常外形消失、右下胸肋骨骨折、结肠肿瘤其病变征象最初可出现肠壁僵硬、黏膜破坏，随之可见恒定的充盈缺损、肠管腔狭窄等。对较小病灶的发现还可肠腔注气做钡气双重对比造影检查效果更佳。故本题选择 A。

[A2 型题]

9. 患者，男，60 岁。脑溢血后长期卧床，2 天前出现发热、咳嗽、呼吸困难等症状，胸透见两肺下叶有多数散在边缘不清小灶阴影。应首先考虑的是

A. 大叶性肺炎　　B. 干酪样肺炎
C. 间质性肺炎　　D. 转移性肿瘤
E. 小叶性肺炎

答案：E　考点：小叶性肺炎的 X 线表现

解析：小叶性肺炎又称支气管肺炎。X 线表现为病灶常位于两肺下野的中内带，支气管及周围间质炎症表现为肺纹理增多、增粗和模糊；小叶性渗出或实变表现为沿肺纹理分布的散在斑片状影，密度不均，边缘模糊，可融合成较大的片状影。故本题选择 E。

[B 型题]

（10～11 题共用备选答案）

A. 肺大疱
B. 肺脓肿
C. 浸润型肺结核空洞形成
D. 慢性纤维空洞型肺结核
E. 周围型肺癌空洞形成

10. X 线下见右上肺有多发的厚壁空洞，周围有较广泛的纤维条索影。应首先考虑的是

答案：D

11. X 线下见右下肺出现大片的浓密阴影，其内见一个含有液平面的圆形空洞，洞内壁光整，洞壁较厚应首先考虑的是

答案：B　考点：肺部常见病的 X 线表现

解析：肺大疱的 X 线表现为肺纹理稀疏，透明度增加。肺结核浸润性病灶，表现为密度较淡，边缘模糊的云雾状阴影。周围型肺癌空洞形成时洞壁较厚，形状不规则，其外缘可有较清晰之分叶，内壁凹凸不平，有时还可见突出腔内之结节状影。伴有肿瘤浸润时，外缘可毛糙模糊。故 10 题选择 D，11 题选择 B。

第七单元　病历与诊断方法

【考点透视】

出题可能性不大，考生熟悉一下内容即可。

[A1 型题]

1. 下列除哪项外，均是采录主诉所要求的内容

A. 主诉是迫使患者就医的最主要的症状
B. 一般不超过 20 个字
C. 确切的主诉常可作为诊断的向导
D. 主诉的记录，尽量使用诊断术语
E. 症状不突出者，可把就医的主要目的作为主诉

答案：D　考点：主诉所要求的内容

解析：主诉应记录患者就诊的主要原因及其发生的时间。其原因通常为患者自诉的主要（或最痛苦）症状及其性质，因此，不能是“尽量使用诊断性术语”。为了使主要原因症状突出、扼要，要求字数精炼简洁；症状不突出者，可把就医主要目的作为主诉。疾病的诊断通常依据其症状、体征和辅助检查结果，所以，确切的主诉可作为诊断的向导。故本题选择 D。

2. 下列除哪项外，均是采录既往史所要求的内容

A. 过去健康情况
B. 预防接种情况
C. 传染病史
D. 过敏史
E. 是否到过传染病的流行地区

答案：E　　**考点：既往史所要求的内容**

解析：既往史是指患者本次发病以前的健康及疾病情况，特别是与现病有密切关系的疾病，按时间先后记录。其内容主要包括：①既往一般健康状况；②有无患过传染病、地方病和其他疾病，发病日期及诊疗情况。对患者以前所患的疾病，诊断肯定者可用病名，但应加引号；对诊断不肯定者，简述其症状；③有无预防接种、外伤、手术史以及药物、食物和其他接触物过敏史等。故本题选择E。

3. 下列除哪项外，均属于现病史的内容

A. 起病情况
B. 主要症状及伴随症状
C. 诊疗经过
D. 病程中的一般情况
E. 家族成员患同样疾病的情况

答案：E　　**考点：现病史的内容**

解析：其内容主要包括：①起病时间、缓急，可能的病因和诱因（必要时包括起病前的一些情况）；②主要症状（或体征）出现的时间、部位、性质、程度及其演变过程；③伴随症状的特点及变化，对具有鉴别诊断意义的重要阳性和阴性症状（或体征）亦应加以说明；④对患有与本病有关的慢性病者或旧病复发者，应着重了解其初发时的情况和重大变化以及最近复发的情况；⑤发病以来曾在何处做何种诊疗（包括诊疗日期，检查结果，用药名称及其剂量、用法，手术方式，疗效等）；⑥与本科疾病无关的未愈仍需诊治的其他科重要伤病，应另段叙述；⑦发病以来的一般情况，如精神、食欲、食量、睡眠、大小便、体力和体重的变化等。故本题选择E。

4. 下列各项，最符合主诉书写要求的是

A. 患高血压病3年
B. 心绞痛反复发作3年
C. 3年前开始多饮，多食，多尿
D. 吞咽困难，进行性加重已1个月余
E. 某医院确诊为肺癌，介绍患者来诊

答案：D　　**考点：主诉书写要求**

解析：患高血压病3年、心绞痛反复发作3年有诊断术语；3年前开始多饮，多食，多尿，时间应该在症状后面；某医院确诊为肺癌，介绍患者来诊不是患者的主要症状及不适。故本题选择D。

第十二章　内　科　学

第一单元　呼吸系统疾病

【考点透视】

本单元出题点很多，考生要重点掌握该单元疾病的临床表现和治疗，注意疾病的特征性表现和鉴别依据。大纲新增了“慢性呼吸衰竭”。

细目一　慢性阻塞性肺疾病和慢性肺源性心脏病

［A1 型题］

1. 诊断慢性阻塞性肺疾病（COPD）的基础条件是

A. $FEV_1/FVC<50\%$

B. $FEV_1/FVC<60\%$

C. $FEV_1/FVC<70\%$

D. $FEV_1/FVC<80\%$

E. $FEV_1/FVC<90\%$

答案：C　　考点：COPD 的诊断

解析：不完全可逆的气流受限是 COPD 诊断的必备条件，吸入支气管扩张剂后 $FEV_1/FVC<70\%$ 最有助于诊断。故选 C。

2. COPD 发病的最重要因素是

A. 过敏因素　　B. 感染因素

C. 气候因素　　D. 遗传因素

E. 长期吸烟

答案：E　　考点：COPD 的病因

解析：吸烟是 COPD 最主要的病因，吸烟年龄越早，时间越长，量越多，患病率越高。故选 E。

3. 肺源性心脏病肺动脉高压形成的主要原因是

A. 肺细小动脉痉挛

B. 肺血管玻璃样改变

C. 血容量增加

D. 右心室肥大

E. 左心衰竭

答案：A　　考点：慢性肺源性心脏病的临床表现

解析：肺源性心脏病最常见的病因是 COPD，COPD 可引起缺氧，缺氧又可导致肺部细小动脉痉挛，促使肺血管构型改建，无肌细动脉肌化、肺小动脉中膜增生肥厚，导致肺部循环阻力的升高，使肺动脉压升高，最终导致右心室肥大、扩张。其中肺细小动脉痉挛起了关键性作用，故本题选择 A。

4. 诊断肺源性心脏病的主要依据是

A. 长期肺结核病

B. 长期慢性支气管炎

C. 肺动脉高压及右心室肥大

D. 肺动脉狭窄

E. 两下肢浮肿

答案：C　　考点：慢性肺源性心脏病的诊断

解析：肺源性心脏病由慢性广泛性肺－胸疾病发展而来，呼吸和循环系统的症状常混杂出现。一般认为凡有慢性广泛性肺、胸疾病患者，一旦发现有肺动脉高压、右心室增大而同时排除了引起右心增大的其他心脏病可能时，即可诊断为本病。故本题选择 C。

5. 肺源性心脏病心功能失代偿期多表现为

A. 以右心衰竭为主　　B. 低氧血症

C. 二氧化碳潴留　　D. 全心衰竭

E. 肺水肿

答案：A　　考点：慢性肺源性心脏病的临床表现

解析：肺源性心脏病的主要表现为颈静脉怒张、肝肿大、下肢水肿等，发生机制为 COPD 时因肺小动脉收缩导致肺动脉高压，长期肺动脉高压将导致右室负荷增加，右心室扩大及肥大，右心失代偿则体循环淤血，出现上述临床表现。故本题选择 A。

［A2 型题］

6. 患者，男，60 岁。慢性支气管炎病史 20 年。近半年活动后心悸，气短。查体：有肺气肿体征，两肺散在干、湿啰音。剑突下可见心尖搏动，肺动脉瓣区第二心音亢进。应首先考虑的是

A. 冠心病　　B. 肺源性心脏病

C. 风湿性心脏病　　D. 高血压性心脏病

E. 心肌炎

答案：B　　考点：慢性肺源性心脏病的诊断

解析：肺源性心脏病的诊断应该包括病史：有慢性支气管炎、肺疾病、胸廓病变、肺血管病等原发疾病史；临床表现有原发病的症状（两肺散在干、湿啰音），体检有肺动脉瓣区第二心音亢进（为右心室肥大的表现）。故本题选择 B。

7. 患者，男，60 岁。慢性支气管炎病史 20 年，肺源

性心脏病病史 5 年。近 1 周感冒后咳嗽，吐黄痰，心悸气短加重。下列哪项治疗原则是最重要的

A. 止咳　　B. 祛痰
C. 抗感染　　D. 强心
E. 利尿

答案：C　考点：慢性肺源性心脏病的治疗原则

解析：肺源性心脏病的治疗原则：①控制呼吸道感染：呼吸道感染是发生呼吸衰竭和心力衰竭的最常见诱因，故需积极应用药物予以控制；②改善呼吸功能；③控制心力衰竭：强心利尿；④控制心律失常；⑤应用肾上腺皮质激素；⑥并发症的处理。故选择 C。

8. 患者，65 岁，查体：心尖搏动出现在剑突下，且深吸气时增强，肺动脉瓣第二心音增强。应首先考虑的是

A. 冠心病　　B. 高血压性心脏病
C. 风湿性心脏病　　D. 肺源性心脏病
E. 心肌炎

答案：D　考点：慢性肺源性心脏病的特殊体征

解析：冠心病多有心绞痛，胸闷心慌，心电图有心肌缺血改变；高血压性心脏病有高血压基础病；风湿性心脏病有风湿病史，出现关节游走性疼痛，且风湿性心脏病常不累及肺动脉瓣；肺源性心脏病有肺部基础疾病，深吸气时增强，肺动脉瓣第二心音增强，有肺动脉高压表现，且心脏增大明显，有心肺功能不全表现；心肌炎多由病毒感染引起，可有发热、疲乏、多汗、心慌、气急、心前区闷痛等，检查可见期前收缩、传导阻滞等心律失常，谷草转氨酶、肌酸磷酸激酶增高，红细胞沉降率增快。心电图、X 线检查有助于诊断。故本题选择 D。

9. 患者，男，60 岁。有慢性支气管炎及肺源性心脏病病史。近 1 周感冒后出现咳嗽，吐黄痰，心悸气短加重，神志清，血气分析在正常范围。下列哪项治疗是错误的

A. 抗感染　　B. 止咳
C. 祛痰　　D. 呼吸兴奋剂
E. 氨茶碱

答案：D　考点：慢性肺源性心脏病的治疗

解析：该患者处于急性加重期，A、B、C、E 有助于去除诱因、增加血氧饱和度。呼吸兴奋剂适用于呼吸浅表、意识模糊而呼吸道通畅的呼衰患者，本例患者血气分析正常，无呼衰。故本题选择 D。

细目二　支气管哮喘

[A1 型题]

1. 哮喘持续状态是指重度哮喘发作持续时间超过

A. 8 小时　　B. 12 小时
C. 24 小时　　D. 36 小时
E. 48 小时

答案：C　考点：支气管哮喘重度发作

解析：这个为概念题。哮喘持续发作 12 ~ 24 小时不缓解即是哮喘持续状态。故本题选择 C。

2. 外源性哮喘的临床表现是

A. 多见于青壮年
B. 常于冬季或气候骤变时发病
C. 前驱症状后发病急，缓解快
D. 有呼吸道感染症状
E. 起病慢，症状缓解后哮鸣音可持续多时

答案：C　考点：外源性哮喘的临床表现

解析：外源性哮喘是患者对致敏原产生过敏的反应，致敏原包括尘埃、花粉、动物毛发、衣物纤维等，多见于儿童、青少年，常于春秋发病，可有前驱症状，发病急，缓解快，缓解后哮鸣音很快消失，血清中 IgE 增高。故本题选择 C。

3. 内源性哮喘的临床表现是

A. 多见于儿童与青少年
B. 常于春、秋季发病
C. 可有前驱症状
D. 起病慢，较多见哮喘持续状态
E. 发病急，症状缓解快

答案：D　考点：内源性哮喘的临床表现

解析：内源性哮喘指非过敏原因引起的哮喘，绝大多数是因呼吸道感染诱发，以冬季气候变化时多见。以女性居多，患者常先有呼吸道感染或支气管的咳嗽咳痰史及发热等全身症状，逐渐出现哮喘。发作时虽与外源性哮喘相似，但起病慢、持续较久，且逐渐加重。顽固性者夜间发作较为多见，待感染控制后才能平息。间歇期长短不一，无规律性，治疗时加用抗菌药物可使症状及早缓解。故本题选择 D。

4. 下列关于哮喘持续状态的紧急处理哪项是错误的

A. 静脉滴注地塞米松　　B. 补充水、电解质
C. 纠正酸中毒　　D. 吸氧
E. 口服氨茶碱

答案：E　考点：哮喘持续状态的处理

解析：哮喘持续状态的治疗：①吸氧；②迅速缓解气道痉挛，常用琥珀酸氢化可的松、甲基泼尼松龙或地塞米松静脉滴注或注射；③及时进行人工通气；④注意并发症：包括预防和控制感染；补充足够液体量，避免痰液黏稠；纠正严重酸中毒和调整水电解质平衡等。故本题选择 E。

[A2 型题]

5. 患者，男，20 岁。突发胸闷，气急，咳嗽。听诊：两肺满布哮鸣音。应首先考虑的是

A. 急性支气管炎
B. 慢性支气管炎喘息型

C. 心源性哮喘
D. 支气管哮喘
E. 支气管肺癌

答案：D　　**考点**：哮喘的诊断

解析：哮喘的肺部听诊为特异性的两肺满布哮鸣音，故基本排除A、B、E。患者无发热、寒战等感染表现，故排除A、B。支气管肺癌多有咳嗽咳痰，痰中带血。心源性哮喘多有心功能不全的表现。故本题选择D。

细目三 肺 炎

［A2 型题］

1. 患者，40 岁。高热寒战 3 天，伴咳嗽，胸痛，痰中带血。为确诊，应首选的检查方法是
A. 肺部听诊　　B. 血常规检查
C. X 线检查　　D. 痰结核菌检查
E. 血培养

答案：C　　**考点**：肺炎的诊断

解析：高热寒战3天，伴咳嗽，胸痛，痰中带血提示肺部可能出现疾病，因此应选择既经济又能检查肺部大部分疾病的筛查性检查方法X线。故本题选择C。

2. 患者，男，25 岁。发热，咳嗽 3 天。检查：气管位置居中，右胸呼吸活动度减弱，右中肺语颤增强，叩诊呈浊音，听诊可闻及湿啰音及支气管肺泡呼吸音。应首先考虑的是
A. 胸膜炎　　B. 肺炎
C. 气胸　　D. 肺不张
E. 肺结核

答案：B　　**考点**：肺炎的诊断

解析：胸膜炎还有胸痛表现，查体可见气管位置向患侧偏移；气胸有突发的胸痛、胸闷、呼吸困难，患者常高瘦体型，查体可见气管位置向患侧偏移，叩诊鼓音，听诊患侧呼吸音减弱或消失；肺不张常因肺炎、肺癌等引起，伴有胸闷、呼吸困难，查体可见气管位置向患侧偏移，听诊呼吸音减弱；肺结核多有低热、盗汗、消瘦等结核中毒表现，PPD（+）。A、C、D、E可排除，故选择B。

3. 患者，男，30 岁。高热寒战 2 天，胸痛，伴咳嗽，痰中带血。听诊：右肺中部可闻及湿啰音。应首先考虑的是
A. 急性支气管炎　　B. 肺炎
C. 肺结核　　D. 肺癌
E. 支气管哮喘

答案：B　　**考点**：肺炎的诊断

解析：患者病程短才2天，2天后就出现胸痛，伴咳嗽，痰中带血，排除C、D，无喘息，呼吸困难、哮鸣音，故排除E，伴高热寒战，考虑炎症可能大。急性支气管炎临床以咳嗽伴（或不伴）有支气管分泌物增多为特征。而痰中带血是肺炎的一种表现。故选择B。

4. 患者，男，60 岁。脑溢血后长期卧床，2 天前出现发热，咳嗽，呼吸困难等症状，胸透见两肺下叶有多数散在边缘不清小灶阴影。应首先考虑的是
A. 大叶性肺炎　　B. 干酪样肺炎
C. 间质性肺炎　　D. 转移性肿瘤
E. 小叶性肺炎

答案：E　　**考点**：小叶性肺炎的诊断

解析：影像学上结合解剖特点将肺炎分为：大叶性（肺泡性）肺炎，小叶性（支气管性）肺炎，间质性肺炎。在A、D项胸片上大多为全肺改变，B多伴低热、乏力、消瘦等结核表现。C为间质的改变，结合本题临床和胸透，故本题选择E。

细目四 原发性支气管肺癌

［A1 型题］

1. 肺癌由原发癌肿引起的症状是
A. 咳嗽，咯血，胸闷，气急
B. 胸痛
C. 吞咽困难
D. 头痛，呕吐，共济失调
E. 厌食，肝区疼痛，黄疸

答案：A　　**考点**：肺癌的临床表现

解析：咳嗽是原发癌肿引起的肺癌最常见的早期症状，另外，咯血、喘鸣、胸闷、气急、体重下降、发热也是原发癌肿引起的主要症状。而胸痛、吞咽困难等是肿瘤局部扩展引起的症状；头痛、呕吐、厌食、肝区疼痛等是肝外转移引起的症状。故本题选择A。

［A2 型题］

2. 患者，男，50 岁。慢性支气管炎病史 5 年，近 2～3 个月咳嗽加重，痰中持续带血，伴胸闷、气急、胸痛。X 线检查见肺门阴影增大。应首先考虑的是
A. 慢性支气管炎
B. 原发性支气管肺癌
C. 肺炎
D. 肺结核
E. 肺脓肿

答案：B　　**考点**：原发性支气管肺癌的诊断

解析：该患者中老年男性，有慢性支气管炎病史，近期有咳嗽、痰中带血，并有胸闷、气急、胸痛等，X线见肺门阴影增大，考虑原发性支气管肺癌可能性大，故本题选择B。A可见肺纹理增粗、紊乱。C、D、E应有发热。

3. 患者，男，50 岁。咳嗽 2 个月，痰中带血，不发热，抗感染治疗效果不明显。3 次 X 线检查均显示

右肺中叶炎症。为确诊，下列哪项检查最重要

A. 血常规　　B. 血培养
C. 结核菌素试验　　D. 痰结核菌检查
E. 纤维支气管镜检查

答案：E　　考点：肺癌的辅助检查

解析：老年男性，长期咳嗽，抗感染治疗无效时，应考虑是否为肺癌。中心型肺癌发生于支气管，易导致支气管堵塞而发生右肺中叶炎症，此时应行纤维支气管镜检查，故本题选择E。

4. 患者，男，50岁。咳嗽2个月，痰中带血，不发热，抗感染治疗效果不明显。3次X线检查均显示右肺中叶炎症。应首先考虑的是

A. 肺炎球菌肺炎　　B. 肺结核
C. 肺脓肿　　D. 肺癌
E. 支气管扩张症

答案：D　　考点：肺癌的诊断

解析：A经抗感染治疗后多好转；B有结核中毒表现：低热、盗汗、消瘦、乏力等；C有脓臭痰，X线检查有空洞及液气平面；D常有吸烟史，咳嗽咳痰，痰中带血，X片的表现是由于肿瘤造成的阻塞性肺炎，一般抗感染治疗效果多不明显。E为咳嗽咳痰，反复咯血。X线片见双轨影。故本题选择D。

5. 患者，男，50岁。每日吸烟20支已多年。近来经常咳嗽，痰中有血丝，1周前突感呼吸困难。X线透视见右侧胸腔大片致密阴影，胸腔穿刺抽出大量血性胸水。应首先考虑的是

A. 结核性胸膜炎
B. 大叶性肺炎并发胸膜腔积脓
C. 肺癌转移至胸膜
D. 肺癌并发肺脓肿
E. 肺门淋巴结转移癌压迫胸导管

答案：C　　考点：肺癌的诊断

解析：患者有吸烟史，且年龄50岁，咳嗽，痰中有血丝，考虑肺癌可能大。同时胸腔穿刺抽出大量血性胸水，更支持这一诊断，并且已发生胸膜转移，影响了胸水的代谢，导致胸腔大量积液。故本题选择C。根据胸水的性质可鉴别其他选项。A、B胸水为黄色；D为脓性；E为乳白色。

6. 患者，男，50岁。慢性支气管炎病史5年，近2～3个月咳嗽加重，痰中持续带血，伴胸闷，气急，胸痛。X线检查见肺门阴影增大。应首先考虑的是

A. 慢性支气管炎
B. 原发性支气管肺癌
C. 肺炎
D. 肺结核
E. 肺脓肿

答案：B　　考点：肺癌的诊断

解析：肺癌的临床表现为：咳嗽咳痰，痰中带血，胸闷气急，胸痛。X线见肺占位性病变和淋巴结肿大。故选择B。C可有铁锈色痰，不会痰中持续带血；D有结核中毒表现，E咳脓臭痰，有发热寒战等感染表现；故本题选择B。

细目五　慢性呼吸衰竭

[A1型题]

1. 以下不属于慢性呼吸衰竭治疗措施的是

A. 保持气道通畅
B. 增加通气量
C. 防治感染
D. 抗凝治疗
E. 纠正酸碱失衡和电解质紊乱

答案：D　　考点：慢性呼吸衰竭的治疗措施

解析：慢性呼吸衰竭的治疗措施包括：保持气道通畅、氧疗、增加通气量、纠正酸碱失衡和电解质紊乱、防治感染，治疗并发症（肺性脑病、上消化道出血）。故选择D。

[A2型题]

2. 患者，男，56岁。慢性阻塞性肺病病史5年，刻下表现：呼吸困难、发绀、烦躁，时有恍惚，呼吸、心率增快，动脉血气分析：PaO_2低于60mmHg，$PaCO_2$超过50mmHg。应首先考虑的是

A. 急性呼吸衰竭
B. 慢性呼吸衰竭
C. 原发支气管肺癌
D. 支气管哮喘
E. 慢性肺源性心脏病

答案：B　　考点：慢性呼吸衰竭的诊断

解析：慢性呼吸衰竭的诊断要点：有慢性支气管-肺疾患如慢性阻塞性肺疾病、重症肺结核、肺间质纤维化等导致呼吸功能障碍的原发疾病史；有缺氧和二氧化碳潴留的临床表现，如呼吸困难、发绀、精神神经症状等；动脉血气分析PaO_2低于60mmHg，或伴有$PaCO_2$超过50mmHg，即可确立诊断。故选择B。

第二单元　循环系统疾病

【考点透视】

本单元为出题的热点，出题量在逐年增加，考生需要全面复习，以临床应用型的题目为主。

细目一　急性心力衰竭

[A1型题]

1. 以下不属于急性心力衰竭临床表现的是

A. 严重呼吸困难

B. 水肿
C. 咳粉红色泡沫状痰
D. 两肺满布湿啰音和哮鸣音
E. 神志模糊

答案：B　考点：急性心力衰竭的临床表现

解析：急性心力衰竭的临床表现：①突发严重呼吸困难，呼吸频率常达每分钟 30～40 次。②强迫坐位，面色灰白，发绀，大汗，烦躁不安。③频繁咳嗽，咳粉红色泡沫样痰。④听诊两肺满布湿啰音和哮鸣音。⑤危重患者可因脑缺氧而致神志模糊甚至昏迷。故选择 B。

[B 型题]

（2～3 题共用备选答案）

A. Ⅰ级　B. Ⅱ级
C. Ⅲ级　D. Ⅳ级
E. 0 级

2. 心源性休克，按照 Killip 分级，应为

答案：D

3. 严重 AHF，严重肺水肿，双肺满布湿啰音，按照 Killip 分级，应为

答案：C　考点：急性心力衰竭的临床严重程度

解析：急性心力衰竭（AHF）的临床严重程度常用 Killip 分级：Ⅰ级：无 AHF；Ⅱ级：有 AHF，肺部中下肺野可闻及湿啰音，有舒张期奔马律，胸片见肺淤血征象；Ⅲ级：严重 AHF，严重肺水肿，双肺满布湿啰音；Ⅳ级：心源性休克。故 2 题选择 D，3 题选择 C。

细目二　慢性心力衰竭

[A1 型题]

1. 左心衰竭时，最早出现和最重要的症状是

A. 咳嗽　B. 咳痰
C. 咯血　D. 乏力
E. 呼吸困难

答案：E　考点：左心衰竭的临床表现

解析：左心衰竭以肺淤血及心排血量降低表现为主，其中呼吸困难是左心衰竭最早出现和最重要的症状，咳嗽、咳痰、咯血、乏力同时也是左心衰竭的症状，但最早出现和最重要症状是呼吸困难，故本题选择 E。

[A2 型题]

2. 患者，女，40 岁。3 年前发现患有风湿性心脏病，近半年来，体力活动明显受限，轻度活动即出现心悸，气短。其心功能为

A. 1 级　B. 2 级
C. 3 级　D. 4 级
E. 5 级

答案：C　考点：心功能分级

解析：美国纽约心脏病学会（NYHA）1928 年发布的心功能分级：Ⅰ级：患者患有心脏病但活动量不受限制，平时一般活动不引起疲乏、心悸、呼吸困难或心绞痛。Ⅱ级：心脏病患者的体力活动受到轻度的限制，休息时无自觉症状，但平时一般活动下可出现疲乏、心悸、呼吸困难或心绞痛。Ⅲ级：心脏病患者体力活动明显受限，小于平时一般活动即引起上述的症状。Ⅳ级：心脏病患者不能从事任何体力活动。休息状态下也出现心衰的症状，体力活动后加重。故选择 C。

3. 患者，女，40 岁。风湿性心脏病 5 年，近半月来胃纳差，恶心，呕吐，肝区疼痛，尿少。查体：颈静脉怒张，心尖区可闻及舒张期杂音，三尖瓣区可闻及收缩期杂音，肝肋下 2cm。应首先考虑的是

A. 肝炎　B. 右心衰竭
C. 左心衰竭　D. 肝硬化
E. 全心衰竭

答案：B　考点：心衰的诊断

解析：心尖区可闻及舒张期杂音为二尖瓣狭窄的特征。颈静脉怒张、肝肋下 2cm 为体循环淤血，右心衰竭的表现。同时还有因体循环淤血，导致的胃肠道功能紊乱。故本题选择 B。A、D 无心脏杂音表现；C 为肺循环淤血，表现应为端坐呼吸、咳嗽、咳粉红色泡沫痰、胸闷心慌、呼吸困难等。

（4～5 题共用备选答案）

A. 呼吸困难
B. 咳嗽
C. 咯血
D. 下垂性凹陷性水肿
E. 发绀

4. 左心衰竭时最早出现和最重要的症状是

答案：A

5. 右心衰竭时典型的体征是

答案：D　考点：心衰的临床表现

解析：左心衰竭指左心室代偿功能不全而发生的心力衰竭，以肺循环淤血及心排血量降低表现为主，呼吸困难是其最早和最重要的症状，故 4 题选择 A。右心衰竭主要见于肺源性心脏病及某些先天性心脏病，以体循环淤血为主要表现，身体最低垂部位的对称性可压陷性水肿是其典型体征，故 5 题选择 D。

细目三　心律失常、快速性心律失常与缓慢性心律失常

[A1 型题]

1. 可直接导致意识障碍的心律失常是

A. 室性早搏　B. 房性早搏
C. 心室颤动　D. 右束支阻滞
E. 窦性心动过速

答案：C　考点：心律失常的临床表现

解析：心室颤动临床症状包括意识丧失、抽搐、呼吸

停顿甚至死亡、听诊心音消失、脉搏触不到、血压亦无法测到。而室性早搏、房性早搏、右束支阻滞和窦性心动过速只有少数严重者出现意识障碍。故本题选择C。

2. 伴有血流动力学异常的阵发性室性心动过速，治疗应首选的是

A. 静注胺碘酮　　B. 静注毛花苷
C. 静注利多卡因　　D. 同步直流电复律
E. 超速起搏

答案：D　**考点：室性心动过速的治疗**

解析：A、C用于室性心动过速无显著血流动力学障碍者，D用于伴有血流动力学异常的室速，E用于复发性室速患者，B不适用于室速的治疗。故选D。

3. 提示心律失常严重的临床表现是

A. 心悸　　B. 乏力
C. 头晕　　D. 恶心、呕吐
E. 阿－斯综合征

答案：E　**考点：严重心律失常的临床表现**

解析：以上选项，只有E表现最为严重，室速严重者可出现阿－斯综合征。故选E。

4. 风湿性心脏病并发心律失常最多见的是

A. 早搏　　B. 阵发性心动过速
C. 房颤　　D. 房性心动过速
E. 心房扑动

答案：C　**考点：风湿性心脏病的心律失常并发症**

解析：风湿性心脏病并发心律失常，最常见为房颤，发生于30%～40%风湿性心脏病患者，尤其是左心房显著扩大的二尖瓣狭窄患者最多见。在房颤发生前，多先有房早、房扑或阵发性房颤，以后才转为持久性心房颤动。故本题选择C。

5. 按照抗心律失常药物电生理效应分类，胺碘酮属于

A. Ⅰa类　　B. Ⅰb类
C. Ⅱ类　　D. Ⅲ类
E. Ⅳ类

答案：D　**考点：常用抗心律失常药物**

解析：本题关键要熟悉常用抗心律失常药物的类别。胺碘酮的电生理效应主要是阻断钾通道与延长复极，属于Ⅲ类抗心律失常药物。故选择D。

6. 以下对三度房室传导阻滞的心电图描述正确的是

A. P－R间期延长>0.20秒
B. P－P与R－R间隔各有其固定的规律，两者之间毫无关系
C. 每个P波后均有QRS波
D. P－R间期进行性延长，直至一个P波后脱漏QRS波
E. P－R间期恒定不变，可正常或延长，部分P波后无QRS波群

答案：B　**考点：房室传导阻滞的心电图诊断**

解析：考生需要熟悉不同程度房室传导阻滞的心电图特点。三度房室传导阻滞的心电图诊断为：P－P与R－R间隔各有其固定的规律，两者之间毫无关系；心房率超过心室率；心室率慢而规则。故选择B。

[A2型题]

7. 患者心悸、气短1年，劳累后加重。检查：脉搏80次/分，节律不规整，心率约110次/分，心律完全不规则，心音强弱绝对不一致。此患者心律失常的类型是

A. 窦性心律不齐　　B. 窦性心动过速
C. 心房纤维颤动　　D. 过早搏动
E. 室上性心动过速

答案：C　**考点：房颤的诊断**

解析：考生对此类题关键要抓住常见几种心律失常的特点，该患者表现为心率快于脉率，心律完全不规则，心音强弱不一致，符合房颤的特点，故选C。

细目四　心脏骤停与心肺复苏

[A1型题]

1. 心脏骤停最常见的病因为

A. 急性心肌炎　　B. 冠心病
C. 窦房结病变　　D. 预激综合征
E. 心肌病

答案：B　**考点：心脏骤停的病因**

解析：心脏骤停的病因以冠心病最常见，其他有心肌病、急性心肌炎、严重主动脉瓣膜病变、二尖瓣脱垂、窦房结病变、预激综合征、先天性和获得性Q－T间期延长综合征等。故选择B。

2. 胸外心脏按压与人工呼吸的比例是

A. 2∶30　　B. 1∶1
C. 15∶1　　D. 30∶2
E. 1∶15

答案：D　**考点：胸外心脏按压与人工呼吸的比例**

解析：按心肺复苏指南，胸外心脏按压与人工呼吸的比例为30∶2。故选择D。

细目五　原发性高血压

[A2型题]

1. 患者，男，65岁。慢性支气管炎及高血压病史10年，近半年活动后自觉气短。检查：血压160/95mmHg，心脏听诊未闻及器质性杂音，两肺听诊无异常，心电图及X线显示左心室增大。应首先考

虑的是

A. 冠心病　　B. 高血压性心脏病

C. 风湿性心脏病　　D. 肺源性心脏病

E. 病毒性心肌炎

答案：B　考点：高血压病的并发症

解析：患者有长期高血压病史，左心室增大，为长期后负荷增加所致，故本题选择B。本患者亦有长期患慢性支气管炎，但肺源性心脏病常导致右心室肥大、右心衰，故排除D。

2. 患者，男，40岁。确诊高血压病3年，无自觉症状。检查：血压160/95mmHg，尿常规无异常，心电图及X线显示左心室肥大。应首先考虑的是

A. 高血压病一期　　B. 高血压病二期

C. 高血压病三期　　D. 急进型高血压

E. 高血压脑病

答案：B　考点：高血压病的分期

解析：我国高血压分期标准为：一期无心、脑、肾并发症；二期有轻度心、脑、肾损害之一者；三期有严重心、脑、肾损害之一者。该患者已有左心室肥大应考虑是高血压病二期。故本题选择B。

3. 患者，男，50岁。高血压病史10年，今日剧烈头痛，眩晕，恶心，呕吐。查体：无肢体活动障碍，血压200/120mmHg。为快速降压，应选择下列哪种药物

A. 硝普钠　　B. 普萘洛尔

C. 硝苯地平　　D. 降压灵

E. 复方降压片

答案：A　考点：高血压危重症的治疗

解析：患者长期高血压病史，此次发病时血压200/120mmHg，结合发作时临床表现，可诊断为急进性高血压。此时为快速降压首选能直接扩张动静脉的硝普钠，降压迅速、效果显著。故本题选择A。

4. 患者，男，60岁。高血压病史15年，突发剧烈头痛，眩晕，恶心，呕吐，失语。查体：无肢体活动障碍，血压200/120mmHg，神经反射正常。应首先考虑的是

A. 急进型高血压　　B. 缓进型高血压

C. 高血压脑病　　D. 高血压性脑出血

E. 高血压性心脏病

答案：C　考点：高血压脑病

解析：患者发病时血压200/120mmHg，结合发作时眩晕、失语的表现，可诊断为高血压脑病。故本题选择C。但肢体活动无障碍，神经反射正常，故D排除。本病例无心脏损伤的直接证据，故排除E。

5. 患者，男，40岁。十二指肠溃疡病史15年，近2个月来自感头痛、眩晕而就诊。检查：血压160/100mmHg，诊断为高血压病，下列降压药应慎用的是

A. 利血平　　B. 硝苯地平

C. 氢氯噻嗪　　D. 肼屈嗪

E. 卡托普利

答案：A　考点：降压药的应用

解析：利血平为一种吲哚型生物碱，根据其药理学特性，有精神抑郁性疾病或病史者，有溃疡病病史者、急性局限性肠炎、溃疡性结肠炎、帕金森综合征者为禁用。故本题选择A。其他选项也为常用降压药物，也需注意其禁忌证。

细目六　冠状动脉粥样硬化性心脏病、心绞痛与急性心肌梗死

[A1型题]

1. 按照世界卫生组织分型，冠状动脉粥样硬化性心脏病的临床分型不包括

A. 心绞痛

B. 心肌梗死

C. 心源性猝死

D. 急性冠脉综合征

E. 缺血性心肌病型冠心病

答案：D　考点：冠状动脉粥样硬化性心脏病的临床分型

解析：冠状动脉粥样硬化性心脏病的临床分型，按照世界卫生组织分型，1979年将之分为5型，包括隐匿性冠心病、心绞痛、心肌梗死、缺血性心肌病型冠心病、心源性猝死。近年来趋于将本病分为急性冠脉综合征与慢性心肌缺血综合征两大类。故选择D。

2. 自发性心绞痛的特点不包括

A. 休息或夜间发作

B. 可持续15~30分钟

C. 含服硝酸甘油片不易缓解

D. 心电图出现异常Q波

E. 血清酶一般正常

答案：D　考点：自发性心绞痛的特点

解析：心电图出现异常Q波为陈旧性心肌梗死的表现，而非自发性心绞痛。自发性心绞痛可于非体力活动时发作，病情加重则含服硝酸甘油不缓解，持续时间较稳定性心绞痛长，但血清酶一般正常，此点与心肌梗死区别。故本题选择D。

3. 典型心绞痛患者，含服硝酸甘油片后，缓解的时间一般是

A. 1分钟之内　　B. 1~3分钟

C. 5~10分钟　　D. 11~20分钟

E. 21~30分钟

答案：B　考点：典型心绞痛

解析：典型心绞痛发作是突然发生的位于胸骨体上段

或中段之后的压榨性、闷胀性或窒息性疼痛，亦可能波及大部分心前区，可放射至左肩左上肢前内侧，舌下含硝酸甘油片应于1～3分钟内缓解，故本题选择B。

4. 典型心绞痛胸部疼痛的部位是

A. 心尖部

B. 左肩背部

C. 胸部左侧

D. 胸骨体上段或中段的后方

E. 胸部右侧

答案：D　　考点：典型心绞痛

解析：心绞痛以发作性胸痛为主要临床表现，疼痛部位主要在胸骨体上段或中段之后，可波及心前区，有手掌大小范围，故本题选择D。

［A2型题］

5. 患者，男，50岁。半年来经常突发胸骨后疼痛，有窒息感，持续约1～5分钟，休息后迅速缓解。心电图示ST段下移及T波倒置。应首先考虑的是

A. 稳定型劳累性心绞痛

B. 初发劳累性心绞痛

C. 恶化型劳累性心绞痛

D. 自发性心绞痛

E. 急性心肌梗死

答案：A　　考点：心绞痛的临床表现

解析：稳定型心绞痛指劳力型心绞痛，每次发作频率和诱因相同，疼痛性质和部位无改变，疼痛时限相仿（3～5分钟），休息或自服硝酸甘油后相同时间内产生疗效。发作时心电图可见ST段下移及T波倒置，故本题选择A。B定义为最近1个月内初次发生劳力型心绞痛；C恶化型指3个月内疼痛的频率、程度、时限、诱因经常变动，进行性恶化，可发作于安静或熟睡时，ST段可压低或抬高；E发作时疼痛时间常超过30分钟，且休息或硝酸甘油不缓解，心电图亦不符合，故排除。

6. 患者，男，70岁。今日胸痛发作频繁，2小时前胸痛再次发作，含化硝酸甘油不能缓解。检查：血压90/60mmHg，心律不齐。心电图Ⅱ、Ⅲ、aVF导联ST段抬高呈弓背向上的单向曲线。应首先考虑的是

A. 急性心包炎

B. 急性前间壁心肌梗死

C. 急性下壁心肌梗死

D. 急性广泛前壁心肌梗死

E. 心绞痛

答案：C　　考点：心肌梗死的诊断

解析：考生需要掌握心肌梗死的心电图定位：前间壁——V_1、V_2、V_3；前壁——V_3、V_4、V_5；前侧壁——V_5、V_6；高侧壁——Ⅰ、aVL；广泛前壁——V_1～V_6；下壁——Ⅱ、Ⅲ、aVF；后壁——V_7、V_8、V_9。故选C。

7. 患者，男，45岁。突发胸骨后疼痛2小时，伴胸闷，面色苍白，大汗。测血压90/60mmHg，心率102次/分。应首先考虑的是

A. 大叶性肺炎　　B. 急性心肌梗死

C. 心绞痛　　D. 心包炎

E. 气胸

答案：B　　考点：心肌梗死的诊断

解析：考生要掌握心肌梗死的典型表现，此患者突发胸骨后疼痛及急性循环障碍的全身性反应，如大汗、心率快、血压低等。故选B。

［B型题］

（8～9题共用备选答案）

A. ST段下移

B. ST段明显上抬，呈弓背向上的单向曲线

C. T波低平

D. T波倒置

E. 异常深而宽的Q波

8. 急性心肌梗死心肌损伤的心电图改变是

答案：B

9. 急性心肌梗死心肌坏死的心电图改变是

答案：E　　考点：急性心肌梗死的心电图表现

解析：A见于心肌缺血；B见于急性心肌梗死、心肌损伤；C、D临床意义广泛，特异性不强；E见于急性心肌梗死、心肌坏死。故题8选择B，9题选择E。

细目七　心脏瓣膜病

［A2型题］

1. 患者，女，30岁。10年前患风湿热，检查：心尖部听到舒张期隆隆样杂音，X线显示左心房增大。应首先考虑的是

A. 二尖瓣关闭不全

B. 二尖瓣狭窄

C. 主动脉瓣关闭不全

D. 主动脉瓣狭窄

E. 肺动脉瓣狭窄

答案：B　　考点：二尖瓣狭窄的诊断

解析：患者有风湿热病史，并出现心脏杂音，考虑风湿性心脏瓣膜病。心尖部听到舒张期隆隆样杂音为二尖瓣狭窄特有的杂音，且二尖瓣狭窄导致左房血液淤滞，增大。故本题选择B。A为心尖部收缩期杂音；C为胸骨右缘第2～3肋间舒张期杂音；D为胸骨右缘第2～3肋间收缩期杂音；E为胸骨左缘第2～3肋间收缩期杂音。

2. 患者，女，30岁。有风湿性关节炎病史。检查：心尖部可听到Ⅳ级收缩期杂音，X线显示左心房、左心室增大。应首先考虑的心瓣膜病变是

A. 二尖瓣关闭不全

B. 二尖瓣狭窄
C. 主动脉瓣关闭不全
D. 主动脉瓣狭窄
E. 肺动脉瓣狭窄

答案：A　考点：二尖瓣关闭不全的诊断

解析：心尖部可听到Ⅳ级收缩期杂音，为左心室收缩时血液通过二尖瓣反流至左心房，故左心房增大。长期反流将导致左心室有效泵出量不够而发生左心室代偿性肥大，故本题考虑为风湿性心脏病导致二尖瓣关闭不全，选择A。

3. 患者，女，30岁。患风湿热10年，诊断为风湿性心脏病5年。检查：心尖部可闻及舒张期隆隆样杂音，X线显示左心房增大。应首先考虑的是
A. 二尖瓣关闭不全　B. 二尖瓣狭窄
C. 肺动脉瓣狭窄　D. 主动脉瓣狭窄
E. 主动脉瓣关闭不全

答案：B　考点：二尖瓣病变的诊断

解析：正常状态下，心室舒张期二尖瓣开放，血液自左心房流入左心室，若二尖瓣狭窄，则心尖部可闻及舒张期隆隆样杂音，为二尖瓣狭窄的特征性描述。风湿性心脏病可有瓣膜赘生物而引起二尖瓣狭窄。故本题选择B。

第三单元　消化系统疾病

【考点透视】

本单元的出题频率有增加趋势，考生复习的重点在消化性溃疡、肝硬化的病因、临床表现和治疗。

细目一　慢性胃炎

[A1型题]

1. 萎缩性胃炎，胃黏膜的病理改变是
A. 充血，水肿　D. 糜烂，出血
C. 肥厚，粗糙　D. 灰暗，变薄
E. 渗出

答案：D　考点：萎缩性胃炎的病理改变

解析：萎缩性胃炎的胃黏膜表面反复受到损害后导致黏膜固有腺体萎缩，甚至消失，因此，胃黏膜有不同程度的变薄，颜色灰暗，并常伴有肠上皮化生，炎性反应及不典型增生。其余选项均不是萎缩性胃炎的表现。故本题选择D。

[A2型题]

2. 患者，男，48岁。上腹部无规律胀痛3年余，常因饮食不当而发作，偶有反酸，嗳气。心血管检查无异常。应首先考虑的是
A. 慢性胆囊炎　B. 心绞痛
C. 胃溃疡　D. 胃癌
E. 慢性胃炎

答案：E　考点：慢性胃炎的诊断

解析：中年患者，上腹部胀痛，与饮食有关，偶反酸嗳气，应为胃部疾病，结合病史，应为慢性胃炎，本题选择E。胃溃疡腹痛常有规律，为进食后痛；胆囊炎、心绞痛疼痛性质、部位与本例不符。

细目二　消化性溃疡

[A1型题]

1. 胃溃疡最主要的症状是
A. 嗳气，反酸　B. 恶心，呕吐
C. 呕吐，黑便　D. 上腹疼痛
E. 食欲减退

答案：D　考点：胃溃疡的临床表现

解析：胃溃疡的主要症状是上腹部钝痛，故本题选择D。A嗳气，反酸可见于反流性食管炎，B、C、E均不是胃溃疡的特征性症状。

2. 消化性溃疡最常见的并发症是
A. 上消化道出血　B. 胃肠穿孔
C. 幽门梗阻　D. 癌变
E. 休克

答案：A　考点：消化性溃疡的并发症

解析：消化性溃疡主要指发生在胃和十二指肠的慢性溃疡。出血是消化性溃疡最常见的并发症，也是上消化道大出血最常见的病因，故本题选择A。

[A2型题]

3. 患者，男，50岁。反复上腹痛15年，腹痛常在饭后，持续1～2小时。近半年疼痛加剧，食欲减退，体重减轻。检查：贫血貌，左锁骨上触及肿大淋巴结，红细胞沉降率46mm/h，大便隐血试验持续阳性。应首先考虑的是
A. 慢性胆囊炎发作
B. 十二指肠溃疡发作
C. 胃溃疡伴幽门梗阻
D. 胃溃疡恶变
E. 复合性溃疡病

答案：D　考点：消化性溃疡的并发症

解析：胃溃疡最常见的症状为上腹痛，而患者在饭后腹痛，提示为胃溃疡。而近期的疼痛突然加剧，食欲减退，体重减轻均提示癌变；检查中又见贫血貌和肿大的淋巴结，故本题选择D。A、B、C、E一般不引起淋巴结肿大，C的主要症状应为因梗阻导致的呕吐。

4. 患者，女，30岁。反复上腹痛6年，饥饿时加重，进食后减轻。近1周来进食后上腹部胀痛加重，但大量呕吐后减轻。查体：轻度脱水，上腹部膨隆有振水音。应首先考虑的是

A. 多发性溃疡病
B. 复合性溃疡病
C. 胃溃疡恶变
D. 十二指肠溃疡伴幽门梗阻
E. 胃窦部溃疡伴急性穿孔

答案：D　　考点：消化性溃疡的并发症

解析：结合患者上腹痛、饥饿痛且进食后减轻的临床表现可初步诊断为十二指肠溃疡，近来腹胀加剧、呕吐后减轻、上腹部振水音，系因食物无法从幽门口向小肠运动，应考虑为其重要并发症之一幽门梗阻导致。故本题选择 D。其他选项不会产生该患者的梗阻症状。

5. 患者，男，28 岁。上腹部灼痛 1 年，饥饿时加重，进食后可缓解，伴泛酸。查体：上腹部稍偏右有压痛。应首先考虑的是

A. 慢性胃炎　　B. 慢性胆囊炎
C. 十二指肠溃疡　　D. 胰腺炎
E. 胃癌

答案：C　　考点：十二指肠溃疡的诊断

解析：该患者青年男性，上腹部灼痛，饥饿时加重，进食后缓解，并有反酸等症状，上腹部有压痛，考虑十二指肠溃疡可能性大，故本题选择 C。

细目三　胃　癌

［A1 型题］

1. 胃癌血行转移，首先转移到

A. 肝脏　　B. 肺脏
C. 骨骼　　D. 脑部
E. 卵巢

答案：A　　考点：胃癌的血行转移

解析：胃癌细胞可经过门静脉系统入肝，形成转移灶，是胃癌肝转移的主要原因。故本题选择 A。

［A2 型题］

2. 患者，男，48 岁。近 1 个月来，因上腹部不适，食欲减退，体重减轻而疑诊为胃癌。为确诊，首选的检查方法是

A. 癌胚抗原测定
B. 大便隐血试验
C. 胃液分析
D. X 线钡餐检查
E. 胃镜检查

答案：E　　考点：胃癌的辅助检查

解析：癌胚抗原测定、胃液分析、大便隐血试验、X 线钡餐检查均不能作为胃癌的特异性诊断标准，胃癌不一定见癌胚抗原测定、胃液分析、大便隐血试验、X 线钡餐异常，胃镜为诊断早期胃癌的特异性诊断，故本题选择 E。

3. 患者，男，60 岁。上腹痛，食欲减退，持续黑便 1 个月余。查体：上腹触及肿块。应首先考虑的是

A. 胃癌
B. 胃溃疡
C. 慢性萎缩性胃炎
D. 胃原发性淋巴瘤
E. 食管癌

答案：A　　考点：胃癌的诊断

解析：患者有上腹部疼痛，并触及肿块，即可基本排除 B、C、D、E。黑便是较大量胃肠道出血的表现，可排除 B、C、D。结合患者的年龄和黑便主诉，考虑胃癌。本题选择 A。

细目四　溃疡性结肠炎

［A1 型题］

1. 诊断溃疡性结肠炎最重要的手段是

A. 血沉检查　　B. 粪便检查
C. 免疫指标检查　　D. 结肠镜检查
E. X 线钡剂造影

答案：D　　考点：溃疡性结肠炎的诊断

解析：结肠镜检查可直接观察肠黏膜变化，准确了解病变范围，是溃疡性结肠炎诊断与鉴别诊断的最重要手段。故选 D。

2. 溃疡性结肠炎腹痛的临床特点，错误的是

A. 多位于左下腹
B. 有疼痛 – 便意 – 排便 – 缓解的规律
C. 发生结肠扩张时出现持续性腹痛
D. 多伴有腹部压痛
E. 见于所有患者

答案：E　　考点：溃疡性结肠炎的腹痛特点

解析：溃疡性结肠炎轻型患者在病变缓解期可无腹痛，或仅有腹部不适，部位多在左下或下腹部，有疼痛 – 便意 – 排便 – 缓解的规律。故选 E。

［A2 型题］

3. 男性，28 岁，慢性腹泻 3 年余，大便 4 ~ 5 次/日，常带少量脓血，多次大便培养阴性，纤维结肠镜检查见乙状结肠、直肠黏膜弥漫性充血，散在浅溃疡，该患者最可能的诊断是

A. 克罗恩病　　B. 慢性细菌性痢疾
C. 肠易激综合征　　D. 溃疡性结肠炎
E. 阿米巴痢疾

答案：D　　考点：溃疡性结肠炎的诊断

解析：考生要善于抓题干的关键信息，从患者的腹泻特点，粪便检查及结肠镜检查不难做出溃疡性结肠炎的诊断。故选 D。

细目五　肝硬化

[A1 型题]

1. 肝硬化出血倾向的主要原因是

A. 维生素缺乏
B. 血小板功能不良
C. 凝血因子减少
D. 毛细血管脆性增加
E. 肝脏解毒功能下降

答案：C　　考点：肝硬化出血倾向的原因

解析：肝硬化出血倾向的原因按照由主到次：①凝血因子生成减少；②血小板数量减少及功能异常；③抗凝物质增多；④纤维蛋白溶解增加；⑤血管损伤；⑥弥漫性血管内凝血。故选择 C。

[A2 型题]

2. 患者，男，50 岁。有长期肝病史，近年来乏力，腹胀明显，反复齿龈出血，近 1 个月下肢水肿，今呕血后神志不清。应首先考虑的是

A. 脑血栓形成　B. 糖尿病高渗昏迷
C. 内囊出血　D. 尿毒症昏迷
E. 肝性昏迷

答案：E　　考点：肝硬化的并发症

解析：有长期的肝病史，且乏力，腹胀，反复齿龈出血（凝血功能障碍），下肢水肿（静脉回流压力升高），呕血（侧支循环破裂）等均提示患者可能患有肝硬化，故本题选择 E。

3. 患者近来尿少，大便反复带有鲜血，查体：面部有蜘蛛痣，左肋缘下触及脾脏，腹部叩诊出现移动性浊音。应首先考虑的是

A. 肾病综合征　B. 右心功能不全
C. 肝硬化　D. 慢性肾功能不全
E. 乙型肝炎

答案：C　　考点：肝硬化的诊断

解析：A、D 都伴有肾功能受损的指标升高如 BUN、Cr；B 会出现体循环淤血，表现为下肢浮肿、胸闷心慌等；E 多有皮肤黄染、食欲差、乏力等表现；蜘蛛痣是肝硬化的特殊体征，且患者左肋缘下触及脾脏，腹部叩诊出现移动性浊音，大便反复带有鲜血，说明已出现门脉高压，是肝硬化失代偿的表现。故选择 C。

4. 患者，男，48 岁。近 3 年来疲劳乏力，食欲减退，间歇性鼻出血，齿龈出血。今晨进硬食后，突然呕血，并出现黑便。检查：血压明显下降，心率 120 次/分，腹部膨隆，有移动性浊音，肝脾触诊不满意。应首选的止血措施是

A. 肌注卡巴克洛　B. 静滴氨甲环酸
C. 冰水洗胃　D. 三腔管压迫
E. 迅速补充血容量

答案：B　　考点：肝硬化出血的处理

解析：分析患者的临床表现、体征，考虑肝硬化出血可能大，且已有侧支循环建立、腹水等肝硬化失代偿表现，凝血功能障碍。止血应首选对全身凝血功能有改善的治疗，故本题选择 B。

5. 患者，男，42 岁。4 年来经常腹胀，下肢浮肿，前胸有蜘蛛痣，腹水，肝未触及，脾大。应首先考虑的是

A. 慢性肝淤血　B. 门脉性肝硬化
C. 酒精性肝炎　D. 肝细胞肝癌
E. 普通型病毒性肝炎

答案：B　　考点：肝硬化的诊断

解析：肝硬化失代偿期门脉高压的表现：肝脾肿大、侧支循环的建立、腹水。结合本题，蜘蛛痣为肝硬化的特征性体征，可排除 A、C、D、E。故本题选择 B。

6. 患者，男，42 岁。既往脾大，HBsAg 阳性。今晨排柏油样便约 200ml。应首先考虑的是

A. 急性糜烂性胃炎　B. 消化性溃疡
C. 肝硬化　D. 白血病
E. 胃癌

答案：C　　考点：肝硬化的诊断

解析：患者有乙肝病史，且已出现肝硬化门脉高压的临床表现：脾大。故柏油样便应考虑食管胃底侧支循环内压力过高破裂出血的结果。故选择 C。A、B 胃肠道出血量少，很少出现柏油样便。D 可有脾大，但无其他上述症状。E 不会出现脾大，且与乙肝无关。

7. 患者，男，45 岁。因突然呕血入院。10 年前患乙肝，因肝功能损害曾多次住院治疗。近感腹胀，乏力。查体：脾肿大，腹水，应首先考虑的是

A. 肺结核慢性空洞咯血
B. 胃溃疡出血
C. 急性支气管炎出血
D. 肝硬化，食管下端静脉丛破裂出血
E. 十二指肠溃疡出血

答案：D　　考点：肝硬化的临床表现及并发症

解析：该患者为中老年男性，曾有肝脏疾病，近期呕血、腹胀、乏力，脾大、腹水，考虑肝硬化并发上消化道出血可能性大，故选择 D。A、B、C、E 无腹水体征。

细目六　原发性肝癌

[A1 型题]

1. 肝癌的组织学类型，最多见的是

A. 肝细胞型　B. 胆管细胞型
C. 结节型　D. 弥漫型
E. 混合型

答案：A　　考点：肝癌的病理

解析：肝癌中原发性肝癌常见，原发性肝癌的组织学类型有肝细胞型、胆管细胞型及混合型，其中肝细胞型最多见，故本题选择A。而C、D、E均为肝癌的大体分型。

［A2 型题］

2. 患者，男，40岁。乙肝病史10年，近2个月右上腹胀痛加重。检查：面部有蜘蛛痣，右上腹压痛，肝肋缘下3cm，质硬，ALT 40U，HBsAg（+），AFP 500μg/L。应首先考虑的是

A. 慢性乙肝活动期　B. 乙肝合并肝硬化
C. 乙肝合并胆囊炎　D. 原发性肝癌
E. 继发性肝癌

答案：D　　考点：原发性肝癌的诊断

解析：患者有10年乙肝病史，且HBsAg（+）；体检发现蜘蛛痣、右上腹压痛、肝大、质硬，为肝硬化表现；查AFP升高，故首先考虑为乙肝－肝硬化－原发性肝癌这三阶梯，目前已达第三阶段，故本题选择D，而非A、B。HBV是我国原发性肝癌的重要致病因素之一。需要指出的是，AFP诊断肝细胞癌的标准应为：AFP＞500μg/L持续4周，或＞200μg/L持续8周。C、E与该病例无关。

3. 患者，男，40岁。乙肝病史6年，近半个月肝区持续性疼痛，胃纳差，黄疸，消瘦。查体：肝肋下4cm，质硬，表面不平，压痛。应首先考虑的是

A. 慢性肝炎　　B. 肝脓肿
C. 肝硬化　　D. 继发性肝癌
E. 原发性肝癌

答案：E　　考点：原发性肝癌的诊断

解析：原发性肝癌的症状：肝痛、乏力、纳差、消瘦是最具特征性的临床症状。体征：进行性肝肿大为最常见的特征性体征之一。肝质地坚硬，表面及边缘不规则，常呈结节状，少数肿瘤深埋于肝实质内者则肝表面光滑，伴或不伴明显压痛。肝右叶膈面癌肿可使右侧膈肌明显抬高。有脾肿大、腹水、黄疸、肝区血管杂音、肝区摩擦音。故选择E。A查体：质韧，表面光滑，压痛不明显；B有发热、寒战等感染表现；C多有门脉高压的表现；D多有原发肿瘤的表现。

细目七　急性胰腺炎

［A1 型题］

1. 以下不属于急性胰腺炎临床表现的是

A. 发热　　B. 休克
C. 腹痛　　D. 腹泻
E. 恶心、呕吐

答案：D　　考点：急性胰腺炎的临床表现

解析：急性胰腺炎的症状有腹痛，恶心、呕吐，发热，休克等，腹痛为本病主要和首发症状。故选择D。

2. 治疗急性胰腺炎，减少胰液分泌，抑制胰酶活性的措施不正确的是

A. 禁食
B. 抑制胃酸分泌
C. 应用抑肽酶
D. 应用生长抑素
E. 防治感染

答案：E　　考点：急性胰腺炎的治疗

解析：A、B、C、D均属减少胰液分泌、抑制胰酶活性的措施，防治感染属于急性胰腺炎的治疗原则。故选择E。

第四单元　泌尿系统疾病

【考点透视】

本单元近年来也是出题的热点，考生复习的重点在慢性肾小球肾炎、尿路感染和慢性肾衰竭的临床表现和治疗。

细目一　慢性肾小球肾炎

［A1 型题］

1. 慢性肾小球肾炎的主要发病机制是

A. 链球菌感染
B. 病毒感染
C. 感染后免疫损害
D. 霉菌感染
E. 健存肾单位代偿性高负荷

答案：C　　考点：慢性肾小球肾炎的发病机制

解析：各种不同病理类型的慢性肾炎的发病机制起始因素多为免疫介导炎症反应，故本题选择C。A可为肾小球肾炎的病因，但发病机制仍为链球菌感染引起的免疫损害。B、D较不常见，而E为肾小球肾炎的结果及加重因素。

2. 下列哪项是慢性肾炎普通型的表现

A. 中等程度蛋白尿　B. 高度水肿
C. 大量蛋白尿　　D. 血脂升高
E. 血浆白蛋白降低

答案：A　　考点：慢性肾炎的临床表现

解析：慢性肾炎分为普通型、高血压型、急性发作型。普通型患者有持续性中等程度的蛋白尿，或有血尿，轻微水肿或轻度高血压。故本题选择A。

3. 急性链球菌感染后所致的肾小球肾炎，与肾小球滤过率降低无关的是

A. 内皮细胞增生肿胀
B. 肾小球毛细血管腔狭窄

C. 肾小球系膜细胞增生
D. 毛细血管壁基底膜明显增厚
E. 肾小球缺血

答案：E　　考点：肾小球滤过率

解析：影响肾小球滤过率有三大因素：有效滤过压、肾小球血浆流量、滤过膜通透性和滤过面积的改变。急性链球菌感染后的急性肾小球肾炎的病理学改变主要为弥漫性毛细血管内皮增生及系膜增殖性改变，轻者可见肾小球血管内皮细胞有轻中度增生，系膜细胞也增多，重者增生更明显，且有炎症细胞浸润等渗出性改变。增殖的细胞及渗出物可引起肾小球毛细血管腔狭窄，引起肾血流量及肾小球滤过率下降。故本题选择 E。

[A2 型题]

4. 成年男性，全身高度浮肿半年余，检查：血压正常，腹部移动性浊音（+），尿蛋白（+++），尿中红细胞 1~8/HP，血清白蛋白/球蛋白比例 2.1/2.0，酚红排泄率 45%。应首先考虑的是

A. 门脉性肝硬化
B. 急性肾小球肾炎
C. 慢性肾炎肾病型
D. 慢性肾炎普通型
E. 慢性肾盂肾炎

答案：C　　考点：慢性肾炎肾病型的诊断

解析：A 多有肝脾肿大、侧支循环建立、腹水，肝功能指标异常，少有尿液异常；B 多有前驱链球菌感染；慢性肾炎是临床表现相似的一组肾小球疾病，它们共同的表现是水肿、高血压和尿异常改变。普通型病程迁延，病情相对稳定，多表现为轻度至中度的水肿、高血压和肾功能损害，尿蛋白（+~+++），离心尿红细胞 >10/HP 和管型尿等。肾病型主要表现为肾病综合征，24 小时尿蛋白定量 >3.5g，血清白蛋白低于 30g/L，水肿一般较重和伴有或不伴高脂血症，病理分型以微小病变、膜性、膜增殖、局灶性肾小球硬化等为多见。E 表现为全身浮肿少见，尿蛋白（+~++）。故本题选择 C。

[B 型题]

（5~6 题共用备选答案）

A. 轻度水肿　　B. 大量蛋白尿
C. 中度以上高血压　　D. 肾功能衰竭
E. 贫血

5. 慢性肾小球肾炎高血压型的主要特点是

答案：C

6. 慢性肾小球肾炎肾病型的主要特点是

答案：B　　考点：肾小球肾炎分型及特点

解析：慢性肾小球肾炎系指各种病因引起的不同病理类型的双侧肾小球弥漫性或局灶性炎症改变，临床起病隐匿，病程冗长，病情多发展缓慢的一组原发性肾小球疾病的总称。高血压型：以持续性中等度血压增高为主要表现，特别是舒张压持续增高，常伴有眼底视网膜动脉细窄、迂曲和动、静脉交叉压迫现象，少数可有絮状渗出物和（或）出血。病理以局灶节段肾小球硬化和弥漫性增殖为多见，或晚期不能定型或多有肾小球硬化表现。尿蛋白型：（+~+++），离心尿红细胞 >10/HP 和管型尿等。病理改变以系膜增殖局灶节段系膜增殖性和膜增殖、肾小球肾炎为多见。故 5 题选择 C，6 题选择 B。

细目二　尿路感染

[A1 型题]

1. 膀胱炎最易发生于

A. 女性婴幼儿　　B. 50 岁以上男性
C. 育龄妇女　　D. 老年妇女
E. 青年男性

答案：C　　考点：膀胱炎的好发人群

解析：膀胱炎属于下尿路感染。女性尿道特点为宽、短、直。此解剖特点可以使细菌更容易通过尿道进入下尿路甚至上尿路；女性经血是细菌最好的培养基，经期不注意卫生也会导致感染机会增加；性生活也是重要因素，因其可以使得细菌逆行感染膀胱或后尿道。故本题选择 C。

2. 引起尿路感染的病原体最多见的是

A. 葡萄球菌　　B. 变形杆菌
C. 副大肠杆菌　　D. 大肠杆菌
E. 链球菌

答案：D　　考点：尿路感染的病因

解析：尿路感染最多见的病原体是大肠埃希菌，占 70%，其他依次为变形杆菌、克雷伯杆菌、产气杆菌。故本题选择 D。

[A2 型题]

3. 患者，女，26 岁，已婚。突发尿痛、尿频、尿急，腹痛半天。检查：肾区无叩痛，尿中白细胞（++），菌培养为大肠杆菌。其诊断是

A. 急性肾盂肾炎　B. 肾结核
C. 急性膀胱炎　　D. 肾结石
E. 慢性肾炎

答案：C　　考点：急性膀胱炎的诊断

解析：急性膀胱炎发病急骤，常在过于劳累、受凉、长时间憋尿、性生活后发病，病程一般持续 1~2 周自行消退或治疗后消退。其特点是发病"急"、炎症反应"重"、病变部位"浅"。常见的症状有尿频、尿急、尿痛、脓尿和终末血尿，甚至全程肉眼血尿。患者肾区无叩痛，可基本排除 A、B、D、E；尿中白细胞（++），菌培养为大肠杆菌，可排除 B、E；且急性起病，可排除 B、D、E。故选择 C。

4. 患者，女，25 岁。婚后 1 周，高热，尿频、尿急、

尿痛，尿中白细胞40/Hp，可见白细胞管型。其诊断是

A. 急性肾炎
B. 慢性肾炎急性发作
C. 急性肾盂肾炎
D. 慢性肾盂肾炎
E. 膀胱炎

答案：C　　考点：急性肾盂肾炎的诊断

解析：新婚妇女若不注意外阴卫生，尿道附近的细菌很容易进入尿道和膀胱，甚至随尿液返流入肾盂，引起上尿路感染，临床表现为发热、尿路刺激征，尿中白细胞增多或白细胞管型。膀胱炎很少出现白细胞管型，故排除E。故本题选择C。

5. 患者，女，32岁。近2年来间断发生尿路刺激症状，不发热，尿液检查可见白细胞与颗粒管型。应首先考虑的是

A. 急性肾炎
B. 慢性肾炎
C. 急性肾盂肾炎
D. 慢性肾盂肾炎
E. 急性膀胱炎

答案：D　　考点：慢性肾盂肾炎的诊断

解析：肾盂肾炎常见于女性，致病菌可经短而直的尿道口逆行性感染，临床表现为尿路刺激征，尿检见炎症细胞与颗粒管型。患者病程2年间断发作，故本题选择D。

6. 患者，女，30岁。尿频、尿痛2天。检查：体温38℃，右肾区叩击痛，尿蛋白（±），尿中红细胞2～4/HP，白细胞20～30/HP。应首先考虑的是

A. 急性膀胱炎　B. 急性肾炎
C. 急性肾盂肾炎　D. 尿道综合征
E. 右肾结石

答案：C　　考点：急性肾盂肾炎的诊断

解析：A无肾区叩击痛。B临床上表现为急性起病，以血尿、蛋白尿、水肿、高血压和肾小球滤过率下降为特点。D反复发作尿频、尿急、尿痛、膀胱里急后重、排尿困难等症状。而尿常规化验正常，中段尿培养无菌生长，谓之尿道综合征。尿道综合征的特点为：发病快、消失也快，呈周期性发作，发作周期不定。E为突然发作的阵发性刀割样疼痛，疼痛剧烈难忍，有时有大汗、恶心呕吐。可有肉眼血尿，结石并发感染时，尿中出现脓细胞，有尿频、尿痛症状。故选择C。

细目三　慢性肾脏病、慢性肾衰竭

［A1型题］

1. 慢性肾衰竭患者最早出现与最常见的症状是

A. 食欲不振、恶心
B. 贫血
C. 水肿
D. 少尿
E. 电解质紊乱

答案：A　　考点：慢性肾衰竭的临床表现

解析：在慢性肾衰竭的临床表现中，食欲不振、恶心、呕吐常为首发症状，故选A。

［A2型题］

2. 男性，37岁，慢性肾小球肾炎病史12年，近1年来病情明显加重，实验室检查GFR12ml/（min·1.73m²），其分期诊断是

A. 肾损伤GFR正常
B. 肾损伤GFR轻度下降
C. GFR中度下降
D. GFR重度下降
E. 肾衰竭

答案：E　　考点：肾功能的分期诊断

解析：由于肾小球滤过率（GFR）更能反映肾功能的变化，故按GFR进行分期，GFR≥90ml/（min·1.73m²），分期诊断为肾损伤GFR正常；GFR 60～89ml/（min·1.73m²），分期诊断为肾损伤GFR轻度下降；GFR 30～59ml/（min·1.73m²），分期诊断为GFR中度下降；GFR 15～29ml/（min·1.73m²），分期诊断为GFR重度下降；GFR＜15ml/（min·1.73m²）或透析，分期诊断为肾衰竭。故选E。

第五单元　血液系统疾病

【考点透视】

本单元的题量比较少，疾病的临床表现与实验室诊断是考生复习的重点。大纲新增了慢性髓细胞白血病、骨髓增生异常综合征。

细目一　缺铁性贫血

［A1型题］

1. 缺铁性贫血早期诊断最有价值的检查是

A. 红细胞呈小细胞低色素
B. 血清铁蛋白减少
C. 血红蛋白减少
D. 总铁结合力增高
E. 血清铁减少

答案：B　　考点：缺铁性贫血的实验室检查

解析：由于血清铁蛋白浓度稳定，与体内贮铁量的相关性好，可用于缺铁性贫血的早期诊断。故选B。

［A2型题］

2. 患者女性，因月经量过多，出现贫血表现，经检查

诊断为缺铁性贫血，其首选的治疗方法是

A. 口服叶酸　　B. 口服铁剂

C. 注射铁剂　　D. 增加营养

E. 输血

答案：B　　考点：缺铁性贫血的治疗

解析：口服铁剂是治疗缺铁性贫血的首选方法。故选 B。

细目二　再生障碍性贫血

[A1 型题]

1. 治疗慢性再生障碍性贫血，应首选

A. 叶酸　　B. 维生素 B_{12}

C. 硫酸亚铁　　D. 雄性激素

E. 白消安

答案：D　　考点：再生障碍性贫血的治疗

解析：再生障碍性贫血是一种获得性骨髓造血功能衰竭症。雄激素为再生障碍性贫血的首选用药，故本题选择 D。

2. 雄激素最适合治疗

A. 缺铁性贫血

B. 海洋性贫血

C. 慢性感染性贫血

D. 铁粒幼红细胞贫血

E. 再生障碍性贫血

答案：E　　考点：再生障碍性贫血的治疗

解析：参见本细目第 1 题，故选 E。

3. 原发性再障的病因是

A. 化学物质

B. 医用药物

C. 放射线

D. 病毒感染

E. 以上均非

答案：D　　考点：原发性再障的病因

解析：再生障碍性贫血的病因包括：药物、化学毒物、电离辐射、病毒感染、免疫因素、遗传因素、阵发性睡眠性血红蛋白尿、其他因素。此外，再障尚可继发于慢性肾功能衰竭、严重的甲状腺或前（腺）脑垂体功能减退症等。其中多数为继发病变，只有病毒感染、免疫因素、遗传因素为原发病因。故本题选择 D。

4. 有助于再障与急性白血病鉴别的是

A. 感染发热　　B. 皮肤黏膜出血

C. 贫血苍白　　D. 胸骨压痛

E. 网织红细胞减少

答案：D　　考点：再障与急性白血病的鉴别

解析：再生障碍性贫血临床上常表现为较严重的贫血、出血和感染，无胸骨压痛，急性白血病有胸骨压痛。故本题选择 D。

细目三　白血病、急性白血病

[A2 型题]

1. 患者反复感染，出血 2 个月。检查：红细胞减少，肝、脾、淋巴结肿大，骨髓象及淋巴结活检均发现异常组织细胞及多核巨组织细胞。其诊断是

A. 急性淋巴细胞白血病

B. 慢性再生障碍性贫血

C. 特发性血小板减少性紫癜

D. 恶性组织细胞病

E. 慢性粒细胞白血病

答案：A　　考点：急性白血病的诊断

解析：白血病急性期可见红细胞、血小板减少，肝脾淋巴结肿大，B 选项可见全血细胞减少，但肝、脾一般不肿大。故本题选择 A。

[B 型题]

（2～3 题共用备选答案）

A. 急性粒细胞白血病

B. 急性淋巴细胞白血病

C. 慢性粒细胞白血病

D. 慢性淋巴细胞白血病

E. 慢性再生障碍性贫血

2. VP 方案常用于治疗

答案：B

3. HOAP 方案常用于治疗

答案：A　　考点：急性白血病的治疗

解析：VP 方案即长春新碱 + 泼尼松，主要用于急性淋巴细胞性白血病的诱导化疗。故 2 题选择 B。HOAP 方案包括三尖杉碱、阿霉素及泼尼松，主要用于急性粒细胞白血病的化疗，故 3 题选择 A。慢性粒细胞白血病常用治疗药物是白消安（马利兰）、靛玉红等；慢性淋巴细胞白血病常用苯丁酸氨芥（瘤可宁）治疗；慢性再生障碍性贫血常用雄激素等。

（4～5 题共用备选答案）

A. 全血细胞减少

B. 嗜碱粒细胞增多

C. 骨髓中原始细胞明显增多

D. 酸化溶血试验阳性

E. 网织红细胞增多

4. 慢性粒细胞白血病的特点是

答案：B

5. 急性白血病的特点是

答案：C　　考点：白血病的实验室检查特点

解析：慢性粒细胞白血病：白细胞数增高，主要为中性中、晚幼和杆状核粒细胞，原始细胞（Ⅰ型+Ⅱ型）≤5%～10%，嗜酸、嗜碱粒细胞增多，可有少量有核细胞。急性白血病：原始细胞占全部骨髓有核细胞≥30%为急性白血病的诊断标准。故4题选择B，5题选择C。

细目四 慢性髓细胞白血病

[A1 型题]

1. 以下不属于慢性髓细胞白血病主要表现的是

A. 脾脏肿大　　B. 低热
C. 出汗　　D. 出血
E. 消瘦

答案：D　考点：慢性髓细胞白血病临床表现

解析：慢性髓细胞白血病起病缓慢，自发病到就诊时间多在半年至1年。临床可有低热、出汗及消瘦等代谢亢进表现，患者常伴有左上腹坠痛或食后饱胀感，发热、贫血及出血均不多见。脾脏肿大是本病的主要体征。故选择D。此为大纲新增内容，请考生关注。

细目五 白细胞减少症

[A2 型题]

1. 患者因头晕、乏力、食欲减退、低热、失眠等就诊，经检查拟诊为白细胞减少症，支持诊断的检查结果是

A. 外周血白细胞 $<4\times10^9/L$
B. 外周血白细胞 $<3.5\times10^9/L$
C. 外周血白细胞 $<3\times10^9/L$
D. 外周血白细胞 $<2.5\times10^9/L$
E. 外周血白细胞 $<2\times10^9/L$

答案：A　考点：白细胞减少症的诊断

解析：周围血白细胞持续低于 $4\times10^9/L$，称为白细胞减少症。故选A。

[B 型题]

（2～3题共用备选答案）

A. 中性粒细胞轻度减低
B. 异型淋巴细胞增多
C. 原始粒细胞增多
D. 幼稚淋巴细胞增多
E. 红细胞大小不等、中心淡染

2. 缺铁性贫血血液一般检查的特点是

答案：E

3. 白细胞减少症血液一般检查的特点是

答案：A　考点：缺铁性贫血与白细胞减少症的血象特点

解析：缺铁性贫血血象的典型表现为小细胞低色素性贫血，成熟红细胞苍白区扩大，大小不一；白细胞减少症血象表现为白细胞数一般为 $(2\sim4)\times10^9/L$，中性粒细胞百分比正常或轻度减低，淋巴细胞相对增多，故2题选E，3题选A。

细目六 原发性免疫性血小板减少症

[A1 型题]

1. 原发性免疫性血小板减少症可出现的临床表现是

A. 进行性贫血
B. 皮肤、鼻腔等处发生坏死性溃疡
C. 皮肤、黏膜出血
D. 频繁性呕吐
E. 胸骨压痛

答案：C　考点：原发性免疫性血小板减少症的临床表现

解析：原发性免疫性血小板减少症急性型与慢性型的临床表现都有出血表现，主要表现为皮肤、黏膜出血。故选择C。

[A2 型题]

2. 患者，女，34岁。皮肤反复出血半年。检查：血红蛋白90g/L，血白细胞 $5.0\times10^9/L$，血小板 $46\times10^9/L$，骨髓增生活跃，颗粒型巨核细胞增多。应首先考虑的是

A. 再生障碍性贫血
B. 急性白血病
C. 原发性免疫性血小板减少症
D. 脾功能亢进
E. 过敏性紫癜

答案：C　考点：原发性免疫性血小板减少症的诊断

解析：皮肤反复出血，外周血小板减少，骨髓增生活跃，颗粒型巨核细胞增多，可推断产板型巨核细胞减少，故首先诊断为原发性免疫性血小板减少症。检查结果未见红细胞及白细胞的减少，骨髓未见增生低下，故排除A。脾功能亢进及过敏性紫癜不出现如该患者的骨髓变化，排除D和E。患者病程半年，除巨细胞外其他系均正常，骨髓增生活跃而不是极度活跃，综合考虑可排除B。故本题选择C。

3. 患者，女，20岁。四肢皮肤反复出现紫斑1年。检查：肝、脾不大，轻度贫血，血小板 $60\times10^9/L$，骨髓颗粒型巨核细胞比例增加。其诊断是

A. 急性白血病
B. 再生障碍性贫血
C. 脾功能亢进
D. 过敏性紫癜
E. 原发性免疫性血小板减少症

答案：E　考点：原发性免疫性血小板减少症的诊断

解析：原发性免疫性血小板减少症是小儿最常见的出血性疾病，其特点是自发性出血，血小板减少，出血时间延长和血块收缩不良，骨髓中巨核细胞的发育受到抑制。故本题选择E。急性白血病特点是由造血干细胞恶变而形成的一个原始细胞克隆取代了正常骨髓。再障系多种病因引起的造血障碍，导致红骨髓总容量减少，代以脂肪髓，造血衰竭，以全血细胞减少为主要表现的一组综合征。脾功能亢进临床表现为脾肿大、一种或多种血细胞减少，而骨髓造血细胞相应增生，可经脾切除而缓解。

4. 患者，女，37 岁。月经量多，皮肤散在出血点。血象：血红蛋白 120g/L，白细胞 8×10^9/L，中性粒细胞 0.7，淋巴细胞 0.3，血小板 50×10^9/L。骨髓片巨核细胞增多。应首先考虑的是

A. 原发性免疫性血小板减少症
B. 急性淋巴细胞白血病
C. 缺铁性贫血
D. 过敏性紫癜
E. 再生障碍性贫血

答案：A　考点：原发性免疫性血小板减少症的诊断

解析：原发性免疫性血小板减少症是一种免疫性综合病症，特点是血循环中存在抗血小板抗体，使血小板破坏过多，引起紫癜；而骨髓中巨核细胞正常或增多，幼稚化。临床表现主要为皮肤、黏膜出血。故本题选择 A。急性淋巴细胞白血病白细胞数明显增加，且以淋巴细胞为主；缺铁性贫血、再障都有血红蛋白的降低；过敏性紫癜是一种较常见的微血管变态反应性出血性疾病，表现为皮肤瘀点，多出现于下肢关节周围及臀部。

［B 型题］

（5～6 题共用备选答案）

A. 低于 20×10^9/L
B. 低于 30×10^9/L
C. （30～80）$\times10^9$/L
D. 低于 50×10^9/L
E. 低于 80×10^9/L

5. 急性型发作期原发性免疫性血小板减少症患者，其血小板计数为

答案：A

6. 慢性型原发性免疫性血小板减少症患者，其血小板计数为

答案：C　考点：急慢性原发性免疫性血小板减少症的血小板计数

解析：原发免疫性血小板减少症患者，急性型发作期血小板计数常低于 20×10^9/L，慢性型常在（30～80）$\times10^9$/L。故 5 题选择 A，6 题选择 C。

细目七　骨髓增生异常综合征

［A1 型题］

1. 目前唯一有治愈骨髓增生异常综合征可能性的治疗方法是

A. 促造血治疗
B. 去甲基化药物
C. 联合化疗
D. 异基因造血干细胞移植
E. 支持治疗

答案：D　考点：骨髓增生异常综合征的治疗

解析：以上选项均是骨髓增生异常综合征的治疗方法，但异基因造血干细胞移植为目前唯一有治愈骨髓增生异常综合征可能性的方法。故选择 D 。此为大纲新增内容，请考生关注。

第六单元　内分泌与代谢疾病

【考点透视】

本单元考试内容涉及较少，以临床应用型题目为主。考生应将糖尿病、甲状腺功能亢进症的临床表现和治疗作为复习的重点，并注意关注大纲新增内容甲状腺功能减退症、血脂异常、高尿酸血症与痛风。

细目一　甲状腺功能亢进症

［A1 型题］

1. 下列除哪项外，均为甲状腺功能亢进症的表现

A. 甲状腺肿大
B. 情绪激动
C. 周围血管体征
D. 肝脏肿大
E. 心动过缓

答案：E　考点：甲状腺功能亢进症的临床表现

解析：甲状腺功能亢进症时机体基础代谢率增高，心率加快，故本题选择 E。甲亢时，甲状腺呈弥漫性肿大；情绪激动；由于脉压差增大，可出现毛细血管搏动征等周围血管征；也可有肝功能异常，偶有肝大、黄疸，为甲亢患者胃肠蠕动增快，吸收不良出现营养障碍和甲状腺激素直接作用的结果。

2. 甲亢患者，给予甲巯咪唑 20mg，一日 3 次，在家中治疗。半个月后应到医院复查

A. 心率、心律　　B. 心电图
C. 甲状腺大小　　D. 白细胞计数
E. 突眼程度

答案：D　考点：甲状腺功能亢进症的治疗

解析：甲巯咪唑治疗甲状腺功能亢进症的重要副作用为粒细胞减少，往往发生突然且为致命性。可见于初始用药2～3 个月之内或减量过程中，故本题选择 D。

细目二　甲状腺功能减退症

［A1 型题］

1. 目前治疗甲状腺功能减退症最常用的药物是

A. 糖皮质激素　　B. 左甲状腺素

C. 丙硫氧嘧啶　　D. 甲巯咪唑
E. 抗淋巴细胞球蛋白

答案：B　　考点：甲状腺功能减退症最常用的治疗药物

解析：此内容为大纲新增内容，考生需予以关注。治疗甲状腺功能减退症最常用的药物是左甲状腺素。故选择 B。

细目三　糖尿病与糖尿病酮症酸中毒

［A1 型题］

1. 1 型糖尿病的临床表现是

A. 有明显的“三多一少”症状
B. 中老年多见
C. 肥胖者多见
D. 起病缓，症状轻
E. 对胰岛素较不敏感

答案：A　　考点：糖尿病的临床表现

解析：1 型糖尿病有明显的“三多一少”症状（多饮、多尿、多食，体重减少），青少年多见，与肥胖无明显关系，婴幼儿起病常急，成年起病者可缓慢进展，在感染或应激时出现酮症及严重高血糖。治疗主要依靠胰岛素，对降糖药不敏感。故本题选择 A。

2. 糖尿病最常见最严重的急性并发症是

A. 心血管病变　　B. 非特异性感染
C. 肺结核　　D. 酮症酸中毒
E. 低血糖昏迷

答案：D　　考点：糖尿病的并发症

解析：糖尿病是一组以慢性血葡萄糖水平增高为特征的代谢疾病群。糖尿病酮症酸中毒是糖尿病最常见最严重的疾病并发症。故本题选择 D。

［A2 型题］

3. 患儿，男，12 岁。2 年前诊断为 1 型糖尿病。今日在家中用胰岛素治疗后，突然发生昏迷。应首选的抢救措施是

A. 小剂量胰岛素静滴
B. 静脉补充氯化钾
C. 快速补充生理盐水
D. 静脉补充高渗葡萄糖
E. 静脉补充碳酸氢钠

答案：D　　考点：糖尿病并发症的处理

解析：1 型糖尿病应用胰岛素治疗的常见并发症为胰岛素应用过量导致低血糖，进而昏迷。其治疗应首先提高血糖浓度，故本题选择 D。A 会加重病情，故排除 A。B 补充钾后，血糖会随钾离子进入组织细胞而加重低血糖，故排除 B。C、E 与本题关系不大。

4. 患者，男，14 岁。患 1 型糖尿病 2 年，近日在家中用胰岛素治疗，突然发生昏迷。其昏迷原因最可能是

A. 糖尿病高渗性昏迷
B. 乳酸性酸中毒
C. 呼吸性酸中毒
D. 尿毒症酸中毒
E. 低血糖昏迷

答案：E　　考点：糖尿病的并发症

解析：参见本细目第 3 题，故选 E。

5. 患者，男，45 岁。肥胖体形，无症状，健康查体时发现尿糖阳性。空腹血糖稍高，葡萄糖耐量减低。其诊断是

A. 2 型糖尿病
B. 1 型糖尿病
C. 糖尿病酮症酸中毒
D. 肾炎
E. 肾病

答案：A　　考点：糖尿病的诊断

解析：1 型糖尿病多发生于青少年，其胰岛素分泌缺乏，必须依赖胰岛素治疗维持生命。2 型糖尿病多见于 30 岁以后中、老年人，其胰岛素的分泌量并不低甚至还偏高，病因主要是机体对胰岛素不敏感（即胰岛素抵抗）。C 是糖尿病的一种急性并发症，是血糖急剧升高引起的胰岛素的严重不足激发的酸中毒。D、E 尿检查有尿蛋白。故本题选择 A。

细目四　血脂异常

［A1 型题］

1. 以下物质中对心血管有保护作用的是

A. TC　　B. LDL－C
C. HDL－C　　D. VLDL－C
E. TG

答案：C　　考点：血脂指标与动脉粥样硬化性心血管疾病

解析：纠正血脂异常的目的在于降低动脉粥样硬化性心血管疾病（ASCVD）的患病率和死亡率。TC、LDL－C、TG 和 VLDL－C 增高是 ASCVD 的危险因素，其中以 LDL－C 最为重要；HDL－C 对心血管具有保护作用。此细目为大纲新增内容，考生需予以关注。

2. 下列可以降低胆固醇的药物是

A. 贝特类　　B. 烟酸类
C. 高纯度鱼油制剂　　D. 他汀类
E. 非布司他

答案：D　　考点：血脂异常的药物治疗

解析：主要降低胆固醇的药物有：①他汀类、肠道胆固醇吸收抑制剂、胆酸螯合剂、普罗布考；②主要降低甘油三酯的药物有：贝特类、烟酸类、高纯度鱼油制剂。故选择 D。

细目五 高尿酸血症与痛风

[A1 型题]

1. 以下不属于高尿酸血症非药物治疗的是

A. 限酒戒烟
B. 避免剧烈运动
C. 保证动物内脏、肉类、啤酒等的摄入
D. 保证每日的饮水量及排尿量
E. 避免饮用富含果糖的饮料

答案：C　考点：高尿酸血症的非药物治疗

解析：高尿酸血症的非药物治疗包括：限酒戒烟；低嘌呤饮食，减少嘌呤含量高的食物如虾、蟹、贝类、沙丁鱼、动物内脏、肉类、啤酒等的摄入；避免剧烈运动；避免饮用富含果糖的饮料；保证每日的饮水量及排尿量，每日饮纯水 2000ml 以上；恢复体重至个体化标准体重范围并保持；增加新鲜蔬菜的摄入比例；生活规律，有规律性地进行有氧运动。以上非药物治疗是治疗高尿酸血症的基础。故选择 C。

第七单元 结缔组织病

【考点透视】

本单元考生要重点学习类风湿关节炎与系统性红斑狼疮的临床表现及实验室检查。

细目一 类风湿关节炎

[A1 型题]

1. 类风湿关节炎最早出现的关节表现是

A. 疼痛　B. 活动障碍
C. 晨僵　D. 畸形
E. 肿胀

答案：A　考点：类风湿关节炎的关节表现

解析：类风湿关节炎的关节表现有：晨僵、疼痛、肿胀、关节畸形、关节功能障碍，其中，晨僵可见于 95% 以上的患者，疼痛是出现最早的表现。故选择 A。

2. 除关节肿痛外，对诊断类风湿关节炎最有意义的表现是

A. 出血性皮疹
B. 弥漫性肺间质病变
C. 足跟、脚掌痛
D. 关节无痛性皮下结节
E. 贫血

答案：D　考点：类风湿关节炎的诊断

解析：以上选项均为类风湿关节炎的关节外表现，其中对诊断最有意义的是类风湿结节，其大小不一、质硬、无压痛，对称性分布。故选择 D。

3. 与类风湿关节炎活动期无关的表现是

A. 血沉增快　B. 晨僵加重
C. 关节功能障碍　D. 类风湿结节
E. 血小板增多

答案：C　考点：类风湿关节炎的活动期

解析：类风湿关节炎活动期可见血沉增快，晨僵加重，类风湿结节出现，血小板增多，故选择 C。

4. 不属于诊断类风湿关节炎诊断标准中必备关节表现的是

A. 关节畸形
B. 关节肿痛≥6 周
C. 对称性关节肿
D. 腕、掌指、指间关节肿
E. 晨僵

答案：A　考点：类风湿关节炎的诊断

解析：类风湿关节诊断标准共 7 项，以上选项的 B、C、D、E 均属诊断类风湿关节炎的必备关节表现，只有关节畸形是疾病发展到一定程度的关节变化，非类风湿关节炎的必备关节表现。故选择 A。

5. 能阻止类风湿关节炎关节侵蚀及破坏的药物是

A. 糖皮质激素
B. 植物药
C. 非甾体类抗炎药
D. 抗风湿药物
E. 生物制剂

答案：D　考点：类风湿关节炎的治疗

解析：抗风湿药及免疫抑制剂起效缓慢，对疼痛的作用较差，但能延缓或阻止关节的侵蚀及破坏，故选择 D。

[A2 型题]

6. 女性，56 岁，反复低热 5 月余，伴四肢大小关节肿痛。血白细胞 8.7×10^9/L，血红蛋白 89g/L，ANA（-），RF（+），拟诊为类风湿关节炎，提示疾病处于活动期最有价值的表现是

A. 贫血
B. 晨僵
C. 关节肿胀
D. 抗角蛋白抗体阳性
E. 类风湿结节

答案：E　考点：类风湿关节炎的活动期表现

解析：以上选项都是类风湿关节炎的表现，其中，只有类风湿结节提示疾病处于活动阶段。故选择 E。

7. 女性，35 岁，反复低热半年余，伴双手腕关节及掌指关节肿痛，晨僵，近日症状加重，脚踝部可见大

小不一，无压痛的皮下结节，伴心包炎及肺间质病变，查血白细胞 8.9×10⁹/L，血红蛋白 84g/L，血沉 98mm/h，ANA（-），RF（+），已应用布洛芬、甲氨蝶呤、雷公藤多苷等药物规范治疗，进一步治疗措施是

A. 加用甲氨蝶呤

B. 增加布洛芬用量

C. 关节置换术

D. 加用糖皮质激素

E. 滑膜切除术

答案：D　考点：类风湿关节炎的治疗

解析：糖皮质激素可用于在其他治疗方法效果不佳时，题干中指出“已应用布洛芬、甲氨蝶呤、雷公藤多苷等药物规范治疗”，故进一步可加用糖皮质激素，故选择 D，而选项 E 是用在急性期，选项 D 是用于晚期患者出现关节畸形，失去功能者。

［B 型题］

（8～9 题共用备选答案）

A. 类风湿因子　B. 抗角蛋白抗体

C. 抗核抗体　D. C-反应蛋白

E. 血沉

8. 与类风湿关节炎活动性及严重性成正比的指标是

答案：A

9. 对类风湿关节炎诊断特异性较高有助于早期诊断的指标是

答案：B　考点：类风湿关节炎的实验室诊断

解析：类风湿因子与抗角蛋白抗体是诊断类风湿关节炎的两个自身抗体，类风湿因子的滴度与疾病的活动性和严重性成正比，抗角蛋白抗体对类风湿关节炎的诊断有较高的特异性，有助于早期诊断，但敏感性不如类风湿因子。血沉和 C-反应蛋白是炎性标记物，可判断类风湿关节炎的活动程度。故第 8 题选择 A，第 9 题选择 B。

（10～11 题共用备选答案）

A. 泼尼松　B. 雷公藤多苷

C. 布洛芬　D. 甲氨蝶呤

E. 干扰素

10. 有效缓解类风湿关节炎症状但不能控制病情进展的药物是

答案：C

11. 对类风湿关节炎疼痛缓解作用较差但能阻止关节破坏的药物是

答案：D　考点：类风湿关节炎的治疗

解析：布洛芬属于非甾体抗炎药，其能有效缓解症状，但不能控制病情进展，不单独使用。甲氨蝶呤属于抗风湿药，其起效慢，对疼痛缓解作用较差，但能延缓或阻止关节的侵蚀及破坏，故第 10 题选择 C，第 11 题选择 D。

细目二　系统性红斑狼疮

［A1 型题］

1. 诊断系统性红斑狼疮的最佳筛选试验是

A. ESR　B. ANA

C. 抗 Sm 抗体　D. 抗磷脂抗体

E. 抗双链 DNA 抗体

答案：B　考点：系统性红斑狼疮的实验室检查

解析：约 95% 的系统性红斑狼疮（SLE）患者 ANA 呈阳性，因此是最佳筛选试验。故选择 B。

2. 不属系统性红斑狼疮活动性指标的是

A. 抗双链 DNA 抗体效价升高

B. 全身症状如发热

C. C3、CH_{50}水平减少

D. 活动性炎症损害如皮疹、关节炎

E. C3、CH_{50}水平增高

答案：E　考点：系统性红斑狼疮活动期表现

解析：选项 A、B、D 均属系统性红斑狼疮的活动期表现，答案在选项 C、E 中选择，其中补体水平低下有助于 SLE 的诊断，故选择 E。

3. 临床怀疑系统性红斑狼疮，对诊断最为关键的检查是

A. 类风湿因子

B. ESR

C. 抗核抗体谱检查

D. 血免疫球蛋白 + 补体

E. C 反应蛋白

答案：C　考点：系统性红斑狼疮的实验室检查

解析：抗核抗体谱检查是诊断 SLE 最关键的检查，故选择 C。考生要熟悉 SLE 的抗核抗体谱中每个指标的临床意义。

4. 目前治疗系统性红斑狼疮的主要药物是

A. 环孢素 A　B. 糖皮质激素

C. 细胞毒性药物　D. 雷公藤

E. 抗生素

答案：B　考点：系统性红斑狼疮的治疗

解析：对轻型 SLE 一般用药可选择非甾体抗炎药如布洛芬、小剂量激素如泼尼松等，对重型 SLE 的基础药物是糖皮质激素，因此糖皮质激素是治疗 SLE 的主要药物。故选择 B。

［A2 型题］

5. 女性，29 岁，因手部关节疼痛、肿胀就诊，发病前有病毒性呼吸道感染史，慢性起病，逐渐加重。下列检查结果中，有助于鉴别类风湿关节炎与系统性红斑狼疮的是

A. C 反应蛋白升高

B. 血沉增快

C. 轻度贫血
D. 手部 X 线检查未见骨质改变
E. 心脏超声示少量心包积液

答案：D　考点：类风湿关节炎与系统性红斑狼疮的鉴别诊断

解析：类风湿关节炎的关节影像学检查可以出现不同的骨损害表现，系统性红斑狼疮的关节肿痛通常不引起骨质破坏。故选择 D。

6. 女性，25 岁，2 周来发热，四肢关节酸痛，无皮疹，胸透示两侧少量胸腔积液，体温 39℃，心率 120 次/分，两下肺叩诊浊音，呼吸音降低，肝脾未触及，两手掌指关节及膝关节轻度肿胀。血常规：血红蛋白 100g/L，白细胞 3×10^9/L，血小板 5×10^9/L；尿常规：蛋白 1g/L。最可能的诊断是
A. 结核性胸膜炎　B. 类风湿关节炎
C. 系统性红斑狼疮　D. 再生障碍性贫血
E. 病毒感染

答案：C　考点：系统性红斑狼疮的诊断

解析：题干中患者表现出多系统的表现：全身症状如发热、关节酸痛肿胀、皮疹、胸腔积液、心率升高、血液学病变、肾脏病变，因此最可能的诊断是系统性红斑狼疮。故选择 C。

[B 型题]

(7～8 题共用备选答案)
A. 皮肤光敏感
B. 贫血
C. 蝶形红斑
D. 对称性多关节疼痛
E. 狼疮肾炎

7. 系统性红斑狼疮特征性的表现是
答案：C
8. 系统性红斑狼疮的主要死亡原因
答案：E　考点：系统性红斑狼疮的临床表现

解析：蝶形红斑是 SLE 的特征性表现，狼疮肾炎导致的肾衰竭是 SLE 死亡的主要原因之一。故第 7 题选择 C，第 8 题选择 E。

(9～10 题共用备选答案)
A. ANA
B. 抗 Sm 抗体
C. 抗磷脂抗体
D. 抗核糖体 RNP 抗体
E. 抗双链 DNA 抗体

9. 以上指标阳性者易形成动、静脉血栓的是
答案：C
10. 以上指标滴度升高提示有肾脏损害的是
答案：E　考点：系统性红斑狼疮抗核抗体谱的临床意义

解析：这里重点考系统性红斑狼疮抗核抗体谱的临床意义，考生要熟悉相关内容。抗双链 DNA 抗体滴度升高，常提示有肾脏损害；抗磷脂抗体阳性患者易发生动、静脉血栓，习惯性流产、血小板减少等，称为抗磷脂综合征。故第 9 题选择 C，第 10 题选择 E。

第八单元　神经系统疾病

【考点透视】

本单元不是考试的出题重点，考生应重点复习癫痫发作与脑出血的临床表现，以及大纲新增内容短暂性脑缺血发作。

细目一　癫　痫

[A2 型题]

1. 患者，男，26 岁。近年来有多次强直，阵挛，昏睡发作，一般数分钟内意识恢复，发作前胸腹有气上冲感。属于癫痫的哪种发作类型
A. 大发作
B. 失神小发作
C. 精神运动性发作
D. 局限性发作
E. 癫痫持续状态

答案：A　考点：癫痫的发作类型

解析：大发作又称全身性发作，半数有先兆，如上腹部不适。发作时有些患者先发出尖锐叫声，后即有意识丧失而跌倒，有全身肌肉强直、呼吸停顿，数秒钟后，有阵挛性抽搐，抽搐后全身松弛或进入昏睡（昏睡期），此后意识逐渐恢复。故本题选择 A。B 无全身痉挛现象，C 精神运动性发作以有不规则及不协调动作如吮吸、咀嚼为主。D 局限性发作为一侧口角、手指或足趾的发作性抽动或感觉异常。E 癫痫持续状态发作时间大于 30 分钟。

2. 患者，男，40 岁，近年来反复发作全身强直，阵挛，昏睡。本次发作强直，阵挛持续时间达 90 分钟以上。应首先考虑的是
A. 癔病性发作
B. 癫痫合并低钙血症
C. 急性脑出血
D. 急性脑栓塞
E. 癫痫持续状态

答案：E　考点：癫痫的诊断

解析：癫痫持续状态是指 1 次发作持续时间超过 30 分钟，或者发作次数频繁且 2 次发作间歇期患者意识不恢复，故本题选择 E。

细目二　短暂性脑缺血发作、脑梗死、脑出血及蛛网膜下隙出血

［A2 型题］

1. 患者，65 岁，男。高血压、糖尿病病史 10 年。近日在打羽毛球时突然出现头晕、恶心、双下肢无力，30 分钟后自行缓解。最可能的诊断是

A. 短暂性脑缺血发作
B. 脑梗死
C. 脑出血
D. 心肌梗死
E. 心肌缺血

答案：A　　考点：短暂性脑缺血发作的诊断

解析：考生要掌握该细目几种疾病的诊断。短暂性脑缺血发作好发于中老年人，男性多于女性，患者多有原发性高血压、动脉粥样硬化症、2 型糖尿病、血脂异常等病史，多在体位改变、活动过度等情况下发病，症状出现突然，表现为局部脑功能或视网膜功能障碍，持续时间短暂，24 小时内完全恢复，不遗留任何脑功能及视网膜功能缺失症状。对照短暂性脑缺血发作临床表现特点，本题选 A。

2. 患者，男，68 岁。高血压病史 20 年，近日突然意识丧失，深度昏迷，出现三偏征，伴有高热与呕血。应首先考虑的是

A. 内囊 - 基底节出血（外侧型）
B. 内囊 - 基底节出血（内侧型）
C. 桥脑出血
D. 小脑出血
E. 蛛网膜下腔出血

答案：B　　考点：不同部位脑出血的诊断

解析：三偏征（偏瘫、偏盲、偏身感觉障碍）最常见于高血压病引起的内囊 - 基底节出血。桥脑出血表现为交叉性麻痹和感觉障碍、眼球运动障碍，小脑出血为眩晕、眼球震颤、共济失调，蛛网膜下腔出血可有脑膜刺激征。故本题选择 B。内囊外侧型出血多由豆纹动脉外侧支破裂引起，血肿向内压迫内囊导致典型的对侧偏瘫和偏身感觉障碍，如为优势半球可有失语；如扩展至额、颞叶或破入脑室可致颅高压、昏迷。内囊内侧型出血典型症状以偏身感觉障碍起病，向外压迫内囊可致偏瘫；向内破入脑室或蔓延至中脑，引起垂直注视麻痹、瞳孔改变、昏迷。预后比壳核出血差。

3. 患者头痛剧烈，伴有喷射性呕吐，无恶心，呕吐后不感觉轻松。应首先考虑的是

A. 急性胃炎　　B. 胆囊炎
C. 脑膜炎　　D. 急性肾炎
E. 甲状腺危象

答案：C　　考点：脑膜炎的诊断

解析：急性胃炎患者多有不洁饮食、药物或冷热变化等诱因，伴有上腹部不适。胆囊炎患者有典型的右上腹疼痛，墨菲征（+），进油腻食物或夜间易发作。脑膜炎患者常有颅内高压和感染表现：发热、头痛，喷射性呕吐，视盘水肿等。急性胃炎于前驱链球菌感染后经 1～3 周无症状间歇期而急性起病，表现为水肿、血尿、高血压及程度不等的肾功能受累。甲状腺危象为甲状腺功能亢进最严重的并发症，多发生在甲亢未治疗或控制不良患者，在感染、手术、创伤或突然停药后，出现以高热，大汗，心动过速，心律失常，严重吐泻，意识障碍等为特征的临床综合征。故本题选择 C。

（4～5 题共用备选答案）

A. 高热
B. 抽搐
C. 三偏征
D. 脑膜刺激征明显
E. 脑脊液大多正常

4. 蛛网膜下隙出血的体征是

答案：D

5. 内囊区出血的表现是

答案：C　　考点：不同部位脑出血的表现

解析：蛛网膜下隙出血以青壮年多见，多在情绪激动中或用力情况下急性发生，部分患者可有反复发作头痛史，突发剧烈头痛、呕吐、颜面苍白、全身冷汗，多数患者无意识障碍，但可有烦躁不安。脑膜刺激征多见且明显。故 4 题选择 D。由于内囊后支的感觉传导纤维受累，可出现病灶对侧偏身感觉减退或消失，如视放射也受累，则出现病灶对侧偏盲，即构成内囊损害的三偏（偏瘫、偏身感觉障碍及偏盲）征。故 5 题选择 C。

第九单元　常见急危重症

【考点透视】

本单元考生在复习时要注意对休克、急性上消化道出血等相关内容的熟悉。

细目一　休　克

［A1 型题］

1. 下列各型休克中属于低血容量休克的是

A. 过敏性休克　　B. 细胞性休克
C. 心源性休克　　D. 创伤性休克
E. 神经精神性休克

答案：D　　考点：休克的病因及分类

解析：休克的原因有低血容量、心泵功能障碍、血管功能失常，选项 D 属于低血容量休克，选项 C 属于心泵功能障碍引起的休克，选项 A、B、E 属于血管功能失常引起的休克。故选择 D。

2. 休克期患者的临床表现，错误的是

A. 皮肤黏膜苍白　B. 少尿甚至无尿

C. 血压进行性下降　D. 呼吸衰竭

E. 淡漠、反应迟钝

答案： A　考点：休克期临床表现

解析： 考生要比较性掌握休克早期、休克期、休克晚期的临床表现，选项 A 是休克早期即微循环痉挛期的临床表现。故选择 A。

3. 判断休克患者补液充分的指标，错误的是

A. 中心静脉压≥18cmH_2O

B. 临床症状好转

C. 收缩压正常或接近正常

D. 脉压≥30mmHg

E. 尿量≥30ml/h

答案： A　考点：抗休克的治疗

解析： 除心源性休克外，补充血容量是提高心输出量和改善组织灌流的根本措施。判断补液量充分的指标有 4 项，选项 B、C、D、E 均为判断指标，另一项指标为中心静脉压≥12cmH_2O。故选择 A。

细目二　急性上消化道出血

[A1 型题]

1. 提示上消化道出血患者仍有活动性出血的表现，错误的是

A. 网织红细胞计数持续增高

B. 黑便增多

C. 血尿素氮持续增高

D. 充分补液周围循环衰竭表现无好转

E. 肠鸣音减弱或消失

答案： E　考点：判断是否持续出血的指征

解析： 临床出现选项 A、B、C、D，应考虑持续出血，若黑便转为暗红色，伴肠鸣音亢进，也应考虑持续出血，选项 E 错误，故选择 E。

2. 上消化道出血需紧急胃镜检查时，检查的时间一般是

A. 48～72 小时　B. 48 小时内

C. 24 小时内　D. 24～48 小时

E. 72 小时内

答案： C　考点：上消化道出血的病因诊断

解析： 此题属于记忆型题，胃镜是目前诊断上消化道出血病因的首选检查方法，必要时要在发病 24 小时内进行。故选择 C。

3. 治疗上消化道出血患者首要的措施是

A. 内镜下治疗　B. 补充血容量

C. 应用制酸剂　D. 冰盐水洗胃

E. 应用止血药物

答案： B　考点：上消化道出血的治疗

解析： 尽快建立有效的静脉输液通道，立即配血，即补充血容量是治疗上消化道出血的首要措施。故选择 B。

[A2 型题]

4. 男性，37 岁，十二指肠溃疡病史 6 年余，近日劳累后频发上腹疼痛，食欲不振，乏力，2 小时前突感恶心，随后呕吐暗红色血性液体，量较大而急诊，应立即应用的止血药物是

A. 垂体后叶素　B. 卡巴克洛

C. 奥美拉唑　D. 血小板悬液

E. 氨甲环酸

答案： C　考点：上消化道出血的治疗

解析： 食管胃底静脉曲张破裂大出血的止血药物常用垂体后叶素静脉注射，而对于非静脉曲张破裂大出血，提高胃内 pH，可有效止血，常用药物有雷尼替丁或奥美拉唑。题干提示患者为十二指肠溃疡引起的出血，应该选用提高 pH 的药物，因此选择 C。

[A3 型题]

(5～7 题共用题干)

患者因呕血 6 小时急诊，既往病史不详。查体：心率 108 次/分，血压 90/60mmHg。

5. 为明确诊断，首选的检查方法是

A. 肝功能检查

B. 腹部 B 超

C. 选择性腹腔动脉造影

D. 电子胃镜

E. X 线钡餐透视

答案： D

6. 首先考虑的诊断是

A. 消化性溃疡　B. 胃癌

C. 上消化道出血　D. 肝硬化

E. 原发性肝癌

答案： C

7. 治疗首要的措施是

A. 补充血容量　B. 止血

C. 制酸　D. 纠正电解质紊乱

E. 内镜下治疗

答案： A　考点：上消化道出血的诊断与治疗

解析： 胃镜是目前诊断上消化道出血病因的首选检查方法，可以判断出血部位、病因及出血量，还可获得活组织检查和细胞检查标本，提高诊断的准确度。必要时应在发病 24 小时内进行。上消化道出血首要的处理措施是尽快开放静脉通道，补充血容量。故题 5 选 D，题 6 选 C，题 7 选 A。

［B 型题］

（8～9 题共用备选答案）

A. 50ml　　B. 100ml

C. 1500ml　　D. 400ml

E. 1000ml

8. 上消化道出血患者，仅有黑便，估计出血量至少是

答案：A

9. 上消化道出血患者，大量呕血，收缩压 <80mmHg，估计其出血量至少是

答案：C　　考点：上消化道出血量的估计

解析：成人每天消化道出血量达 5～10ml，粪便隐血试验阳性；每天出血量 >50ml，出现黑便；胃内积血量达 250～300ml，可引起呕血；一次性出血量 >400ml，可引起全身症状如烦躁、心悸等；数小时内出血量 >1000ml，可出现周围循环衰竭表现；数小时内出血量 >1500ml（循环血量的 30%），发生失代偿性休克，血压降至 60～80mmHg。故第 8 题选择 A，第 9 题选择 C。

细目三　急性中毒

［A1 型题］

1. 急性一氧化碳中毒的诊断标准是

A. 碳氧血红蛋白 >15%

B. 碳氧血红蛋白 >20 %

C. 碳氧血红蛋白 >5%

D. 碳氧血红蛋白 >10%

E. 碳氧血红蛋白 >25%

答案：D　　考点：急性一氧化碳中毒的诊断标准

解析：有导致急性一氧化碳中毒的情况存在，结合临床表现及血碳氧血红蛋白测定 >10%，可以确定诊断，故选择 D。

2. 重度有机磷杀虫药中毒时瞳孔的表现是

A. 针尖样大小　　B. 扩大

C. 两侧大小不等　　D. 形状不规则

E. 呈椭圆形

答案：A　　考点：有机磷杀虫药中毒的临床表现

解析：重度中毒时，会出 M 样症状和 N 样症状，M 样症状会出现瞳孔括约肌收缩，表现为瞳孔缩小呈针尖样。故选择 A。

［A2 型题］

3. 患者，女，26 岁。被人发现时躺在公园一角落呈半昏迷状态。查体：神志不清，两瞳孔针尖样大小，口角流涎，口唇发绀，两肺满布水泡音，心率 60 次/分，肌肉有震颤。应首先考虑的是

A. 癫痫大发作

B. 严重心律失常

C. 左心功能衰竭

D. 有机磷农药中毒

E. 安眠药中毒

答案：D　　考点：有机磷中毒的诊断

解析：有机磷农药中毒，抑制了胆碱酯酶的活性，造成组织中乙酰胆碱的积聚，使有胆碱能受体的器官功能发生障碍，表现为毒蕈样症状，即由脏器平滑肌、腺体、汗腺等 M 受体兴奋而引起的症状，如多汗、流涎、视力模糊、瞳孔缩小；烟碱样症状，即由交感神经节和横纹肌活动异常所引起的症状，如骨骼肌兴奋出现肌纤维震颤。结合本病例为年轻女患者被发现躺在公园角落，考虑是为寻短见自服农药导致。故选择 D。其余选项不会同时出现毒蕈样症状及肌纤维震颤。

4. 患者，女，30 岁。半小时前家人发现其神志不清。既往无特殊病史。检查发现呕吐物有大蒜味，双侧瞳孔明显缩小。应首先考虑的是

A. 有机磷农药中毒

B. 阿托品中毒

C. 糖尿病酮症酸中毒

D. 尿毒症

E. 肝昏迷

答案：A　　考点：有机磷中毒的诊断

解析：A 为大蒜味，且瞳孔缩小；B 瞳孔扩大；C 呼气中有烂苹果味；D 由于代谢物蓄积和水、电解质和酸碱平衡紊乱以致内分泌功能失调而引起机体出现的一系列中毒症状；E 有肝臭味。故本题选择 A。

［B 型题］

（5～6 题共用备选答案）

A. 瞳孔扩大　　B. 瞳孔缩小

C. 瞳孔呈白色　　D. 两瞳孔大小不等

E. 瞳孔形状不规则

5. 有机磷农药中毒的瞳孔变化是

答案：B

6. 阿托品中毒的瞳孔变化是

答案：A　　考点：急性中毒的临床表现

解析：病理情况下，瞳孔缩小，见于虹膜炎症、中毒（有机磷类农药）、药物反应（毛果芸香碱、吗啡、氯丙嗪）等。瞳孔扩大见于外伤、颈交感神经刺激、青光眼绝对期、视神经萎缩、药物影响（阿托品、可卡因）等。双侧瞳孔大小不等，常提示有颅内病变，如脑外伤、脑肿瘤、中枢神经梅毒、脑疝等。故 5 题选择 B，6 题选择 A。

（7～8 题共用备选答案）

A. 100%　　B. 90%～70%

C. 70%～50%　　D. 50%～30%

E. <30%

7. 轻度急性有机磷杀虫药中毒时全血胆碱酯酶活力测定是

答案：C

8. 重度急性有机磷杀虫药中毒时全血胆碱酯酶活力测定是

答案：E　　考点：急性有机磷杀虫药中毒的分级诊断

解析：依据病情及临床特点及全血胆碱酯酶活力测定，将有机磷杀虫药中毒分为轻、中、重3级，轻度全血胆碱酯酶活力70%～50%，中度全血胆碱酯酶活力50%～30%，重度全血胆碱酯酶活力<30%，故第7题选择C，第8题选择E。

细目四　中　暑

[A1 型题]

1. 下列易发生中暑的疾病，错误的是

A. 甲状腺功能减退
B. 先天性汗腺缺乏
C. 慢性心力衰竭
D. 大面积皮肤烧伤后
E. 硬皮病

答案：A　　考点：中暑的病因

解析：引起中暑的病因主要有环境温度过高、机体产热增加、机体散热减少、汗腺功能障碍等，选项B、C、D、E均可引起中暑，甲状腺功能亢进也可引起中暑，非甲状腺功能减退，故答案选择A。

[A2 型题]

2. 男性，24岁，在烈日下未加防护进行强体力劳动，大量出汗后感口渴难耐，饮用大量冷白开水，约1小时后感周身乏力，双腿疼痛行走困难，并逐渐出现下肢肌肉痉挛强直，前来急诊，该患者最可能的诊断是

A. 癫痫发作　　B. 低血糖症
C. 热痉挛　　D. 热射病
E. 热衰竭

答案：C　　考点：中暑的临床表现

解析：从题干患者在烈日下工作，大量出汗后出现一系列表现，应诊断为中暑，非A、B，具体属于中暑的哪种表现，可结合患者肌肉痉挛强直的症状诊断为热痉挛，故选择C。

第十三章　传染病学

第一单元　传染病学总论

【考点透视】

1. 熟悉感染过程的几种表现。
2. 熟悉传染病的流行过程和特征。

细目一　感染与免疫

[A1 型题]

1. 下列关于感染过程的描述，错误的是

A. 病原体与人体相互作用，相互斗争的过程称为感染过程

B. 感染过程的构成必须具备病原体、人体和外环境三个因素

C. 病原体侵入人体，临床上出现相应的症状、体征则意味着感染过程的开始

D. 病原体侵入的数量越大，出现显性感染的危险也越大

E. 病原体的致病力包括毒力、侵袭力、病原体数量和变异性

答案：C　　考点：感染过程

解析：病原体通过各种途径进入人体，就意味着感染过程的开始，而临床上是否出现相应的症状、体征，则取决于病原体的致病力和机体的免疫功能，故本题选择 C。

2. 在感染过程的 5 种结局中最不常见的表现是

A. 病原体被清除　　B. 隐性感染

C. 显性感染　　D. 病原携带状态

E. 潜伏性感染

答案：C　　考点：感染过程的表现

解析：显性感染是指临床上出现某一传染病所特有的综合征，最少见。因此选择 C。隐性感染是指只能通过免疫学检查才能发现，最常见。故 B 错误。病原携带状态是指人体不出现临床症状，第二常见。故 D 错误。潜伏性感染是由于机体免疫功能足以将病原体局限化而不引起显性感染，称为携带者，待机体免疫功能下降时，才引起显性感染。故 E 错误。

3. 甲类传染病是指

A. SARS、狂犬病

B. 黑热病、炭疽

C. 高致病性禽流感、天花

D. 鼠疫、霍乱

E. 伤寒、流行性出血热

答案：D　　考点：法定传染病分类

解析：甲类传染病：鼠疫、霍乱；乙类传染病：传染性非典型肺炎（SARS）、艾滋病、病毒性肝炎、脊髓灰质炎、狂犬病等；丙类传染病：流行性感冒、流行性腮腺炎、风疹、麻风病、伤寒和副伤寒等。故本题选择 D。SARS、狂犬病、炭疽、流行性出血热和高致病性禽流感均属于乙类传染病。故 A、B、C 和 E 均错误。

4. 下列各项中属乙类传染病的是

A. 霍乱　　B. 鼠疫

C. 传染性非典型肺炎　　D. 风疹

E. 流行性感冒

答案：C　　考点：法定传染病分类

解析：根据《中华人民共和国传染病防治法》及其实施细则，将法定传染病分为 3 类：甲类、乙类和丙类。其中，鼠疫和霍乱属于甲类，风疹和流行性感冒属于丙类，2003 年 4 月卫生部通知，将传染性非典型肺炎列入法定传染病管理，按乙类传染病管理。故本题选择 C。

细目二　传染病的流行过程

[A1 型题]

1. 下列措施中，对降低人群易感性最重要的是

A. 按免疫程序实施计划免疫及必要时强化免疫接种

B. 接触隔离

C. 呼吸道隔离

D. 隔离传染源

E. 及早治疗患者

答案：A　　考点：降低人群易感性的因素

解析：对易感人群按免疫程序实施计划免疫及必要时强化免疫接种，是降低人群易感性最重要的措施。B、C 措施针对传播途径，D、E 措施针对传染源，故选择 A。

细目三　传染病的特征

[A1 型题]

1. 下列各项，不属传染病基本特征的是

A. 有病原体　　B. 有感染后免疫性

C. 有流行病学特征　　D. 有发热

E. 有传染性

答案：D　考点：传染病的基本特征

解析：传染病与其他疾病相区别的基本特征有 4 个：有病原体、有传染性、有流行病学特征和有感染后免疫，A、B、C、E 等均属于传染病的基本特征；发热可以由感染性原因、也可以由非感染性原因引起，并不是传染病的基本特征，故本题选择 D。

细目四　传染病的诊断、治疗、预防

[A1 型题]

1. 以下乙类传染病中，需按甲类管理的是

A. 艾滋病　B. 肺结核
C. 流行性出血热　D. 新型冠状病毒肺炎
E. 麻疹

答案：D　考点：传染病的分类管理

解析：《中华人民共和国传染病防治法》把传染病分为甲类、乙类、丙类，实行分类管理。甲类为强制管理传染病，包括鼠疫和霍乱两种。乙类为严格管理传染病。对乙类传染病中传染性非典型肺炎、炭疽中的肺炭疽以及新型冠状病毒肺炎，采取甲类传染病的预防、控制措施。故选择 D。

第二单元　病毒感染

细目一　病毒性肝炎

【考点透视】

本单元出题频率较高，需要熟悉各个考点，重点是肝炎病毒的生物学特性，病毒性肝炎的临床表现和诊断。

[A1 型题]

1. 下列不属于急性重型肝炎典型表现的是

A. 黄疸迅速加深
B. 出血倾向明显
C. 肝肿大
D. 出现烦躁、谵妄等神经系统症状
E. 急性肾功能不全

答案：C　考点：急性重型肝炎的临床表现

解析：急性重型肝炎病情发展迅速，2 周内出现极度乏力，严重消化道症状，出现神经、精神症状，表现为嗜睡、烦躁和谵妄等，D 正确；黄疸急剧加深，胆酶分离，A 正确；有出血倾向，B 正确；出现急性肾衰竭，E 正确；肝浊音界进行性缩小，故本题选择 C。

2. 下列各项，不符合淤胆型肝炎临床表现的是

A. 黄疸深　B. 自觉症状重
C. 皮肤瘙痒　D. 大便颜色变浅
E. 血清胆固醇升高

答案：B　考点：淤胆型肝炎的临床表现

解析：淤胆型肝炎主要表现为急性病毒性肝炎较长时期的肝内梗阻性黄疸，临床自觉症状轻微，常表现有皮肤瘙痒、粪便颜色变浅，肝功能检查血清胆红素明显升高，以直接胆红素为主。A、C、D、E 等均符合淤胆型肝炎的临床表现，故本题选择 B。

[A2 型题]

3. 患者，男，20 岁。近 2 周自觉乏力，食欲不振，厌油，腹胀。检查：巩膜无黄染，肝肋缘下 2cm，有压痛，丙氨酸转氨酶升高。应首先考虑的是

A. 急性肝炎　B. 慢性肝炎
C. 重型肝炎　D. 淤胆型肝炎
E. 肝炎肝硬化

答案：A　考点：急性肝炎的诊断

解析：患者有乏力，食欲不振，厌油的症状说明肝脏出现问题，而体检发现肝脏肿大并且有压痛，丙氨酸转氨酶升高，而没有消瘦的症状，并且发病较急，考虑急性肝炎。故选择 A。

4. 患儿近日常感无力，精神萎靡，食欲不佳，并诉右上腹隐痛。检查：面色黄，肝于肋缘下 3cm 可触及，有压痛。实验室检查：尿胆红素（+），尿胆原（+）。应首先考虑的是

A. 蚕豆病　B. 胃炎
C. 胆道蛔虫症　D. 急性病毒性肝炎
E. 胆结石

答案：D　考点：病毒性肝炎的诊断

解析：蚕豆病是由于遗传因素和食用蚕豆所引起的，而患者并无食用蚕豆史，并且肝脏发生肿大也不符合，所以排除，而胃炎不会引起黄疸，所以排除，而 C、E 都是与胆道梗阻有关，而发生胆道梗阻不会是隐痛，会发生剧烈的疼痛，可以排除，所以选择 D。

细目二　流行性感冒

【考点透视】

熟悉流感的流行病学、临床表现、治疗及预防。

[A1 型题]

1. 流感传染性最强的时期是

A. 潜伏期　B. 发病 3 日内
C. 发病 1 周内　D. 发病 10 日
E. 全病程

答案：B　考点：流感的传染源

解析：流感的传染源为流感患者及隐性感染者，潜伏期即有传染性，发病 3 日内传染性最强。故选 B。

2. 流感患者发病后24小时内出现高热、烦躁、呼吸困难、咳血痰和明显发绀，应考虑的临床类型是

A. 单纯型　　B. 肺炎型
C. 中毒型　　D. 胃肠型
E. 脑炎型

答案：B　　考点：流感的临床表现

解析：考生要熟悉流感单纯型以及肺炎型的临床表现，肺炎型较少见，其特点是24小时内出现高热、烦躁、呼吸困难、咳血痰和明显发绀，可进行性加重，抗菌治疗无效。故选B。

细目三　人感染高致病性禽流感

【考点透视】

熟悉人禽流感的流行病学、临床表现、实验室检查、诊断及预防。

[A1 型题]

1. 确诊人禽流感的依据是

A. 病毒分离
B. 血常规
C. 肝功能
D. 骨髓穿刺
E. 胸部X线检查

答案：A　　考点：人禽流感的诊断

解析：人禽流感的诊断根据流行病学资料、临床症状和病原分离而确诊。故选A。

2. 下列关于人禽流感实验室检查的叙述，错误的是

A. 外周血白细胞减少
B. 外周血淋巴细胞减少
C. 可出现BUN升高
D. 外周血血小板减少
E. 骨髓穿刺检查示细胞增生低下

答案：E　　考点：人禽流感的实验室检查

解析：多数患者外周血白细胞、淋巴细胞和血小板不同程度减少，部分患者肝功能异常，表现为ALT、AST升高，亦可出现BUN的升高，故选E。

3. 对人禽流感医学观察病例进行医学观察的时间是

A. 3日　　B. 7日
C. 10日　　D. 2周
E. 1个月

答案：B　　考点：医学观察病例

解析：1周内有流行病学接触史，出现流感样症状，对其进行7日医学观察。故选B。

细目四　艾滋病

【考点透视】

本单元一直是考试热点，出题点丰富，考生要重点复习艾滋病（AIDS）的传播途径、临床表现，尤其是艾滋病期的一些特征性表现。

[A1 型题]

1. 下列药物，不能用于艾滋病治疗的是

A. 齐多夫定　　B. 双脱氧胞苷
C. 双脱氧肌苷　　D. 阿糖腺苷
E. 拉米夫定

答案：D　　考点：艾滋病的抗病毒治疗

解析：目前抗HIV的药物可分为3大类：核苷类反转录酶抑制剂、非核苷类反转录酶抑制剂和蛋白酶抑制剂，核苷类反转录酶抑制剂包括齐多夫定、双脱氧胞苷、双脱氧肌苷、拉米夫定和司坦夫定等，故A、B、C、E等均能用于艾滋病治疗。而阿糖腺苷主要应用于疱疹病毒感染的抗病毒治疗，对艾滋病治疗无效，故本题选择D。

2. HIV造成机体免疫功能损害主要侵犯的细胞是

A. $CD4^+$T淋巴细胞
B. $CD8^+$T淋巴细胞
C. B淋巴细胞
D. NK细胞
E. 浆细胞

答案：A　　考点：艾滋病的发病机制

解析：$CD4^+$T淋巴细胞在HIV直接和间接作用下，细胞功能受损和大量破坏，导致细胞免疫缺陷。虽然同时还侵犯其他类型免疫细胞：单核吞噬细胞、B淋巴细胞、NK细胞损伤及HIV感染后的免疫应答异常。最主要的还是$CD4^+$T淋巴细胞，故选择A。

3. 下列不支持艾滋病诊断的是

A. 口咽念珠菌感染
B. 持续发热
C. 头痛，进行性痴呆
D. 皮肤黏膜出血
E. 慢性腹泻

答案：D　　考点：艾滋病的诊断

解析：高危人群存在下列情况2项或2项以上者，应考虑艾滋病的可能：①近期体重下降10%以上；②慢性咳嗽或腹泻3个月以上；③间歇或持续发热1个月以上；④全身淋巴结肿大；⑤反复出现带状疱疹或慢性播散性单纯疱疹感染；⑥口咽念珠菌感染。A、B、E选项均支持艾滋病的诊断。结合艾滋病的临床表现，艾滋病在4期主要出现5种表现，其中神经系统症状主要表现有头痛、癫痫、进行性痴呆和下肢瘫痪等，故C项也支持艾滋病诊断。艾滋病对皮肤黏膜造成的损害，主要是肿瘤和感染等，并不出现出血症状，故皮肤、黏膜出血不能作为艾滋病诊断的依据，故本题选择D。

[B 型题]

（4～5题共用备选答案）

A. 隐孢子虫感染

B. 隐球菌感染
C. 肺孢子菌感染
D. 口腔毛状白斑
E. 巨细胞病毒感染

4. AIDS 呼吸系统常见的并发症是

答案： C

5. AIDS 消化系统常见的并发症是

答案： A　　考点：AIDS 的并发症

解析： AIDS 的并发症：呼吸系统，卡氏肺孢子菌肺炎最为常见；消化系统，肠道隐孢子虫感染较为常见。故 4 题选 C，5 题选 A。

细目五　流行性出血热

【考点透视】

本单元的出题频率有增加趋势，对流行性出血热的发病机制、临床表现、诊断、治疗都要熟悉，尤其要记住该病的一些主要特点，如本病的传播源是鼠，肾功能损害症状比较明显。

[A1 型题]

1. 流行性出血热患者全身各组织器官都可有充血、出血、变性、坏死，表现最为明显的器官是

A. 心　　B. 肺
C. 肾　　D. 脑垂体
E. 胃肠

答案： C　　考点：流行性出血热的发病机制与病理

解析： 流行性出血热的病理解剖可见脏器中肾脏病变最明显。肉眼可见肾脂肪囊水肿、出血，镜检肾小球充血，基底膜增厚；肾小管受压而变窄或闭塞；间质有细胞浸润。故本题选择 C。

2. 下列有关流行性出血热的描述，正确的是

A. 发病以青少年为主
B. 一般不经呼吸道传播
C. 无明显季节性
D. 所有患者均有 5 期经过
E. 可有母婴传播

答案： E　　考点：流行性出血热

解析： 流行性出血热的传播途径包括呼吸道传播、消化道传播、接触传播、母婴传播和虫媒传播等 5 种方式，B 项表述错误、E 项正确；流行性出血热具有明显的季节性和人群分布的流行特征，其中黑线姬鼠传播者以 11 月至次年 1 月为高峰、家鼠传播者 3～5 月为高峰、林区姬鼠传播者在夏季为高峰，人群分布则以男性青壮年农民和工人发病多，A、C 错误；典型病例病程有 5 期，非典型和轻型病例可以出现越期现象，而重型的病例可出项重叠现象，D 项错误。故本题选择 E。

3. 确诊流行性出血热的依据是

A. 全身感染中毒症状
B. “三痛” 和 “三红” 征
C. 全身感染中毒症状
D. 特异性 IgM 抗体滴度升高
E. 异型淋巴细胞增多

答案： D　　考点：流行性出血热的诊断

解析： 对流行性出血热的诊断，实验室检查血清特异性抗体 IgM 阳性，血或尿标本病毒抗原或病毒 RNA 阳性可确定诊断。

[B 型题]

（4～5 题共用备选答案）

A. 发热期　　B. 少尿期
C. 多尿期　　D. 恢复期
E. 低血压休克期

4. 流行性出血热易发生高血容量综合征的病期是

答案： B

5. 流行性出血热出现“三红”征的病期是

答案： A　　考点：流行性出血热的临床表现

解析： 流行性出血热患者的临床经过可分为发热期、低血压休克期、少尿期、多尿期、恢复期 5 期。发热期主要表现感染中毒症状、毛细血管损伤和肾脏损害，毛细血管损伤主要表现为“三红”征。少尿期重者可出现高血容量综合征。故 4 题选 B，5 题选 A。

细目六　狂犬病

【考点透视】

熟悉狂犬病的流行病学、临床表现及预防。

[A1 型题]

1. 下列有关狂犬病的预防措施，正确的是

A. 病犬加热处理后可食用
B. 疑似病犬应隔离 10 日
C. 被咬伤后预防接种 3 次即可
D. 被咬伤后伤口应及时冲洗消毒并缝合
E. 被咬伤后伤口周围可注射免疫血清

答案： E　　考点：狂犬病的预防

解析： 狂犬病的预防主要包括控制传染源，伤口处理及预防接种。发现病犬立即捕杀，尸体应深埋，不准食用；疑似狂犬，设法捕获并隔离观察 10 日。伤口要及时冲洗消毒，一般不予缝合或包扎；疫苗接种用于暴露后共接种 5 次，用于暴露前共接种 3 次；伤口周围可局部浸润注射免疫球蛋白或免疫血清。故选 E。

细目七　流行性乙型脑炎

【考点透视】

熟悉流行性乙型脑炎的流行病学、临床表现、治疗及预防。

[A1 型题]

1. 下列有关乙脑极期表现的叙述，错误的是

A. 高热、惊厥

B. 病理征阳性

C. 脑膜刺激征阳性

D. 颅高压表现及呼吸衰竭

E. 瘫痪多不对称，肢体松弛

答案： E　　考点：乙脑极期表现

解析： A、B、C、D 均为乙脑极期表现，昏迷患者可有肢体强直性瘫痪、偏瘫或全瘫，伴肌张力增高。故选 E。

2. 乙脑预防的关键措施是

A. 管理患者

B. 防蚊和灭蚊

C. 管理猪等家畜

D. 防蚊、灭蚊和预防注射

E. 注射丙种球蛋白

答案： D　　考点：乙脑的预防

解析： 乙脑预防的关键措施是防蚊、灭蚊和预防接种。故选 D。

第三单元　细菌感染

细目一　流行性脑脊髓膜炎

【考点透视】

本单元出题的频率较高，而且临床应用型题目比例在上升，考生在熟读教材的基础上重点复习其临床表现，诊断与鉴别诊断。

[A1 型题]

1. 下列各项，不支持流行性脑脊髓膜炎诊断的脑脊液检查是

A. 外观混浊呈脓性

B. 蛋白质含量高

C. 细胞数 $<0.5\times10^6$/L，以单核细胞为主

D. 糖含量明显减少

E. 氯化物含量减少

答案： C　　考点：流行性脑脊髓膜炎的实验室检查

解析： 脑脊液检查是流行性脑脊髓膜炎明确诊断的重要依据。发病过程中，脑脊液压力升高，外观浑浊呈脓性，故 A 正确；蛋白质含量增高，糖及氯化物含量均减少，故 B、D、E 正确；白细胞计数常高达 1.0×10^6/L，以中性粒细胞为主，因此 C 选项错误。故本题选 C。

2. 普通型流脑临床特征性体征是皮肤

A. 瘀点或瘀斑

B. 水疱

C. 黑痂

D. 斑丘疹

E. 脓肿

答案： A　　考点：流行性脑脊髓膜炎的临床表现

解析： 70% 左右的流脑患者皮肤黏膜可见瘀点或瘀斑。病情严重者瘀点、瘀斑可迅速扩大，且因血栓形成发生大片坏死。故选择 A。

3. 高热、头痛、呕吐，全身皮肤散在瘀点，颈项强直，最可能的诊断是

A. 结核性脑膜炎

B. 流行性脑脊髓膜炎

C. 流行性乙型脑炎

D. 伤寒

E. 中毒性细菌性痢疾

答案： B　　考点：流行性脑脊髓膜炎的诊断

解析： 高热、头痛、呕吐，全身皮肤散在瘀点，颈项强直等均为流行性脑脊髓膜炎的典型症状，首先考虑流行性脑脊髓膜炎；结核性脑膜炎，结核中毒症状之一是低热，排除 A 选项；流行性乙型脑炎皮肤一般无瘀点，C 项排除；伤寒常有中毒性脑病的表现，无脑膜刺激征，皮疹的典型特征为玫瑰疹，D 项排除；中毒性细菌性痢疾一般无脑膜刺激征，E 项排除。

细目二　伤　寒

【考点透视】

本单元出题频率一般，考生在熟读教材的基础上重点复习其临床特征，诊断与治疗。

[A1 型题]

1. 伤寒患者出现玫瑰疹，多见于

A. 潜伏期　　B. 发热初期

C. 极期　　D. 缓解期

E. 恢复期

答案： C　　考点：伤寒的临床分期

解析： 典型的伤寒自然病程可分为 4 期：①初期，发热是最早的症状，常伴有全身不适、食欲减退、咽痛和咳嗽等；②极期，常有典型的伤寒表现，如持续高热、明显食欲减退、中毒性脑病的表现、肝脾肿大和皮肤出现玫瑰疹等；③缓解期，体温下降、食欲好转；④恢复期，体温正常，食欲恢复。故伤寒患者多于极期出现玫瑰疹，故本题选择 C。

2. 伤寒菌血液培养，阳性率最高的时间是

A. 第一周　　B. 第二周

C. 第三周　　D. 第四周

E. 第五周

答案：A　　考点：伤寒菌的检测

解析：伤寒菌进行血培养时在病程的第一至二周阳性率高达80%～90%，第三周降到50%，以后更低，所以题目问阳性率最高时，C、D、E被排除。而第一周时病情在初期，症状逐渐明显，这时阳性率逐渐升高，所以在第一周末的时候会达到高峰，所以选择A。

3. 治疗伤寒应首选的药物是

A. 头孢唑啉　　B. 氯霉素

C. 链霉素　　D. 环丙沙星

E. 庆大霉素

答案：D　　考点：伤寒的抗菌治疗

解析：伤寒的抗菌治疗，喹诺酮类药物为首选。主要因为该类药物有以下优点：抗菌谱广，尤其对革兰阴性杆菌活性高；细菌对其产生突发耐药的发生率低；体内分布广，组织体液中药物浓度高，可达有效抑菌或杀菌水平。故本题选择D。

细目三　细菌性痢疾

【考点透视】

本单元考题近几年有增加趋势，考生需要全面复习，重点是细菌性痢疾的临床表现、诊断与鉴别诊断，考题会以临床应用型题目的形式出现。

［A1型题］

1. 目前认为志贺菌致病必须具备的条件是

A. 过度劳累

B. 暴饮暴食

C. 细菌变异性

D. 痢疾杆菌对肠黏膜上皮细胞的侵袭力

E. 发病季节

答案：D　　考点：细菌性痢疾的发病机制

解析：目前认为志贺菌致病必须具备3个条件：一是具有介导细菌吸附的光滑性脂多糖O抗原；二是具侵袭上皮细胞并在其中繁殖的能力；三是侵袭、繁殖后可产生毒素。题目中的D选项符合其中的第二个必须条件，其他选项均不符合这3个必须条件中的一项。故本题选择D。

2. 腹痛、腹泻、黏液脓血便，伴发热恶寒，最可能的诊断是

A. 细菌性痢疾　　B. 阿米巴痢疾

C. 急性胃肠炎　　D. 流行性脑脊髓膜炎

E. 霍乱

答案：A　　考点：细菌性痢疾的诊断

解析：腹痛、腹泻、黏液脓血便，伴发热恶寒符合细菌性痢疾的典型症状，首选择A选项。阿米巴痢疾多不发热，粪便检查为暗红或果酱色血便，故排除B选项；急性胃肠炎无发热症状，大便多为黄色水样便，故可排除C项；流行性脑脊髓炎无典型的胃肠道症状，可排除D项；霍乱一般无发热，多数不伴腹痛（O139血清型发热、腹痛比较常见），粪便检查可见黏液和少许的红、白细胞，可初步排除E项。故本题选择A。

3. 下列中毒性细菌性痢疾的治疗措施，错误的是

A. 抗菌治疗

B. 扩充血容量

C. 纠正代谢性酸中毒

D. 血管活性药物的应用

E. 纠正代谢性碱中毒

答案：E　　考点：中毒性细菌性痢疾的治疗

解析：本病病情凶险，应密切观察，采取对症治疗为主的综合抢救措施，治疗措施包括病原治疗和对症治疗。病原治疗，应用有效抗菌药物静脉滴注做抗菌治疗，A项正确。对症治疗，重点是针对休克的相关治疗，包括迅速扩充血容量纠正代谢性酸中毒、使用血管活性药物改善微循环障碍和保护重要脏器等，B、C、D选项正确，E错误。故本题选择E。

4. 中毒性菌痢最严重的临床表现是

A. 高热　　B. 起病急骤

C. 循环衰竭和呼吸衰竭　　D. 惊厥

E. 昏迷

答案：C　　考点：中毒性菌痢的临床表现

解析：中毒性菌痢病程后期微循环瘀血、缺氧、口唇及甲床发绀、皮肤花斑、血压下降或测不出，可伴心、肺、血液、肾脏等多系统功能障碍，肺循环衰竭表现为呼吸窘迫，病情危重、病死率高。故选C。

细目四　霍　乱

【考点透视】

本单元出题点不多，考生重点复习霍乱的临床表现。

［A1型题］

1. 发生霍乱时，对疫区接触者的检疫期是

A. 3天　　B. 5天

C. 7天　　D. 9天

E. 12天

答案：B　　考点：霍乱的预防

解析：患者和带菌者是霍乱的主要传染源，患者在发病期间，可连续排菌，时间一般为5日。对接触者应严密检疫5日，留粪培养并服药预防。故本题选择B。

［A2型题］

2. 某患者由印尼入境后2天，频繁腹泻，无腹痛及里急后重，伴有呕吐。最重要的检查是

A. 血常规　　B. 尿常规
C. 电解质　　D. 泻吐物悬滴检查
E. 以上均非

答案：D　考点：霍乱弧菌的检查

解析：患者短时间内出现频繁腹泻，但无腹痛及里急后重，同时有呕吐，而这比较像霍乱的表现，但为了确定细菌的类别，需要进行进一步的检查，而 A、B、C 不具有代表性，只有应用悬滴实验，才能确定是否为霍乱弧菌。故选择 D。

［B 型题］

（3～4 题共用备选答案）
A. 急性肾衰竭　　B. 感染中毒性休克
C. 肠穿孔　　D. 心律失常
E. ARDS

3. 上述各项，属霍乱严重并发症的是

答案：A

4. 上述各项，属伤寒严重并发症的是

答案：C　考点：霍乱、伤寒的并发症

解析：肾衰竭是霍乱最常见的严重并发症，也是常见的死因。伤寒常见的并发症有肠出血、肠穿孔、中毒性肝炎、中毒性心肌炎等。故 3 题选 A，4 题选 C。

细目五　结核病

【考点透视】

此细目为大纲新增内容，考生需予以关注。

［A1 型题］

1. 确诊肺结核最特异性的方法是
A. 影像学检查
B. 痰结核分枝杆菌检查
C. 结核菌素试验
D. 特异性结合抗原
E. 平板凝集试验

答案：B　考点：确诊肺结核最特异性的方法

解析：痰结核分枝杆菌检查是确诊肺结核最特异性的方法。故选择 B。

细目六　布鲁菌病

【考点透视】

此细目为大纲新增内容，考生需予以关注。

［A1 型题］

1. 下列属于布鲁菌病外周血象特点的是
A. 红细胞增高
B. 白细胞异常增高
C. 淋巴细胞相对或绝对增加
D. 全血细胞减少
E. 血小板升高

答案：C　考点：布鲁菌病的外周血象特点

解析：布鲁菌病的外周血象：白细胞计数正常或偏低。淋巴细胞相对或绝对增加，可出现少数异型淋巴细胞。故选择 C。

第四单元　消毒与隔离

【考点透视】

本单元考试涉及内容较少，考生只需对基本概念了解即可。

［A1 型题］

1. 有关医院感染的概念，错误的是
A. 在医院内获得的感染
B. 出院之后的感染有可能是医院感染
C. 入院时处于潜伏期的感染一定不是医院感染
D. 与上次住院有关的感染是医院感染
E. 婴幼儿经胎盘获得的感染是医院感染

答案：E　考点：医院感染的概念

解析：下列情况属于医院感染：①对于无明显潜伏期的感染，规定在 48 小时后发生的感染为医院感染；有明确潜伏期者则以住院时起超过该平均（或常见）潜伏期的感染；②本次感染直接与上次住院有关；③在原有感染基础上出现其他部位新的感染（除外脓毒血症迁徙灶），或在原感染已知病原体基础上又分离出新的病原体（排除污染和原来的混合感染）的感染；④新生儿经产道时获得的感染；⑤由于诊疗措施激活的潜在性感染，如疱疹病毒、结核杆菌等的感染。可见，婴幼儿经胎盘获得的感染不属于医院感染，故选择 E。

2. 下列各项，属终末消毒的是
A. 病室的通风
B. 卫生敷料的消毒
C. 菌痢患者的便后洗手
D. 霍乱患者粪便消毒
E. 对 SARS 患者居家的消毒

答案：E　考点：终末消毒

解析：终末消毒包括患者的终末处理和原居住地或病室单位的终末处理。选项 A、B、C、D 均属随时消毒，故选择 E。

3. 下列有关隔离的叙述，错误的是
A. 便于管理传染源
B. 是控制传染病流行的重要措施
C. 可防止病原体向外扩散给他人
D. 根据传染病的平均传染期来确定隔离期限
E. 某些传染病患者出院后尚应进行追踪观察

答案：D　考点：隔离的概念及期限

解析：选项 A、B、C 为隔离的概念，隔离期是根据传染病的最长传染期而确定的，某些传染病患者出院后尚应追踪观察，故选择 D。

4. 下列各项不属于标准预防的是

A. 洗手　　B. 戴手套
C. 戴口罩　　D. 穿隔离衣
E. 紫外线消毒

答案：E　　考点：标准预防

解析：标准预防是要求医务人员在医疗工作中采取的一组预防措施，包括选项 A、B、C、D，故选择 E。

5. 以空气中的飞沫传播为主的传染病需采取的隔离措施是

A. 严密隔离　　B. 肠道隔离
C. 接触隔离　　D. 保护性隔离
E. 呼吸道隔离

答案：E　　考点：隔离的种类

解析：考生需熟悉传染病隔离的种类及相关措施，尤其要掌握呼吸道隔离、接触隔离的适用范围及具体措施。呼吸道隔离适用于以空气中的飞沫传播为主的传染病，故选择 E。

6. 不属于临床常见医院感染的是

A. 中心导管相关血流感染
B. 口腔感染
C. 手术部位感染
D. 尿管相关尿路感染
E. 呼吸机相关肺炎

答案：B　　考点：临床常见的医院感染

解析：选项 A、C、D、E 均为在医院与医疗操作相关的感染，是临床常见的医院感染，故选择 B。

第五篇 医学人文

第十四章 医学伦理学

本章共涉及10个单元，考生对相关内容以熟悉、了解为主。

第一单元 医学伦理学与医学目的、医学模式

[A1 型题]

1. 以下不属于现代医学目的的是

A. 预防疾病　　B. 治疗疾病
C. 提高生命质量　　D. 繁衍后代
E. 照料患者

答案：D　　考点：现代医学的目的

解析：现代医学的目的：致力于预防疾病，减少发病率，促进和维护健康；治疗疾病，解除由疾病引起的痛苦；照料患者，维护患者尊严，延长寿命，追求安详死亡；提高生命质量，优化生存环境，增进身心健康。故选择D。

第二单元 中国医学的道德传统

此单元内容了解即可。

第三单元 医学伦理学的理论基础

[A1 型题]

1. 不属于医德品质内容的是

A. 仁爱　　B. 严谨
C. 诚挚　　D. 公正
E. 幸福

答案：E　　考点：医德品质的内容

解析：医德品质的内容包括仁爱、严谨、诚挚、公正、奉献。故选择E。

[B 型题]

(2～3 题共用备选答案)

A. 尊重患者的生命
B. 尊重患者的人格与尊严
C. 尊重患者平等的医疗与健康权利
D. 注重对社会利益及人类健康利益的维护
E. 患者的法律地位

2. 医学人道主义的核心内容中不包括哪一项

答案：E

3. 医学人道主义的根本思想是

答案：A　　考点：医学人道主义

解析：医学人道主义的核心内容：尊重患者的生命是医学人道主义的根本思想；尊重患者的人格与尊严；尊重患者平等的医疗与健康权利；注重对社会利益及人类健康利益的维护；社会及患者对医院、医务人员利益和价值的尊重。故2题选择E，3题选择A。

第四单元 医学道德的规范体系

[A1 型题]

1. 对无伤原则的解释，正确的是

A. 无伤原则就是消除任何医疗伤害
B. 无伤原则就是要求医生对患者丝毫不能伤害
C. 因绝大多数医疗行为都存在着不同程度的伤害，所以无伤原则是做不到的
D. 无伤原则要求对医学行为进行受益与伤害的权衡，把可控伤害控制在最低限度之内
E. 对肿瘤患者进行化疗意味着绝对伤害

答案：D　　考点：无伤原则的解释

解析：无伤原则的解释：无伤原则要求对医学行为进行受益与伤害的权衡，把可控伤害控制在最低限度之内。故本题选择D。

[B 型题]

(2～3 题共用备选答案)

A. 医学关系中的主体在道义上应享有的权利和利益
B. 医学关系中的主体在道义上应履行的职责和使命
C. 医学关系的主体对应尽义务的自我认识和自我评价的能力
D. 医学关系中的主体因履行道德职责受到褒奖而产生的自我赞赏
E. 医学关系中的主体在医疗活动中对自己和他人关系的内心体验和感受

2. 作为医学伦理学基本范畴的良心是指

答案：C

3. 作为医学伦理学基本范畴的情感是指

答案：E　　考点：医学伦理学基本范畴中良心、情感的概念

解析：医学关系中的主体在道义上应享有的权利和利益属于权利。医学关系中的主体在道义上应履行的职责和使命属于义务。医学关系的主体对应尽义务的自我认识和自我评价的能力是指良心。医学关系中的主体因履行道德职责受到褒奖而产生的自我赞赏是指荣誉。医学关系中的主体在医疗活动中对自己和他人关系的内心体验和感受是指情感。综上，故2题选择C，3题选择E。

第五单元　处理与患者关系的道德要求

［A1 型题］

1. 医患关系基本模式是

A. 主动－被动型，互相－合作型，平等参与型
B. 主动－合作型，相互－指导型，共同参与型
C. 主动－配合型，指导－合作型，共同参与型
D. 主动－被动型，指导－合作型，共同参与型
E. 主动－被动型，共同参与型，父权主义型

答案：D　　考点：医患关系基本模式

解析：1976年美国学者提出的医患之间技术性关系基本模式为主动－被动型，指导－合作型，共同参与型。故选择D。

2. 处理与患者关系的道德原则是

A. 以患者利益为本
B. 自律原则
C. 科学原则
D. 保密原则
E. 功利原则

答案：A　考点：处理与患者关系的道德原则

解析：处理与患者关系的道德原则是以患者利益为本，尊重患者权利，一视同仁。故选择A。

第六单元　处理医务人员之间关系的道德要求

此为大纲新增内容，考生了解一下。

第七单元　临床诊疗的道德要求

1. 以下不属于辅助检查道德要求的是

A. 目的明确，诊治需要
B. 全面系统，认真细致
C. 知情同意，尽职尽责
D. 综合分析，切忌片面
E. 密切联系，加强协作

答案：B　　考点：辅助检查的道德要求

解析：辅助检查的道德要求：目的明确，诊治需要；知情同意，尽职尽责；综合分析，切忌片面；密切联系，加强协作。故选择B。

2. 以下不属于实施人类辅助生殖技术伦理原则的是

A. 有利于患者的原则
B. 确保后代健康的原则
C. 安全和有效原则
D. 互盲和保密的原则
E. 维护社会公益的原则

答案：C　　考点：实施人类辅助生殖技术的伦理原则

解析：实施人类辅助生殖技术的伦理原则包括：有利于患者的原则；夫妻双方自愿和知情同意的原则；确保后代健康的原则；维护社会公益的原则；互盲和保密的原则；严防精子、卵子商品化的原则；伦理监督原则。故选择C。

第八单元　医学研究的道德要求

此内容考生了解即可，重点理解人体试验的道德原则。

第九单元　医学道德的评价与良好医德的养成

［A1 型题］

1. 医学道德评价的方式不包括

A. 内心信念　　B. 社会舆论
C. 传统习俗　　D. 公众认识
E. 社会标准

答案：E　　考点：医德评价的方式

解析：医德评价的方式有：社会舆论、内心信念、传统习俗。公众认识即社会舆论。故选择E。

2. 医学道德教育的过程不包括

A. 提高医德认识　　B. 培养医德情感
C. 要学会"慎独"　　D. 坚定医德信念
E. 形成医德行为和习惯

答案：C　　考点：医学道德教育的过程

解析：医学道德教育的过程除选项A、B、D、E外，还有锻炼医德意志。C选项属于医学道德修养的内容，故选C。

第十单元　医学伦理文献

此内容为大纲新增内容，考生了解即可。

第十五章　卫生法规

第一单元　卫生法概述

【考点透视】

熟悉卫生法的渊源，理解卫生法的基本原则。

［A1 型题］

1. 下列规范性文件中属于卫生行政法规的是

A.《中华人民共和国执业医师法》
B.《中华人民共和国传染病防治法》
C.《中华人民共和国食品安全法》
D.《中华人民共和国中医药条例》
E.《中华人民共和国药品管理法》

答案：D　　考点：卫生行政法规的内容

解析：卫生方面的行政法规发布有两种形式，一种是由国务院直接发布，另一种是经国务院批准，由卫生部单独或与有关部门联合发布。选项 A、B、C、E 均属于卫生法律，只有 D 选项属于卫生行政法规。故选择 D。

2. 我国依法制定卫生行政法规的国家机构是

A. 国务院　　B. 卫生行政部门
C. 最高人民法院　　D. 全国人大及其常委会
E. 地方人民政府

答案：A　　考点：我国依法制定卫生行政法规的国家机构

解析：卫生行政法规是指由国务院制定发布的有关卫生方面的专门行政法规，其法律效力低于卫生法律。故选择 A。

3. 不属于卫生法基本原则的是

A. 预防为主
B. 卫生工作社会化
C. 保护公民身体健康
D. 兼顾经济与社会效益
E. 祖国传统医学与现代医学相结合

答案：D　　考点：卫生法基本原则

解析：卫生法基本原则包括保护公民健康的原则、预防为主的原则、中西医协调发展的原则、国家卫生监督原则。故选择 D。

4. 卫生法基本原则中的卫生保护原则，其主要内容之一是

A. 人人有获得卫生保护的权利
B. 维护医务人员的合法权益
C. 提高群众的自我保健意识
D. 维护社会公共卫生秩序
E. 维护患者的合法权益

答案：A　　考点：卫生法保护原则

解析：卫生保护原则有两方面的内容，第一，人人有获得卫生保护的权利；第二，人人有获得有质量的卫生保护的权利。故选择 A。

5. 我国卫生法律是由哪一级机构制定和颁布的

A. 卫生部　　B. 国务院
C. 最高人民法院　　D. 全国人大及其常委会
E. 地方人民政府

答案：D　　考点：我国卫生法律的制定和颁布机构

解析：全国人大及其常委会是宪法和基本法律的制定和颁布机构。卫生法属于基本法律，故选择 D。

第二单元　卫生法律责任

【考点透视】

重点了解卫生民事责任、卫生行政责任、卫生刑事责任 3 种法律责任的承担方式、种类、实现方式。本单元相关术语对学医者不好理解，考生可以将 3 种责任的内容以对比的方式学习记忆。

［A1 型题］

1. 根据违法行为的性质和危害程度的不同，法律责任分为

A. 赔偿责任、补偿责任、刑事责任
B. 经济责任、民事责任、刑事责任
C. 行政处分、经济补偿、刑事责任
D. 行政处罚、经济赔偿、刑事责任
E. 民事责任、行政责任、刑事责任

答案：E　　考点：卫生法中法律责任的分类

解析：法律责任根据违法行为的性质和危害程度的不同分为民事责任、行政责任、刑事责任，故选择 E。

2. 目前，我国卫生法规中所涉及的民事责任的主要承担方式是

A. 恢复原状　　B. 赔偿损失
C. 停止侵害　　D. 消除危险
E. 支付违约金

答案：B　　考点：民事责任的主要承担方式

解析：民事责任的承担方式有停止损害、排除妨碍、消除危险、返还财产、恢复原状、修理、重作、更换、赔偿损失、支付违约金、消除影响、恢复名誉、赔礼道歉。其中最主要的是赔偿损失。故选择B。

3. 下列各项，属于行政处罚的是

A. 罚款　　B. 降级
C. 赔偿损失　　D. 撤职
E. 赔礼道歉

答案：A　　考点：行政处罚的种类

解析：行政处罚的种类主要有警告、罚款、没收非法财物、没收违法所得、责令停产停业、暂扣或吊销有关许可证等。选项B、D属于行政处分，选项C、E属于民事责任的承担方式，故选择A。

4. 违反卫生法中有关行政管理方面的法律规定应承担的法律责任称为

A. 刑罚　　B. 民事责任
C. 刑事责任　　D. 行政责任
E. 道德责任

答案：D　　考点：行政责任的概念

解析：根据卫生行政责任的定义，卫生行政责任是指卫生行政法律关系主体违反卫生行政法律规范，尚未构成犯罪所应承担的法律后果。故选择D。

第三单元 《中华人民共和国医师法》

【考点透视】

熟悉执业医师资格考试制度、医师执业注册制度，执业医师的权利、义务、执业规则及法律责任。

[A1 型题]

1. 根据《中华人民共和国医师法》的规定，全国医师资格考试办法的制定部门是

A. 国务院　　B. 国务院劳动部门
C. 国务院人事部门　　D. 国务院卫生行政部门
E. 国务院教育行政部门

答案：D　考点：全国医师资格考试办法的制定部门

解析：全国医师资格考试办法的制定部门是国务院卫生行政部门。故选择D。

2. 国家实行医师资格考试制度，目的是检查评价申请医师资格者是否具备

A. 医学专业学历
B. 取得医学专业技术职务的条件
C. 从事医学专业教学、科研的资格
D. 开办医疗机构的条件
E. 从事医学实践必需的基本专业知识与能力

答案：E　考点：国家实行医师资格考试制度的目的

解析：国家实行医师资格考试制度，目的是检查评价申请医师资格者是否具备从事医学实践必需的基本专业知识与能力。故选择E。

3. 受理申请医师注册的卫生行政部门对不符合条件不予注册的，应当自收到申请之日起多少日内给予申请人书面答复，并说明理由

A. 15日　　B. 20日
C. 30日　　D. 40日
E. 45日

答案：B　　考点：申请医师注册的规定

解析：受理申请医师注册的卫生行政部门对不符合条件不予注册的，应当自收到申请之日起20个工作日内给予申请人书面答复，并说明理由。故选择C。

4. 受理申请医师注册的卫生行政部门除执业医师法第十五条规定的情形外，应当自收到申请之日起多少日内准予注册，并发给由国务院卫生行政部门统一印制的医师执业证书

A. 15日　　B. 20日
C. 30日　　D. 40日
E. 45日

答案：B　　考点：申请医师注册准予注册的时间

解析：受理申请医师注册的卫生行政部门除执业医师法第15条规定的情形外，应当自收到申请之日起20个工作日内准予注册，并发给由国务院卫生行政部门统一印制的医师执业证书。故选择C。

[A2 型题]

5. 医师甲经执业医师注册，在某医疗机构执业。1年后，该医师受聘到另一医疗机构执业，其改变执业地点的行为

A. 医疗机构允许即可
B. 应到准予注册的卫生行政部门办理变更注册手续
C. 无须经过准予注册的卫生行政部门办理变更注册手续
D. 任何组织和个人无权干涉
E. 只要其医术高明，就不受限制

答案：B　　考点：改变执业地点的行为的程序

解析：改变执业地点的行为应到准予注册的卫生行政部门办理变更注册手续。故选择B。

6. 王某2007年于中医药大学毕业分配到市级中医院工作，并于2008年取得了中医师执业资格，《中华人民共和国医师法》施行当年，其依照有关开办医疗机构的规定申请个体开业。依据我国执业医师法的规定，卫生行政部门应

A. 批准其个体行医资格申请
B. 要求其应具备主治医师资格
C. 要求其参加国家临床中医专业技术资格考试
D. 要求其能保证个体行医质量，才能予以受理申请
E. 要求其经执业医师注册后在医疗机构中执业满5年

答案：E　　考点：依据我国执业医师法的规定，申请个体开业的具体规定

解析：第二十条规定：申请个体开业的执业医师要求其经执业医师注册后在医疗机构中执业满5年按照有关规定办理审批手续，才能行医。但依照本法第十一条第二款规定取得中医医师资格的人员，按照考核内容进行执业注册后，即可在注册的执业范围内个体行医。故选择E。

[B型题]

（7～8题共用备选答案）

A. 执业注册　　B. 执业证书
C. 执业准入　　D. 执业资格
E. 执业医师

7. 取得医师资格的公民从事医师执业活动必须经注册后才能取得合法行医的

答案：B

8. 依法取得医师执业证书的医务人员是

答案：E　　考点：执业注册制度

解析：医师经考试取得执业证书方可称为执业医师，并需在取得执业资格后经注册方可从事执业活动。故7题选B，8题选E。

第四单元　《中华人民共和国药品管理法》

【考点透视】

熟悉《药品管理法》的相关内容，如假药、劣药、特殊药品等。

[A1型题]

1. 除特殊需要外，第一类精神药品的处方，每次不得超过多少日的常用量

A. 1日　　B. 3日
C. 5日　　D. 7日
E. 14日

答案：B　　考点：第一类精神药品的处方用量

解析：除特殊需要外，第一类精神药品的处方，每次不得超过3日的常用量，故选择B。

2. 直接作用于中枢神经系统，使之兴奋或抑制，连续使用能产生依赖性的药品是

A. 毒性药品　　B. 放射性药品
C. 解毒药品　　D. 精神药品
E. 麻醉药品

答案：D　　考点：精神药品的概念

解析：精神药品是指直接作用于中枢神经系统，使之兴奋或抑制，连续使用能产生依赖性的药品。故选择D。

3.《药品管理法》规定对四类药品实行特殊管理，下列药品中，不属于法定特殊管理药品的是

A. 生化药品　　B. 麻醉药品
C. 精神药品　　D. 放射性药品
E. 医疗用毒性药品

答案：A　　考点：特殊管理药品分类

解析：麻醉药品、精神药品、医疗用毒性药品、放射性药品等属于特殊管理药品，故选择A。

4. 依照《麻醉药品管理办法》的规定，麻醉药品的处方剂量，每张处方注射剂不得超过多少日的常用量

A. 2日　　B. 3日
C. 5日　　D. 7日
E. 14日

答案：A　　考点：麻醉药品的处方剂量

解析：依照《麻醉药品管理办法》的规定，麻醉药品的处方剂量，每张处方注射剂不得超过2日的常用量。故选择A。

[A2型题]

5. 某药店经营者为贪图利益而销售超过有效期的药品，结果造成患者服用后死亡的特别严重后果，依据《中华人民共和国刑法》，给经营者的刑罚是

A. 处3年以下有期徒刑或拘役，并处罚金
B. 处3年以上7年以下有期徒刑，并处罚金
C. 处3年以上10年以下有期徒刑，并处罚金
D. 处10年以上20年以下有期徒刑，并处罚金
E. 处10年以上有期徒刑或无期徒刑，并处罚金

答案：E　　考点：药品管理法

解析：销售超过有效期的药品，结果造成患者服用后死亡的特别严重后果，依据《中华人民共和国刑法》，给经营者的刑罚处10年以上有期徒刑或无期徒刑，并处罚金。故选择E。

6. 某药店经营者为贪图利益而违法销售超过有效期的药品，依据《中华人民共和国药品管理法》第七十五条的规定，其所在地的药品监督管理行政执法机构应给予的处罚是，没收违法销售药品和违法所得，并

A. 处以非法所得1倍以上3倍以下的罚款
B. 处以非法所得2倍以上5倍以下罚款
C. 处以2000元以上5000元以下的罚款
D. 处以违法销售药品货值金额2倍以上5倍以下的罚款
E. 处以违法销售药品货值金额1倍以上3倍以下的罚款

答案： A　　**考点：** 药品管理法

解析：《中华人民共和国药品管理法》第七十五条规定，违法销售超过有效期的药品，其所在地的药品监督管理行政执法机构应给予的处罚是：没收违法销售药品和违法所得，并处以非法所得1倍以上3倍以下的罚款。故选择A。

[B型题]

（7~8题共用备选答案）

A. 劣药　　B. 假药
C. 保健药品　　D. 非处方用药
E. 特殊药品

7. 药品所含成分的名称与国家药品标准或者省、自治区、直辖市药品标准规定不符合的是

答案： B

8. 药品成分的含量与国家药品标准或者省、自治区、直辖市药品标准规定不符合的是

答案： A　　**考点：** 假药、劣药的概念

解析： 假药是指药品所含成分的名称与国家药品标准或者省、自治区、直辖市药品标准规定不符合。劣药是指药品成分的含量与国家药品标准或者省、自治区、直辖市药品标准规定不符合。故7题选B，8题选A。

（9~10题共用备选答案）

A. 二日极量　　B. 四日极量
C. 二日常用量　　D. 三日常用量
E. 七日常用量

9. 毒性药品每次每张处方不超过

答案： A

10. 第一类精神药品除注射剂、控缓释制剂外，其他剂型每次每张处方不得超过

答案： D　　**考点：** 特殊药品的管理

解析：《医疗用毒性药品管理办法》第九条规定：每次处方剂量不得超过2日极量。《处方管理办法》第二十四条规定：为门（急）诊癌症疼痛患者和中、重度慢性疼痛患者开具的麻醉药品、第一类精神药品注射剂，每张处方不得超过3日常用量。故9题选A，10题选D。

第五单元 《中华人民共和国传染病防治法》

【考点透视】

熟悉《传染病防治法》中法定传染病的分类、疫情报告及控制措施。

[A1型题]

1. 传染性非典型肺炎防治工作应坚持的原则是

A. 预防为主、防治结合、分级负责、依靠科学、依法管理
B. 预防为主、及时隔离、依靠科学、防治结合、加强监督
C. 有效预防、宣传教育、加强监测、防治结合、科学管理
D. 预防控制、分级负责、依靠科学、防治结合、及时隔离
E. 预防为主、及时控制、科学治疗、统一监测、防治结合

答案： A　　**考点：** 传染性非典型肺炎防治工作应坚持的原则

解析： 传染性非典型肺炎防治工作应坚持的原则是预防为主、防治结合、分级负责、依靠科学、依法管理。故选择A。

2. 下列的乙类传染病中依法采取甲类传染病的预防控制措施的是

A. 病毒性肝炎
B. 淋病、梅毒
C. 伤寒和副伤寒
D. 淋病、艾滋病
E. 肺炭疽、传染性非典型肺炎

答案： E　　**考点：** 法定传染病的分类

解析： 根据《传染病防治法》，对乙类传染病中传染性非典型肺炎、炭疽中的肺炭疽和新型冠状病毒肺炎，采取本法所称甲类传染病的预防、控制措施。故选择E。

3. 属于丙类传染病的病种是

A. 艾滋病
B. 肺结核
C. 传染性非典型肺炎
D. 人感染高致病性禽流感
E. 流行性和地方性斑疹伤寒

答案： E　　**考点：** 丙类传染病的病种

解析：《中华人民共和国传染病防治法》规定管理的传染病分甲类、乙类、丙类3类。丙类传染病包括流行性感冒、流行性腮腺炎、风疹、急性出血性结膜炎、麻风病、流行性和地方性斑疹伤寒、黑热病、包虫病、丝虫病，除霍乱、细菌性和阿米巴性痢疾、伤寒和副伤寒以外的感染性腹泻病。故选择E。

4. 城镇中发现甲类传染病和乙类传染病中的艾滋病、肺炭疽病的患者、病原携带者和疑似患者时，国家规定的报告时间是

A. 6小时以内　　B. 7小时
C. 10小时　　D. 12小时

E. 24 小时

答案：A　　考点：城镇中疫情报告国家规定的报告时间

解析：疫情责任报告人发现甲类传染病和乙类传染病中的艾滋病、肺炭疽的患者、病原携带者和疑似传染病患者时，城镇于 6 小时内，农村于 12 小时内，以最快的通讯方式向发病地的卫生防疫机构报告，并同时报出传染病报告卡。故选择 A。

5. 疫情责任报告人发现乙类传染病患者、病源携带者或疑似传染病患者时，向发病地卫生防疫机构报告传染病，报告的时限为

A. 城镇于 3 小时内，农村于 6 小时内
B. 城镇于 6 小时内，农村于 10 小时内
C. 城镇于 6 小时内，农村于 12 小时内
D. 城镇于 6 小时内，农村于 24 小时内
E. 城镇于 12 小时内，农村于 24 小时内

答案：C　　考点：疫情报告的时限

解析：参见本细目第 4 题，故选择 C。

6.《传染病防治法》规定应予以隔离治疗的是

A. 疑似传染病患者
B. 甲类传染病患者
C. 甲类传染病患者和病原携带者
D. 乙类传染病患者和病原携带者
E. 除艾滋病患者、炭疽中的肺炭疽以外的乙类传染病患者

答案：C　　考点：传染病防治法

解析：《传染病防治法》第四十八条：甲类传染病患者和病原携带者以及乙类传染病中的艾滋病、淋病、梅毒患者的密切接触者必须按照有关规定接受检疫、医学检查和防治措施。甲类传染病患者和病原携带者予以隔离治疗。故本题选择 C。

7. 医疗机构发现甲类传染病时，对病原携带者、疑似病人的密切接触者，应依法及时采取的措施是

A. 在指定场所进行医学观察
B. 进行医学观察
C. 采取预防措施
D. 予以隔离治疗
E. 确诊前在指定场所进行单独隔离治疗

答案：A　考点：医疗机构发现传染病时应采取的措施

解析：根据《传染病防治法》，医疗机构发现甲类传染病是时，对病人、病原携带者，予以隔离治疗；对疑似病人，确诊前在指定场所单独隔离治疗；对医疗机构内的病人、病原携带者、疑似病人的密切接触者，在指定场所进行医学观察和采取其他必要的预防措施。故选择 A。

8. 制定《医院感染管理规范（试行）》的目的是

A. 有效预防和控制医院感染，保障医疗安全，提高医疗质量
B. 有效预防和控制传染性非典型肺炎的发生和流行
C. 预防、控制和消除传染病的发生与流行，保障公众的身体健康和生命安全
D. 有效预防、及时控制和清楚突发公共卫生事件，保障公众身体健康和生命安全
E. 有效预防和控制疾病，维护正常的社会秩序

答案：A　　考点：《实施医院感染管理规范》的目的

解析：《医院感管理规范（试行）》中第一条提出：为加强医院感染管理，有效预防和控制医院感染，保障医疗安全，提高医疗质量，特制定本规范。故选择 A。

第六单元　《突发公共卫生事件应急条例》

【考点透视】

熟悉突发公共卫生事件的概念、报告及应急处理。

［A1 型题］

1.《突发公共卫生事件应急条例》规定：突发事件应急工作应当遵循的原则是

A. 完善并建立监测与预警手段
B. 预防为主、常备不懈
C. 积极预防、认真报告
D. 及时调查、认真处理
E. 监测分析、综合评价

答案：B　　考点：突发事件应急工作应当遵循的原则

解析：《突发公共卫生事件应急条例》第五条：突发事件应急工作，应当遵循预防为主、常备不懈的方针，贯彻统一领导、分级负责、反应及时、措施果断、依靠科学、加强合作的原则。故选择 B。

2. 突发公共卫生事件是指突然发生，造成或者可能造成社会公众健康严重损害的重大

A. 医疗机构事故　　B. 社会治安事件
C. 公众安全事件　　D. 领导责任事件
E. 群体性不明原因疾病的事件

答案：E　　考点：突发公共卫生事件的概念

解析：突发公共卫生事件是指突然发生，造成或者可能造成社会公众健康严重损害的重大传染病疫情、群体性不明原因疾病、重大食物和职业中毒以及其他严重影响公众健康的事件。故选择 E。

3. 医疗卫生机构和有关单位发现有突发卫生事件情形的，向所在地卫生行政主管部门报告的时限要求是在发现

A. 6 小时后　　B. 4 小时后
C. 3 小时后　　D. 2 小时后
E. 2 小时内

答案：E　　考点：突发公共卫生事件的报告时限

解析：本题为记忆题，根据条例的要求，该报告时限应该为 2 小时内。故选择 E。

[B 型题]

（4～5 题共用备选答案）

A. 调查、控制和医疗救治
B. 预防为主
C. 统一领导、统一指挥
D. 预防为主，常备不懈
E. 统一领导，分级负责

4. 传染病防治的方针是

答案：B

5. 突发事件应急工作应当遵循的方针是

答案：D 考点：传染病防治及突发公共卫生事件应急工作的方针

解析：国家对传染病防治实行预防为主的方针。突发事件应急工作，应当遵循预防为主、常备不懈的方针。故4题选B，5题选D。

第七单元 《医疗纠纷预防和处理条例》

【考点透视】

此单元为大纲新增内容，考生对其中的内容需要熟悉。

[A1 型题]

1. 因紧急抢救未能及时填写病历的，医务人员应当在抢救结束后几小时内据实补记，并加以注明

A. 6 小时 B. 2 小时
C. 1 小时 D. 12 小时
E. 24 小时

答案：A 考点：医务人员的责任

解析：医疗机构及其医务人员应当按照国务院卫生主管部门的规定，填写并妥善保管病历资料。因紧急抢救未能及时填写病历的，医务人员应当在抢救结束后6小时内据实补记，并加以注明。任何单位和个人不得篡改、伪造、隐匿、毁灭或者抢夺病历资料。故选择A。

2. 患者有权查阅、复制的材料是

A. 死亡病例讨论记录
B. 门诊病历
C. 上级医师查房
D. 疑难病例讨论记录
E. 会诊意见

答案：B 考点：患者的权利与义务

解析：患者有权查阅、复制其门诊病历、住院志、体温单、医嘱单、化验单（检验报告）、医学影像检查资料、特殊检查同意书、手术同意书、手术及麻醉记录、病理资料、护理记录、医疗费用以及国务院卫生主管部门规定的其他属于病历的全部资料。故选择B。

第八单元 《中华人民共和国中医药法》

【考点透视】

此单元为大纲新增内容，考生对其中的内容需要熟悉。

[A1 型题]

1. 以下除哪项之外，均应当设置中医药科室

A. 政府举办的综合医院
B. 妇幼保健机构和有条件的专科医院
C. 社区卫生服务中心
D. 乡镇卫生院
E. 民营医院

答案：E 考点：中医药服务体系

解析：按照《中华人民共和国中医药法》中的内容：政府举办的综合医院、妇幼保健机构和有条件的专科医院、社区卫生服务中心、乡镇卫生院，应当设置中医药科室。故选择E。

第九单元 《医疗机构从业人员行为规范》

【考点透视】

了解规范中不同人员行为规范的相关条文 。